Autismus Heilen

Heilung der Symptome,
die wir als Autismus kennen

Teil I

Kerri Rivera
Kimberly McDaniel
und Daniel Bender

Autismus Heilen

Heilung der Symptome,
die wir als Autismus kennen

Teil I

Haftungsausschluss
„Heilung der Symptome, die wir als Autismus kennen“ soll kein medizinischer Ratgeber sein, es ist ausschließlich für Informations- und Bildungszwecke gedacht. Bitte suchen Sie einen Gesundheitsfachmann auf, wenn die Notwendigkeit gegeben ist. Aus offensichtlichen Gründen können weder Autor, Mitverfasser, Herausgeber, noch ihre Partner die medizinische oder gesetzliche Verantwortung übernehmen, wenn der Inhalt für ein Rezept für jedermann angesehen wird. Sie allein sind für die aus diesem Buch gemachten Anwendungen verantwortlich.
Der gesamte Inhalt – das heißt Texte, Grafiken, Bilder und Informationen – der in diesem Buch oder unserer Website enthalten ist, dient allgemeinen Informationszwecken. Wir übernehmen keine Verantwortung hinsichtlich der Genauigkeit der enthaltenen Angaben, und für diese behalten wir uns Änderungen vor.

Autismus Heilen

Heilung der Symptome,
die wir als Autismus kennen

Teil I

Kerri Rivera, Kimberly McDaniel, und Daniel Bender

ISBN: 9789088790942

Titel im englischen Original „Healing the Symptoms Known as Autism"
2. englische Auflage,
Erste deutsche Auflage April 2014
Zweite deutsche Auflage Juni 2022
Dritte deutsche Auflage April 2025

Postanschrift: AutismO2, Postfach 10334, Chicago, IL 60611
Zuschriften per Email: kim@cdautism.org
Weiterführende Informationen:
www.cdautism.org
www.HealingTheSymptomsKnownAsAutism.com
Umschlaggestaltung: Eduardo A. Davad
http://edudes.weebly.com/
Titelfoto von Kerri Rivera von PaulVanVleckPhotography.com
Satz: Daniel Bender, Leo Koehof
Übersetzung: Frank Willberg
Die Kalcker Parasiten-Anleitung als Teil intergriert in Kapitel 8

Ich möchte dieses Buch allen Familien der Erde widmen, deren Kinder vom Autismusspektrum betroffen sind. Mögen all unsere Kinder die Heilung erfahren, die sie benötigen.

Kerri

Dieses Buch ist meinem Dominick gewidmet. Ich werde dich immer lieben. Danke, dass du unser Engel bist.

Kim

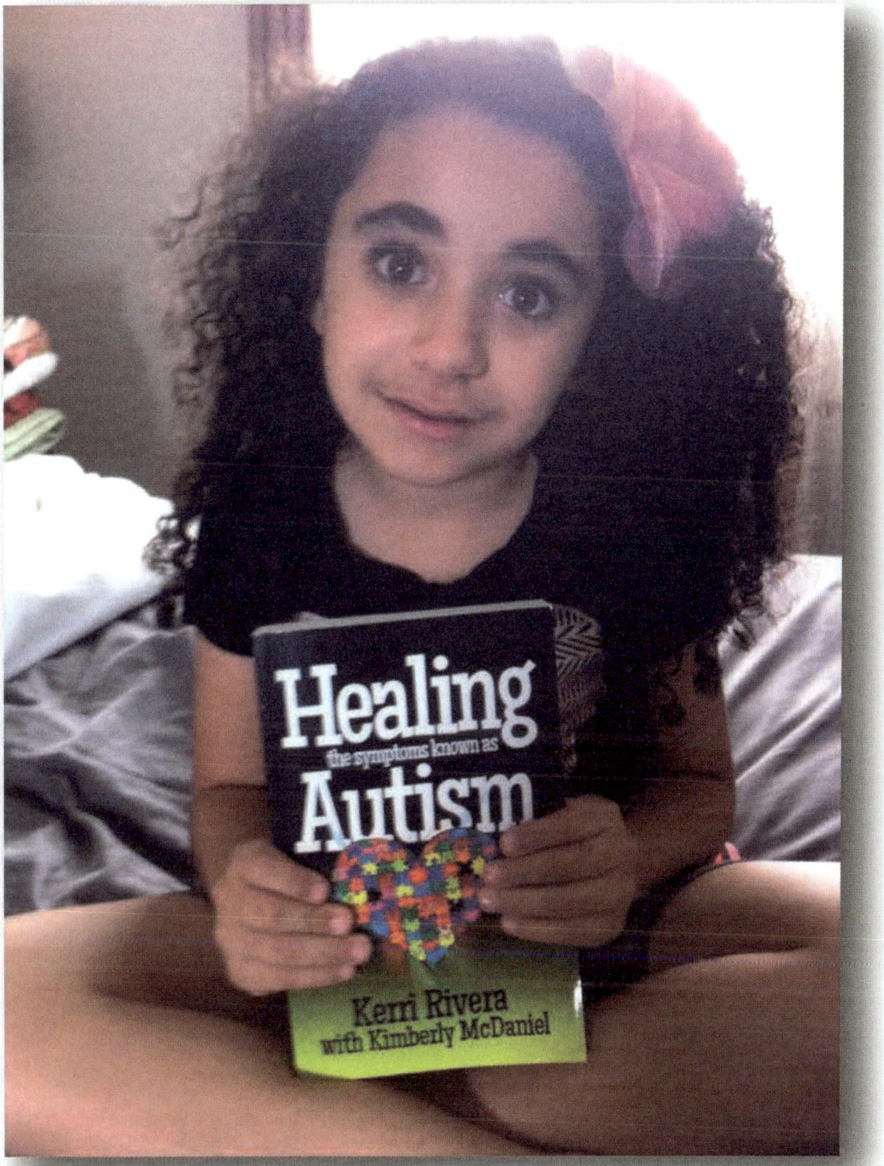

Einer unserer Fans - sie arbeitet mithilfe unseres Protokolls an ihrer Gesundheit

Inhaltsverzeichnis

Kapitel 5

Vorwort

Autismus, wie er heute bei einem von 50 Kindern diagnostiziert wird, und nicht in der Form, die Kanner 1943 beschrieb, ist eine Kombination von Immunstörungen und muss biomedizinisch behandelt werden. Es ist bei weitem noch nicht restlos geklärt, warum und wie diese Fehlfunktionen die Entwicklung unserer Kinder beeinträchtigen und eine nahezu vollständige Einschränkung ihre sozialen Interaktion und Kommunikation bewirken.

Ein langer beschwerlicher Weg liegt vor uns, bis wir das ganze Zusammenspiel vollständig verstehen, das Autismus umfasst. Aber unsere Kinder können nicht so lange warten. Es bedarf mehr als medizinischer, beruflicher oder wissenschaftlicher Interessen, um Tag und Nacht an einer passenden und wirksamen Lösung zu arbeiten, die unseren Kindern hilft. Es erfordert Tatendrang, Leidenschaft und Mumm, das Richtige zu tun – die Berichte der Eltern aus aller Welt zu hören und zu lesen, und sich nicht abzuwenden, sondern zu helfen. Es braucht einen enormen und immerwährenden Willen zu helfen, selbst wenn dein eigenes Kind vom Autismusspektrum betroffen ist.

Kerris Protokolle haben sich als unentbehrlich erwiesen für die völlige Genesung vieler Kinder unserer Stiftung Curando el Autismo, CEA. Sie stellen eine leicht erhältliche und effektive Lösung dar, um die Mehrzahl der pathogenen Anfälle des Immunsystems zu mildern. In einigen Jahren, wenn es keine Autismusdiagnosen mehr gibt und wir bestens im Bilde sind über die momentan noch nebulöse Verbindung zwischen Immunsystem, Gehirn und Verhalten, werde ich mich an Kerri nicht nur als Freundin erinnern, sondern als eine derjenigen, die als Erste vorangingen, um die Zukunft unserer kranken Kinder zu verbessern. Dabei ist sie unbeirrbar, allen Widrigkeiten zum Trotz, und gibt ihr Wissen und ihre Erfahrungen weiter, gibt sich nicht zufrieden mit dem Erreichten und sorgt dafür, dass es weitergeht.

- Doktor Lorna B. Ortiz,
Präsident von Curado el Autismo, CEA

„Die Häufigkeit von diagnostiziertem ASS 2011-12
wurde laut den Berichten von Eltern auf zwei Prozent
der Kinder zwischen sechs und 17 Jahren geschätzt.
Diese Schätzung der Häufigkeit (eins von 50) ist signifikant
höher als die Schätzung 2007 für Kinder dieser Altersgruppe
(1,16 Prozent oder eins von 86).“

US-amerikanisches Gesundheitsministerium
Nationale Gesundheitsstatistik, Bericht
Nummer 65, Seite 2, 20. März 2013
www.cdc.gov/nchs/data/nhsr/nhsr065.pdf

Geleitwort

von Kimberly McDaniel

Dunkelheit lässt sich nicht duch Dunkelheit vertreiben – nur das Licht ist dazu imstande. Hass lässt sich nicht duch Hass vertreiben – nur die Liebe ist dazu imstande.

- Martin Luther King junior

Willkommen zur zweiten Auflage von „Heilung der Symptome, die wir als Autismus kennen"! Wir sind sehr glücklich darüber, Ihnen die neuesten Aktualisierungen des Protokolls und alles, was sich seit Mai 2013 ereignet hat, mitteilen zu können.

Vielleicht fragen Sie sich, weshalb die zweite Auflage so zeitig erscheint? Unsere Erstauflage lieferte uns die Grundstruktur, das Protokoll zu erklären, sowie eine Grundlage, um darauf aufzubauen. Dieses Buch hat bereits vielen Familien weltweit geholfen. Und tatsächlich haben es einige Eltern gelesen und ihre Kinder geheilt und uns erst im Nachhinein davon berichtet! Bedenken Sie, dass das Buch topaktuell war, als es im Mai 2013 erschien, aber dass sich das Protokoll wie wir es erwartet hatten weiterentwickelt, bis wir etwas haben, das Menschen aller Altersgruppen mit Autismus-Spektrum-Störungen zuverlässig heilt. So geben wir wieder die neuesten Aktualisierungen mit dem Stand Dezember 2013 weiter, ebenso zahlreiche weitere Informationen, von denen wir hoffen, dass sie für Sie ebenso interessant und nützlich sein werden wie für uns.

Zu den spannenden Neuerungen und Ergänzungen:

Olive Kaiser von www.GlutenSyndrome.net hat einen Abschnitt über Gluten und seine Rolle bei molekularer Mimikry sowie Autoimmunität verfasst. Da viele von Ihnen nicht neu in der Autismusgemeinschaft sind, ist eine glutenfreie Ernährung für Ihre Kinder nichts Neues. Trotzdem könnte es interessant sein herauszufinden, wie schädlich Gluten auch für Leute sein kann, die nicht von Autismus-Spektrum-Störungen betroffen sind.

Scott McRae hat ein Kapitel zu CDH (Chlordioxid-enthaltende-Lösung) beigesteuert. Es handelt sich um eine neue Methode, Chlordioxid vorzubereiten, die jetzt zahlreiche Familien erfolgreich anwenden. Damit erhalten wir eine größere Vielzahl von verfügbaren Zubereitungen, um den Bedürfnissen unserer Familien zu entsprechen.

Das Kapitel zum Kalcker-Parasiten-Protokoll enthält nun hilfreiche Checklisten, die den zeitlichen Ablauf aller Komponenten für die monatlich 18 Tage ausbuchstabieren, in denen das Kind das Parasiten-Protokoll befolgt. Dank Dan Bender wird sich die Verwirrung rund um die Frage, wie alles zusammenpasst, auflösen. Außerdem finden Sie auch Mondkalender, die es Ihnen erleichtern, die wirksamen Zeiten des Protokolls herauszufinden. Sie müssen nicht mehr Google befragen, wann Voll- oder Neumond bevorstehen.

Die „Wurmflüstererin" Robin Goffe teilt uns einen Teil ihres Weges zur Heilung ihres 19-jährigen Sohnes mit. Ihr Ratschlag ist gut für alle extremen Fälle – selbst verletzendes Verhalten, Aggression, Gewalt und so weiter. Wenn Sie Eltern eines älteren Kindes mit Autismus-Spektrum-Störungen sind oder es diese Verhalten an den Tag legt oder Sie jemanden kennen, der mit einem solchen Kind lebt, sind Sie es sich schuldig, Robins Vorschläge zu lesen. Sie sind voller Hoffnung und Weisheit.

Der unvergleichliche Marco Ruggiero, führender Forscher zu GcMAF (Gc Makrophagen aktivierender Faktor – ein Ergänzungsmittel für das Immunsystem), hat ein ganzes Kapitel über GcMAF und seine Anwendung bei Autismus verfasst. Das müssen Sie lesen.

Zu guter Letzt eine ganze Reihe von Zeugnisberichten. Sollten Sie nach dem Lesen dieses Buches noch Zweifel haben, ob Sie diesem Protokoll eine Chance geben wollen, lege ich Ihnen diese Zeugnisse ans Herz. Müsste ich meinen Lieblingsteil dieses Buches auswählen, dann wäre es dieser. Das mag daran liegen, dass ich viele der Zeugnisse zusammengetragen habe und einen kleinen Schriftwechsel mit den Familien hatte, um ihre Erlaubnis für den Abdruck in diesem Buch zu erhalten. Dadurch erlebte ich ihre Begeisterung, das Gefühl, es geschafft zu haben, wenn sie sehen, wie ihr Kind zu genesen beginnt, ganz zu schweigen von ihrer grenzenlosen Dankbarkeit, dass sie ihr Kind heilen konnten.

Ich bete dafür, dass diese Berichte ihren Weg zu den Menschen finden, für die sie nützlich sind, und dass in Folge dessen Kinder nicht mehr leiden, weil ihre Eltern sie in diesen Wörtern erkennen und verstehen, dass wenn andere Kinder gesund werden, es ihre Kinder auch schaffen können.

Nichts ist in meinen Augen authentischer, als von jemandem zu erfahren, dass er dasselbe wie ich erlebt hat. Nicht inspiriert mich mehr, als von ihm zu hören: „Ich weiß, dass es möglich ist, weil ich es geschafft habe und erlebt habe und hier bin, um dir davon zu berichten."

Die Familien, die diesen Weg entschlossen gegangen sind und sich dann die Zeit nahmen, ihre Geschichten mitzuteilen, sind Pioniere und Helden für ihre eigenen Familien, die gesamte Gemeinschaft und darüber hinaus. Sie bahnen den Weg für andere, die ihnen folgen. Zahllose Leben werden von ihrem Eifer, ihrer Stärke und Hingabe profitieren. Die Genesungsberichte stammen aus allen Teilen der Welt, von Kindern und Erwachsenen jeden Alters. Wir hoffen, sie bewegen Sie, so wie sie uns bewegten. Wir sind ewig dankbar für den Dienst, den diese Familien der Menschheit erwiesen, und dass sie sich großzügigerweise die Zeit nahmen, uns zu berichten.

Das Buch enthält nun ein umfangreiches Register, was seine Handhabung deutlich erleichtert.

Zum Zeitpunkt des Drucks dieses Buches heilen Familien in mehr als 58 Ländern ihre Kinder von Autismus, indem sie dieses Protokoll anwenden! Unsere Facebook-Gruppen haben über 3.500 Mitglieder in vielen dieser Länder. CD kennt keine Grenzen. Es ist für uns beeindruckend, dass Menschen mit dem gemeinsamen Ziel, ihre Kinder selbst zu heilen, zusammenfinden und anderen helfen, das Gleiche zu tun! Es erfüllt unsere Herzen mit Freude, Teil davon zu sein und die tagtägliche gemeinsame Fürsorge zu spüren.

Dieses Protokoll wurde aus der Praxis und Erfahrung der Betroffenen heraus und ihren "alternativen" Therapeuten entwickelt. Es steht im krassen Gegensatz dazu, wie die moderne Medizin gewöhnlich arbeitet.

Der Grund dafür ist klar: Die moderne Medizin hat nicht wirklich dazu beigetragen, Autismus zu heilen, sie könnte sogar Anteil an seinem Entstehen haben. Zwar können wir uns nicht auf Doppelblindstudien stützen. Aber wir haben viele, viele Anhaltspunkte, die - auch wenn sie in der modernen Medizin oder Wissenschaft nicht zählen - belegbar und nicht wegzureden sind. Ein ums andere Mal werden unsere Resultate – Kinder, deren ATEC-Punkte abnehmen – von Familien weltweit wiederholt. Für eine Familie, die dieses Protokoll anwendet, gibt es nichts Überzeugenderes als zuzusehen, wie ihr Kind zu ihnen zurückkehrt. Fragen wir irgendwelche Autismus-Eltern, was sie lieber wollen: eine Langzeit-Doppelblindstudie in einem Fachmagazin oder ein gesundes Kind. Ich wette auf Letzteres.

So begeisternd es sein mag, Teil von alledem zu sein, so wunderbar es sein mag, von Fortschritten zu hören und erfreuliche Berichte zu lesen – wir wissen, dass es weiterhin Familien gibt, die daraufhinarbeiten, ihre sehr kranken Kinder zu heilen. Unsere Gruppen teilen die Höhen genauso wie die Tiefen. Kerri kann berichten, dass einige Monate besser sind als andere und dass Erfolge wie Ebbe und Flut sind. Ich bitte Sie dringend, die Berichte immer wieder zu lesen. Es sind wahre Geschichten von echten Heilungen.

Und wenn Sie es nicht schon tun, möchte ich, dass Sie daran glauben, dass Ihr Kind eine dieser Erfolgsgeschichten auf diesen bezeugenden Seiten sein kann.

Alle unsere Familien beweisen, was vielen gesagt wurde, dass es unmöglich sei: Kinder mit den Symptomen, die wir als Autismus kennen, können gesund werden! Die Therapieansätze in diesem Buch werden einen Paradigmenwechsel in der Sichtweise unserer Welt hinsichtlich der Heilung von Autismus hervorrufen. Die zweite Auflage dieses Buches wird in mindestens 13 Sprachen übersetzt, darunter Spanisch, Portugiesisch, Französisch, Flämisch, Deutsch, Tschechisch, Norwegisch, Arabisch, Polnisch, Italienisch, Ungarisch, Bulgarisch und Serbisch. Das ist aufregend. Das ist eine neue Wahrheit. Und das ist ein lebendiges Protokoll. Jede Familie, die es tagtäglich befolgt, hilft, die Zukunft zu gestalten, heute betroffene Kinder zu heilen und möglicherweise morgen betroffene Kinder davor zu bewahren. Dafür sind wir ewig dankbar.

Auf Ihre Gesundheit und die fortgesetzte Gesundung der Menschheit.

Kim

Begrifflichkeiten und Maßeinheiten

An vielen Stellen in diesem Buch ist von CD die Rede - die Abkürzung für Chlordioxid, ein gängiges Oxidationsmittel. Chlordioxid wird oft auch als MMS bezeichnet, was die allgemeine Bezeichnung ist, die ihm Jim Humble verlieh, der Mann, der die vielfältigen Anwendungen von Chlordioxid entdeckte. Es gibt zahlreiche Bücher, Videos, Blogs und Artikel, die den Begriff MMS verwenden, der allerdings recht kontrovers diskutiert wird. Wir wollen nicht unbedingt in diese Debatte hineingezogen werden, sondern nur unsere autistischen Kinder gesund machen. Deshalb ist für uns allein wichtig, dass CD erstens sicher ist für unsere Kinder und dass es zweitens wirkt. Da CD schon bei Tausenden von Kindern mit Autismus erfolgreich angewendet wurde, wissen wir, dass beides zutrifft. Andernfalls gäbe es dieses Buch nicht.

Maßeinheiten

In diesem Buch sprechen wir häufig über verschiedene abzumessende Komponenten der Behandlung und Behältnisse, wobei wir Flüssigvolumen und -gewichte verwenden. Da dieses Buch primär an ein US-amerikanisches Publikum gerichtet ist, sprechen wir des Öfteren über US-Maßeinheiten wie Pfund und Flüssigunzen und verwenden zugleich das international anerkannte metrische System, das viel leichter anzuwenden ist.

Die üblichen Abkürzungen der Maßeinheiten, die Sie überall in diesem Buch finden, sind:

l	=	Liter (Volumen)
mg	=	Milligramm (Gewicht)
ml	=	Milliliter (Volumen)
lb	=	Pfund (Gewicht = ca 450 g)
lbs	=	Pfunde (Gewicht)
ppm	=	Teile pro Million (Konzentration)
fl. oz	=	Flüssigunze (Volumen = ca 28 ml)
net. wt. oz	=	Nettogewichtunze (Gewicht)

Um kleine Mengen leicht abzumessen, sind Spritzen (ohne Nadel) ein großartiges Hilfsmittel. Machen Sie sich nicht die Mühe, in eine große Apotheke zu gehen – ohne Rezept wird man Ihnen keine verkaufen. Besuchen Sie stattdessen den nächsten Laden für Sanitäts- oder Tierbedarf, die Drogerie um die Ecke oder www.protocolsupplies.com. Kosten: erstaunlich billig. Ein komplettes 5er-Set wie unten abgebildet kostet in Mexiko etwa einen Dollar – weniger als die meisten Schokoriegel – und unwesentlich mehr in den USA. Beachten Sie: Einige Sorten Spritzen haben aufgedruckte Messskalen, die sich leicht abreiben, besonders bei leicht öligen Fingern. Bedecken Sie die Markierungen mit transparentem Klebeband oder klarem Nagellack, damit sie nicht verwischen.

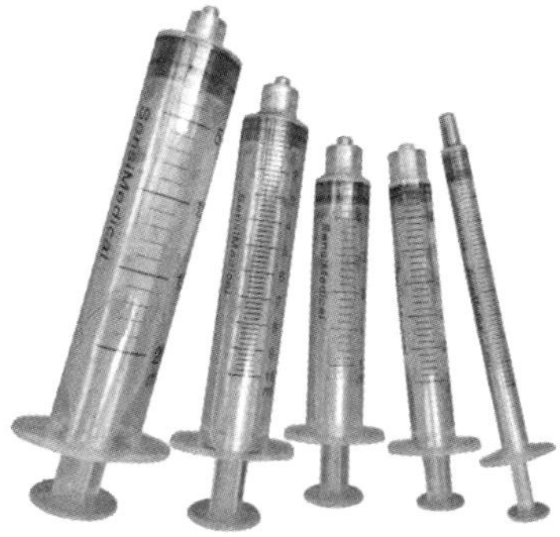

Wenn es darum geht, größere Volumen abzumessen, können Sie einen Satz von sieben gestaffelten Messzylindern aus Polypropylen kaufen. Das ist natürlich keine Vorschrift. Sie können auch übliche Messutensilien aus der Küche verwenden, aber Messzylinder sind genauer und leichter abzulesen. Wenn Sie sich entschließen, welche zu erwerben, vermeiden Sie jene mit aufgedruckter Beschriftung (sie reibt sich ab). Erhabene Beschriftung ist am besten, wenngleich manchmal etwas schwierig abzulesen. Ein Set kostet bei Ebay oder Amazon etwa 25 Dollar. Die Größen reichen von 10 ml bis 1.000 ml. Sie können ebenso Messzylinder individueller Größen aus Glas oder Plastik kaufen.

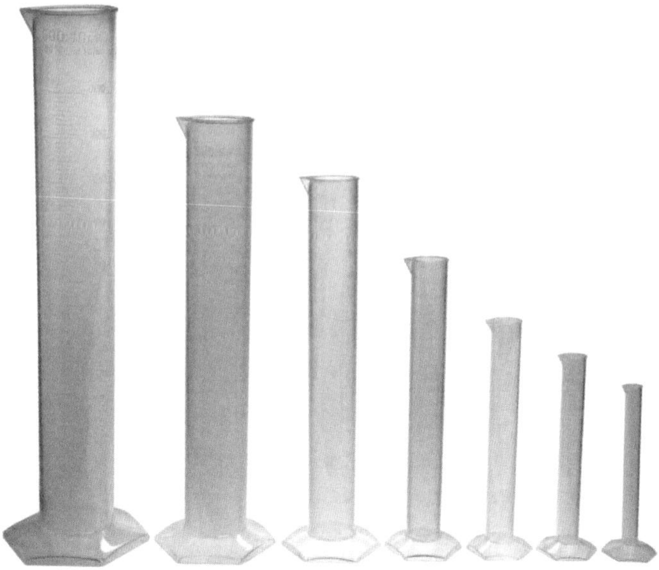

Danksagungen

Dankbarkeit verleiht unserer Vergangenheit Sinn, bringt täglich Frieden und schafft eine Vision für morgen.

- Melody Beattie

Vielen Dank an meine Mutter, die mir als gutes Vorbild zeigte, wie wertvoll ehrenamtliche Arbeit ist, und weniger glücklichen Menschen zu helfen. Danke, dass du mir stets gesagt hast, ich sei die Größte und könne alles erreichen. Ich habe dir gern geglaubt.

Vielen Dank an meinen Ehemann, weil er mich seit 19 Jahren auf meinem Weg unterstützt. So herausfordernd es auch gewesen sein mag, du standest immer an meiner Seite. Du bist die Liebe meines Lebens und der Vater des süßesten Jungen auf unserem Planeten. Danke, dass du mir die Kraft für eine Herkules-Aufgabe gibst. Ohne dich als meine große Stütze wäre dies unmöglich.

Ein Dankeschön an Alex, den besten großen Bruder der Welt, der uns als Familie unterstützt und den Blick für das große Ganze hat. Ich bin unendlich stolz auf dich. Ich bin so dankbar, dass du mich als deine Mutter gewählt hast und dass du dich mit mir auf diesem selten beschrittenen Weg begibst. Ich liebe dich für immer!

Ein Dankeschön an Patrick, weil er unserer Familie einen höheren Sinn geschenkt hat. Du bist ein Engel. Allen, die dich treffen und kennen, bringst du das Licht. Danke, dass du mich als deine Mutter gewählt hast. Mit deinem Bruder hast du mich mehr über mich selbst und über die Welt gelehrt, als ich je zu träumen wagte. Dafür bin ich dir sehr dankbar, und ich kann nicht mit Worten beschreiben, wie sehr ich dich liebe. Du hast Menschen ihr Leben wiedergegeben und das Bild des Autismus' für immer gewandelt.

Danke Linda, dass du mir meine Schwester gegeben hast und einer meiner besten Freunde bist.

Vielen Dank Slimmie für deine Hilfe, Liebe und Hingabe. Wir sind für immer beste Freunde, und wir sind absolut auf derselben Wellenlänge. Danke, dass du meine Vorhaben unterstützt und mich auf alles vorbereitet sein lässt.

Lorna, danke, dass du mir hilfst, an mich glaubst, mir vertraust, dass du eine treue Seele und einer der ehrlichsten Menschen bist, die ich kenne. Du bist meine Schwester im Herzen, und ich mag dich sehr.

Susan Wiseman, danke, dass du mir deine Beziehungen in dem Moment überlassen hast, als ich sie am dringendsten benötigte. Diese bescheidene Tat hat den Lauf der Dinge verändert. Das werde ich dir nie vergessen.

Norrah Whitney zeigte mir dankenswerterweise die Richtung zur Besserung und erklärte mir, was ich am besten tun sollte. Du bist zweifellos der erste Engel auf meinem Weg.

Danke Ana Meckes, dass du ein weiterer rettender Engel warst und mir klargemacht hast, wie ich für meinen Sohn eintreten sollte. Genau so mache ich es seither ohne Pause.

Danke Anju, dass du mein Freund bist, an meinem Leben teilhast und an mich glaubst. Du bist ein wahrer Schatz.

Pina, ich danke dir, weil du mir geholfen und mich unterstützt hast. Wir werden immer befreundet sein. Ich werde stets in Erinnerung behalten, was du für mich getan hast – das Krankenhaus, die Kinder.

Kenny, danke für deine ausgezeichneten Bücher mit den klugen Ratschlägen und dass du Biomed anwenderfreundlich gemacht hast. Aber vor allem möchte ich dir danken, weil du uns die Fieber-Therapie näher gebracht hast.

Carolina, Yamileth und der Chef [im Original auf Spanisch] – danke, dass ihr mir Halt gegeben, mich verteidigt und an mich geglaubt habt. Ihr seid Freunde im wahrsten Sinne des Wortes. Ich bin stolz auf euch, weil ihr mit eurer Liebe, wie sie nur eine Familie für ihren Sohn haben kann, Berge versetzt habt … und ihr habt es für ein ganzes Land getan. Ich liebe euch.

Bob Sands, ich danke dir dafür, etwas Besonderes in mir zu sehen, und dass du mir Bernie und Frau Rimland vorgestellt hast. Dieser Tag hat mein Leben grundlegend verändert. Vielen Dank, dass du uns die beste Überdruckkammer der Welt zur Verfügung gestellt hast. Dadurch konnten wir so viele Wunder erleben.

Jim, du brachtest vielen Menschen Erkenntnis und Hoffnung, die das Glück hatten, vom Wunder namens CD (Chlordioxid) zu erfahren. Es vergeht kein Tag, an dem ich dir nicht dankbar bin. Ich durfte aus erster Hand das Wunder der Autismus-Heilung erleben. Ich danke dir, unbeirrt den nicht immer leichten Kurs gehalten zu haben. Es ist, wie du sagst, „immer das Richtige zu tun.“ Ich liebe dich.

Andreas, mein lieber Freund, ich danke dir für dein Engagement, deine Recherchen und deine bereitwillige Hilfe. Du bist die Wissenschaft, die Vernunft und die Wahrheit des Chlordioxids, des Moleküls, das die Menschheit retten kann.

Vielen Dank an dich und Miriam für den verlässlichen Beistand all die Jahre. Mit euren Beiträgen habt ihr die Sichtweise auf Autismus verändert und zahlreiche Kinder gesunden lassen. Ohne euch wären diese Genesungen weniger zahlreich gewesen.

Ich danke Dan Bender für seinen Blick für das Wesentliche und seine großzügige Hilfe, damit wir autistischen Kindern helfen können. Ohne dich würde es dieses Buch nicht geben.

Danke Michael Harrath, dass du mir beigestanden und unermüdlich daran gearbeitet hast, die Neuigkeiten zu verbreiten, die weltweit so wundervolle Auswirkungen für unzählige Familien nach sich zogen. Deine Klugheit und Kompetenz waren von unbezahlbarem Wert für mein Buch, unsere Internetseite und unsere Foren. Du warst für mich da, als ich dich brauchte. Ich bin sehr dankbar, dass du Teil meines Lebens bist.

Vielen Dank allen Familien, die ihr den Weg gebahnt, auf dass andere folgen können, und die ihr pausenlos für die Gesundheit unserer Kinder gekämpft habt. Ihr seid eine Inspiration.

Danke Gin, Caryn, Joy, Alison, Heidi, Michael, Pam, Katya, Carolina, Nilesh, Mirena und L., weil ihr die besten Mods der Welt seid. Eure Hilfe verändert Schicksale tagtäglich zum Guten. Dies ist für euch:

> *Es liegt in unserem Interesse, anderen zu helfen. Ichbezogenheit widerspricht der grundlegenden menschlichen Natur. Wegen unseres eigenen Interesses als Menschen müssen wir auf unsere inneren Werte achten. Manchmal denken Menschen, Mitgefühl helfe bloß den anderen, während wir keinen Vorteil erhielten. Dem ist nicht so. Wenn du dich um andere kümmerst, entwickelst du auf natürliche Weise einen Sinn für Selbstbewusstsein. Anderen zu helfen, erfordert Courage und innere Stärke.*
>
> **- Dalai Lama**

Danke Joy, dass du Alison berichtet hast, was du durch Jims Seminar in der Dominikanischen Republik über CD in Bezug auf Autismus gehört hast. Damit hast du den Weg nach Norden und überall sonst hin geebnet. Du bist ein besonderer Heiler.

Doktor Bernard Rimland, auch wenn du viel zu früh von uns gegangen bist, hast du doch zuvor Berge versetzt. Danke, dass du mich als DAN!-Klinikarzt [DAN! bedeutet Defeat Autism Now!, auf Deutsch: Autismus jetzt besiegen!] hast ausbilden lassen und dass wir das Protokoll ins Spanische übersetzen durften. Danke für „Infantile Autism“, das 1964 dafür sorgte, dass niemand mehr annahm,

Autismus würde von so genannten „Kühlschrankmüttern“ verursacht. Du hast biomedizinische Vorgehensweisen eingeführt, um unsere Kinder zu heilen, so dass ich wünschte, wir hätten mehr Menschen wie dich. Oftmals frage ich mich „Was würde Bernie tun?“, und schon komme ich auf die Antwort. Du warst immer da und hast stets geholfen, voller Bescheidenheit. Du hast einen Maßstab für Menschlichkeit gesetzt.

Teri und Ed Arranga, ich danke euch für die Plattform und dass ihr unzähligen Familien geholfen habt, das zu finden, was sie für ihre Kinder benötigen – ohne mit der Wimper zu zucken, selbst wenn es unheimlich wurde.

Ich möchte mich bei Doll bedanken für die nötige Zerstreuung und Ablenkung von Autismus. Dafür sind beste Freunde da.

Vielen Dank an die Mansours. Ihr habt an mich und meine Vorhaben geglaubt. Erst eure Unterstützung hat dieses Buch und unsere Internetseite ermöglicht.

Ein Dankeschön an die verschiedenen Korrekturleser, Michael Harrah, Pam Gotcher, Joy Whitcomb, Charlotte Lackney, Don Kalland, James Beyor, Cathy Fuss, Jeremy Horne, Luane Beck, Candace, Andreas Schreiber, Olive Kaiser, Susan und Clint Melanchuk, die mit Spaß bei der Sache waren.

Danke Mads für deine Website-Magie und unser schönes Logo.

Danke Carolyn Unck für deine Hilfe, das Buch fertigzustellen, all deine Unterstützung und Ratschläge.

Danke Marco und Stefanie, dass ihr über den Tellerrand geschaut und die Wahrheit festgehalten habt, denn es funktioniert.

Vielen Dank an Pam Gitcher, weil du täglich über die Pflicht hinausgegangen bist, damit unsere Leser ihre Bücher bekommen!

Ich danke Scott McRae, Brenda McRae sowie Charlotte Lackney für das Beisteuern des CDH-Kapitels. Diese neue Methode der Zubereitung ist bereits für etliche Familien vorteilhaft gewesen und stellt eine spannende Ergänzung dieses Buches dar.

Der Zweck des Lebens liegt darin, sich
auf irgendeine Weise dafür einzusetzen,
die Dinge zu verbessern.

- Robert F. Kennedy

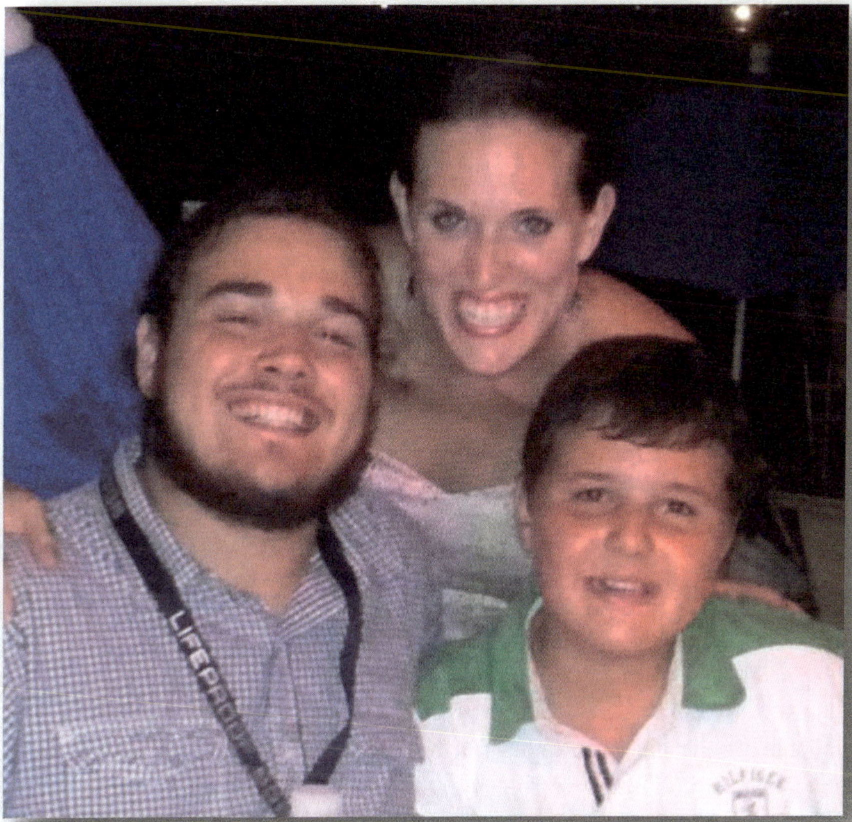

Alex Rivera, Kim McDaniel (Kerris Schwester) und Patrick Rivera

Einleitung

Autismus ist vermeidbar, behandelbar und heilbar

„Die Fähigkeit deines Körpers, sich selbst zu heilen, ist größer als dir je zu glauben erlaubt wurde."
- unbekannt

Glückwunsch, dass Sie dieses Buch gefunden haben und willkommen in der Welt der Genesung von Autismus. Die Veröffentlichung geschieht zu einem Zeitpunkt, da immer mehr autistisch diagnostizierte Kinder in über 58 Ländern rund um den Globus ansprechen und gesunden. Dieses Buch liefert den Familien eine Selbsthilfeanleitung für ein Heilungsprogramm bei ASS (Autismus-Spektrum-Störung) mit vielen Antworten auf Ihre Fragen..

Während der Zeit des ASS-Heilungswegs meines Sohnes Patrick war ich häufig frustriert über den Mangel an Informationen und die fehlenden Antworten auf so viele Fragen. Das kostete viel Zeit und Geld. Als mir zum Beispiel 2003 zum ersten Mal klar war, dass sich Patrick nicht mehr „normal" entwickelt, konnte ich keine eindeutige Diagnose erhalten. Sieben Jahre, Dutzende Behandlungen und Hunderttausende Dollar später fehlten mir immer noch Teile in Patricks Autismuspuzzle.

Im Laufe der Jahre erfuhr ich von etlichen Menschen, deren Kinder sich dank der Anwendung von verschiedenen Protokollen [Leitlinien] und Behandlungsarten erholten, und ich untersuchte sie alle. Einige, insbesondere die Ernährung, brachten uns eine Verbesserung, jedoch keine Heilung. Andere führten zu gar nichts.

Ich möchte mit diesem Buch die Frustration sowie den Verlust an Zeit und Geld für andere betroffene Eltern verringern.

Mein Interesse an Chlordioxid (CD) wurde 2010 geweckt. Aber es war mir nicht vergönnt, im Internet irgendeine Information zur Anwendung bei Autismus zu finden. Da ich wusste, dass nahezu jedes Kind mit Autismus von ähnlichen Krankheitserregern (Viren, Bakterien, Pilze, Parasiten), Schwermetalltoxizität, Entzündung und Allergien befallen ist, suchte ich nach diesen Symptomen in Verbindung mit Chlordioxid und verdrängte das Wort „Autismus" aus meinem Wortschatz.

Im weiteren Verlauf meiner Nachforschungen wurde mir klar, dass CD bestens geeignet wäre, alle Symptome, die gemeinsam Autismus ausmachen, zu behandeln. Als Patrick 2004 erstmals seine Diagnose erhielt, betrug sein ATEC (Autism Treatment Evaluation Checklist) 147. Nach sechs Jahren Biomed lag der Wert bei 63, wobei die Ernährung den größten Beitrag zur anfänglichen Punktereduzierung leistete. 2,5 Jahre mit CD später ist er bei 21. CD markiert den Wendepunkt in Patricks Leben, in meinem Leben, in vielen Leben rund um den Erdball.

Daraufhin brachte ich CD in meine Autismus-Klinik in Puerto Vallarte. Das war 2010. Heute werden weltweit 115 Kinder nicht mehr autistisch diagnostiziert, das heißt der Punktestand ihres ATEC-Tests ist unter zehn gesunken. Außerdem sinkt der ATEC-Punktestand bei Tausenden von Kindern überall auf der Erde, die sich damit ihrer Genesung nähern. Allein in Venezuela überwanden 27 Kinder ihren Autismus in weniger als einem Jahr durch eine Therapiekombination aus Ernährung, CD und Meerwasser. Dies geschah zur großen Überraschung der Ärzte, die bei ihnen Autismus diagnostiziert hatten. Viele dieser Mediziner prüfen nun CD auch für andere Patienten.

Es ist mein Traum, dass alle Familien mit einem autistischen Kind diese Informationen erhalten, damit sie für sich entscheiden können, ob sie CD ausprobieren möchten.

Dieses Buch ist ein Protokoll, eine Leitlinie, für uns alle. Einige von Ihnen mögen absolute Neulinge auf dem Gebiet der Heilung von Autismus sein. Andere wie ich oder Eltern mit älteren autistischen Kindern sind vielleicht Veteranen. Aber diese Leitlinie taugt sogar für die klassischen „Non-Responder", oder jene, die fast geheilt sind, aber denen der entscheidende letzte Schritt nicht gelingen will. Dieses Buch ist für Sie alle. CD heilt Symptome, die wir als Autismus bezeichnen, auf breiter Front – es ist ein gleichbleibend gutes Heilmittel.

Ich weiß aus Erfahrung, dass eine Autismusdiagnose auf mehreren Ebenen niederschmetternd ist. Die anfängliche Regression eines sich neurotypisch entwickelnden Säuglings betrifft den Blickkontakt, die Sprache und die emotionale Bindung. Dann tauchen ungewöhnliche Verhaltensweisen auf wie Flattern der Hände, Quieken, Schaukeln mit Oberkörper oder Kopf, Verdrehen und sogar sich selbst Verletzen. Mütter und Väter spüren tief in ihrem Inneren, dass ihr Kind nicht so auf die Welt kam. Es dauert eine Ewigkeit, in Erfahrung zu bringen, was mit dem glücklichen und gesunden Baby geschehen ist. Und dann, noch langwieriger und verwirrender, muss man herausbekommen, wie das kranke Kind geheilt werden kann. Viel zu viele Anbieter von Therapien denken nur an das Geld, das sie verdienen, so dass wir niemandem blind vertrauen können.

Wir müssen unsere Hausaufgaben machen. Dieser Weg bedeutet Ausprobieren, verbunden mit Fehlinformationen.

Viele vermeintliche „Autismus-Experten“ wissen nicht viel über Gesundung oder eine wirksame Reihenfolge der Behandlungen. Und letztendlich kosten sie unsere Kinder Zeit und die Eltern Geld. Je weniger lange ein Kind chronisch krank ist, desto leichter und schneller kann es sich davon erholen. Abgesehen davon leidet es eine kürzere Zeitspanne an den körperlichen, seelischen und emotionalen Auswirkungen des Autismus'.

Ich habe das Gefühl, dass alle Eltern, die dieser Leitlinie zu folgen beginnen, eine vollständige Genesung vom Autismus erwarten sollten, denn das Protokoll behandelt genau das, was die Diagnose verursacht. Wir haben festgestellt, dass jeder Patient mit regressivem Autismus an Viren, Bakterien, Pilzen, Parasiten, Schwermetallen (Biofilm), Entzündungen und Allergien leidet. Die vorliegende Leitlinie nimmt sich jedes der genannten Probleme an, deshalb ist sie so erfolgreich. Manche gesunden schneller als andere, aber mit jedem Tag nähern wir uns dem Ende des Autismus'.

Woran ist zu erkennen, ob das Protokoll wirkt, und wie lange dauert es, bis sich sichtbare Ergebnisse einstellen?

ATEC ist unser Vergleichsmaßstab. Wenn Sie die Ernährung noch nicht umgestellt haben, machen Sie zuerst einen ATEC-Test und einen weiteren, bevor Sie mit CD beginnen. Falls Sie bereits auf Diät sind, sollte ein ATEC vor dem ersten Tropfen CD gemacht werden, und ein weiterer folgt eine Woche, nachdem Sie drei Parasiten-Protokolle absolviert haben. Viele Familien bemerken Veränderungen vom ersten Tag an, während es bei anderen länger dauert. Sie werden Resultate erzielen, wenn Sie die Behandlungen korrekt anwenden, das heißt in der angegebenen Reihenfolge und ohne Unterbrechungen.

Welche Resultate können Sie von den Protokollen erwarten?

Ich möchte sagen, dass alle, die das Protokoll befolgen, ihr Kind auf einen ATEC von zehn oder weniger bekommen – das nennen wir Heilung – und 115 Kinder haben es bereits geschafft. Die Mehrheit derer, mit denen ich in Kontakt stehe, berichten von substanziellen, wesentlichen Verbesserungen, auch wenn sie noch keine Gesundung erreicht haben. Mein Sohn Patrick startete 2004 bei 147 und ist nun bei 26. Ich bin zuversichtlich, während ich nach weiteren Antworten forsche, und werde meine Ergebnisse weiter mitteilen.

Sollten Sie dennoch keine Erfolge haben und das Buch bis hin zu den häufig gestellten Fragen und zur Fehlersuche durchgearbeitet haben, können Sie mich im Forum

www.cdautism.org

gern kontaktieren. Es sind immer kleine Korrekturen möglich, um weiter Richtung Heilung zu steuern.

Ich empfehle Ihnen, das Buch vom Anfang bis zum Schluss und ohne zu springen durchzulesen, da dies auch der Reihenfolge der empfohlenen Anwendungen entspricht. Zwischen den Behandlungen zu wechseln, kann verlorene Zeit für Ihr Kind bedeuten und rausgeworfenes Geld für Sie. Die Behandlungen in der richtigen Reihenfolge durchzuführen, wenn Ihr Kind bereit dafür ist, ist der vielversprechendste Weg zur Heilung. Sorgfalt und Durchhaltevermögen führen immer ans Ziel.

Meine Mission ist es, die Wohltaten, die mir widerfuhren, mit allen Interessierten zu teilen. Wenn sich die hier niedergeschriebenen Informationen für Sie richtig anfühlen, probieren Sie sie einfach aus. Es könnte genau das sein, was Ihr Kind benötigt.

Kurzzusammenfassung des Buches:

Hier ein Überblick, wie Sie die Wahrscheinlichkeit, dass Heilung erzielt wird, vergrößern können:

Ernährung: frei von Gluten, Milchprodukten, Soja, Zucker und Giften, um Entzündungen zu stoppen und die Giftlast zu verringern.

CD-Protokoll, um Krankheitserreger zu töten, mit der Anwendung eines Mehrfachminerals wie Meerwasser.

Kalcker-Parasiten-Protokoll.

Prüfen Sie weitere unterstützende Maßnahmen und führen Sie sie durch, um das Sprachvermögen zu unterstützen und neurotypische Verhaltensweisen sowie Anfälle zu reduzieren.

Ziehen Sie sanfte Entgiftungsmittel in Erwägung.

Nach drei Parasiten-Protokollen und der Untersuchung aller oben genannten Schritte sollten Sie sich auf die Suche nach einer Überdruckkammer mit 1,75 atü [veraltet, gleich 2,75 bar] machen.

Überlegen Sie sich, GcMAF mit aufzunehmen.

Die Informationen aus Kapitel 1 im zweiten Buch (Arbeitsbuch), - „Weitere Informationen die Sie wissen sollten" -, sind unbedingt zu beachten und umzusetzen, wenn sie für Ihr Kind sinnvoll sind. Falls Ihnen die Zeit dafür fehlt, ein Kapitel auf der Suche nach spezifischen Details erneut zu lesen, könnte die Zusammenfassung der Protokolle im Anhang 12 eine gute Quelle sein.

Die Abbildung auf der nächsten Seite zeigt die so genannte Treppe zur Genesung. Eine meiner erstaunlichen Mütter entwickelte sie. Die Treppe veranschaulicht, wie jeder Schritt auf dem vorigen aufbaut, ohne den die oberste Stufe nicht erreicht werden kann – **die Heilung!**

Anmerkung des Autors: Niemals ist es meine Absicht, „jemandes Persönlichkeit zu verändern" oder jemandem seinen Charakter zu nehmen, indem ich Autismus heile. Ich verstehe es tatsächlich genau andersherum. Wenn Kinder anfangen, gesund zu werden, dann beginnt ihre Persönlichkeit durchzuscheinen. Die Verhaltensweisen, die wir vorher beobachtet haben (Drehen, Schlagen, Kreischen, das Verschmieren von Fäkalien, Autoaggression, das Anordnen von Dingen in einer Reihe, Wutanfälle usw.), sind keine Charakterzüge, sondern Symptome einer Krankheit. Diese Symptome beginnen zu verschwinden, sobald der Körper anfängt zu heilen, und unsere Kinder können durch Lächeln, Augenkontakt, Worte, Gesten usw. ausdrücken, wer sie wirklich sind. Sie können uns zeigen, was sie brauchen und wollen und können aktiv an ihrem eigenen Leben teilhaben.

Es ist mein Traum, dass jedes Kind die Möglichkeit erhält, sich zu entwickeln und das Leben zu wählen, das es selbst führen will, und für seine eigenen Entscheidungen verantwortlich ist. Ich glaube fest daran, dass dies für alle Kinder und Erwachsenen möglich ist, und ich möchte Familien die Chance geben, ihren Kindern Heilung zu bieten.

Einführung

Im Verlauf dieses Buches haben wir das Pronomen „er" verwendet, wenn wir ganz allgemein von „einem Kind auf der Skala" gesprochen haben. Dies geschah jedoch nicht, um Familien mit Mädchen oder Frauen auf der Skala auszugrenzen, sondern dient schlicht dem Lesefluss.

An jeder Stelle im Text, an der wir ein Pronomen verwenden wollten, „er/sie" oder „sein/ihr" zu schreiben, erschien uns recht umständlich, weshalb wir uns dafür entschieden haben, durchgängig „er" bzw. „sein" zu verwenden. Dabei wählten wir „er" anstatt „sie", weil Autismus bei Jungen fünfmal häufiger auftritt als bei Mädchen. Im März 2013 legte das CDC die Ergebnisse einer neuen Studie offen, die in den Jahren 2011 und 2012 95.000 Familien untersucht hat und die Prävalenz von Autismus auf 1 von 50 Kindern schätzt.

Das Akronym „DAN!“ kann heute nicht mehr für „Defeat Autism Now!“ („Besiege Autismus Jetzt!“) verwendet werden, da es für „Divers Alert Network“ (Netzwerk zur Verbesserung der Tauchsicherheit) steht. Das Akronym wurde in diesem Buch an verschiedenen Stellen verwendet, da viele der persönlichen Anekdoten aus einer Zeit stammen, als der Gebrauch noch zutreffend war. Heute könnte man einen „DAN!-Arzt" als praktischen Arzt definieren, der durch das Netzwerk, das ehemals als „Defeat Autism Now!“ bekannt war, geschult wurde.

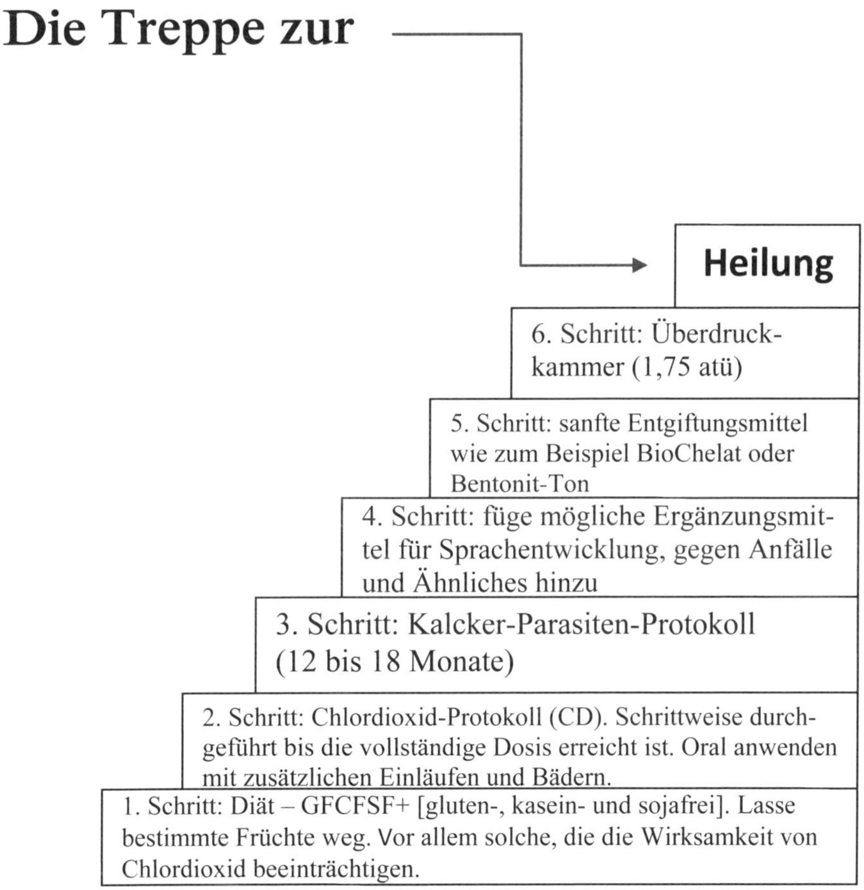

- Konzept von Joy Whitcomb

Alles lässt sich von Sorgfalt den Rang ablaufen.

- Antiphanes

Wichtige Anmerkung

Bitte vergessen Sie nicht, dass die Protokolle in diesem Buch sich weiterhin entwickeln und durch neu gemachte Entdeckungen verbessern. Wir werden neue Auflagen herausbringen, um diese neuen Entdeckungen einzuarbeiten. Insbesondere die Thematiken CDL und CDH sind neu und entfalten sich schnell. Dieses Buch ist auf dem aktuellen Stand von Januar 2014. Bitte besuchen Sie die Internetseite zu diesem Buch, um wichtige Veränderungen und Aktualisierungen nicht zu verpassen, die über diese und folgende Auflagen hinausgehen:

HealingTheSymptomsKnownAsAutism.com.

Kapitel 1

Die Geschichte von Kerri

„Das Unmögliche wird für möglich erklärt, sobald du ihm zustimmst. Es ist nur ein Umschalten im Geist, ein wirkliches Loslassen, mehr nicht."

- Stuart Wilde

„Was ist passiert? Was hast du getan Patrick?", fragte mein Mann, als er unseren Sohn bei seiner Rückkehr von einer einwöchigen Reise sah. Das war lediglich fünf Tage, nachdem unser jüngster Sohn Patrick seine letzte Impfung bekommen hatte – DTP (Diphtherie, Keuchhusten, Tetanus) plus Hepatitis B plus Grippe (in Mexiko als Pentavalente bekannt) – am 13. August 2002, im Alter von zwei Jahren und einem Tag.

Diese Frage war nur die erste von vielen weiteren, auf die wir auf unserem langen Weg im Kampf gegen den Autismus eine Antwort suchten. Ich sagte Memo, meinem Ehemann, dass wir uns keine Sorgen machen müssten. Die Schwester hatte erwähnt, dass womöglich Fieber auftreten könnte, und er könnte lustlos und schlapp sein. Dies wären absolut normale Reaktionen. Jedoch im Gegensatz zu dem, was sie sagte, beobachteten wir in jenen ersten Tagen und Wochen einen Verlust des Blickkontakts, Flattern, Laufen auf Zehenspitzen, schrille Geräusche sowie übermäßiges Sabbern – Sabbern, das die Vorderseite seiner Kleidung durchweichte.

Patrick büßte auch seine Sprache ein, die er bereits erlernt hatte – Mama, Papa, Wasser, Buchstaben des Alphabets, Zahlen – einfach alles. Videos ansehen war das Einzige, was er mochte, während er in seinem Zimmer hin und her rannte, wie eine Alarmsirene quiekte, flatterte, sich auf den Bauch schlug und durch die gesamte Kleidung sabberte.

Da wir uns zu diesem Zeitpunkt mit diesen problematischen Symptomen wenig auskannten, kreideten wir es der Trotzphase an. Aber in unserem speziellen Fall führte es zu einem Schlafmangel bei Patrick, von dem auch der Rest der Familie betroffen war. Rest der Familie. Dazu kamen grüner Nasenschleim und Bindehautentzündung, wogegen wir Antibiotika gaben, sowie schlimmer Durchfall, der so säurehaltig war, dass er bei Hautkontakt zu Verätzungen führte. Und all das sollte die Geschichte seines gesamten dritten Lebensjahres ausmachen.

Die erste, die Patricks Verhalten mit Autismus in Verbindung brachte, war meine Großtante. Sie erwähnte es mir gegenüber, nachdem sie ihn bei einem Familientreffen im April 2003 beobachtet hatte, als wir Verwandte in Chicago besuchten. Sie glaubte, Patrick sei autistisch. Das war das Lächerlichste, was ich je gehört hatte.

Trotzdem googelte ich dirckt an jenem Abend nach unserer Heimkehr die Symptome von Autismus. Auf der Internetseite wurden Anzeichen aufgezählt wie Drehen oder in einer Reihe Aufstellen von Objekten, selbst verletzendes Verhalten, Mangel an Sozialisiation und diverse andere Punkte, die meinen Sohn in meinen Augen nicht im Mindesten beschrieben. Ich verwarf die Bemerkung meiner Großtante und fuhr fort, das seltsame Benehmen meines Sohnes mitanzusehen, ohne zu verstehen, was für eine Ursache es haben könnte.

Ein paar Monate später im Juli war ich wieder in Chicago. Als ich gerade joggen ging, traf ich eine Freundin, deren Kind im selben Alter ist wie Patrick. Wir hielten an, um uns zu unterhalten, und als sie mich fragte, wie es ihm geht, antwortete ich „Gut". Sie wollte wissen, ob er schon spricht. Ich erzählte ihr von dem bereits entwickelten Sprachwortschatz und dass er ihn seit März eingebüßt hätte. Meine Freundin entgegnete „Oh" und schaute mich besorgt an. Ich fragte, was nicht stimmen würde, was das bedeute und war ziemlich nervös. „Nun", sagte sie widerstrebend, „Sprachverlust ist ein Warnsignal für Autismus". Da war das böse Wort wieder. Ich berichtete ihr, dass wir das alles schon durch hätten. Denn zu diesem Zeitpunkt hatte ich Patrick bereits bei einem Kinderneurologen in Guadalajara, einem Psychologen mit einem großen Zentrum in Guadalajara sowie einem örtlichen Psychologen in Puerto Vallarta vorgestellt.

Alle drei Fachleute hatten mir versichert, er wäre okay, und sie sähen keine Probleme in seiner Entwicklung.

Ich begann meinen Lauf, aber nach halber Strecke traf es mich wie ein Schlag, dass Patrick Autismus haben könnte. Also eilte ich heim, setzte mich an den Rechner und ging auf die Internetseite der Amerikanischen Autismusgesellschaft und fand eine Checkliste mit 16 Symptomen für Autismus. In der Anleitung stand, dass ein Kind, wenn es zwölf oder mehr der Symptome aufweise, höchstwahrscheinlich Autismus habe. Patrick hatte genau zwölf. Im Nachhinein betrachtet, waren es wohl 14 oder mehr, ich war jedoch noch nicht bereit, es zu erkennen.

Am selben Tag rief ich seine Kinderärztin in Puerto Vallarta an und erklärte ihr, dass ich glaube, dass mein Sohn Autismus habe. „Nein", entgegnete sie, „so etwas habe ich keinesfalls an ihm bemerkt. Aber bringen Sie ihn vorbei, und ich schaue mir Ihren Sohn noch einmal an." Wir gingen, und sie untersuchte ihn erneut. Sie verwies darauf, dass er keine Sachen in einer Reihe aufstellt, seinen Kopf nicht anschlägt, aber durchaus zu mir kommt, mit Spielsachen im Wartezimmer spielt und daher keinen Autismus habe. Die Kinderärztin riet mir, nach Hause zu gehen und darauf zu warten, dass alles wieder in Ordnung komme. Alle diese Experten hatten mir erklärt, er wäre so wie er ist, weil er in einer zweisprachigen Familie aufwachse, und das bringe ihnen zufolge gewöhnlich spät sprechende Kinder hervor. Seine Eltern und Brüder seien alle Spätsprecher. Er sei verwöhnt, hätte ein Kindermädchen. Und er ist ein Junge, Jungs würden ohnehin später sprechen und so weiter. Die Kinderärztin redete mir die Diagnose jedenfalls erneut erfolgreich aus.

Da also alles in Ordnung schien, meldeten wir Patrick im Kindergarten an. Seine Erzieherin berichtete mir dann, dass er manche Beschäftigungen nicht mitmache. Ich antwortete, wir hätten ihn bereits zu allen möglichen Spezialisten geschickt, und er wäre nur ein Spätsprecher. Sie war ausgesprochen gelassen diesbezüglich, machte jedoch alle paar Monate eine neuerliche Bemerkung, da sie ihn, verglichen mit den Kindern seiner Gruppe, als auffallend anders wahrnahm.

Eines Tages geschah es. Ich erhielt einen Anruf von der Kindergartenleiterin. Sie sagte, eine befreundete Neuropsychologin aus den USA sei zu Besuch, und sie würde ihr gern meine Kinder vorstellen. Mein Termin mit dieser Neuropsychologin war am 12. März 2004 um 6:00 Uhr. Mir schien klar, dass sie Alex sehen wollte, da mein älterer Sohn nicht so gut war in der Schule. Er schlief nicht gut, seit Patrick nicht mehr gut schlief, was zu schwachen Leistungen in der Schule führte. Ich hatte verinnerlicht, dass Patrick wohlauf war. Als sie begann, sich auf ihn und sein Verhalten zu konzentrieren, war ich leicht verwirrt. Wir saßen in seinem Gruppenzimmer, und sie begann mich auszufragen, ob er immer in Kreisen rennt, flattert, stark sabbert, wie ein Delfin quiekt? (Wir hatten uns angewöhnt, darüber Späße zu machen, dass seine Mutter wohl ein Delfin gewesen sein muss.) Daraufhin erzählte ich ihr von unseren Besuchen bei all den Spezialisten und dass sie gesagt hätten, er sei in Ordnung.

Ich war es einfach leid, an der Nase herumgeführt zu werden. Jeder fragte mich, was mit meinem Kind nicht stimmen würde, obwohl er doch nur etwas länger brauchte, um in die Spur zu kommen. So sah es aus, als sie mir sagte: „Ich kann nicht glauben, dass die Ihnen nicht gesagt haben, dass Ihr Sohn Autismus hat.“

Dieser Satz veränderte mein Leben. Natürlich fragte ich, ob sie sich irren könnte. Sicher, die Möglichkeit bestünde. Allerdings hätte sie ihren Doktor über Autismus gemacht, Hunderte Fälle gesehen, und die Diagnose sei ihre professionelle Meinung. Das öffnete die Schleusen für einen Fluss aus Tränen, der auf Jahre hinaus nicht enden sollte.

Da ich ein Mensch mit einer positiven Haltung bin, fragte ich sie, was ich tun sollte. „Ich würde Ihnen gern eine Gruppe Psychologen vorstellen“, entgegnete sie. Am nächsten Tag ging ich mit ihr zu einem Ort ohne Hoffnung mit Menschen ohne Hoffnung. Auf meine Frage, ob man Autismus heilen könne, antwortete sie: „Nein, Sie können eine Therapie mit diesen Psychologen machen, aber das ist alles.“ Kinder würden mit Autismus geboren, lautete die Kernaussage, und sie würden damit sterben. Ich war mir im Gegensatz dazu sicher, dass mein Sohn NICHT mit Autismus auf die Welt gekommen war. Er war das aufgeweckteste Baby aller Zeiten mit strahlenden Augen. Fotos und Videofilme bewiesen das eindeutig. Er war nicht als dieser Geist von einem Kind geboren, der er jetzt war. Mir war klar, dass ich solange suchen würde, bis ich etwas für Patrick gefunden hätte. Ich ergriff die Initiative und kehrte niemals an diesen Ort zurück.

Tags darauf lief mir eine andere Freundin über den Weg, die erwähnte, dass sie ein Buch über ADS (Aufmerksamkeitsdefizitstörung) und Autismus habe, das ich mir sofort ausborgte. Es beinhaltete alles zum Thema Diät – glutenfrei, kaseinfrei, um genau zu sein (GF/CF). Ich beschloss, direkt damit zu beginnen. Um ehrlich zu sein, Patricks Ernährung war fürchterlich, von ihm selbst begrenzt auf Milch- und Weizenprodukte. Brot und Käse waren seine Hauptnahrungsmittel. Das einzig Gute war, dass er zumindest noch Kartoffeln aß. Selbst als Autismusneuling war mir bewusst, dass ich ihn nicht mit in eine Fast-Food-Kette nehmen könnte, da die Pommes dort Gluten enthielten. Wir fingen mit selbst gemachten Pommes mit Meersalz an, da es das Einzige war, was er essen würde. Nach drei Tagen auf Diät sprach Patrick drei Worte – die ersten drei Worte seit mehr als einem Jahr. Ich wusste, wir waren etwas auf der Spur.

In der nächsten Woche begegnete ich einer Tennisfreundin. Weil ich so niedergeschlagen war, wollte ich überhaupt nicht Hallo sagen. Aber eine innere Stimme sagte mir: Es geht nicht um die Straße, sondern um die wohl duftenden Blumen am Wegesrand. Also rang ich mich trotz meiner starken Depression zu einem Lächeln durch, ging rüber zu ihr und sagte Hallo.

Nun, sie jammerte mir die Ohren voll über ihre schreckliche Woche. Ich hörte ihr mit Engelsgeduld zu, ehe ich von meiner Woche erzählte: Donnerstag wurde meine Identität im Internet gestohlen, Freitag erhielt mein Sohn seine Autismusdiagnose, Sonnabend muss mein 14 Jahre alter Hund eingeschläfert werden.

Als sie all das hörte, machte sie ihr Auto aus und sagte mir, wie Leid ihr all das tue. Und sie wolle für mich den Kontakt zu einer Freundin herstellen, die das Early Autism Center (Zentrum für frühkindlichen Autismus) im kanadischen Toronto eröffnet hatte. Als ich am nächsten Morgen aufwachte, wartete eine ausführliche Email von Norah Whitney in meinem Postfach auf mich. Sie sollte sich als die erste von vielen weiteren Autismus-Engeln in meinem Leben entpuppen.

Ich erhielt sehr viele wertvolle Tipps in dieser Email. Aber das für mich wichtigste Detail war die Bestätigung, dass Patrick nicht autistisch geboren wurde, wie ich schon wusste. Auch hatte nicht ich es verursacht, und es tat Not, dass ich mich weniger schuldig fühlte. Was meinem Sohn zugestoßen war, stellte eine Folge der Impfungen dar, die er erhalten hatte. Norah teilte mir des Weiteren mit, Autismus wäre behandelbar, und ich sollte umgehend DAN!-Arzt Doktor Bobby Newman kontaktieren. Er ist Verhaltensanalytiker des BACB [Behavior Analyst Certification Board, gemeinnützige Gesellschaft] und staatlich geprüfter Psychologe. Norah betonte, diese Gruppe der DAN!-Ärzte wäre die beste und würde Autismus heilen.

Ich nahm Kontakt mit allen auf, und noch im selben Monat starteten wir unser ABA-Programm (Applied Behavior Analysis). Außerdem brachte ich Patrick in die USA und stellte ihm seinen ersten DAN!-Arzt vor. Bei meiner Rückkehr hatte ich Ergänzungs- und Injektionsmittel im Wert von fast 5.000 US-Dollar (etwa 3.800 Euro) gekauft. Das heißt nicht, dass ich gewusst hätte, wie sie anzuwenden waren. Und ich konnte keinesfalls beobachten, dass sich der Zustand meines Sohnes verbesserte. Das war im Juni 2004, und der Rest des Sommers verging mit einigen Ergänzungsmitteln, anderen biomedizinischen Anwendungen und 40 Stunden die Woche ABA-Therapie.

Dann trug es sich zu, dass einige Freunde mir gegenüber erwähnten, dass ihr Vater in San Diego eine Chelat-Therapie [Bindung giftiger Metalle] erhielte, und ich hatte erst kürzlich jemanden sagen hören, dass Chelat-Therapie für Kinder mit Autismus wegen ihrer starken Metallbelastung funktionieren würde. Bis zum Ende des Nachmittags hatte ich die Telefonnummer des Krankenhauses ermittelt, das die Entgiftung durchführte. Als ich anrief, verwies man mich wie alle Kinderentgiftungen an Doktor Woeller in Temecula im Bundesstaat Kalifornien. Dort vereinbarte ich einen Termin für März 2005. Ich nahm die ganze Familie mit nach Temecula, um Doktor Woeller zu konsultieren, denn mit den Ergänzungsmitteln, die ich Patrick verabreichte, tat sich im Wesentlichen nichts. Ich wusste, ich musste noch weitere Wege auskundschaften.

Einige Tausend Kilometer und etliche Wutanfälle später erreichten wir unser Ziel. Als ich der Empfangsdame mitteilte, dass wir zu Doktor Woeller wollen, antwortete sie zu meinem Verdruss: „Nein, Sie haben einen Termin mit einem anderen Arzt. Doktor Woeller ist im Moment nicht in der Stadt.“ Mein Mann ging davon aus, ich hätte den Termin vermasselt, und war unheimlich verärgert über mich. Währenddessen schrie und weinte Patrick und zog sich im Wartezimmer seine Sachen aus. Letztendlich ließ man uns zu einer Ärztin, der wir Patricks Autismus erklärten sowie unseren Wunsch zu entgiften. Nach unserem damaligen Verständnis rührte sein Autismus vom Quecksilber der Impfstoffe. Sie teilte uns unverblümt mit, unverzüglich ließe sich nichts machen, und vor dem Entgiften müssten wir seinen Darm reinigen. Völlig ernüchtert flog ich mit meiner Familie heim. Aber wir starteten das unmögliche Unterfangen der Reinigung von Patricks Darm.

Meine allererste Autismuskonferenz sollte „AutismOne“ Ende Mai 2005 sein. Dort traf ich eine Frau, ein Rettungsengel von Generation Rescue, der ich anvertraute, dass ich meinen Sohn mit den seinerzeit modernen DMPS-Tropfen entgiften wolle (Chelat-Therapie). Sie meinte, wenn es um die Gesundung meines Sohnes geht, sollte ich ein Nein nicht akzeptieren. Ich hätte meinen Sohn zu vertreten und zu verteidigen, anstatt mich herumschubsen zu lassen.

Mit dieser Weisheit im Ohr, rief ich die Praxis von Doktor Woeller an und drängte nachdrücklich auf einen Termin bei ihm persönlich. Die Managerin hörte mich an und stellte mich sogar zu ihm durch. Nach einer ausgedehnten Unterhaltung stimmte Doktor Woeller zu, Patricks Fall zu übernehmen. Er sagte, er würde mir helfen, meinen Sohn zu entgiften. Auch stimmte er mir zu, dass es unsinnig sei anzunehmen, wir könnten den Darm komplett unter Kontrolle haben, bevor die Chelat-Therapie beginnt. Letzten Endes erhielt ich die begehrten DMPS-Tropfen und wähnte uns zurück auf Kurs. Allerdings sahen wir nach etwa sechs Monaten, in denen wir die Tropfen verwendeten, immer noch keine Veränderung.

Zurück zu der Konferenz AutismOne, bei der ich einen Vortrag über spezielle Kohlenhydratdiät und das Weglassen von Getreide bei der Ernährung besucht hatte. Mit dieser neuen Diät verbesserte sich Patricks Zustand nur zentimeterweise.

Bei einer telefonischen Konsultation mit Doktor Woeller im November 2005 fragte ich ihn, ob es etwas Neues in der Welt des Autismus’ gäbe, denn von DMPS war ich doch sehr enttäuscht. Seine Antwort, die unser aller Leben beeinflussen sollte, lautete Überdruck beziehungsweise Überdruck-Sauerstoff-Therapie (HBOT, Hyperbaric Oxygen Therapy).

Ich machte einen ausgesprochen netten Menschen in San Diego ausfindig. Diesem Bob Sands gehörte ein Unternehmen, das Überdruckkammern für Kliniken herstellte. Ich rief Bobs Büro an, denn Patrick benötigte umgehend 40 Sitzungen, so dass ich Preise und mögliche Rabatte in Erfahrung bringen wollte. Die

Antwort war Ja. Also legte ich Patricks HBOT zeitlich fest und fuhr mit beiden Kindern nach San Diego, wo wir für 20 wirklich lange Tage blieben, damit Patrick seine ersten 40 Überdrucksitzungen erhalten konnte – täglich zwei, morgens und spät abends.

Während dieser Zeit erkundigten sich mein Mann und meine Mutter immer wieder, ob es Patrick besser ginge. Aber er hüpfte unverändert nackt vor dem Fernseher, er flatterte und quiekte. Erst als wir wieder zu Hause waren, begann er, die ersten Silben der Dinge zu sprechen, die er haben wollte, zum Beispiel „Ap“ für Apfel. Wir betrachteten Überdrucktherapie als großartigen Erfolg. Aber wie ich schon erwähnte, dauerte es nach Ende der 40 Sitzungen einige Wochen, bis wir Patricks Veränderungen wirklich beobachten konnten. Bob pflegt zu sagen, dass HBOT eine Gabe ist, die immer noch mehr gibt. Bis zu zwei Monate nach dem Beenden der Sitzungen können sich Fortschritte zeigen.

Bob und ich verstanden uns auf Anhieb prächtig. In seiner Klinik herrschte eine herzliche und familiäre Atmosphäre. Ich vertraute ihm meine Geschichte an, wie auch den Wunsch, andere wissen zu lassen, dass Autismus vermeidbar, behandelbar und heilbar sei. Ich erzählte ihm, wie spärlich Informationen und wie selten Biomed und Autismusheilung in Mexiko und überwiegenden Teilen Lateinamerikas vorhanden seien. Ich beabsichtigte, den Leuten zu helfen und ihnen mitzuteilen, wie viel wir zur Heilung unserer Kinder beitragen können.

Direkt am nächsten Tag kam er ins Büro und veränderte den Verlauf meines Lebens. Er offenbarte mir, dass er tatsächlich mit Doktor Bernard Rimland befreundet war, Bernie, dem großen Vater der biomedizinischen Behandlung von Autismus, dem Autor von „Infantile Autism“ („Frühkindlicher Autismus“) und „Dyslogic Syndrome“, dem Gründer des Autismus-Forschungsinstituts. Ich schwärmte, dass Bernie heute zu begegnen, für mich einem Treffen mit Mick Jagger gleichkäme, als ich 15 war. Darauf verkündete er, dass wir mit Bernie höchstpersönlich und Misses Rimland zu Mittag speisen würden. Ich gestand Bob, das erste Mal in meinem Leben derart aufgeregt zu sein, dass ich nicht wüsste, was ich sagen sollte. Bob riet mir, wenn ich an der Reihe wäre, Bernie die Frage zu stellen: „Was kann ich für DAN! tun?“

Ich war kurz davor durchzudrehen und rannte zu Marshall’s, dem Billigeinzelhändler, kaufte einen Anzug, Hose und sogar hochhackige Schuhe. Am nächsten Nachmittag schlüpfte ich in meine neuen lächerlichen Sachen, schob meine Kinder bei einem Kindermädchen von Freunden ab und hüpfte in Bobs Jaguar, um Bernie und Gloria Rimland kennen zu lernen – ein Traum wurde wahr. Wir kamen in ihrem Lieblingsrestaurant an, und ich war eindeutig overdressed. Gloria bestellte einen Salat, und die Männer entschieden sich für Buntbarsch, weil

Bernie Gemüse nicht so mochte. Die Unterhaltung reichte von Kinotakara Entschlackungspflastern bis zum Unterschied zwischen weichen und harten Überdruckkammern.

Ich wartete. Und als das Gespräch etwas stockte, kam ich zur Sache und fragte, wie ich DAN! helfen könne. Seine Antwort machte mich absolut sprachlos: Ich sollte das DAN!-Protokoll übersetzen und in ganz Lateinamerika verbreiten. Hatte ich mich verhört? Lateinamerika? Ich hatte mehr an meine Heimatstadt Puerto Vallarta gedacht oder an den Bundesstaat Jalisco, in dem wir lebten. In meinen kühnsten Träumen eventuell Mexiko, aber das war doch wesentlich größer, als ich es mir ausgemalt hatte. Aber es gab kein Zurück, ich war nicht mehr zu bremsen. Innerhalb weniger Monate übersetzten wir das Protokoll ins Spanische und spendeten es dem Autismus-Forschungsinstitut für die Verbreitung in ganz Lateinamerika. Viel später sollte sich herausstellen, dass Yeroline, eine meiner liebsten Freundinnen, ihren autistischen Sohn mit Hilfe des übersetzten DAN!-Protokolls heilen würde, genauso wie viele andere.

Während jener Zeit in San Diego sprachen mein Mann und ich Bob an, da wir eine seiner Überdruckkammern für die Autismus-Klinik kaufen wollten, die wir daheim in Puerto Vallarta eröffnen wollten. Die Idee war, die Klinik gemeinnützig zu betreiben. Wenn die Öffentlichkeit für die Therapiesitzungen bezahlt, ist das wirtschaftliche Standbein sicher, und die autistischen Kinder können gratis in die Überdruckkammer.

Alle Signale standen auf Grün. Im März 2006 zahlten wir das Geld für die Kammer, die am 31. Oktober 2006 eintraf. AutismO_2 – Überdruckklinik eröffnete offiziell am 1. Dezember 2006. Wir schmissen eine Einweihungsfeier, luden Freunde ein, Familie, Patricks Therapeuten. Unser örtlicher Pfarrer segnete das Gebäude. Wir trugen alle Weiß und, um Patrick zu ehren, der ja auch unsere Motivation war, die Klinik ins Leben zu rufen, Namensschilder mit dem Aufdruck „Kerri – Patricks Mama“, „Memo – Patricks Papa“ und so weiter. Es war ein besonderer Abend für uns alle, ganz speziell für mich, da er die Grundlage für den Weg bereitete, den ich noch heute, sieben Jahre später beschreite, indem ich dieses Buch schreibe.

Zur Klinik gehörten Sands Überdruckkammer, ein auf Überdrucktherapie spezialisierter Schulmediziner, zwei Psychologen, zwei Überdrucktechniker, und ich traf mich mit den Eltern der Kinder mit Autismus. In Bezug auf die Druckkammer wussten wir ja bereits, dass sie vielen autistischen Kindern helfen würde. Sie hatte Patrick 2006 die Sprache wiedergegeben. Aber sie half auch noch vielen anderen.

Etwas später im selben Jahr schickten wir unseren schulmedizinischen Arzt mit unserem naturheilkundlichen Hippiedoktor nach Ixtapa zu einer Konferenz zum Thema Überdruck. Dort begegneten die beiden glücklicherweise Doktor Giuseppina Feingold, „Doktor Jo“, eine DAN!-Ärztin, die Überdruck für Kinder mit Autismus anwendet. Kaum waren unsere beiden zurück in Puerto Vallarta, bedrängten sie mich, sie zu kontaktieren, weil sie Kinder nach einem Protokoll heile, in dem auch Überdruck eine Rolle spiele. Da ich selten Zeit vergeude, emailte ich ihr sofort. Nur wusste ich zu diesem Zeitpunkt noch nicht, dass sie keine Email-Person war. Und da ich keine Telefon-Person bin, kamen wir nicht zusammen.

Im Januar 2007 kaufte mein Mann Memo einen 1951er Desoto auf Ebay. Wir wollten den Oldtimer per Scheck bezahlen und unterhielten uns mit Bryan, dem Verkäufer des Autos. „Wenn du nicht verkaufen möchtest, weil der Desoto mehr wert ist als der Verkaufspreis, habe ich dafür Verständnis“, sagte Memo zu Bryan. Der hatte sich innerlich bereits von seinem Auto verabschiedet, interessierte sich aber dafür, in wessen Hände es käme, womit Memo seinen Lebensunterhalt verdient. Memo berichtete von unserem Leben in Puerto Vallarta und dem Kleinanzeigenmagazin, das er besaß. Da fiel ihm Bryan ins Wort: „Von dem Magazin habe ich gehört!“

Es stellte sich heraus, dass Bryan als Krankenpfleger für eine Ärztin arbeitete, die Überdrucktherapie durchführte und Kinder mit Autismus heilte. Das weckte Memos Interesse, er erzählte von Patricks Autismus. Daraufhin riet Bryan, Doktor Jo anzurufen. Ja genau, jene Doktor Jo, die unsere Klinikärzte wenige Monate zuvor auf der Konferenz zur Überdrucktherapie in Ixtapa getroffen hatten. Also rief ich sie augenblicklich an und erklärte, wer ich bin und dass Bryan gesagt hatte, ich solle mit ihr telefonieren. Auf meine Frage, ob sie an Gott glaube, antwortete sie Ja. Ich erzählte auch von ihrem Treffen mit unseren Ärzten, von dem ich ihr gemailt hätte, ohne Antwort zu erhalten. Zu jener Zeit hatte Doktor Jo einfach so viele Emails erhalten, dass sie sich manchmal nicht mit allen befassen konnte.

Aber nun hatten wir uns endlich gefunden und verstanden uns sofort ausgezeichnet. Ich berichtete auch gleich von unserer Klinik und von Patrick in der Hoffnung, sie würde nach Vallarta kommen. Sie meinte, ich müsste sie zuerst in New York besuchen, und wir würden für eine Behandlung für Patrick sorgen. Daher machten wir uns im März 2007 auf den Weg ins eiskalte New York.

Wir begannen unverzüglich, Patrick IV Chelation [IV = mittels Infusion] zu verabreichen. Laut der damals aktuellen Theorie verursachten Schwermetalle aus Impfstoffen Autismus, indem sie den Transfer der Methylgruppen (Methylierung) schädigten. Bei meinen täglichen Fahrten zur Praxis von Doktor Jo lief mir Bryan über den Weg, der vorige Eigentümer von Memos Desoto. Wir plauderten über meine Klinik und wie unsere Zusammenarbeit aussehen könnte, wenn Bryan zu uns käme. Immerhin blickte Bryan auf 30 Jahre Berufserfahrung als Krankenpfleger zurück und war Fachmann für Ozon und andere alternative Therapien. Bryan sagte mir, er wäre bereit für eine Veränderung. Und wir konnten jemanden von Bryans Format und mit seiner gelassenen Art in unserer Klinik gut gebrauchen.

Schon eine Woche nach meiner Rückkehr kam Bryan auf Stippvisite, um zu testen, ob er in Puerto Vallarta heimisch werden könnte. Zwei Monate später war er mit seiner ganzen Ausrüstung wieder zurück, um seine Praxis einzurichten. Wir passten prima zusammen. Obendrein kam Doktor Jo von Zeit zu Zeit vorbeigeflogen und half uns bei der Behandlung einiger Patienten.

Von 2007 bis 2008 behandelten wir Patrick zusätzlich zu Diät, Ergänzungsmitteln und Überdrucktherapie mit IV Chelation. Im Mai 2008 lernte ich eine Mutter kennen, die die Autismus-Spektrum-Störung ihres Kindes homöopathisch besiegt hatte. Ich fing nahezu sofort an, mit einem erstklassigen Homöopathen zu arbeiten. Jedoch bis Mai 2009 ließ sich nichts erkennen, was mir das Gefühl vermittelte, dass dies der Weg zur Heilung von Autismus sei. Im gleichen Jahr traf ich eine Ärztin, die nach dem Yasko-Protokoll vorging. Sie hatte einige Ideen, die wir von August 2009 bis Ende Mai 2010 ausprobierten. An diesem Punkt machte Patrick ehrlich gesagt einen schlechteren Eindruck als zuvor. Wir verabreichten ihm inzwischen 80 Ergänzungsmittel täglich.

Mittlerweile war ich ernüchtert von den auf DAN! basierenden Megavitamin-Protokollen. Herzlich wenige Familien, denen wir halfen, konnten ihre Kinder mit Diät, Ergänzungsmitteln, Entgiftung und Überdrucktherapie gesund machen. Für die überragende Mehrheit hatte die Autismusdiagnose weiterhin Bestand – auch nach etlichen Anstrengungen und für Ergänzungsmittel und Heilbehandlungen ausgegebenem Geld. Es fühlte sich für mich bereits wie Betrug an, den Leuten zu sagen, sie sollten dem Protokoll folgen, von dem ich aus Erfahrung wusste, dass es nicht ausreichen würde, die Mehrzahl der Kinder zu heilen.

Juli 2010 war ich absolut desillusioniert und verwirrt. Ich wollte nicht mehr fortfahren mit dem, was ich tat und vor allem wie ich es tat. Also wandte ich mich an Gott, das Universum, Engel – wer auch immer mir zuhören mochte – und bat um Rat.

Wenn es tatsächlich meine Berufung war, Familien dabei zu unterstützen, dass ihre Kinder vom Autismus geheilt wurden, dann brauchte ich ein Hilfsmittel, mit dem ich gut arbeiten konnte. Eines, das auf jedem Erdteil verfügbar und für jeden bezahlbar ist. Was wir im Moment hatten, konnte das leider nicht leisten.

Keine magische Stimme antwortete mir. Das war eigentlich ganz gut so, weil ich ansonsten völlig ausgeflippt wäre. Wie dem auch sei, irgendwie erinnerte ich mich der kleinen bunten Flächchen mit Chlordioxid, die ich bis dahin noch nie benutzt hatte. Ich entschloss mich, ihre Anwendung bei Google zu recherchieren. Leider fand sich im Internet absolut nichts zu Autismus in Verbindung mit Chlordioxid beziehungsweise MMS (Miracle Mineral Solution), wie es auch genannt wird. Daher überlegte ich mir, was Autismus ausmacht, aus was er sich zusammensetzt. Ich googelte Chlordioxid mit Viren, Bakterien, Pilzen, Schwermetallen, Blut-Hirn-Schranke, Allergien und Entzündungen. Die Ergebnisse meiner Recherche waren absolut überwältigend, mit anderen Worten positiv. Das zeigte mir, dass Chlordioxid die Bestandteile, aus denen sich Autismus zusammenfügt, bekämpfen könnte. Ich hatte meine Hoffnung zurück.

Ich war auch besonders neugierig, weil wir uns in der Klinik auf oxidative Therapien wie Überdruck oder Ozon spezialisiert hatten. Da Chlordioxid milder war als das, was wir bereits benutzten, entschied ich mich, genauer nachzuforschen.

Keine Nebenwirkungen außer der Herxheimer-Reaktion, die genau genommen nicht direkt vom Chlordioxid hervorgerufen wird, sondern bei jedem Entschlackungs-Protokoll auftreten kann. Ich musste mit meinem Mann und meinem Sohn Alex darüber reden, die ebenfalls aufgeregt waren. Am nächsten Tag traf ich den Lieblingscousin meines Mannes und dessen Frau, die soeben aus der Druckkammer kamen. Ich sagte „Hallo“, und sie erwiderte „Ich nehme CD“. Ihre Worte waren nicht „Hi“ oder „Kerri“, vielmehr „Ich nehme CD“. Das war der Moment, mein Aha-Erlebnis. Ich erklärte ihr, dass ich seit Wochen darüber Erkundigungen sammle und sehr gespannt sei. Sie berichtete von großartigen Ergebnissen, also wollte mein Mann die Tropfen ausprobieren. Würde er nach drei Tagen wohlauf sein, könnten wir bei Patrick damit beginnen.

Ich kontaktierte Jim Humble, den Entdecker von CD. Ich hoffte, er könnte mir bei der Dosierung von Chlordioxid für Kinder mit Autismus behilflich sein. Ich teilte ihm mit, dass ich darüber speziell für Kinder rein gar nichts im Internet finden konnte. Er gab mir folgende Empfehlungen: ein Tropfen acht Mal täglich für Kinder unter 25 Pfund (circa 11,5 kg) und drei Tropfen acht Mal täglich für Kinder unter 100 Pfund (46 kg). Acht Gaben pro Tag seien das Minimum, betonte er. Je mehr wir einrichten könnten, desto besser.

In der ersten Woche musste sich Patrick übergeben – eine typische Herxheimer-Reaktion –, weil ich zu schnell mit der Dosierung voranging. Die einzigen im

Internet auffindbaren Leitlinien gaben hohe Dosen mehrmals täglich vor. Wie ich in der ersten Woche herausfand, waren langsame Dosierung und niedrige Dosen besser. Abgesehen von der Herxheimer-Reaktion wegen dieser mangelhaften Leitlinie, ging es Patrick spürbar besser. Binnen sieben Tagen verbesserte sich Patricks Blickkontakt, und er fragte nach Dingen, um die er in seinem ganzen Leben noch nie gebeten hatte. Um 21 Uhr blickte er mir direkt in die Augen und sagte: „Ich will Bett." Mir klappte der Unterkiefer runter. Ich konnte es nicht glauben und folgte ihm hinauf in sein Zimmer. Dort angekommen, drehte er sich zu mir um, schaute mir erneut in die Augen und sagte: „Ich möchte Bad nehmen." Ich wusste, dass ich nicht träumte und das wirklich gehört hatte. Nach seinem Bad schaute er mich noch mal direkt an. „Ich will Zähne putzen." Während wir seine Zähne putzten, kicherte er unentwegt, also fragte ich ihn, was er wolle. „Ich will Kecke", antwortete er. „Decke", meinte ich, und er wiederholte „Ja, Decke" und stürmte zu seinem Bett, sprang hinein, um die Decke zu genießen. In seinem ganzen Leben war er noch nie ins Bett gehüpft. Das waren die ersten sieben Tage mit CD. Ich war hin und weg.

Bis September 2010 musste jeder, der bis dahin bloß Kräuter oder Medikamente nahm, um Viren, Bakterien, Pilze und andere Erreger loszuwerden, von CD erfahren. Und da kam alles richtig ins Rollen.

Schon 2007 hatte ich von den Erfolgen von Doktor Anju Usman und ihrem Biofilm-Protokoll erfahren. Ihre Schlussfolgerung war, dass Viren, Bakterien, Pilze, Parasiten und Schwermetalle im Biofilm zusammengefügt sind (mehr dazu in Kapitel 5 ab Seite 122). Und als ich herausfand, dass CD Krankheitserreger tötet und Schwermetalle sowie viele andere Sachen neutralisiert, wusste ich, wir können mehr als zwei Fliegen mit einer Klappe schlagen.

Meine Hoffnung war außerdem, einige pharmazeutische Bestandteile der Biofilm-Leitlinie zu umgehen, zum Beispiel Antipilzmittel, Antibiotika, antivirale Präparate, und etwas ohne Nebeneffekte einsetzen zu können (Eine Herxheimer-Reaktion unterscheidet sich von einer Nebenwirkung.).

Ich war dabei herauszufinden, wie wir dieses außerordentlich preisgünstige Oxidationsmittel, das überall auf der Welt verfügbar ist, anwenden können, um bei der Heilung von Autismus behilflich zu sein. Ein weiterer bedeutender Vorteil von CD ist, dass man sein Kind nirgendwo hinschaffen muss zur Behandlung, wie es bei Überdrucktherapie, Ozon oder IV Chelation der Fall ist.

Man benötigt weder einen Arzt noch weite Fahrten, um Ärzte in anderen Ländern aufzusuchen. Es ist so simpel wie die Einnahme von Ergänzungsmitteln und das individuelle Anpassen, je nachdem, was man beobachtet oder im Gefühl hat. Im Grunde genommen kann jede Familie mit Internetzugang, Diät, CD und einigen ausgewählten Ergänzungsmitteln ihr Kind vom Autismus heilen.

Nachdem ich bei meinem Sohn nur mäßigen Erfolg mit diversen biomedizinischen Behandlungen und sogar den weltweit besten Ärzten gehabt hatte, war die Zeit reif für eine Veränderung. Mit Hilfe von CD bekämpften wir den Biofilm, indem CD die Elektronenhüllen der verschiedenen Moleküle der Erreger zerstört. Demzufolge werden Toxine in den Blutkreislauf freigesetzt. Aus diesem Grund sollte die Dosis prinzipiell langsam erhöht und in ihrer Häufigkeit gesteigert werden, damit eine Herxheimer-Reaktion vermieden wird. Viele Kinder stecken voller Toxine. Wenn wir zu viele Krankheitserreger auf einmal beseitigen, gelangen zu viele Gifte in den Blutkreislauf, und der Körper wird unverzüglich damit beginnen, diese auszuscheiden, insbesondere mittels Durchfall und Erbrechen. Das ist unangenehm und vermeidbar.

CD ist so ungefährlich, dass es auf Haut, Haaren, in Augen und Ohren angewendet werden kann. Es kann sowohl inhaliert als auch oral, rektal sowie vaginal angewendet werden. Die von uns verwendeten wässrigen Lösungen sind unschädlich für gesunde Körperzellen. Es zielt speziell auf Erreger und Pathogene, wegen ihrer negativen Ladung. Als ich die Grundlagen verstanden hatte und es Patrick weiterhin immer besser ging, begann ich, die Erfahrung, wie CD anzuwenden ist, mit anderen zu teilen. Unglaublich schnell erzielten wir Erfolge, die andere Klinikärzte nicht hatten. Wir beobachteten Fortschritte bei Kindern mit Autismus-Spektrum-Störung. Einige begannen sich zu erholen. Ich war zutiefst berührt.

Im November wurde ein Kind gesund, im Dezember ein weiteres. Die Familien stellen sie bei ihren Psychiatern beziehungsweise Ärzten vor, um von der Diagnose wegzukommen. Das waren die außerordentlich wichtigen ersten Schritte, die mich überzeugten, dass wir endlich etwas hatten, womit wir fortfahren sollten. Und wir erzählten es weiter, dass dies eine erschwingliche Behandlungsmöglichkeit sei und auf jedem Kontinent der Erde erhältlich.

Dank meiner Vorgeschichte mit Biomed wusste ich: Man muss auf Reaktionen achten, während man die Dosis steigert. Die Regel lautet: langsam und in kleinen Schritten (low and slow). Wir gelangten zur Dosis von ein Mal einem Tropfen. Und so, wie die Kinder genasen, erzählten es die Eltern anderen Eltern, und immer mehr begannen, CD zu verwenden – wie eine Graswurzelbewegung.

An dem Punkt geschah unser „Urknall". Mir wurde klar, dass wir das fehlende Puzzleteil gefunden hatten, nach dem wir so lange gesucht hatten. Es gibt zwar nicht das eine Heilmittel für alle Kinder mit Autismus, weshalb der Weg und das

Protokoll jedes Kindes individuell sind. Aber nachdem wir diesen großen Erfolg mit CD mit eigenen Augen gesehen hatten, machte ich mich daran, neue Ausführungen aufzutun, die allen Kindern so nichtinvasiv wie möglich helfen. Nach diesem Erfolg in der spanischsprachigen Welt musste ich unser Behandlungsverfahren den Familien mit autistischen Kindern weltweit mitteilen.

Etwa zu jener Zeit ereignete sich auch etwas Spannendes in Bezug auf CD-Einläufe: Parasiten und ganz besonders Spulwürmer kamen nach CD-Einläufen, angewendet gemäß Protokoll, heraus. Heute bin ich im Besitz von Hunderten Fotos, zugesandt von Eltern aus Ländern der Ersten und Dritten Welt, die zeigen, wie Würmer im Stuhl ausgeschieden werden.

Zurzeit sind Labortests leider noch unzulänglich, aber ein aufgeschlossener Veterinär kann Stuhlproben mittels eines leistungsstarken Mikroskops leicht auf Parasiten untersuchen. Zahlreiche Kinder, deren Proben durchgesehen wurden, erhielten positive Ergebnisse. Zu den häufigsten Funden zählten Maden-, Rund-, Band- und Hakenwürmer. Demgegenüber ergaben Analysen seitens der Labore negative Ergebnisse, selbst wenn die Würmer fotografiert wurden, eindeutig sichtbar waren oder unter dem Mikroskop zu erkennen. Tatsächlich schickte mir eine Mutter, die ich kannte, sogar einen lebenden, sich bewegenden Wurm, den ihr Kind ausgeschieden hatte. Das Testergebnis? Negativ auf Parasiten. Es reicht offenbar nicht aus, auf der Suche nach Parasiten nur der Stuhlanalyse zu vertrauen.

Bei diesem Puzzleteil waren Andreas Kalcker sowie Miriam Carasco hilfreich. Sie stellten ein tolles Parasiten-Protokoll auf, das vielen Kindern geholfen hat, einschließlich Patrick. Das erste Parasiten-Protokoll gab mir Andreas im Oktober 2011, und Familien in Spanien, Mexiko, Venezuela und anderswo in Lateinamerika fingen an, sich daran zu orientieren. In Kapitel 7 werden wir ab Seite 208 ausführlich darauf eingehen und zeigen, welche Auswirkungen es auf mein Leben und das von zahlreichen anderen Familien hatte, deren Kinder vom Autismusspektrum betroffen sind.

Im Januar 2012 setzte ich mich mit Teri Arranga in Verbindung und wurde eingeladen, im Mai 2012 auf der Konferenz AutismOne zu sprechen. Das würde das erste Mal sein, dass ich dort einen Vortrag auf Englisch halten würde und außerdem mein allererstes Referat über CD. Nach acht Jahren Biomed und sechs Jahren, in denen ich Familien in Lateinamerika half, tauchte ich auf einmal in dieser Szene auf, und mir war bewusst, dass das Konsequenzen haben würde. Während ich erstmals Familien in den USA erreichen konnte, würde es einiges an Kritik aus der Blogwelt geben. Und so war es auch. Wir überlebten es.

Als ich 2010 erstmalig auf CD stieß und zu verfolgen anfing, wie es in Sachen Autismus Wunder vollbringt, ging ich davon aus, dass Eltern, Ärzte und Fachleute, die mit Autismus zu tun hatten, enthusiastisch reagieren würden. Ich nahm an, sie würden erforschen, warum und wie die Chlordioxid-Moleküle Autismus heilen beziehungsweise auskurieren. Zu meinem großen Leidwesen waren viele Leute desinteressiert. Einige gingen sogar so weit zu behaupten, dass das, was ich gesehen hatte, unmöglich wäre und CD giftig sei. Nun ja, darauf kann ich nur erwidern: Autismus mit einer giftigen Substanz zu heilen, ist wirklich unmöglich. Aber seitdem wurde das Interesse einiger der besten Ärzte der Welt doch geweckt – ihre Anzahl wächst weiterhin –, und viele Eltern nehmen es zur Kenntnis. Zu meinem Vortrag bei AutismOne kamen in der Tat Hunderte. Einige berichteten mir später, dass sie eigentlich nicht hatten kommen wollen, weil der Titel zu gut klang, um wahr zu sein: 40 Kinder in 21 Monaten geheilt.

Die Leute, die das Referat gehört hatten, waren begeistert davon, und viele begannen daraufhin mit dem Protokoll. Was jedoch in den Tagen und Wochen nach meiner Präsentation geschah, haute mich um und übertraf meine schlimmsten Alpträume. Einige Eltern attackierten mich per Post sowie im Internet. Ich erhielt Drohungen und anklagende Emails voller Hass und Kraftausdrücke.

Die Emails und Blogs kamen in den überwiegenden Fällen von antibiomed gesinnten Eltern. Andere aus der Biomed-Bewegung meinten, ich sollte mir deswegen keine Sorgen machen und dass diese Leute berüchtigt dafür waren, anderen so etwas anzutun. Sie stürzen sich auf die neuesten und vielversprechendsten Interventionen, um ins Rampenlicht zu kommen. Sie lenken die Aufmerksamkeit von der Behandlung ab, manipulieren die Wahrheit, lügen in einigen Fällen Leute an, um andere Eltern in Aufruhr zu versetzen. Was da geschah, hätte ich mir niemals vorstellen können. Sei es drum. Mit der Zeit ließen die Drohungen, die negativen Blogeinträge und Ähnliches nach.

Aktualisierung 2014

Eines meiner Lieblingszitate lautet:

> *„Alle Wahrheit durchläuft drei Stufen. Zuerst wird sie lächerlich gemacht oder verzerrt. Dann wird sie bekämpft. Und schließlich wird sie als selbstverständlich angenommen."*
>
> **- Arthur Schopenhauer**

Glücklicherweise war die AutismOne-Konferenz 2013 eine komplett andere Erfahrung – das könnte ein Indiz sein, dass wir uns der oben genannten dritten Phase nähern. Im Mai 2013 zählten wir bereits 93 Genesungen. Und während meines Vortrags bei AutismOne kamen einige couragierte Eltern mit mir auf die Bühne, um die Geschichten von der Heilung ihrer Kinder zu erzählen. Es gab keine Attacken. Als die Erstauflage dieses Buches dort auf der Konferenz vorgestellt wurde, waren etliche unserer tollen Moderatoren zugegen, um Fragen zu beantworten und Eltern zu helfen, die Interesse zeigten anzufangen. Ich signierte ein Buch und hatte das Vergnügen, zahlreiche Eltern kennenzulernen, die ich bis dato nur per Email oder Facebook kannte. Bis Januar 2014 wurden Tausende Exemplare der Erstauflage verkauft. Wenn Sie bei Amazon in der Kategorie Bücher nach Autismus suchten, tauchte das Buch mehrfach auf den ersten beiden Seiten mit den 10.000+ Treffern auf, wobei die Mehrzahl 5-Sterne-Rezensionen aufwiesen. Wenn Sie die Suche auf durchschnittliche Kunden-Rezensionen änderten, war es in den Top 10, manchmal auf Platz eins.

Dies war stets eine von Eltern getragene Graswurzelbewegung, und heute bieten wir in sieben Sprachen Hilfe im Internet an und beantworten Fragen. Wie überall: Wer genug Beachtung findet, zieht auch einige „Hasser" an. Nichtsdestoweniger hat sich CD bereits einen Platz unter den Behandlungsmethoden verdient, welche die Symptome heilen, die wir als Autismus kennen.

In der ersten Auflage wurde CDL (Chlordioxidlösung) vorgestellt, als wir noch hofften, dass es besser sein könnte als das, als was es sich entpuppte. Es schmeckte angenehmer und wurde besser vertragen als CD. Und es ist immer noch eine exzellente Art der Zubereitung für alle, die sehr empfindlich sind und Schwierigkeiten haben, auch nur einen Tropfen klassisches CD zu ertragen. Allerdings fanden wir langfristig, dass bisher lediglich ein Kind mit strikter CDL-Anwendung gesund wurde – die anderen 114 mit klassischem CD.

In dieser Auflage stellen wir nun „Chlordioxid-enthaltende-Lösung" (CDH, Chlorine Dioxide Holding Solution) vor. Als diese Darreichungsform eingeführt wurde, wurde es als CDL ähnlich angepriesen – besserer Geschmack, besser verträglich, weniger Herxheimer-Reaktionen. Es gibt allerdings einen großen Unterschied: CDH enthält noch kleine Mengen der Rohmaterialien, die für die Herstellung von CD benötigt werden (Natriumchlorit sowie Zitronen- oder Salzsäure). Andererseits ist CDL nur in Wasser gelöstes Chlordioxidgas. Diese kleine Menge an Ausgangsstoffen in der CDH-Zubereitung könnte den Unterschied machen. In 90 Tagen, in denen mehr als 70 Familien CDH verwendeten, hat es nicht versagt. Fortschritte haben sich nicht eingepegelt, und Eltern haben es scheinbar leichter, die Dosis ihrer Kinder zu steigern ohne irgendwelche Herxheimer-Reaktionen. Ein anderer toller Aspekt an CDH ist, dass der natürliche Süßstoff Stevia hinzugegeben werden kann, um den Geschmack zu verbessern, ohne dass die Dosis an Wirksamkeit einbüßt. Für Kinder, die sich vor dem Geschmack von klassischem CD ekeln, kann das alles zum Guten verändern. Es sollte angemerkt werden, dass nicht alle Stevia-Marken gleichartig hergestellt werden und einige eventuell nicht verwendet werden können – das testen wir noch.

CDL und CDH haben sich beide einen Platz unter den Methoden der Zubereitung von Chlordioxid verdient und geben somit mehr Menschen die Möglichkeit, von den Heileigenschaften von CD zu profitieren, die es sonst wohl nicht hätten vertragen können.

Die Leute wollen immer wissen, wie es meinem Sohn Patrick geht, und gern berichte ich ein bisschen, was sich in seinem Leben in letzter Zeit getan hat. Im August 2013 wurde Patrick 13 Jahre. Ich hatte erwartet, dass er bis dahin genesen sein würde, aber wir arbeiten noch daran. Es wird jeden Monat etwas besser. Sein gegenwärtiger ATEC liegt zwischen 22 und 24. Patrick ist sehr gesellig, liebt Feiern. Dieses Halloween schmiss meine Schwester eine Party, und es wurde 23:30 Uhr, ehe er heimgehen wollte. Er verbringt sehr gern Zeit mit seiner Familie. Jeden Abend sagt er: „Ich liebe dich Mami, gib mir ein Küsschen." Damit drückt er nicht nur aus, dass er einen Kuss will, sondern auch, dass ich etwas Zeit mit ihm verbringen soll, ehe er ins Bett geht.

Er bereitet sich sein Essen selber in der Küche zu. Während er schon immer gern beim Schneiden geholfen hat, kann er neuerdings sein Essen in den Ofen stellen und erhitzen. Wir haben ihm nicht gezeigt, wie es geht. Er hat selbst eines Tages entschieden, sein Abendessen allein zuzubereiten und zu servieren. Ein anderer großer Fortschritt ist, dass er sich nach der Toilette nun selbst saubermachen kann, während er bislang stets Hilfe gebraucht hat. Er setzt sogar Kopfhörer auf, wenn er Youtube-Videos hört oder DVDs sieht und jemand einen Anruf machen muss.

Sein Benehmen ist tadellos. Und wenn Ihnen niemand sagen würde, dass ich einen Sohn mit Autismus habe, würden Sie es nicht bemerken, wenn Sie uns auf der Straße sehen würden. Apraxie bleibt der größte Störfaktor, der Patricks Heilung verzögert. Abgesehen davon kommuniziert Patrick mehr als je zuvor und bemüht sich ebenso, mehr zu sprechen.

Soweit ich für unsere Bewegung in die Zukunft zu sehen vermag, bin ich davon überzeugt, dass, wenn eine Wahrheit drei Phasen durchschreitet, wir tatsächlich die dritte Phase der Selbstverständlichkeit erreicht haben. Das CD-Protokoll hat nun 115 Kinder geheilt (Stand Dezember 2013), wird in über 58 Ländern angewandt und hat bereits mehr als 5.000 Menschen mit Autismus-Spektrum-Störung geholfen, und es werden mit jedem Tag mehr. Die Stärke der neuen Medien erlaubt es den Eltern, ihre Erfolge mit dem Protokoll mit anderen Eltern zu teilen und somit eine stärkere Bindung aufzubauen. Eltern in der Autismusgemeinschaft vertrauen anderen Eltern mehr als Ärzten, und das zu Recht.

Wir räumen an dieser Stelle mit vielen Klischees auf, die mit der Heilung von Autismus verbunden sind. Zum Beispiel wissen wir nun, dass eine Genesung auch jenseits eines Alters von neun Jahren möglich ist (da ich diese Zeilen schreibe, nähert sich ein 31-jähriger Mann der vollständigen Gesundung). Sie müssen nicht wohlhabend sein, um ein Kind von Autismus zu befreien. Sie müssen nicht Englisch sprechen – es gibt Facebook-Gruppen in sieben Sprachen, und dieses Buch wird in mindestens 13 Sprachen übersetzt. Wir wissen mittlerweile, dass Autismus keine psychologische Störung ist. Es ist vielmehr biomedizinisch – Viren, Bakterien, Pilze, Parasiten und Schwermetalle verursachen ein Verhalten, was zu einer Autismusdiagnose führt. Sobald ausgeschaltet ist, was die Symptome hervorruft, kann die Diagnose zurückgenommen werden.

Ich kann täglich bezeugen, was angeblich unmöglich sein sollte: die Heilung von Autismus.

Die Zukunft ist vielversprechend, und es ist an uns, dies alle wissen zu lassen!

Ich wünsche Ihnen die beste Gesundheit,

Kerri

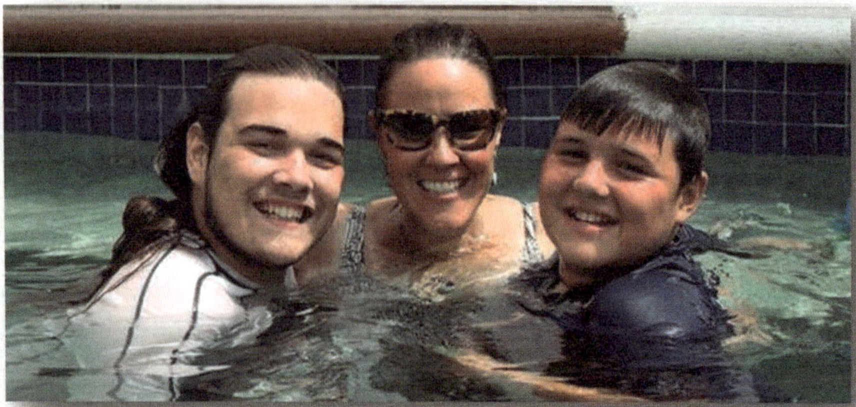

Bildunterschrift: Alex, Kerri und Patrick Rivera

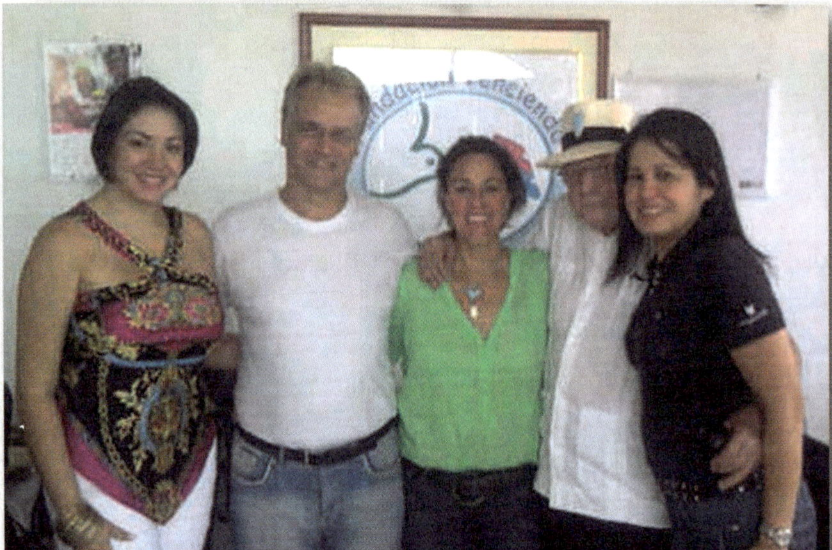

Jim, Andreas und ich in Venezuela, wo zwei sehr besondere Frauen eine Stiftung führen, um das Land von der Autismusepidemie zu heilen. Dafür und für ihr großes Engagement bin ich Yamileth Paduani und Carolina Moreno sehr verbunden. 28 Kinder aus ihrer Stiftung gesundeten im ersten Jahr mit diesem Protokoll. Vielen Dank euch. Ich bin stolz, eure Schwester im Herzen zu sein.

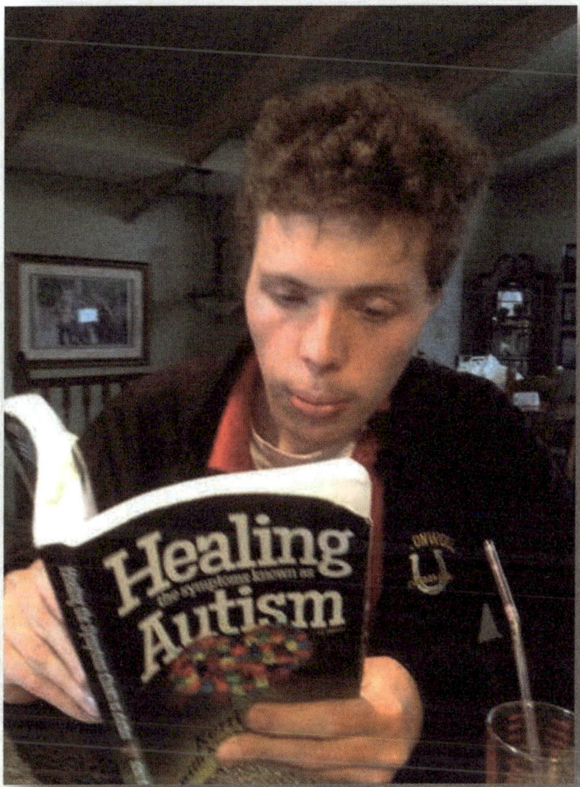

Ty, lesen und gesund werden

Kapitel 2

Yes, we can!

„Ohne Hoffnung ist nichts möglich. Mit ihr ist nichts unmöglich."
- Mary McLeod Bethune

Bevor wir uns nun auf den Weg begeben, Autismus zu heilen, interessiert es Sie vielleicht, von Leuten zu erfahren, die dies bereits vor Ihnen getan haben.

Mehrere Eltern von Kindern, die ihre Autismusdiagnose mithilfe dieser Leitlinie hinter sich lassen konnten, haben mir freundlicherweise ein Foto ihres Kindes mit einem Dankeschön zugeschickt. Einige ältere Kinder haben sogar selbst ein paar Zeilen geschrieben und teilen so ihren Erfolg mit der Welt!

1

Mein Sohn spielt in der Nachwuchsliga!

Ein ATEC von vier, Autismus ist therapierbar!

Vielen Dank Kerri!

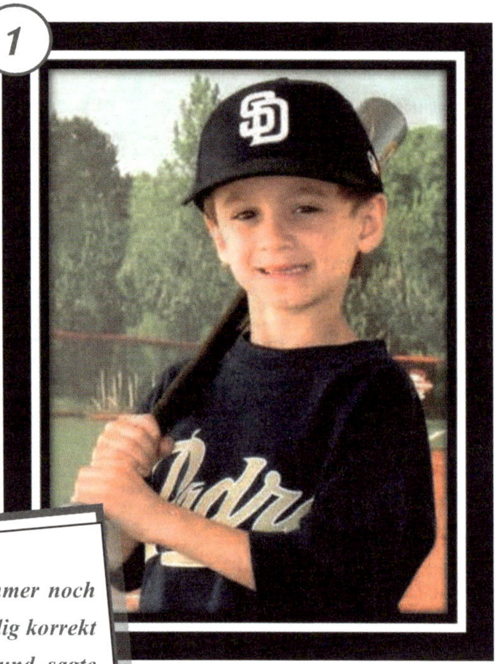

2

Du lieber Himmel! Ich reibe mir immer noch die Augen. Nathan spielte gerade völlig korrekt mit Autos. Er schob sie vorwärts und sagte „Brumm, brumm". Bis heute hat er Spielzeug nur in den Mund genommen, gedreht oder geklopft. Fünfte Woche mit MMS.

3

In der Schule meines Sohnes war heute ein Benefizlauf „Ich kann rennen" für eine gute Gesundheit und um Lebensmittel für Familien unserer Gemeinde zu sammeln. Letztes Jahr hat er nicht mal eine Meile geschafft. In diesem Jahr lief er zwei Meilen. Bitte? Sieben Monate auf MMS und sechs Monate Parasitenbekämpfung.

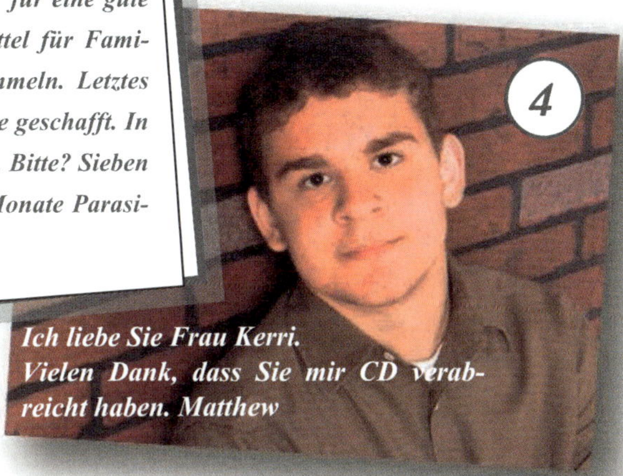

5

Toll! Hier kommt etwas, wofür ich sehr dankbar bin. Es war nach einem Jahr MMS und sieben Monaten Parasitenentgiftung für meinen Sohn an der Zeit, sein ATEC zu machen. Und sein Ergebnis war – Trommelwirbel bitte – 15! Du hast richtig gelesen, 15! Mir kommen in diesem Moment, da ich das schreibe, die Tränen. Mein Sohn ist 14 Jahre und vier Monate alt. Als wir anfingen, war er bei 27. Als wir die Parasitenbehandlung begannen, ging es hoch auf 34, und sein Verhalten verschlimmerte sich. Vor drei Monaten runter auf 21 und nun 15! Vielen Dank Kerri! Wer weiß, wo wir ohne dich wären.

6

Vor MMS konnten wir den ATEC-Punktestand meines Sohnes auf 24 senken. Obschon er wie ein neurotypisches Kind war, zeigte er Verhaltensauffälligkeiten. Er war leicht erregbar und hatte mit Ängstlichkeit sowie Zwangsstörungen zu tun. Wir bekämpften ohne Pause Hefe, Verstopfung, Metalle und Parasiten! Behutsam starteten wir mit MMS. Wie wir bemerkten, verbesserten sich seine Stimmungen. Er lächelte häufiger, und es war insgesamt wirklich angenehm in seiner Nähe. Wir entschlossen uns, den ATEC nach einem Monat zu wiederholen. Das unglaubliche Ergebnis: vier! Es fiel um 20 Punkte in nur einem Monat! Wir haben unseren Jungen zurück und werden ewig dankbar sein! Noch diesen Monat werden wir das Parasiten-Protokoll anfangen, und wir freuen uns auf einen ATEC von null!

7

Ich wollte nur berichten, dass meine Tochter heute einen ganzen Satz gesagt hat.

Normalerweise formuliert sie Zweiwortsätze, stockt und stottert, hat erhebliche Probleme sich auszudrücken.

Mein Mann kam nach einer Woche auswärtiger Arbeit heim, sie ging auf ihn zu, als er am Rechner saß, und sagte: „Ich möchte neben Papa sitzen.“

Und in der Badewanne – da beide Kinder momentan husten, mache ich das MMS-Dampfbad – drehte sie sich zu ihrem Bruder und meinte: „Sieh Bruder, Tasse“, wobei sie ihm die Plastiktasse hinhielt. Sie war nie zuvor derart koordiniert, präsent oder sprachgewandt. Ich bin so dankbar.

Auch wenn wir noch einen weiten Weg zu gehen haben, fühle ich, wie eine Zentnerlast von meinen Schultern genommen wurde.

Danke für deine harte Arbeit.

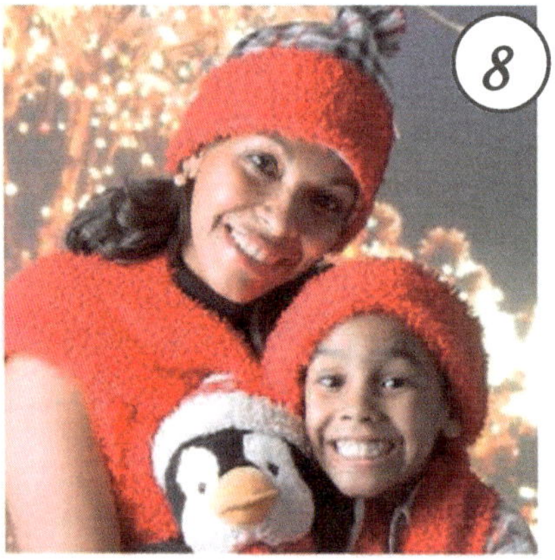

8

Danke, dass du mir geholfen hast, meinen Sohn zu retten. Gott segne dich Kerri Rivera!

9

Mein Sohn ist im Moment auf einem dreitägigen Schulausflug mit hundert Fünftklässlern seiner NT-Schule [neurotypisch]! Wir haben ihm all sein Essen mitgegeben und fahren zwei Mal am Tag hin, um ihm seine Ergänzungsmittel zu geben. Aber abgesehen davon, ist er zum ersten Mal in seinem Leben allein und schläft mit seinen Freunden! Mir fehlen die Worte außer: Lobet den Herrn, dass er mir Kerri Rivera gesandt hat, und meiner Familie und mir die Kraft gab, nie aufzugeben! Unser kleines Vöglein ist geflogen – dank sei dem Herrn!

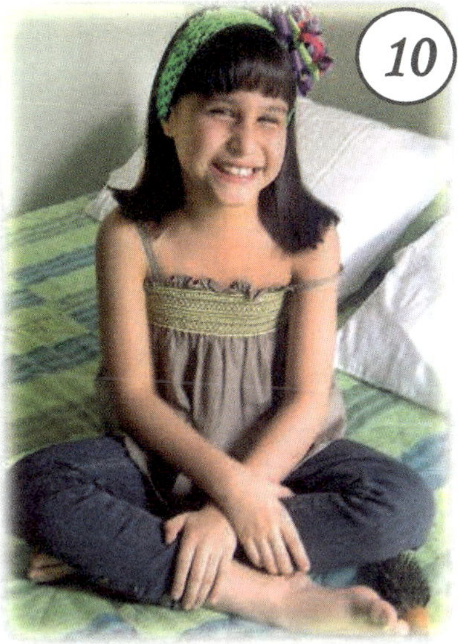

Ich danke dir Gott für deine Verlässlichkeit. Danke, meine wunderbare Tochter, dass du mir jeden Tag deinen Blick und dein Lächeln schenkst. Danke Kerri McDaniel de Rivera, dass du meinen Weg mitgegangen bist.

11 Hallo, mein Name ist Silvia. Ich bin Alejandros Mama, wir wohnen in Spanien. Ich habe meinem Sohn zehn Monate MMS verabreicht, ohne eine Veränderung feststellen zu können. Kerri meinte zu mir, dass ich irgendetwas nicht richtig mache – und das stimmte. Sie ist eine echte Kämpferin. Sie ließ mich alles haarklein aufzählen, was Alejandro zu sich nimmt. Und sie kam drauf. Alejandro trank den ganzen Tag Ananassaft, mehr als einen Liter, so dass MMS nicht wirken konnte. Vor gerade mal zwei Monaten hörte ich auf, ihm Ananassaft zu geben, und er ist ein neues Kind. Er ist aufmerksam, sein Verständnis ist nahezu hundertprozentig. Bis dahin sprach mein Kleiner nicht, aber nun hat er angefangen mit „Na los, Mama!“ und „Meine Mami“. All das nur, weil ich ihm MMS so gebe, wie ich es sollte. Ich möchte daher unterstreichen: keinen Saft zu MMS, da Saft die Wirksamkeit von MMS aufhebt. Ich danke Gott, dass er Kerri auf meinen Weg gesandt hat. Jeden Tag macht mein Sohn Fortschritte, langsam, aber man kann erkennen, dass er seiner kleinen Welt Auf Wiedersehen sagt. Danke Kerri, dass du zu unserem Leben gehörst und uns zur Erkenntnis verhilfst. Ebenfalls danke JIM HUMBLE, weil du uns wieder Hoffnung gegeben hast.

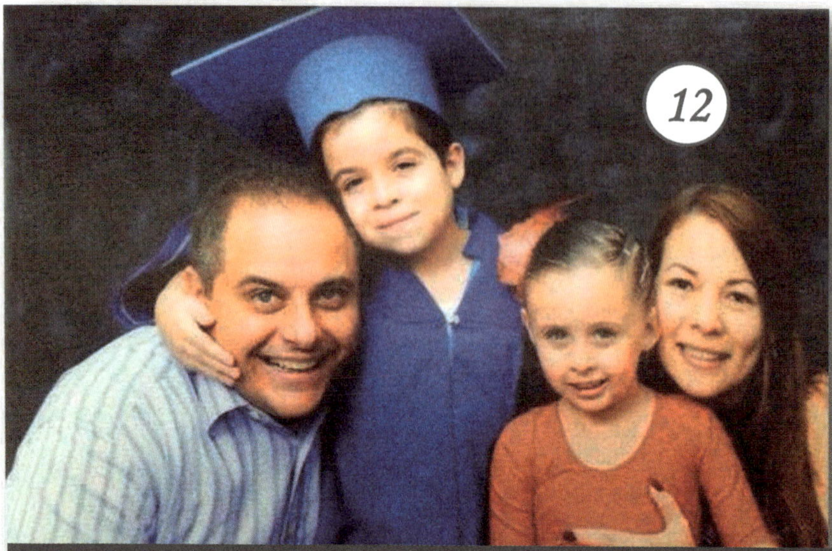

Danke lieber Gott, dass du uns Kerri Rivera geschickt und uns unseren Prinzen vollständig geheilt zurückgegeben hast.

13 Hurra, mein Sohn wird heute zwölf Jahre alt. Das ist wahrhaftig das erste Mal seit seinem ersten Geburtstag, dass mein Herz nicht in tausend Scherben springt, weil es nur ein weiteres, von Genesung weit entferntes Jahr ist! Heute sagte er seiner Lehrerin mehrfach, dass er entschieden habe, zu Hause zu bleiben, um mit seinem Geburtstagsspielzeug zu spielen. Und als sie ihn fragte, ob sie den Tag auch frei nehmen solle, antwortete er „Nein". Als dann sein Opa aus Holland anrief und ihm Happy Birthday sang, saß er ganz ruhig und hörte mit einem Lächeln im Gesicht zu – singen geht gewöhnlich gar nicht. Darüber hinaus – hier meine Prahlerei des Tages – informierte mich seine Lehrerin, dass sie ihn und seinen besten Schulfreund auseinandersetzen musste, weil sie voneinander abschrieben! Juhu, wir waren total begeistert. Ich weiß, dass wir verrückt sind. Aber wenn es etwas typisch Normales ist, ist mir egal, wonach es aussieht. Ich nehme es gerne! Wenn Sie meinen, das sei schräg, hätten Sie mich sehen sollen, als er im Alter von drei Jahren ein anderes Kind biss! Ich möchte heute alle ermutigen, auf die kleinen Dinge zu achten. Fragen Sie nach bei denen, die Kontakt mit Ihrem Kind haben, und führen Sie ein Tagebuch über die Veränderungen. Sie werden erstaunt darüber sein, wie viel wir verpassen, weil wir jeden wachen Moment damit verbringen, die Kinder zu beobachten! Ich fühle mich so gesegnet!

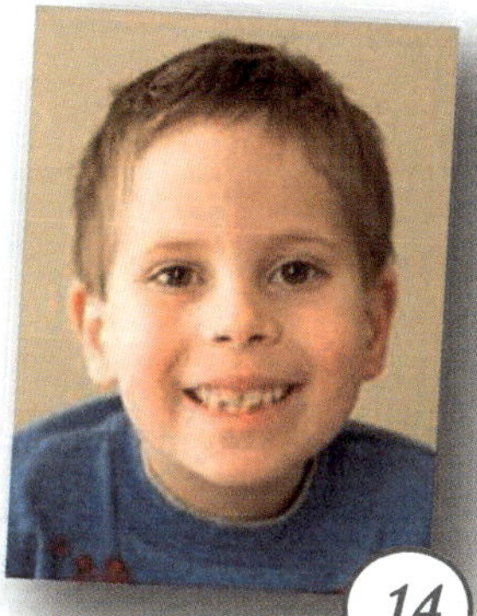

14

Liebe Kerri,

vielen Dank, dass du das Lächeln unseres Sohnes zum Leben erweckt hast. Die Fröhlichkeit, die du in diesen Augen siehst, rührt vom dir Zuhören und deinem erstaunlichen Protokoll.

Wir waren verblüfft, als sein ATEC binnen drei Wochen um 18 Punkte sank. In weniger als einem Jahr hat er von ursprünglich 36 jetzt eine atemberaubende Eins erreicht.

Ich danke Gott jeden Tag, dass ich 2012 jenem AutismOne-Vortrag besucht habe, wo du mir die Augen geöffnet hast für das, was wir noch tun können, um ihm zu helfen. Ich möchte, dass alle Eltern wissen: Das ist ein richtiges Protokoll mit echten Ergebnissen.

Dankeschön noch einmal, und Gott segne alles, was du für unsere Kinder tust. Du bist großartig! Alles Liebe, Maryann

15

Viele Grüße aus Monterrey,

ich wollte dich nur wissen lassen: Wir kamen am 21. Juni zu dir nach Puerto Vallarta. Und mein Kind begann im Juli die Behandlung mit MMS. Nach aktuellem Stand isst mein Sohn beinahe selbstständig und wischt sich wenn nötig den Mund ab. Seit etwa einem Monat macht er lustige Sachen wie zum Beispiel seine Karten verbergen, als ob er sie verstecken will. Wenn er mich auf dem Boden hocken sieht, kommt er angerannt und springt auf mich. Seine Mimik ist erwartungsvoll, wenn er weiß, dass ich komme, um ihn zu kitzeln. Wenn wir Verstecken spielen, versteckt er sich hinter einer Mauer.

In beiden Einrichtungen, die er besucht, wurde mir versichert, dass er über längere Zeiträume aufmerksam ist, seine Wesensart sich gewandelt hat. Und sie berichteten ebenfalls, dass sein Augenkontakt deutlich besser ist. Wegen seiner Konzentrationsfähigkeit ist er laut seinem Therapeuten nun ein Kandidat für eine Sprachtherapie.

Kerri, für uns ist es ein wahr werdendes Wunder, unseren Sohn Stück für Stück aufwachen zu sehen und wie er eigenständig isst. Vielen Dank, dass du uns all das gegeben hast.

16

Die Geschicklichkeit unserer Tochter beim Spielen hat sich verbessert, seit wir mit MMS angefangen haben. Sie schaut mir sogar in die Augen und nimmt Blickkontakt auf. Das will etwas heißen. Sie beginnt, auf Fragen zu antworten, ist einnehmender. Und ich fühle mich, als wäre das Ende des Tunnels nicht mehr so weit entfernt. Kerri, ich bin dir sehr dankbar, dass du mir den Weg gezeigt hast, mein Kind wiederherzustellen. Gott segne dich.

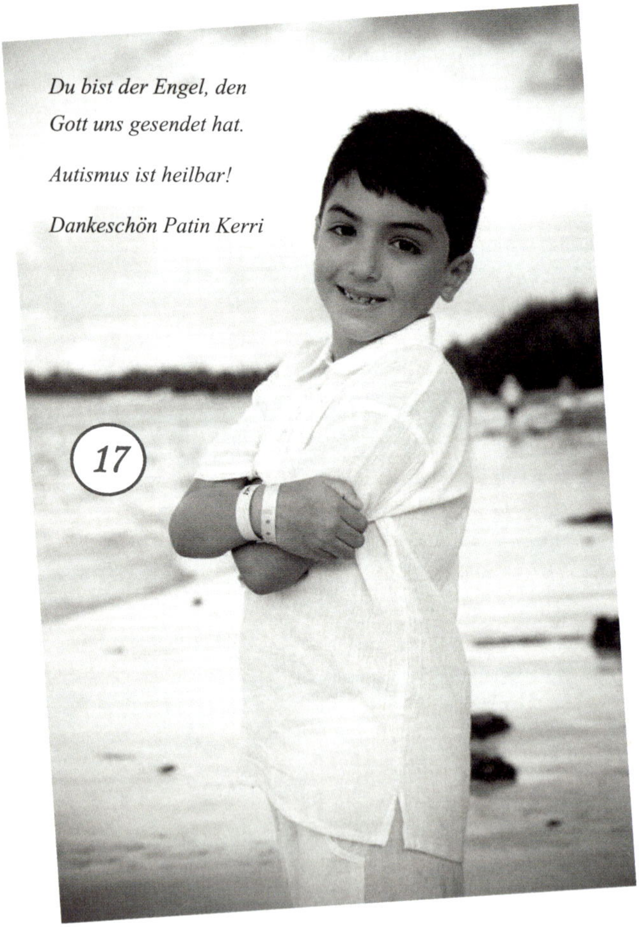

(18) Hallo Kerri,

ich kann kaum glauben, dass es bereits fünf Wochen her ist, dass wir telefoniert haben.

Mein Sohn ist gestern 22 geworden. Er hat wirklich und wahrhaftig jede einzelne Glückwunschkarte geöffnet und gelesen. Natürlich wusste er, dass er lesen kann, aber er zeigte nie Interesse, Karten oder Geschenke zu öffnen. Gestern war er einigermaßen an seinen Präsenten interessiert.

Seit fünf Jahren trägt er ausschließlich hellgraue Shirts. In dieser Woche trug er ein blaues und auch ein dunkelgraues.

Er schaut mich direkt an und bittet um das, was er will. Bislang keine negativen Wirkungen. Wir sind jetzt bei 22 Tropfen, zwei Einläufen mit je 300 ml täglich und acht Tropfen Meerwasser am Morgen.

Ich habe zwei Fotos von dieser Woche beigelegt, ich denke, es sind Würmer.

Kann ich Hoffnung haben, dass er wieder gesund wird, nach all den Behandlungen, die wir bereits durchhaben? Nun, ich habe Hoffnung. Ich denke darüber nach, was ich mit meiner Zeit anstellen werde, wenn es ihm besser geht, er womöglich gesund ist. Ich werde es von den Dächern herunter schreien und mich der Aufgabe verschreiben, anderen Familien zu helfen. Ist das meine Bestimmung, mein Zweck? Ich würde es lieben!

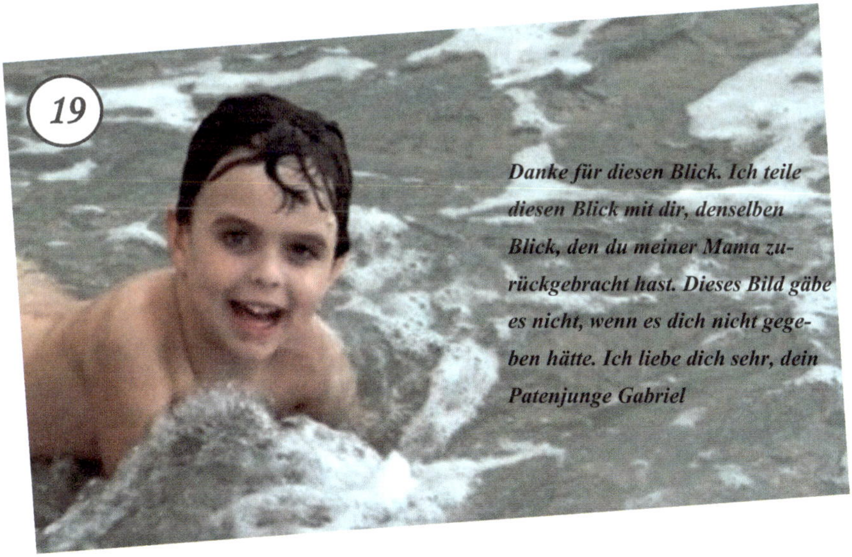

20

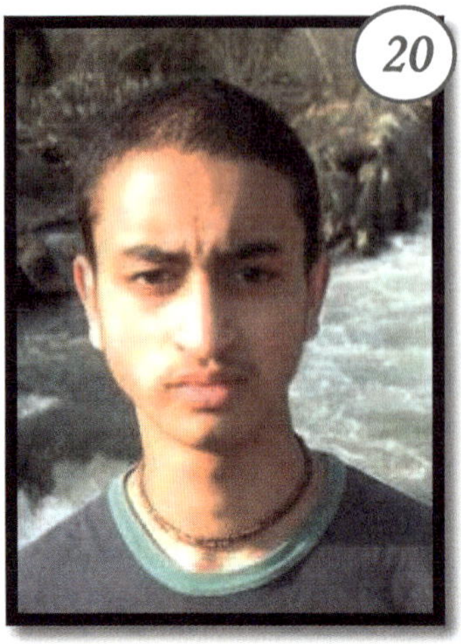

Meine Familie und ich sind Kerri Rivera sehr dankbar, dass sie das CD-Protokoll verfügbar gemacht hat, um ASS zu behandeln. Es hat mich wiederhergestellt und macht weltweit für Tausende von Kindern und Familien einen gewaltigen Unterschied.

CD kann sogar einen Jugendlichen wie mich gesunden lassen, den andere aufgegeben hatten. Von allen biomedizinischen Behandlungen kostet CD am wenigsten und bewirkt am meisten.

Vielen Dank Kerri, dass du mein Leben gerettet hast.

---

21 Das ist Benjamin, vier Jahre und fünf Monate alt, gegenwärtiger ATEC von drei, Punktestand nimmt wöchentlich ab. ☺ Bei der Diagnose mit drei Jahren und zwei Monaten lag er bei 134. Als wir das CD-Protokoll starteten, war er bei 18, und stagnierte nach der kompletten Biomed-Behandlung und Diät. Mit Beginn des Protokolls ließen wir außer Melatonin alle Ergänzungsmittel weg. Wir könnten nicht glücklicher sein mit dieser Entscheidung. Natürlich vielen Dank an Kerri Rivera dafür, dass sie uns den Weg gezeigt hat, meinen kleinen Jungen zu retten. Wir werden mit dem Protokoll fortfahren bis zu einem ATEC von Null. ☺

22

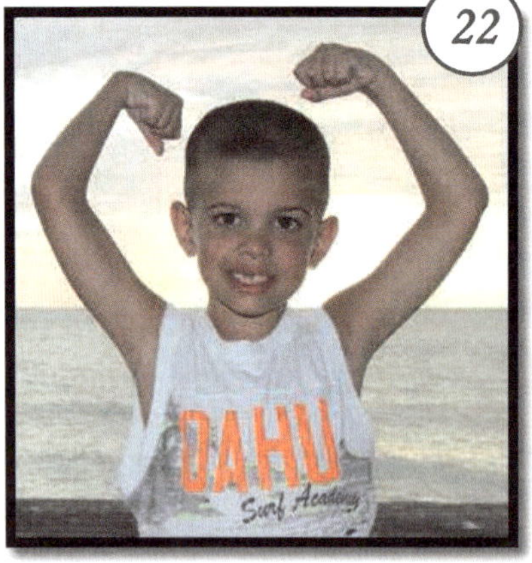

Liebe Patin Kerri,

wie können wir dir nur jemals genug danken, dass du den Autismus vernichtet und aus TJs Leben verdrängt hast? Jetzt haben wir einen pfiffigen, glücklichen und gesunden Jungen, der großes Vertrauen in sich hat!

Wir sind dir auf ewig dankbar

23

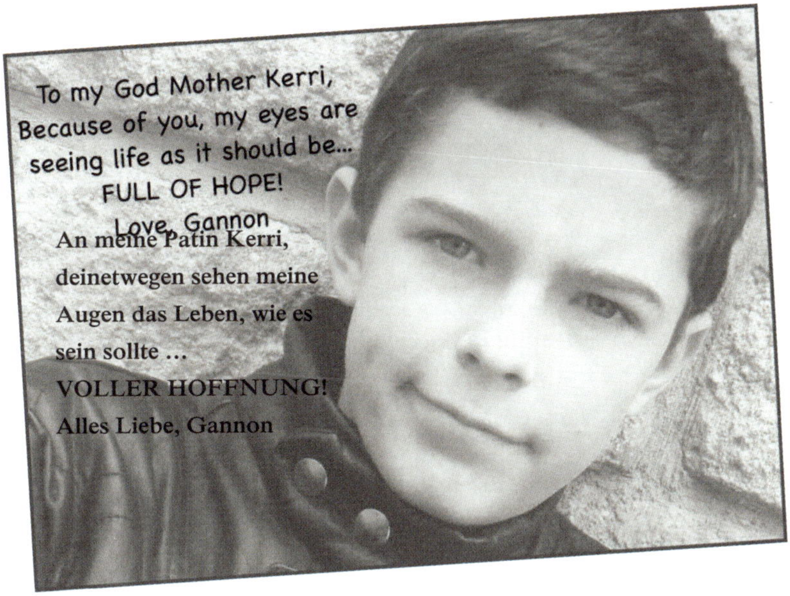

24

Vor genau zweieinhalb Monaten fingen meine Söhne an, MMS einzunehmen, und beinahe im Handumdrehen bemerkten wir Verbesserungen. Die Aufmerksamkeit meiner Zwillinge wurde nur wenige Tage nach Behandlungsbeginn besser, und nach zehn Tagen nannte mich mein Sohn Juan Pablo Mama. Das hatte er noch nie zuvor getan. Keiner meiner Zwillinge war verbal, konnten auch nicht ein einziges Wort sprechen. Wenige Tage darauf sagte Jesus Alejandro „Mama, Wasser", wobei er mit dem Finger auf den Kühlschrank zeigte. Das war aufregend für mich.

Heute können meine Söhne vier oder fünf Wörter sagen, und ihre kommunikativen Fähigkeiten haben sich stark verbessert. Auch wenn es nicht verbal ist, können sie sehr gut ausdrücken, was sie wollen. Es gibt große Verbesserungen beim Verstehen, beim Folgen von Aufträgen und Erledigen kleiner Aufgaben. Sie reagieren, wenn man ihren Namen sagt, sie kontrollieren ihren Stuhlgang, und ihre Lebensqualität hat sich generell gesteigert, seit wir mit MMS begonnen haben.

Ich weiß, wir haben noch einen langen Weg vor uns, aber wir sind auf dem richtigen Weg, und ich habe Vertrauen dank der Wissenschaft, die die großartigen Wirkungen dieser wundervollen Formel für unsere Kinder mit Autismus entdeckt hat. Wir werden sie wiederherstellen, da es in der Tat entgiftet!

Ingenieur Artebys Cedeño

25

Vor einem Monat haben wir angefangen MMS zu verwenden. Wir haben die volle Dosis noch nicht erreicht, haben jedoch bereits einige erstaunliche Verbesserungen beobachtet.

Ich nahm meinen Sohn mit zur Einkaufspromenade, weil es eine seiner liebsten Unternehmungen ist. Als wir wieder nach Hause kamen, machte er etwas, was er noch NIE zuvor getan hat. Er kam zu mir, drückte mich und sagte „Danke". Toll.

Vor zwei Tagen musste mein Mann in unseren Baumarkt, weil etwas in der Scheune kaputtgegangen war. Also fragten wir unseren Sohn, ob er mitfahren wolle, und er sprang buchstäblich von der Couch hoch und kam aufgeregt mit uns. Während wir dort waren, suchte er sich einige Bücher aus, die ihn interessierten, sowie einige kleine Spielzeugautos. Als wir heimkamen und ich ihm mit seiner Jacke und den Schuhen half, sagte er „Du bist großartig Mama". Spontane Bemerkungen wie diese gab es niemals zuvor, und das Einzige, dem ich es zuschreiben kann, ist MMS, da wir alles andere abgebrochen hatten. Das begeistert und beflügelt mich, mit dem Protokoll fortzufahren, und ich erwarte mit Freuden, was die Zukunft für meinen Sohn und unsere Familie bereithält.

Ich danke dir Kerri! Mutter von Jesus Alejandro und Juan Pablo

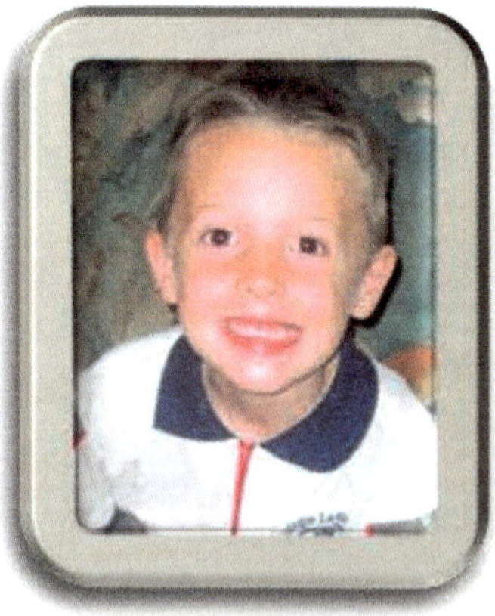

26

Wenn du nicht gewesen wärst Kerri, würde sich meine Mutter immer noch um meine Zukunft sorgen.

Du bist mein Schutzengel!

Autismus ist heilbar!

Vielen Dank Kerri!

27 Sein Sprachtherapeut sagte mir heute, dass seine Sätze deutlich besser seien, besser angeordnet. Auch seine Fähigkeit, sich wechselseitig zu unterhalten und sich zu konzentrieren, habe sich verbessert! Juhu!

Oh, und unmittelbar bevor wir uns auf den Weg zum Therapeuten machten, sagte er: „Mama, ich kann so viel besser sprechen!“ Juhu, er sagte es! Er weiß es!

---

28 Ich kann es nicht glauben! Gerade habe ich den ATEC für meine Tochter gemacht, und innerhalb eines Monats ist er von 72 auf 48 gefallen! Ich kann es nicht fassen! Ist es ein Traum? Wir haben die Punktestände mit meinem Mann wieder und wieder überprüft, und sahen ein, dass einige unserer Antworten vielleicht nur hoffnungsvolle Gefühle sind. Dennoch ist es ein riesiger Fortschritt! Ich bin dir so dankbar Kerri Rivera! Ich finde keine Worte! Ich bete, dass es kein Traum ist! HERZLICHEN DANK! Ich glaube, das ist noch nicht alles, aber im Moment stehe ich unter Schock!

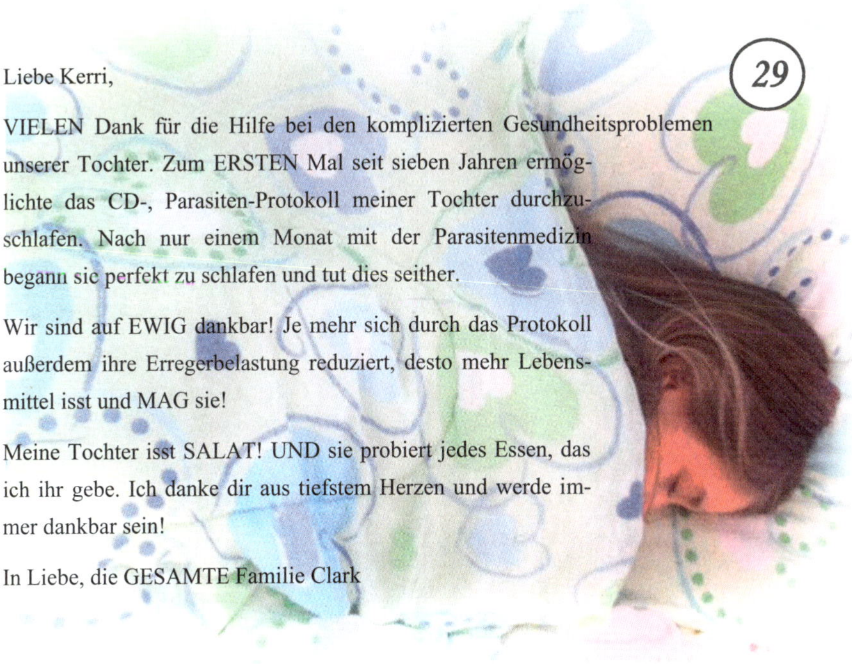

Liebe Kerri, 29

VIELEN Dank für die Hilfe bei den komplizierten Gesundheitsproblemen unserer Tochter. Zum ERSTEN Mal seit sieben Jahren ermöglichte das CD-, Parasiten-Protokoll meiner Tochter durchzuschlafen. Nach nur einem Monat mit der Parasitenmedizin begann sie perfekt zu schlafen und tut dies seither.

Wir sind auf EWIG dankbar! Je mehr sich durch das Protokoll außerdem ihre Erregerbelastung reduziert, desto mehr Lebensmittel isst und MAG sie!

Meine Tochter isst SALAT! UND sie probiert jedes Essen, das ich ihr gebe. Ich danke dir aus tiefstem Herzen und werde immer dankbar sein!

In Liebe, die GESAMTE Familie Clark

30 Ich muss von unserem sonntäglichen Gewinn berichten. Meine Tochter hat und hatte schon immer mit Reizüberflutung zu kämpfen. Alle, die damit zu tun haben, wissen, dass Zähne putzen, Kämmen und Duschen eine Folter für Kind UND Eltern sein kann. Ich fürchte mich buchstäblich davor, ihr die Haare zu waschen. Sie schreit derart laut, dass die Fenster springen könnten. Sie schlägt ihre nackten Oberschenkel mit einer Wucht, dass sie seit Jahren blutunterlaufen sind. Heute Morgen steigt sie in die Wanne, setzt sich und schaut, wie ich meine Ärmel hochkrempele – das ist gewöhnlich der Augenblick, in dem sie den Verstand verliert, da sie weiß, dass ich gleich zum Duschkopf greife. Dieses Mal stand sie auf, blickte mir regungslos in die Augen und sagte „Regendusche". Ich fing an, ihre Haare nass zu machen, absolut überzeugt, das Geschrei würde jede Minute losgehen. Ich begann mit dem Waschen, sie sagte „gut gemacht", ich lächelte und erwiderte „SEHR gut gemacht meine Kleine". Mein Mann streckte seinen Kopf herein, wollte nachsehen, weshalb es so ruhig sei. Sie schaute ihn an, lächelte über das ganze Gesicht und sagte „Papa Dusche", als ob sie sagen wollte „Papa, ich dusche" – was für eine tolle Art, unseren Sonntag zu beginnen. Eine GIGANTISCHE Sache für sie und für uns. Ich fühle mich, als wäre ich heute zur Ruhe gekommen. MMS rockt wie ihr alle! Einen schönen Sonntag! ☺

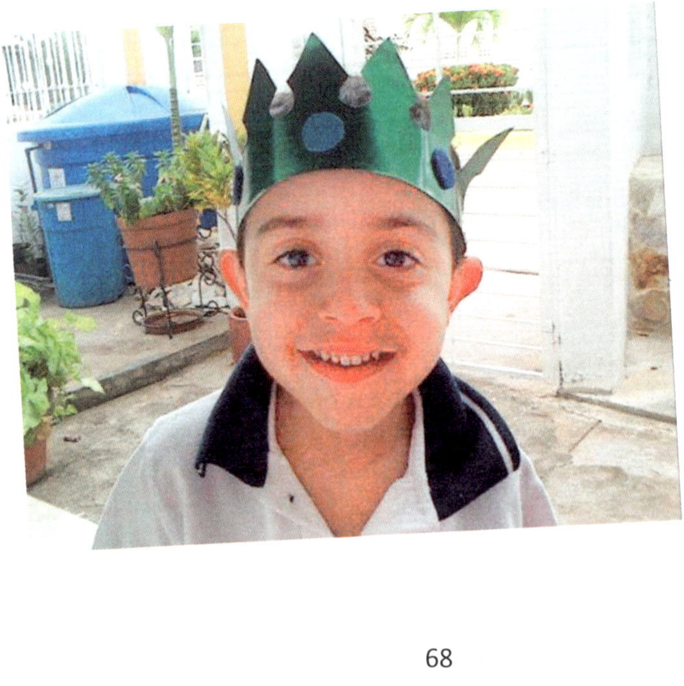

31

Ich wurde geheilt.
Ja, wir schaffen es.
Ich liebe dich sehr
Patin Kerri!

32 Es war eine großartige Woche für meinen Sohn – gestern war die ganze Familie beim Bowlen. Es ist manchmal schon schwer, seine Erfolge zu bemerken, da er bereits dicht am Ziel ist – sein ATEC war sieben, als ich den Test zuletzt gemacht hatte. Daher sind seine Veränderungen subtiler und schwerer zu erkennen. Beim Bowlen war er ruhig, trotz der lauten Musik, den Lichtern und der Unruhe. Wenn er nicht an der Reihe war, saß er und beobachtete alle anderen plus die Musikvideos. Aber er wusste, wann er dran war. Er feuerte mich an – und ich konnte meinen Mann schlagen. ☺ Er beförderte die Kugel zur Bahn und schwang sie mit einem Arm – oh mein Gott! Es waren die besten Würfe, die ich je von ihm sah! In Taekwondo hat er jetzt einen braunen Gürtel. Aber normalerweise musste ich die Kugel für ihn zur Bahn bringen, half ihm beim Hochheben, zählte bis Drei, um sie zu werfen. Mit 3,5 Jahren wurde er hypotonisch diagnostiziert. MMS und das Parasiten-Protokoll (PP) verliehen ihm Kraft, Energie und Ausdauer. Etwa vor zwei Wochen steigerte ich seine MMS-Dosis um einen Tropfen, und wir erhöhen auch bei GcMAF [Immuntherapie].

33

Was für ein großartiger Moment heute! Mein Sohn hatte seine allererste Übungsstunde – Schwimmunterricht. Es war erstaunlich! Er befolgte alle Anweisungen, stand brav in der Schlange, lächelte, sprach und ließ sich vom Lehrer helfen. Unglaublich. Ich habe fast die ganze Zeit geweint. Und dann lächelte er, winkte mir und rief „Hallo Mama“.

34

Mein Sohn hat sich in seiner Handschrift weiter verbessert, und sein Ärger ist zerronnen. Heute hatten wir IEP [individuelle Lernförderung] und brauchten 2 1/2 Stunden weniger, weil er eine gute Leistung erbrachte und diesen Hilfsservice nicht benötigt. Sie waren überrascht, wie gut er abschnitt. Auch fütterte er heute Abend seinem kleinen Bruder Suppe, damit er etwas vom Abendbrot isst.

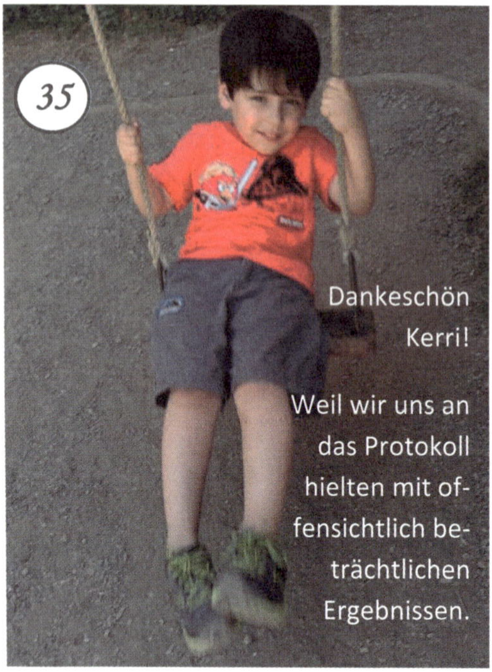

Vielen Dank Kerri, dass du uns geholfen hast, unseren Sohn gesund werden zu lassen!

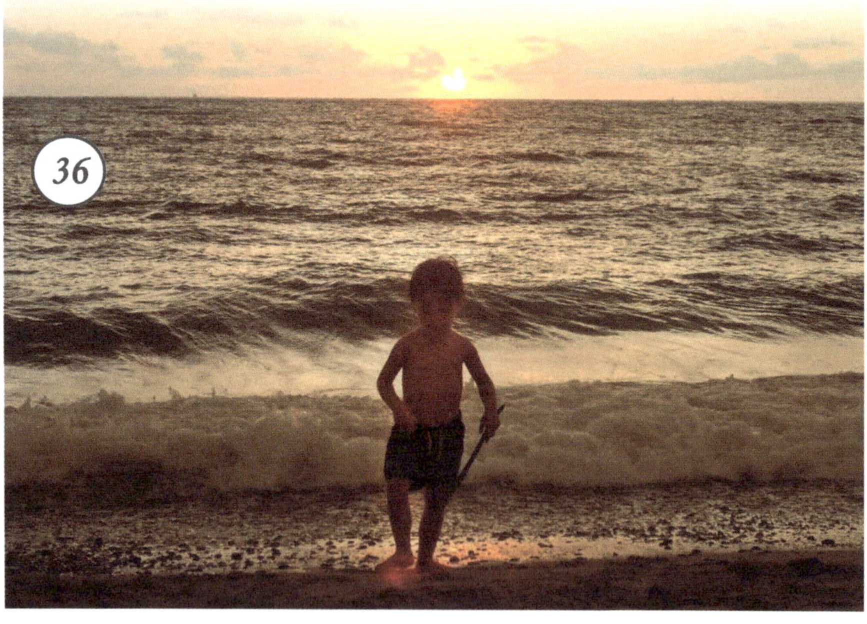

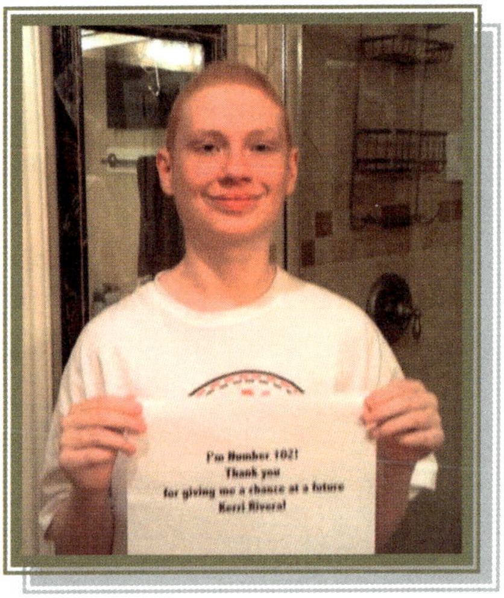

37

Ich bin Nummer 102! Danke Kerri Rivera, dass du mir die Chance auf eine Zukunft gegeben hast!

38

Ich leiere wohl jeden Tag mindestens ein Dutzend Mal „Ich liebe dich“ in Richtung meiner Jungs runter. Mein NT-Junge [neurotypisch] antwortet fast immer. Mein ASS-Junge entgegnet gewöhnlich „Ja, das tust du“. Und ich habe mich absolut damit abgefunden, dass das seine Art ist, mein „Ich liebe dich“ aufzunehmen.

Sehr selten antwortet er „Ich liebe dich auch“.

Nun, ihr ahnt schon, was jetzt kommt.

Heute Morgen lief ich an ihm vorbei, und er sagte „ICH LIEBE DICH!“

Ich war mir erst nicht sicher, was er gesagt hatte, weil er nicht schrie. Also fragte ich ihn.

„Ich liebe dich“, antwortete er.

Und ich: „Danke mein Sohn, ich liebe dich auch!“

Darauf habe ich gewartet. Bam bam!

Ich zelebriere jede kleine große Sache, genieße meine liebsten drei Worte. Ich liebe jede Minute jeden Tages, auch diese großen roten Lippen am Morgen, weil ich weiß, dass er dabei ist zu entgiften.

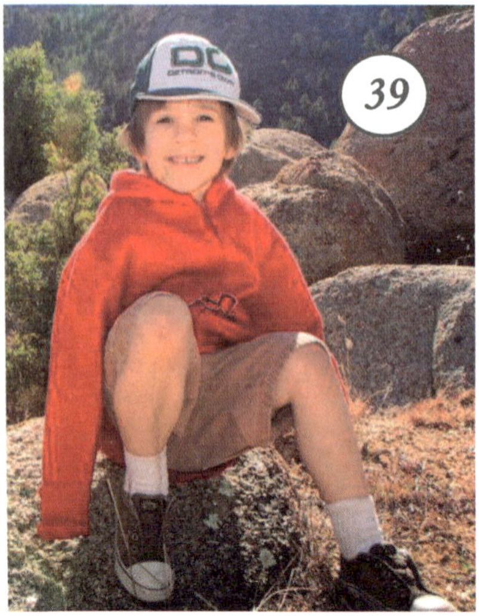

Unser Sohn entglitt uns plötzlich. Wir waren am Ende. Dieses Protokoll hat uns eine Marschroute gegeben und uns schließlich unseren Sohn zurückgebracht. Er sieht uns mit lächelnden Augen an, sagt uns, dass er uns lieb hat. Er hat nun eine erfüllte Kindheit. Worte können das Ausmaß unserer Dankbarkeit für Kerri und ihre Unterstützung nicht ausdrücken, ihr Bemühen, unseren Kindern eine Zukunft zu schaffen.

Lesen Sie den ganzen Bericht von Gunnar in Teil II, Kapitel 16

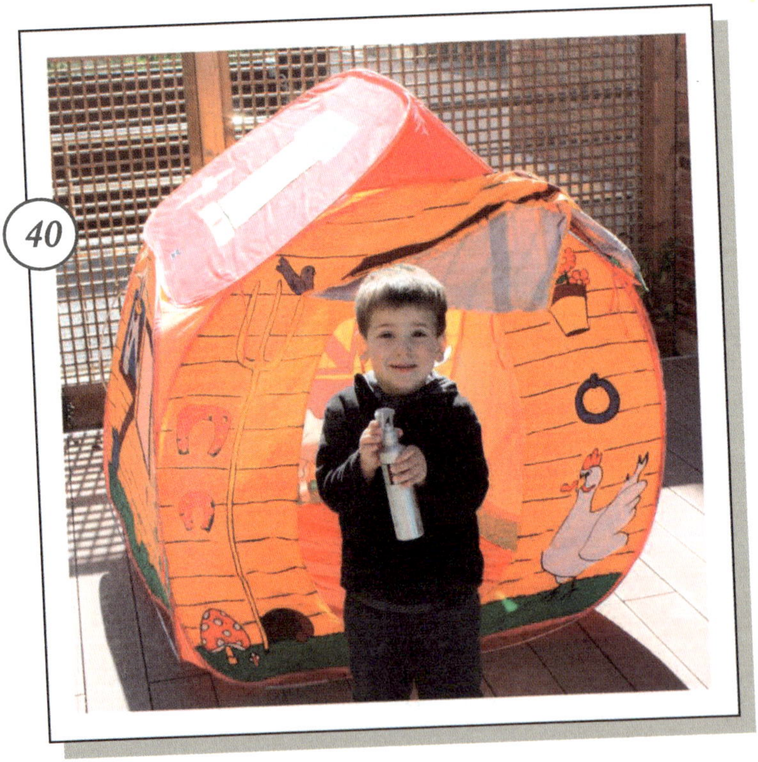

Danke Patin Kerri! Ich habe nun einen ATEC von zehn!

41

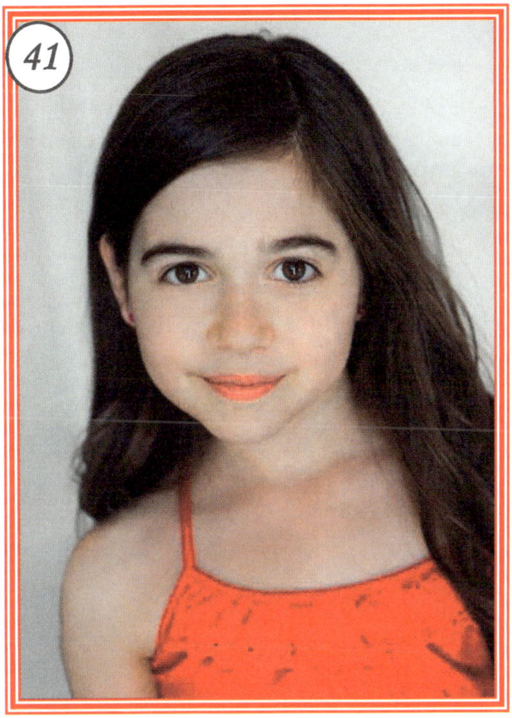

Wir begannen das DAN-Protokoll, als unsere jetzt 10-jährige Tochter 18 Monate alt war, und folgten ihm neun Jahre lang. Bevor wir mit CD anfingen, erschien unsere Tochter neurotypisch, hing jedoch stark von Ergänzungsmitteln ab, und ihr Fortschritt stagnierte seit einigen Jahren. Sie hatte einen aufgeblähten Bauch, schwere Verstopfung, Angstzustände, etwas OCD [Zwangsstörung], Konzentrationschwierigkeiten und wuchs nur langsam.

Ihr ATEC war 24, ehe wir mit CD starteten. Nur 26 Tage später war ihr ATEC sieben. Ein Rückgang um 17 Punkte in 26 Tagen! Wir hatten noch nicht einmal Gelegenheit, das Parasiten-Protokoll oder ein 72/2-Wochenende zu machen! Ihr Bauch ist deutlich flacher, und ihre Angstzustände, OCD sowie ihre Konzentrationsfähigkeit haben sich enorm verbessert! Wir werden ihr weiter CD geben, und ich habe vor, diese Woche selbst mit dem Protokoll zu beginnen. Wie sagte ein Freund? „DAN brachte sie zur dritten Base, und CD brachte sie nach Hause!"

42

Mein Sohn sah mich diese Seite lesen und fragte, was CD Autismus sei. Ich sagte ihm, dass dies die Arznei sei, die er einnehme. Er sagte: „Ich denke, mein Autismus ist weg. Wie weiß man, dass jemand es noch hat?" Bald mein Süßer, bald!

Spiro und Peter (neun Jahre alte Zwillinge)
Nachdem wir mit vielen Behandlungsmethoden jahrelang bestenfalls mäßigen Erfolg bei unseren Zwillingen hatten, erfuhren wir von CD. Wir brauchten etwa ein Jahr, um uns wohl genug zu fühlen, es zu probieren. Ich kann ehrlich sagen, es ist das BESTE, was wir je angewendet haben. Mitte Juli 2013 begannen wir mit CDL. In den vier Monaten, in denen wir erst CDL und nun CD nehmen, haben wir in jedem Bereich mehr Fortschritte gemacht als in den letzten Jahren mit unglaublich vielen unterschiedlichen Behandlungsarten. Besonders die einfache Handhabung mag ich an dem Protokoll – weniger ist mehr –, was eine große Umstellung für mich bedeutete.

Um dir eine Vorstellung zu vermitteln, wie prächtig sich unsere Jungs machen, hier ihre bisherigen ATEC-Punktestände:
Spiro war Nummer 100 des „Genesungszuges“ und das erste Kind, das CDL nahm und damit gesund wurde.

ATEC vor CDL – 22
ATEC einen Monat nach dem CDL-Start – 16
ATEC zwei Monate nach dem CDL-Start – 9

Peter sprach nicht vor CDL und verwendet nun einzelne Wörter oder Kombinationen von zwei Wörtern, um zu kommunizieren. Er ist auf dem Weg der Heilung.

ATEC vor CDL – 69
ATEC einen Monat nach dem CDL-Start – 55
ATEC zwei Monate nach dem CDL-Start – 46

Tief in unseren Herzen wissen wir, dass unsere Jungs sich auf dem Weg zur völligen Genesung befinden. Wir haben keinen Stress und keine Angst mehr, was die Zukunft wohl bringt. Wir können freier atmen, die Erfolge kommen Tag für Tag, und sie verschwinden nicht wieder. Es gibt nichts Schöneres.

Vielen Dank an meine Facebookfreunde, die ihr mich mit MMS bekannt gemacht habt und mit Kerri Rivera, die wir so sehr bewundern und achten. Jeden Tag danke ich GOTT, das Glück gehabt zu haben, von dieser Behandlung zu erfahren. Unsere Jungs kommen zurück zu uns, und ihre wunderbaren Persönlichkeiten treten hervor. Wir blicken mit HOFFNUNG in die Zukunft. Kerri, wir werden dir ewig dankbar sein.

Xoxoxoxoxoxoxoxo [Umarmungen und Küsse]

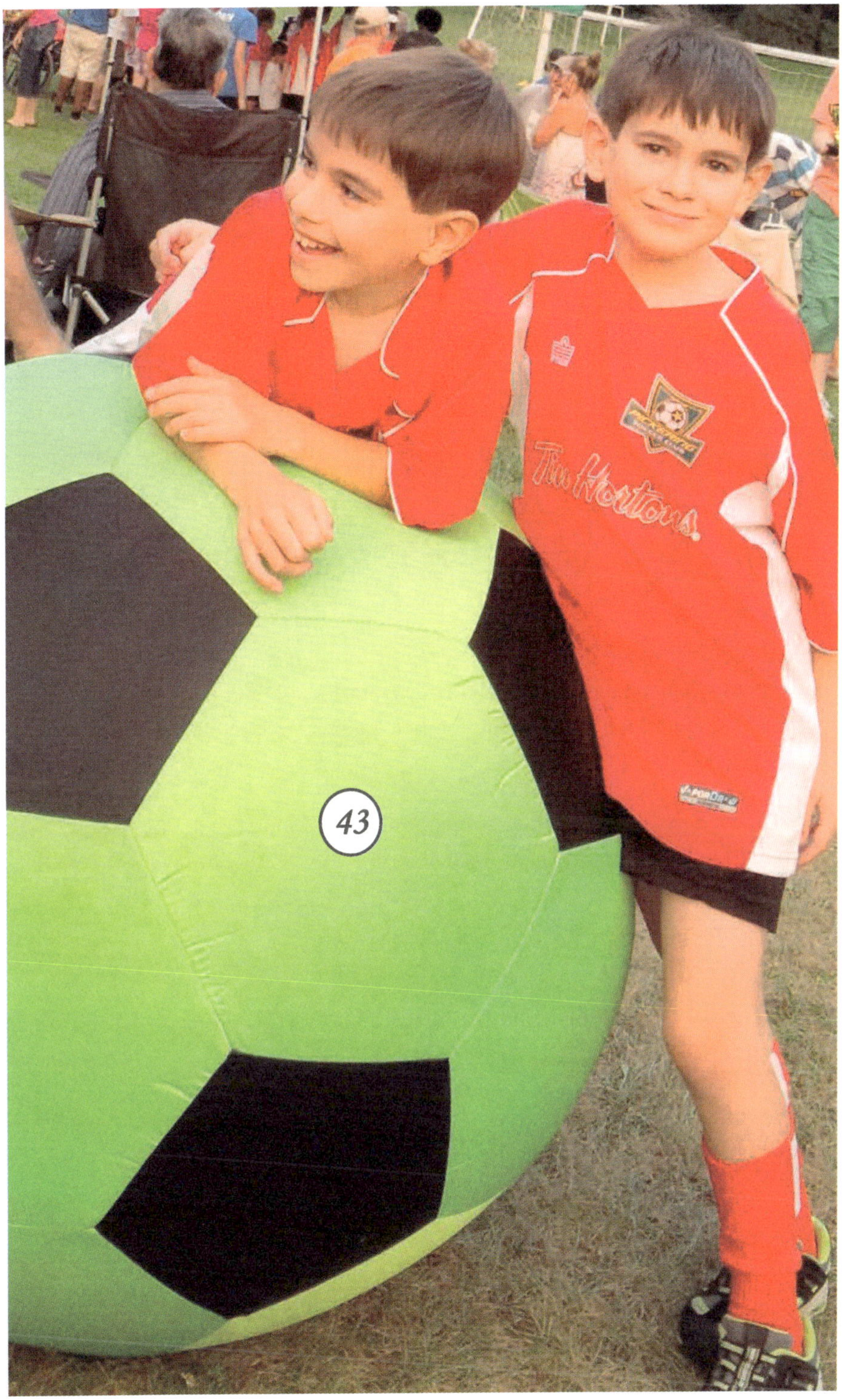
Tim Hortons.
43

44 Wow, mein Kind kam zur Tür rein, schlang seine Arme um meinen Hals und drückte mich ganz normal zum ersten Mal in seinem Leben (6,5 Jahre). Hm, das ist verrückt. Zum allerersten Mal wichte er sich den Po ab – ohne Drängeln, ohne Fragen! Ich war noch nicht einmal mit ihm im Badezimmer! Als ich ganz aufgeregt fragte, „Hast du dich abgewischt?", hörte ich – ich schwöre bei GOTT – „Ja Mama!" Die Kinder haben noch nie ein Wort gesprochen. Es kommt mir wie ein Traum vor! Wow, was für ein Tag!

Bitte teilen Sie uns Ihre Erfolgsgeschichte mit!

Berichte sind einer der besten Wege, Erfahrungen mit diesem Protokoll weiterzugeben. Womöglich haben Sie selbst davon erfahren, indem sie Genesungsberichte gelesen oder gesehen haben?

Wenn Sie uns Ihre Erfahrungen nicht mitteilen, können wir sie weder verbreiten noch an Stellen aktiv werden, die Verbesserungen oder Korrekturen bedürfen …

Senden Sie Ihre Berichte an:

testimonials@cdautism.org

Bitte lassen Sie uns auch wissen, ob Sie einer Veröffentlichung mit oder ohne Namen zustimmen.

Weitere Wunder und Erfahrungsberichte finden Sie im zweiten Teil, Kapitel 16

Kapitel 3

Erster Schritt – die Ernährung

„Lass die Nahrung deine Medizin sein und Medizin deine Nahrung."

- Hippokrates

Wenn ich einen Baustein aus dem Protokoll auswählen müsste, der als einzelner der bedeutendste im Puzzle der Genesung darstellt, wäre es die Ernährung. Mit Ernährung meine ich den Diätplan, den ich allen Familien empfehle, die mit dem Protokoll (die Leitlinie) beginnen wollen. Es ist eine Kombination aus der klassischen gluten-, kasein- und sojafreien Ernährung, zusammen mit dem Weglassen von Zucker, Maissirup, Farbstoffen, Konservierungsmitteln und anderen schädlichen Speisen (GF/CF/SF +). Die Diät ist die Grundlage für das ganze Protokoll, ähnlich dem Fundament eines Hauses, auf das die restliche Konstruktion sich stützen wird. Der Diät treu zu bleiben, ist entscheidend für die Effektivität des gesamten Protokolls.

Wenn mich eine Familie mit einem Kind mit Autismus aufsucht, will sie immer zuerst wissen:

Was können wir tun, um unserem Kind zu helfen?

Ich beginne immer – immer – mit der Ernährung. In der Tat schicke ich sie nach dem ersten Treffen in der Hoffnung heim, dass sie ihr Kind wiederherstellen können, allerdings nur, wenn sie sich hundertprozentig der Diät verpflichten. Ich erläutere den Familien, dass sie Nahrung so sehen sollten wie ihre Urgroßeltern. Damals stammte das Essen direkt von der Erde, fast ohne Verarbeitung. Obst, Gemüse, Nüsse und Fleisch waren Hauptnahrungsmittel für unsere Urgroßeltern, und das sollten sie auch für unsere Kinder sein. Wir sollten an Vollwertkost und nicht an verarbeitete Nahrungsmittel denken. Es ist wenig hilfreich, von normaler minderwertiger Ernährung zu gluten-, kaseinfreier minderwertiger Ernährung zu wechseln.

Nach dem ersten Treffen erhält eine Familie die Liste mit erlaubten Lebensmitteln, und sie sollen mir emailen, wenn sie die Diät eine Woche ohne Ausnahmen oder „Fehler" schaffen. An dieser Stelle trennt sich die Spreu vom Weizen, heben sich die Eltern, die wahrhaftig Gesundung anstreben, von denen ab, die jemanden anders ihr Kind wiederherstellen lassen wollen.

Bereits in der ersten Woche ist die Entscheidung klar: Im ersten Szenario erhalte ich von einer entzückten Mutter oder einem entzückten Vater eine Email, die zum Beispiel sagt: Ich kann es kaum glauben, Johnny hat diese Nacht zum ersten Mal seit Jahren durchgeschlafen! Oder Johnny hatte normalen Stuhlgang, oder Johnny sprach gestern zwei neue Wörter! Das ist das, was ich erhoffe.

Das zweite Szenario ist, ich höre nie wieder von der Familie. Möglicherweise gab es Wutanfälle oder eine Anpassungsphase in Folge der Diät, was zu viel war für die Familie, so dass sie entschieden, einem anderen Ansatz nachzugehen. Man kann nicht sagen, dass jeder ein Wunder erlebt oder dass es keinen Mittelweg gäbe. Einige Resultate sind weniger offensichtlich, zum Beispiel mehr Blickkontakt oder weniger Gesichtsrötung. Aber im Allgemeinen beobachten wir positive Veränderungen. Jede Veränderung ist ein gutes Zeichen. Die Diät stellt bloß das erste Puzzleteil dar. Wir müssen Schicht für Schicht mit den Behandlungsverfahren fortfahren, bis wir das gewünschte Endresultat erzielen.

Du seiest gesegnet, Kerri! Als mein Sohn drei Jahre alt war, wurden ihm Ritalin, Risperdol und Clonazepam verschrieben. Kannst du das glauben? Natürlich gab ich ihm diese Medikamente nie. Es tat mir weh, mein Kind unter Drogen gesetzt zu sehen. Zwei Tage, nachdem wir die Diät gestartet hatten, schlief er die Nacht durch, der Glanz in seinen Augen ist zurück. Ich kann es kaum abwarten, mit MMS zu beginnen! Ich bin so glücklich!

Überall in diesem Buch sind „Wunder“ – es handelt sich um Emails und Forumseinträge von Eltern über die Verbesserungen ihrer Kinder – in Textrahmen platziert und in passenden Kapiteln angeordnet. Bitte beachten Sie: Da viele dieser Wunder vor einiger Zeit zusammengetragen wurden, haben die Autoren die Bezeichnung MMS statt CD benutzt. Wegen dieses Zeitfaktors war es unmöglich, von den Autoren die Erlaubnis einzuholen, die Abkürzung MMS in ihren Schreiben durch CD zu ersetzen. MMS und CD sind dieselbe Substanz. Bitte denken Sie daran, dass auch an den Stellen, an denen von MMS gesprochen wird, Chlordioxid die für die Heilung verantwortliche Substanz ist.

Anmerkung der Autorin: Ich bin nicht gegen alle verschreibungspflichtigen Arzneimittel, insbesondere nicht gegen jene, die notwendig sind, eine Genesung herbeizuführen. Allerdings kann ich es auf keinen Fall hinnehmen, ein Kind mit Medikamenten zu therapieren, die die Symptome maskieren, die wir als Autismus kennen.

Wenn ich also eine Email wie diese sehe, weiß ich, dass wir eine gute Chance haben, das Kind zu heilen, denn die Eltern haben sich der Heilung ihres Kindes verschrieben und sind gespannt, welche Veränderungen die nächste Methode mit sich bringen wird.

Ihr Kinderarzt hat unter Umständen noch nichts von dieser Diät gehört oder ist falsch informiert, was deren Vorzüge angeht. Die Quellenangaben am Ende des Buches listen einige Studien und Artikel auf, die sich mit Diät bei ASS auseinandersetzen. Sie können diese als Ausgangspunkt für Ihre eigene Recherche benutzen. Wenn Sie einen Arzt konsultieren, ist es wichtig, einen zu wählen, der mit Autismus und der Überwindung von Autismus vertraut ist.

Vielen Ärzten fehlt die Zeit, auf dem neuesten Stand der Autismusheilung zu sein. Und wenn sie keine Fälle aufweisen können, in denen ein Kind gesund geworden wäre, wird es höchste Zeit, dass sie ihre Behandlungsleitlinien überarbeiten. Ein weiteres Hauptproblem in Medizinerkreisen sind übergroße Egos. Wenn das, was wir tun, nicht funktioniert, um Kinder gesunden zu lassen, müssen wir überprüfen, was wir machen und warum wir es machen. Wir sollten unser Ego überprüfen, unsere Protokolle aktualisieren und uns am dem orientieren, womit Familien ihre Kinder erfolgreich geheilt haben.

Forscher am Autismuszentrum der medizinischen Hochschule von New Jersey kamen zu dem Schluss, dass „Kinder mit Autismus mit höherer Wahrscheinlichkeit eine krankhafte Immunreaktion auf Milch, Soja und Weizen zeigen als sich normal entwickelnde Kinder“. Dies wurde in einem Kapitel von „Cutting-Edge Therapies for Autism 2011-2012“ von Siri und Lyons veröffentlicht.[1] Zusätzlich wächst das Interesse an einer Studie über die Verbindung von Autismus mit Magen- und Darmerkrankungen. Siri und Lyons berichten von einer Studie der Universität Kalifornien (University of California Davis Health System, auch UC Davis), die berichtet, dass in den 1990er Jahren geborene Kinder mit Autismus mit höherer Wahrscheinlichkeit Magen-Darm-Probleme bekommen, einschließlich Verstopfung, Durchfall und Erbrechen, als autistische Kinder, die in den frühen 1980er Jahren auf die Welt kamen.

Falls Ihr Arzt schlecht informiert ist oder Ihnen sagt, es gäbe keinen Beleg, dass Diät ihrem Kind hilft, recherchieren Sie selber, schließlich sind nur Sie für die Ernährung Ihres Kindes verantwortlich. Verdammt, warum starten Sie nicht einfach die Diät? Es kostet Sie kein Geld und ist vielleicht das, was die Heilung Ihres Kindes voranbringt. Es kommt schlussendlich auf Sie an, ob es minderwertige Flips oder Obst und Gemüse isst. Sie sind diejenige mit dem Geld in der Tasche. Der einzige Weg, um mit Sicherheit herauszufinden, ob Ihr Kind zu denen zählen, die sich mithilfe einer Diät von der Krankheit erholen, ist es auszuprobieren. Bis zu sechs Monate oder länger kann es dauern, Gluten aus den Mikrovilli oder den Dünndarmzotten zu entfernen. Wie ich bereits zuvor erwähnte, kommt es bei einigen Kindern zu Veränderungen binnen zwei bis drei Tagen. Aber auch, wenn die Entwicklung Ihres Kindes etwas länger dauert, GEBEN SIE NICHT AUF! Bis zum Zeitpunkt, da ich dieses Buch verfasse, konnte ich ungefähr 5.000 Familien mit autistischen Kindern helfen. All diese Kinder, die ihre Autismusdiagnose überwunden haben, genauso wie die Kinder, die noch folgen werden, nutzten in Abhängigkeit von ihren individuellen Symptomen verschiedene Protokolle. Was haben sie wohl alle gemein? Die Diät!

Meiner Meinung nach macht es keinen Unterschied, welche andere Behandlungsmethode Sie für Ihr Kind anwenden, wenn Sie die Diät nicht rund um die Uhr und 365 Tage im Jahr hinbekommen. Überdrucktherapie, Entgiftung, ABA-Programm und andere können die gewünschten Effekte nicht erzielen, wenn wir unseren Kindern weiterhin Drogen oder Mist-Essen geben. Weshalb ich Drogen schreibe? Weil es genau das ist, was sich aus Gluten und Kasein in den Körpern unserer Kinder mit ASS bildet. Gluteomorphin, auch Gliadorphin genannt, und Casomorphin, die ähnlich wie Morphium sind. Gluteomorphin und Casomorphin werden durch unzulängliche Verdauung von Peptiden im Darm gebildet, wir werden später noch detaillierter darauf eingehen. Bei einer Person mit pathologisch durchlässiger Darmwand sind sie in der Lage, den Darm zu verlassen und die Blut-Hirn-Schranke zu überwinden, wo sie wie Morphium oder Heroin wirken. Würden Sie Ihrem Kind vorsätzlich Straßendrogen geben? NEIN!

Sobald wir diesen Zusammenhang kennen und um den Ernst der Sache wissen, haben wir die Verantwortung gegenüber unseren Kindern, es besser zu machen. Wir müssen alle Nahrungsmittel aus dem Speiseplan unserer Kinder streichen, die verhindern, dass sie gesund werden können. Nehmen Sie die gesamte Familie sowie die Schule Ihres Kindes mit ins Boot, um den kränkelnden Körper Ihres Kindes zu heilen. Erklären Sie, dass sie Ihrem Kind diese Dinge nicht länger geben dürfen. Und wenn sie es dennoch tun, ist es, als ob sie ihm eine Dosis Morphium verabreichen. Das klingt dramatisch, weil es dramatisch ist.

Forscher fanden im Urin von Kindern mit Autismus eine ungewöhnlich große Menge dieser unverdauten Peptide (Gluteomorphin und Casomorphin), was ihre Anwesenheit im Körper belegt. Unter anderem ermittelten Doktor Knivsberg und seine norwegischen Kollegen hohe Anteile von Casomorphin-Peptiden im Urin von Menschen mit Autismus, PDD (Tiefgreifende Entwicklungsstörung), Glutenunverträglichkeit, Schizophrenie.[2] Gliadorphin (Gluteomorphin) konnte ganz ähnlich in unnormal hoher Konzentration mittels Massenspektrometrie in Urinproben von Kindern mit Autismus nachgewiesen werden.[3]

Mach die Diät!

Es gibt immer noch eine reichliche Auswahl an erlaubten Lebensmitteln. Ich verspreche, dass Sie Ihr Kind nicht hungern lassen müssen. Im Anhang 15 am Ende vom Arbeitsbuch haben wir einige Rezepte aufgenommen, um Ihnen den Start zu erleichtern. Denn diese Diät ist der mit Abstand wichtigste Teil in diesem Puzzle. Wenn wir nicht weglassen können, was direkt mit dem Gehirn und Darmentzündung in Verbindung steht, ebenso mit allergischen Reaktionen auf problematisches Essen, ist es nahezu unmöglich, ein Kind mit ASS zu heilen. Jedenfalls habe ich persönlich noch keine einzige Familie erlebt, die ihr Kind ohne Ernährungsumstellung wiederhergestellt hätte. Das heißt nicht, dass es noch nie passiert ist, aber ich habe es weder gesehen noch davon gehört.

Ich dachte mir, die folgenden Zeilen könnten einige ermutigen, die kürzlich eine Ernährungsumstellungen für ihre Kinder in Angriff genommen und mit den Begleiterscheinungen zu kämpfen haben. Als mein Sohn elf Monate alt war, habe ich ihm nach einem gravierenden Impfschaden eine gluten-, kasein-, soja-freie Diät verordnet – man könnte auch sagen, eine Diät frei von ALLEM. Mein Entschluss zu dieser Ernährungsumstellung wurde von nahezu jedem kritisiert, angefangen von der Kinderärztin, die mir sagte, ich würde mir „bloß einbilden", mein Sohn bliebe zurück, und dass er „wahrscheinlich nicht allergisch" sei auf das, was ich alles weglasse. Eine Woche später rief sie an mit den Testergebnissen, einer Entschuldigung plus einer langen Auflistung, wogegen er allergisch war! Heute ist er gut sieben, und es geht ihm PRIMA. Gerade eben habe ich ihm einen gluten- und kaseinfreien Muffin spendiert, als er sagte: „Weißt du Mama, was ich am meisten an dir liebe? Ich mag, dass du so lieb zu uns bist und immer dafür sorgst, dass unser Essen uns nicht krank macht." Also fühlt euch nicht mies dabei, dass ihr eurem Kind kein Eis gebt, wenn der Eiswagen vorbeikommt, oder den Osterkorb mit Lebensmittelfarbe bepackt. Es mag Jahre dauern, aber sie werden erkennen, dass ihr ihnen aus Liebe diese Sachen NICHT gegeben habt.

Wie ich schon berichtete, waren selbst gemachte Pommes frites das einzig mögliche Essen, als wir mit Patricks Diät starteten. Also aß er die, und Schritt für Schritt akzeptierte er auch andere Nahrung. Ich versichere Ihnen, dass die Gewöhnungsphase aufhört und die Kinder etwas zu sich nehmen. Aber unterbrechen Sie den Kreislauf aus Entzündung und Sucht, nur dann wird die Genesung Ihres Kindes vorangehen. Und wenn sich Ihr Kind besser fühlt, wird es zu weiteren Lebensmitteln Ja sagen.

Im Falle meines eigenen Sohnes hörten der saure Durchfall und die schlaflosen Nächte eine Woche nach Beginn der Diät auf. Von diesem Augenblick an war ich Feuer und Flamme, nicht nur für die Diät, sondern ebenfalls für die biomedizinischen Behandlungen zur Heilung des Autismus. Ich habe es nie bereut. Ich möchte Sie eindringlich ermuntern, die Diät für Ihr Kind oder womöglich als Familie mitzumachen und zu erleben. Es ist eine erstaunliche Sache.

Hier noch einige andere Ratschläge:

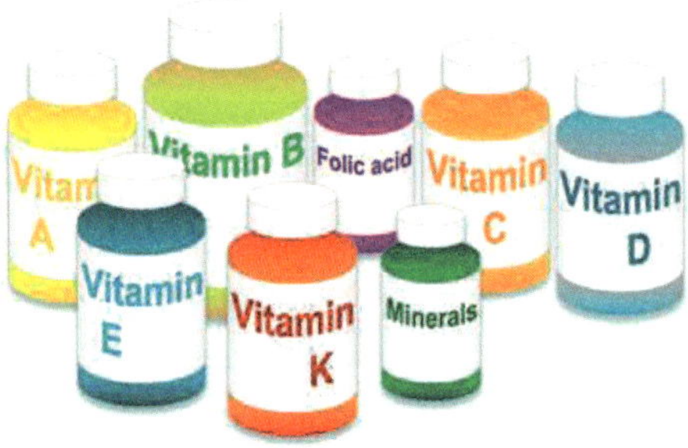

Überprüfen Sie die Liste der Ergänzungsmittel für Ihr Kind

Nimmt Ihr Kind 30 oder mehr Nahrungsergänzungsmittel am Tag ein? Wir werden darauf in diesem Buch noch mehrfach eingehen, aber diese Leitlinie ist so angelegt, dass sie Überflüssiges abschafft. Sie dreht sich weniger um Mängel in der Zusatznahrung. Es ist wichtig, die Ergänzungsmittel Ihres Kindes sorgfältig durchzusehen. Um den Nutzen des Protokolls für Sie zu maximieren, sollte in Erwägung gezogen werden, Antioxidantien wegzulassen (die beeinträchtigen CD, vergleiche Kapitel 5, Seite 130), Calcium und Magnesium (die speisen den Biofilm), ebenso Eisen und Vitamin B_{12} (Lieblingsspeise für Parasiten). Nahrungsergänzung zur Verbesserung der Sprache, zur Verminderung von Anfällen, Enzyme und Probiotika haben selbstverständlich ihren Platz in den individuellen Protokollen. Obschon B_{12} bekanntermaßen Parasiten ernährt, kann es zugleich die Sprache mancher Kinder beflügeln. Wenn Ihr Kind durch B_{12} Sprachfortschritte gemacht hat, sollten sie dabei bleiben. Solche Entscheidungen, die jede Familie zu treffen hat, sind immer individueller Natur.

Falls ein bestimmtes Ergänzungsmittel sich für Ihr Kind als vorteilhaft erwiesen hat, lassen Sie es nicht weg (mit Ausnahme von Antioxidationsmitteln und anderen oben genannten Ergänzungsmitteln). Bei diesem Schritt liegt das Ziel darin, unnötige Ergänzungsmittel wegzulassen, weil sie höchstwahrscheinlich die Parasiten nähren und „Excess Noise“ [übermäßige Geräuschbelastung] im Körper hervorrufen. Alles, was nicht zweckdienlich ist, muss eliminiert werden.

Führen Sie Tagebuch

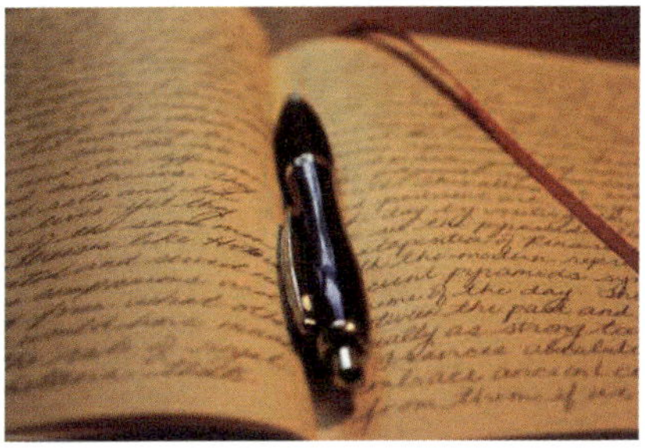

Notieren Sie, welche Nahrungsmittel Sie verbannt, welche Sie hinzugefügt haben. Danach machen Sie sich Notizen über die Art der Reaktionen, die Sie feststellen: Ausschlag, mehr beziehungsweise weniger aufgedreht, mehr oder weniger selbst angeregtes Verhalten, Schlafrhythmus, Häufigkeit und Beschaffenheit des Stuhlgangs, Wutanfälle, Annahme von neuem Essen, Blickkontakt, Sprache und so weiter. Schreiben Sie alles auf, um jegliche Zusammenhänge zu verfolgen und herauszufinden, ob etwas funktioniert oder wirkt oder nicht. Ein Tagebuch ist bedeutsam, weil es uns leiten kann, insbesondere jene, die gestresst oder erschöpft sind und an Schlafmangel leiden.

Keine Sorge um Rohkost *oder* perfekt ausgewogene Mahlzeiten – noch nicht!

Servieren Sie Ihrem Kind bei der ersten Umstellung einfach irgendein erlaubtes Essen, das Ihm schmeckt. Wir gehen in Babyschritten voran. Sobald Ihr Kind die Diät hundertprozentig befolgt, lassen sich wenn nötig Stück für Stück neue Nahrungsmittel hinzufügen.

Einen ATEC machen

Machen Sie einen ATEC (Bewertungstest der Behandlung). Sie finden ihn im Internet unter:

www.autism.com/index.php/ind_atec

Dies ist ein ausgezeichnetes Verfahren, um zu bestimmen, wie es für Sie vorangeht. Jedes Mal, wenn Sie eine neue Behandlung beginnen, bietet es sich an, einen ATEC zu machen und ihn alle drei Monate zu wiederholen, um herauszufinden, wie sich Ihr Kind entwickelt. Mitunter erholen sich unsere Kinder direkt vor unseren Augen und wir bemerken es nicht. Der ATEC kann als Maßstab für die Wirkung aller neuen Therapien verwendet werden, nicht bloß der Diät.
Der ATEC ist eine bewährte Methode, Verbesserungen zu messen. Viele von uns sind müde, ausgebrannt oder können sich nicht mehr gut erinnern. Ein Fragebogen hilft uns wahrzunehmen, ob eine Behandlung anschlägt oder nicht. Und es dauert lediglich sieben Minuten, ihn auszufüllen.

Immer die Etiketten lesen

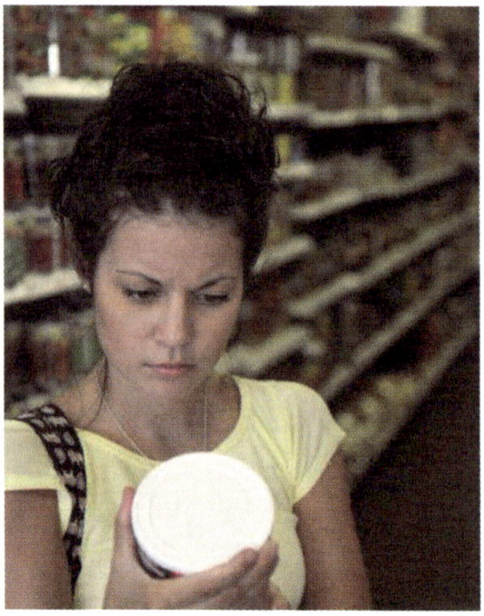

Lesen Sie Etiketten auf der Rückseite – nicht nur das vorne, wo „glutenfrei" draufsteht. Oft sind Zucker, Hefe, Carrageen oder andere Stoffe enthalten, die nicht erlaubt sind. Aber wir müssen genau wissen, was wir den Körpern unserer Kinder zuführen. Wenn Sie es nicht einmal aussprechen können, wollen Sie es auch nicht Ihrem Kind geben. Vorsicht mit versteckten Übeltätern wie Malz, natürliche Aromen, künstliche Aromen, Molke sowie Nummern, zum Beispiel E 441.

Organisieren Sie sich Unterstützung

Es ist egal, ob es ein Freund oder Verwandter ist, ein Rettungsengel oder Nachbar. Suchen Sie sich eine Schulter zum Anlehnen. Autismus heilen ist ein Marathon, kein Sprint, den niemand allein bestreiten sollte. Es gibt auch so viele tolle Eltern, die diesen Weg gegangen sind und bereit wären, Neulingen unter die Arme zu greifen. Aktuell haben wir ein neues öffentliches Forum geschaffen:

www.cdautism.org
sowie
www.facebook.com/groups/AutismCD

Es handelt sich um eine ausgezeichnete Quelle für die neuesten Informationen und Veränderungen im Protokoll. Hier können Sie Hoffnung und/oder Frustration mit anderen Eltern in aller Welt teilen, die das Gleiche durchmachen. Wenn Sie die Internetseite www.cdautism.org besuchen, vergessen Sie nicht, sich für unseren Newsletter anzumelden!

Gehen Sie einen Tag nach dem anderen an

Pessimistische Gedanken werden Ihrem Entschluss, Ihrem Kind zu helfen, nur im Wege stehen. „Ich schaffe das nicht für den Rest von Johnnys Leben!" oder „Wie soll ich nur dieses Jahr überstehen?", sind miesmacherische Gedanken. Gehen Sie Stunde für Stunde oder Minute für Minute vor, und halten Sie sich vor Augen: In der Welt des Autismus gibt es jeden Tag Siege. Aus diesen Erfolgen müssen wir Kraft schöpfen, selbst wenn es nicht unsere eigenen sind. Dieses

Buch wie auch meine Internetseite beinhalten einen Teil „Wunder und Referenzen“ (siehe Kapitel 2, Seite 56 und Anhang 1 im Arbeitsbuch) mit Emails, die ich tatsächlich von Eltern erhalten habe und die die Fortschritte im Leben ihrer Kinder, die der Leitlinie folgen, beschreiben. Solche Wunder-Emails und Forumseinträge erreichen uns tagtäglich, für das Buch mussten wir eine Auswahl zusammenstellen. Einige werden Sie auch in einzelnen Kapiteln verstreut finden. Nehmen Sie sich ruhig die Zeit, sie zu lesen. Vergegenwärtigen Sie sich, dass jeden Tag Kinder gesunden, glauben Sie daran, dass Ihr Kind das nächste sein kann. Auch wenn etwas nicht wie geplant verläuft, sagen Sie sich am nächsten Morgen nach dem Aufwachen: „Das ist der erste Tag der Genesung vom Autismus.“

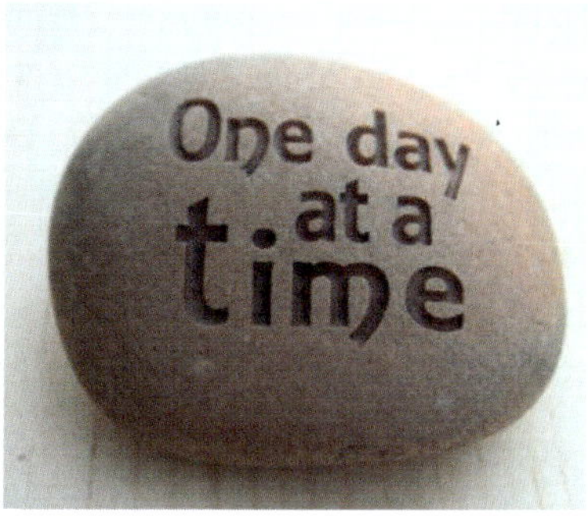

Weshalb braucht mein Kind mit ASS eine gluten-, kasein-, sojafreie Ernährung?

Wie bereits geschildert, weiß ich von keinem geheilten Kind, das es ohne Diät geschafft hat. Das Folgende ist von www.gfcfdiet.com entnommen und erläutert, was die Diät für Menschen mit Autismus so bedeutsam macht.

Wissenschaftliche Studien haben ein hohes Peptid-Niveau belegt, die sich aus Kasein- und Glutenproteinen gebildet haben.[4,5] Der Verdauungsvorgang wird in Bezug auf die Verdauung von Eiweißen bei den meisten Menschen als normal angesehen, da sie kleinere Teilchen namens Peptide erzeugen, die zu Aminosäuren weiter aufgespaltet werden. Menschen, bei denen Autismus diagnostiziert wurde, haben allerdings Schwierigkeiten, einige dieser Proteine vollständig zu verdauen, denen es somit möglich ist, in Form von Peptiden direkt ins Blut zu wandern. Dies geschieht oft wegen des Mangels eines Enzyms, das bei der optimalen Verarbeitung der Nahrung hilft. Es kann auch ein auslösender Faktor für übermäßige Darmdurchlässigkeit (auch bekannt als Leaky Gut Syndrom = undichter Darm) sein. Das Ergebnis ist eine schwache Verdauung, die den direkten Eintritt der schädlichen Proteine in den Blutkreislauf begünstigt, wo sie die Blut-Hirn-Schranke überwinden können.

Ein undichter Darm wurde mit diversen Ursachen in Verbindung gebracht einschließlich Viren, Pilze, Gluten das Zonulin erzeugt, ein Protein, von welchem angenommen wird, dass es einen undichten Darm verursacht.[6]

Nahrung, die Gluten enthält, könnte das Verdauungssystem zerstören, wenn sie in zu starkem Maße zu sich genommen oder einem Kleinkind zu früh gegeben wird. Weizen wurde künstlich gekreuzt, was in mangelhaft vorbereiteten Getreide körnern resultiert. Auch kaseinhaltige Nahrung könnte das Verdauungssystem zerstören, weil sie pasteurisiert wurde. Diese Verarbeitung könnte den Enzymen Schaden zufügen, die Gluten oder Kasein aufbrechen, was zu einer unvollständigen Verdauung dieser Proteine führt.

Andreas Kalcker hat kürzlich eine Theorie vorgestellt, dass das Unvermögen, manche Proteine richtig zu verdauen, direkt von den Parasiten im Darmtrakt rühren könnte. Diese Parasiten könnten zum Leaky Gut Syndrom beitragen und dadurch ein Rolle bei der Entwicklung von Allergien gegen Gluten, Kasein, Soja und anderes spielen.

Gluten kommt vorwiegend in Weizen, Roggen, Gerste, Hafer, Dinkel, den meisten Broten, Kuchen, Muffins, Müslis, Mehl-Tortillas, Pizzas und Donuts vor. Es ist ebenfalls in Stärke, Grieß, Couscous, Malz, einigen Essigsorten, Sojasauce, Teriyakisauce, Geschmacksstoffen, künstlichen Farben und Pflanzeneiweiß zu finden. Kasein ist in Milch von Kühen, Schafen und Ziegen enthalten, ebenso allen Milchprodukten wie Joghurt, Butter, Speiseeis oder Käse. Kuhmilch sollte in keiner Form zu sich genommen werden, da sie Entzündung und Verschleimung hervorruft. Selbst wenn ein Produkt behauptet, frei von Laktose, Sahne und Kasein zu sein, ist es nicht erlaubt.

Unvollständig verdaute Fragmente des Glutens und Kaseins können in den Blutkreislauf gelangen und die Blut-Hirn-Schranke überwinden. Wegen ihrer Opioideigenschaften können diese Peptide mit Opiatrezeptoren reagieren und im Gehirn Wirkungen hervorrufen, die denen der Opiate Heroin und Morphium ähnlich sind.[7] Diese Opiate heißen Gluteomorphin (auch Gliadorphin) beziehungsweise Casomorphin und können mit Teilen des Gehirns reagieren, zum Beispiel den Temporallappen, die bei der Integration von Sprache und Hören eine vitale Rolle spielen. Interessanterweise sind diese zwei der von Autismus am meisten betroffenen Gebiete.

Neben ihren Auswirkungen auf das Gehirn verursacht Opioid-Nahrung Entzündungen in Darm und Hirn. Ist ein Kind allergisch gegen ein bestimmtes Essen, in unserem Fall Gluten, Kasein und/oder Soja, sieht das Immunsystem es als Eindringling an, sobald es in den Körper gelangt, und reagiert, um den Körper vor der Substanz zu beschützen.

Wenn der Organismus zum ersten Mal dem Nahrungsallergen ausgesetzt ist, bildet das Immunsystem ein spezifisches Immunoglobulin E (Antikörper, IgE) gegen das Allergen. IgE-Antikörper zirkulieren im Blut und haften sich an Immunzellen, so genannte Mastzellen beziehungsweise Basophils. Mastzellen wurden in fast jedem Körpergewebe gefunden, besonders in Nase, Kehle, Lunge, Haut und dem Magen-Darm-Trakt. Basophils kommen im Blut vor sowie in Gewebe, das auf Grund einer allergischen Reaktion angeschwollen ist.

Wird der Körper beim nächsten Mal den gleichen Nahrungsallergenen ausgesetzt, verbindet sich das Allergen mit dem IgE-Antikörper, der sich an die Mastzellen und Basophils bindet. Diese Verbindungen zwischen Allergenen und Antikörpern befehlen den Zellen, große Mengen von Chemikalien auszuschütten, eine davon ist Histamin. Nach der Freisetzung der Histamine durch eine aktivierte Mastzelle erhöht sich die Durchlässigkeit der benachbarten Gefäße. Somit gelangen Blutbestandteile (einschließlich Leukozyten, die ebenfalls an der Immunreaktion beteiligt sind) in den Bereich und verursachen eine Entzündung. Histaminausschüttung zieht außerdem die Freisetzung von Zytokinen und Entzündungsmediatoren durch Leukozyten nach sich. Diese Chemikalien steigern ihrerseits wieder die Entzündungsreaktion.

Willkommen bei der Diät!

Da wir nun die Wissenschaft hinter der Diät abgedeckt haben, ist es Zeit loszulegen. Machen Sie zuerst einen ATEC, und heben Sie die Ergebnisse als Ausgangswert auf. Fertigen Sie als Nächstes eine Einkaufsliste an, die auf den folgenden erlaubten Lebensmitteln aufbaut.

Anmerkung: Bio-Produkte sind besser aber nicht notwendig.

Liste erlaubter Lebensmittel

Eiweiße:

- Rindfleisch
- Hühnerfleisch
- Eier
- Fisch kleiner Größe
- Schweinefleisch
- Truthahn
- kein verarbeitetes Fleisch oder Aufschnitt (Hot Dog, Fleischwurst und Ähnliches)
- keine Meeresfrüchte (mit Giften angereichert)

Obst

- Frisches Obst und Früchte sind immer sicher.
- Tiefkühlobst ohne Zucker oder Sahne
- KEIN Obst aus Konserven (Alle Konserven sind tabu!)
- Vorsicht bei getrockneten Früchten, da sie Zucker enthalten können.

Anmerkung der Autorin: Saft ist im Rahmen dieses Protokolls nicht gestattet, da Saft nachgewiesenermaßen die Wirkung von CD zunichte macht und die Familien nur kostbare Zeit und Geld verlieren. Die für ein Glas Saft erforderliche Menge Obst bringt es mit sich, das Saft sehr viel Zucker enthält – und obschon natürlichen Ursprungs, kann dieser doch unser Immunsystem beeinflussen. Kinder, die dieses Protokoll einhalten, sollten Wasser trinken. Und im Allgemeinen steigen Safttrinker mühelos von aromatisierten Getränken auf Wasser um. Sollte Ihr Kind unbedingt ein aromatisiertes Getränk wollen, wäre es akzeptabel, beispielsweise einen Apfel zu pürieren oder zu entsaften und mit Wasser zu mischen. Wenn Sie wollen, könnten Sie mit Stevia süßen (die Marken SweetLeaf® oder KAL® sind okay).

Obst sollte wegen seiner schnellen Verdauung nicht als Nachspeise einer Mahlzeit gegessen werden. Wenn man es nach einer langsam verdaulichen Nahrung wie zum Beispiel Fleisch oder Getreide zu sich nimmt, kann es im Magen gären, was zu Völlegefühl, Blähungen sowie Unwohlsein führt. Obst wird daher besser vor einer Mahlzeit oder separat davon gegessen.

Gemüse

- Jedes Gemüse!
- Einschließlich Pommes frites, jedoch nicht aus der Tiefkühltruhe oder von einer Fast-Food-Kette (oft mit Mehl paniert)

Anmerkung der Autorin:
Bitte nicht zu viel Kartoffeln auf den Speiseplan setzen, denn die Kartoffelstärke verwandelt sich im Körper in Zucker. Allerdings war es das einzige erlaubte Essen, das mein Sohn essen wollte, als wir seine gluten-, kasein-, sojafreie Ernährung begannen.

Nüsse

- Mandeln
- Kokos
- Walnüsse
- Cashewnüsse
- Haselnüsse
- Außerdem ergeben sie alle tolle Milch!

Getreide

- Amaranth
- Mais
- Quinoa
- Sorghum
- Xanthangummi
- Buchweizen
- Hirse
- Reis
- Tapioka/Maniok

Anmerkung der Autorin:
Ich bevorzuge eine getreidefreie Ernährung für die Genesung von Autismus, insbesondere wenn Ihr Kind getreidesüchtig ist (nicht wünschenswertes Verhalten und oder Konzentrationsmangel nach dem Essen von Getreide). Sollte Ihr Kind kohlenhydratsüchtig sein (zum Beispiel Obst und Stärke), könnten Sie die ketogene oder Rosedalediät in Betracht ziehen.

Obschon diese Getreidesorten erlaubt sind, können sie schwer aufzuspalten sein. Wegen der Überwucherung mit Pilzen, Bakterien und Parasiten kann es dann im Darmtrakt leicht zur Gärung kommen.

Bohnen

- alle Bohnen - AUßER Soja
- Kichererbsen
- Weiße Bohnen
- Kakao
- Linsen
- Erdnüsse

Süßungsmittel

- Stevia – das beste aller Süßstoffe
- Agavensirup
- Honig
- Ahornsirup (ohne zugesetzten Zucker)
- Xylitol (Birkenzucker)
- KEIN Panela (unraffinierter Zucker)
- KEIN Zucker

Anmerkung der Autorin:
Honig ist zwar erlaubt, kann jedoch Insulinspitzen hervorrufen.

Liste verbotener Nahrungsmittel

Nachdem ich mit Tausenden Familien gearbeitet und unabhängige Forschung betrieben habe, bin ich zu der Ansicht gelangt, dass die im Folgenden aufgeführten Produkte vermieden werden sollten, wenn Sie Autismus heilen wollen.

- Essigsäure (E260)
- künstliche Aromastoffe
- künstliche Süßungsmittel
- Brühwürfel
- Brot
- Süßigkeiten
- Rohrzucker (sollte vermieden werden)
- Carrageen (langkettige Kohlenhydrate)
- Ketchup
- Schokomilch
- Farbstoffe
- Cornflakes
- Maissirup
- Kuhmilch in jeder Form (auch laktosefreie Milchprodukte)
- Tortilla (mit Mehl)
- Gelatine
- Malz
- Margarine
- Mayonnaise
- Popcorn (aus der Mikrowelle)
- MNG (Mononatriumglutamat) Für eine vollständige Liste schauen Sie auf: www.truthinlabeling.org/hiddensources.html)
- natürliche Geschmacksstoffe
- Nudelsuppe
- Haferflocken (außer glutenfreier Hafer)
- Nudeln
- Ernährungs-Shakes für Kinder
- Play-Doh (enthält Gluten – glutenfreier Teig ist zum Beispiel auf
- www.discountschoolsupply.com erhältlich)
- Konservierungsmittel
- verarbeitetes Fleisch (Hot Dogs, Schinken, Würstchen, Aufschnitt)

- Limonade
- Soja-/Fruchtgetränke
- Sojamilch
- Sojasauce
- Sportgetränke
- Zucker
- Hefe

<u>KEINE Kuhmilch</u>

- keine kaseinfreie Kuhmilch
- keine laktosefreie Kuhmilch
- keine Bio-Kuhmilch
- keine Kondensmilch
- wirklich gar keine Kuhmilch
- leider auch keine Ziegenmilch – enthält ebenfalls Kasein

Jede Kuhmilch, unabhängig, was aus ihr entfernt wurde, verursacht Schleimproduktion im Körper. Die wiederum erzeugt ideale Bedingungen für Krankheitserreger.

Sollten Sie befürchten, dass Ihre Kinder hungern müssen, wenn ihre Ernährung gluten-, kasein-, sojafrei ist, vertrauen Sie mir: Sie werden nicht hungern. Die Anzahl der Speisen, die sie zu sich nehmen, mag sich verringern, aber sie werden weiterhin essen. Wie ich bereits berichtete, aß Patrick in den ersten drei Wochen der Diät nichts anderes als selbst gemachte Pommes frites, ehe er verschiedene Früchte, Nüsse und Hühnerfleisch akzeptierte. Auf jeden Fall wandelten wir die Ernährung. Was ich an meinem eigenen Sohn wie auch an anderen Kindern beobachten konnte, war, dass sie wenn sie in den Wochen und Monaten, nachdem sie mit der Diät starteten, gesünder werden, auch zunehmend offener für anderes, neues erlaubtes Essen sind.

In der obigen Liste sind einige Schlupflöcher enthalten. Sobald Sie Ketchup, Mayonnaise und Ähnliches selbst machen mit erlaubten Zutaten, kann Ihr Kind diese Sachen selbstverständlich essen. Die Liste bezieht sich auf Artikel aus dem Supermarkt, die Zucker, Konservierungsmittel und andere problematische Zutaten enthalten.

Es sind auch viele Artikel auf der Verbotsliste, die weder Gluten noch Kasein oder Soja enthalten.

Hier folgen Erklärungen für einige dieser Fälle:

Weißer raffinierter Zucker: Raffinierter Zucker beeinträchtigt erwiesenermaßen das Immunsystem in seiner Funktion und leistet einen direkten Beitrag zu Fettleibigkeit und Diabetes Typ II.

Die folgende Übersicht stammt aus „Suicide by Sugar“ [Selbstmord durch Zucker].[8]

- Zucker kann dein Immunsystem unterdrücken.
- Zucker bringt die mineralischen Beziehungen in deinem Organismus durcheinander.
- Zucker kann Kriminalität bei Kindern verursachen.
- Zucker während der Schwangerschaft und dem Stillen kann die Ausbildung der Muskelkraft beeinflussen, was die individuelle Fähigkeit Sport zu treiben beeinträchtigen kann.
- Zucker kann Hyperaktivität, Ängstlichkeit, Konzentrationsdefizite und Verschrobenheit bei Kindern hervorrufen.

Toll … ziemlich erstaunlich Kerri!

Schon immer war ich davon überzeugt: „Du bist, was du isst“. Und daher war ich stets sehr vorsichtig, was ich meinen Kindern gebe, so dass ihre Ernährung ziemlich gesund gewesen ist, abgesehen von einem gelegentlichen Eis etc. Wenn jemand meinem Sohn Süßigkeiten anbietet, spuckt er sie sogar aus, weil er sie wirklich nicht mag. Er steht Gott sei Dank überhaupt nicht drauf.

Ich muss gestehen, diese Diät ist genau das, was er brauchte! Juhu!

MNG: MNG = Mononatrium-Glutamat, ein Geschmacksverstärker, ein Exzitotoxin, das Neuronen buchstäblich „zu Tode aufregen“ kann. Aber wir brauchen möglichst alle unsere Neuronen!

Hefe: Nahrungsquelle für Candida und andere Pilze.

Carrageen: Führt zu Entzündungen im Körper, und Studien haben es bei Ratten mit Darmkrebs in Verbindung gebracht.

Künstliche Süßungsmittel, die Sucralose (E955) enthalten: Bei der Entstehung von Sucralose bindet sich das Chlor in dem Süßstoff an Kohlenstoff und erzeugt eine chemische Substanz, die als Chlorkohlenwasserstoff bekannt ist. „Chlorkohlenwasserstoffe sind laut dem Physiker und Biochemiker Doktor James Bowen ernährungsphysiologisch überhaupt nicht mit unseren Stoffwechselvorgängen verträglich und widersprechen gänzlich der normalen Arbeitsweise des menschlichen Stoffwechsels.“[10]

Natürliche Geschmacksstoffe: nachfolgend die exakte Definition von natürlichen Aromastoffen und Aromen aus dem US-Bundesgesetzbuch, Band 21, Paragraph 101, Abschnitt 22:

> Der Begriff natürliches Aroma oder Aromastoff bedeutet essenzielles Öl, Oleoresin, Essenz oder Auszug, Eiweißhydrolysat, Destillat sowie jegliches Erzeugnis aus Rösten, Erhitzen oder enzymatischer Reaktion, das Geschmacksbestandteile enthält, die abgeleitet wurden von Gewürzen, Obst oder Fruchtsaft, Gemüse oder Gemüsesaft, Speisehefe, Kräuter, Rinde, Knospen, Wurzeln, Blättern oder vergleichbarem Pflanzenmaterial, Fleisch, Meeresfrüchten, Geflügel, Eiern, Milchprodukten oder Gärungsprodukten davon, deren wesentliche Aufgabe im Essen eher Geschmack als Ernährung ist.[11]

Grob gesagt, wenn man mit einer natürlichen Zutat anfängt, kann man diese nach Belieben verändern und verarbeiten. Einerlei, wie viele Chemikalien oder Lösungsmittel zugeführt werden – es wird als „natürliches Aroma“ deklariert. Beachten Sie, dass die Aromen aus Fleisch, Meeresfrüchten, Milchprodukten, Weizen und so weiter stammen können.

Verarbeitetes Fleisch (Hot Dogs, Schinken, Aufschnitt, Würstchen): Die Fette in solchem Fleisch enthalten möglicherweise große Mengen Gifte wie Schwermetalle, Pestizide und Herbizide. Zusätzlich steckt in verarbeitetem Fleisch Natriumnitrit, das Leber und Bauchspeicheldrüse schädigen kann, außerdem Maissirup sowie Aromastoffe.

Farbstoffe: Lebensmittelfarbe ist mit allergischen Reaktionen, kindlicher Hyperaktivität und sogar Krebs in Verbindung gebracht worden. So wurde zum Beispiel „Rot Nummer zwei“ wegen des Verdachts, Krebs erregend zu sein, 1976 verboten. Eine Anzahl von Versuchen zeigte, dass „Rot Nummer 40“ die DNS von Mäusen schädigt. Wir haben es mit Kindern mit ASS zu tun, deren Immunsystem bereits geschwächt ist und deren Entgiftungswege blockiert oder beeinträchtigt sein können. Der Plan ist, ihre Belastung zu verringern, indem sie gutes und nahrhaftes Essen bekommen, statt ihren augepowerten Körpern noch mehr Stress durch die falschen Nahrungsmittel zuzufügen.

Maissirup/Glukose-Fruktose-Sirup: Bloß weil Mais eine erlaubte Speise ist, heißt das nicht, dass Maissirup/GFS „zulässig" sind. Beide legen das Immunsystem lahm, wie es raffinierter Zucker tut. Ihre chemische Zusammensetzung ist vergleichbar. Es tobt eine heftige Kontroverse über die Verwendung von Quecksilber in der Zuckerraffination und wie viel im Endprodukt enthalten ist.[12]

Ich würde dich gern über meine Tochter auf dem Laufenden halten.

Vor zwei Tagen ereilte uns ein Missgeschick. Ein Aushilfslehrer gab meiner Tochter einen normalen Müsliriegel und ein aromatisiertes Getränk, das Sucralose enthielt. Und weißt du was, Kerri? Als sie an dem Tag aus der Schule heim kam, steckte sie in ihrer eigenen Welt und ignorierte mich. Mir war sofort klar, dass sie etwas bekommen hatte, was sie nicht bekommen sollte. Ich war ärgerlich und betrübt über das, was ich nun miterlebte. Gibt es etwas, was wir jetzt tun können, weil sie zwei Dinge aß, die sie nicht essen sollte? Oder fahren wir einfach fort?

Wenn die Diät einige Zeit läuft, offenbart sich ein Verstoß sofort. Wenn du in dem Moment dabei bist, kannst du ein Enzym geben, um das Aufspalten der Nahrung zu unterstützen. Wenn nicht, machen wir weiter und überlegen, wie wir so etwas in Zukunft verhindern können.

Weit verbreitete Irrtümer

„Es ist nicht so tragisch, die Diät hin und wieder zu unterbrechen."

Stimmt nicht! Jedes Mal, wenn die Diät unterbrochen wird, verursacht dies neuerliche Entzündungen in Gehirn und Darm. Sollten Gluten- und Kaseinproteine nicht richtig aufgespaltet werden, erreichen die dadurch entstandenen Peptide das Gehirn als Gluteomorphin beziehungsweise Casomorphin. Der Organismus benötigt drei Tage, das Kasein abzubauen, aber Monate für das Gluten.

„Mein Kind darf Milch trinken, vorausgesetzt sie enthält kein Kasein.“

Stimmt nicht! Solange es Kuhmilch ist, darf das Kind sie nicht trinken, unabhängig wie sie etikettiert ist. Kuhmilch ist absolut tabu. Sie kann den Körper reizen, Schleim zu bilden und damit einen idealen Nährboden für Pathogene zu kreieren, was chronische Entzündung verursachen kann.

„Laut Allergie-Panel ist mein Kind nicht allergisch gegen Gluten und Kasein, also kann es sie essen.“

Stimmt nicht! Wenn Ihr Kind Autismus hat oder von ASS betroffen ist, muss es Gluten, Kasein und Soja meiden. Zudem sollten Sie Ihr Kind aufmerksam beobachten, nachdem Sie eine neue Speise, oder eine, die es lange nicht gegessen hat, in den Speiseplan aufgenommen haben. In einem speziellen Fall zeigte ein Junge fortgesetzt allergische Reaktionen, sobald er eine Orange aß, obschon sein Allergietest für Orangen nicht positiv ausgefallen war. Wir müssen bedenken, der Körper verändert sich ohne Unterlass, und ein Testergebnis ist, wenn überhaupt, nur einige Monate gültig.
Ich habe miterlebt, wie sich diese Geschichte immer und immer wieder mit Mangos, Orangen, Bananen, Äpfeln, Mais und anderen Dingen wiederholt. Der beste Weg herauszufinden, ob ein Nahrungsmittel akzeptabel ist oder nicht, liegt darin, das Verhalten Ihres Kindes genau zu verfolgen, wenn es etwas zu sich genommen hat, bei dem Sie den Verdacht haben, Ihr Kind könnte eine Allergie oder Intoleranz dagegen haben. Nahrungsmittel, die zu einem Zeitpunkt allergische Symptome provozieren, werden vom Immunsystem unserer Kinder toleriert, wenn diese der Heilung näher kommen.

„Wir haben die Diät ausprobiert, aber Johnny ging es nicht besser.“

Die Ernährung ist nur ein Teil in dem Puzzle. Trotzdem ist es die Grundlage für alles, was wir danach tun werden. Ohne die Diät aufrechtzuerhalten, ist es kompliziert herauszufinden, welche Behandlung tatsächlich hilft.

Candida wird eingehen, und Herxheimer könnte eine Folgeerscheinung der Diät sein. Um Autismus zu heilen, müssen wir über die Diät hinausgehen. Aber sie ist der erste Teil des Genesungsprozesses.

Wenn ich eine Email erhalte, in der beklagt wird, dass sich der Zustand des Kindes nicht bessert, bitte ich um eine detaillierte Aufzählung, was genau das Kind zu sich nimmt. Und eigentlich finde ich immer Fehler in der Anwendung der gluten-, kasein-, sojafreien Ernährung. In der Regel decke ich auf, dass nicht die Diät versagt, sondern die Anwendung mangelhaft war.

„Mein Arzt sagt, Autismus ist unheilbar, und Diät bringt nichts.“

Stimmt nicht! Kehren Sie jedem Arzt den Rücken, der zwar Ihr Geld nehmen möchte, aber behauptet, Autismus sei nicht heilbar. Als erstes müssen Sie den Arzt fragen: „*Wie viele Kinder haben Sie von Autismus befreit?*“

Wenn die Antwort null ist, suchen Sie weiter!

> ***Mein Sohn zeigte eine Reaktion auf die gluten-, kasein-, sojafreie Ernährung, die ich nur als Wunder beschreiben kann. Nachdem wir vor zwei Wochen starteten, verschwanden alle rauen roten Stellen in seinem Gesicht. Anfälle reduzierten sich von zehn auf zwei, und der Durchfall ist weg.***

Die Diät ist gratis - niemand verdient Geld, wenn Ihr Kind sich speziell ernährt – also machen Sie es! Sie haben nichts zu verlieren und können nur gewinnen. Sollten Sie sich allerdings dagegen entscheiden, könnte die Gesundheit Ihres Kindes weiterhin verloren sein. Legen Sie sich hundertprozentig auf das Protokoll fest, und Ihr Kind könnte eine der nächsten Genesungsgeschichten sein.

„Ich sollte Gluten und Kasein bei der Ernährung meines Kindes schrittweise weglassen.“

Stimmt nicht! Lassen Sie beides unverzüglich weg, und erleben Sie, wie es Ihrem Kind augenblicklich besser geht. Nahrung, die allergische Reaktionen hervorruft (IgG und IgE), verursacht als Antwort auf Gluteomorphin und Casomorphin viele andere Probleme im Organismus, zum Beispiel Entzündungen und psychotisches Verhalten. Je schneller Sie auf diese Stoffe in der Ernährung verzichten, desto eher wird Ihr Kind genesen.

„Eine glutenfreie, kaseinfreie, sojafreie Ernährung ist ausreichend.“

Ist sie nicht! Wie schon erwähnt, finde ich eigentlich immer Anwendungsfehler, wenn ich die Ernährung des Kindes mit den Eltern haarklein durchgehe. Die Liste auf Seite 90 finden Sie eine detaillierte Aufzählung aller Dinge, die unsere Kinder unter keinen Umständen essen sollten. Viele dieser Nahrungsmittel enthalten Neurotoxine/Excitotoxine und können sich entwickelndes sowie fertig ausgebildetes Nervengewebe angreifen. Halten Sie sie raus aus dem Speiseplan.

Jenseits der Diät

Des Öfteren ist die Diät wie erläutert nicht ausreichend, und wir müssen darüber hinausgehen. Wenn Ihr Kind an Verstopfung, Durchfall oder Anfällen leidet, empfiehlt sich für eine gewisse Dauer die Specific Carbohydrate Diet (SCD™, Spezielle Kohlenhydrat-Diät). Die nachfolgenden Textpassagen sind der Internetseite

www.breakingtheviciouscycle.info

von Elaine Gottschall entnommen. Für eine vollständige Quellenangabe besuchen Sie bitte ihre Website. Die Spezielle Kohlenhydrat-Diät hat vielen Tausenden von Menschen mit unterschiedlichen Arten von Darmerkrankungen geholfen und ihre Lebensqualität erheblich gesteigert. In vielen Fällen betrachten sich die Menschen als geheilt. Es ist eine Diät, die hauptsächlich auf Morbus Crohn zielt, auf Colitis Ulcerosa, Zöliakie, Divertikelentzündung, Mukoviszidose und chronische Diarrhö. Aber in jedem Fall handelt es sich um eine sehr gesunde, ausgewogene und sichere Diät, die gesundheitliche Vorteile für jeden bereithält. Welche Nahrungsmittel bei der SCDTM gestattet sind, richtet sich nach ihrer chemischen Struktur. Kohlenhydrate sind klassifiziert nach ihrer Molekularstruktur.

Die erlaubten Kohlenhydrate heißen Monosaccharide mit einer einfachen molekularen Anordnung, die dafür sorgt, dass sie leicht von der Darmwand absorbiert werden können. Komplexe Kohlenstoffe wie Disaccharide (doppelte Moleküle) und Polysaccharide (Molekülketten) sind nicht erlaubt. Komplexe Kohlenhydrate können nicht so leicht verdaut werden und dienen schädlichen Bakterien in unseren Gedärmen als Nahrung, was dazu führt, dass die durch Bakterien erzeugte Nebenprodukte den Darm überwuchern und die Darmwand entzünden. Der Grundgedanke der Diät ist, diese Bakterien auszuhungern und das bakterielle Gleichgewicht in unserem Darm wiederherzustellen.

Autismus und Magen-Darm-Probleme

Bei 43 Prozent der autistischen Patienten wurde eine veränderte Darmdurchlässigkeit festgestellt, aber bei niemanden aus der Kontrollgruppe (Harvard Universität). Darmdurchlässigkeit, allgemein als „undichter Darm" bekannt, bedeutet, dass die Abstände zwischen den Zellen der Darmwand größer als normal sind. Kommt es zu solchen großen Zwischenräumen im Dünndarm, können unverdaute Nahrungsbestandteile und andere Gifte den Blutkreislauf erreichen.

Wenn unvollständig aufgespaltete Essensreste in den Organismus gelangen, startet das Immunsystem einen Angriff gegen die Eindringlinge, was zu Nahrungsmittelallergien und -empfindlichkeiten führt. Sobald diese Nahrung erneut konsumiert wird, löst die Freisetzung von Antikörpern eine entzündliche Reaktion aus. Eine chronische Entzündung verringert den IgA-Spiegel (Immunglobulin A). Ein ausreichender IgA-Spiegel ist jedoch vonnöten, um den Darmtrakt vor Clostridien (Bakterien) und Hefe zu schützen. Ein verminderter IgA-Spiegel gestattet sogar eine weitere Ausbreitung von Mikroben im Darmtrakt. Auch Vitamin- und Mineralienmangel wurde in Folge des undichten Darms festgestellt.

In einem gesunden Darmtrakt sind Dünndarm und Magen nicht von Bakterien besiedelt. Kippt jedoch das Gleichgewicht der Dickdarmflora, können Mikroben in Dünndarm und Magen wandern, was die Verdauung behindert. Denn die Mikroben streiten um Nährstoffe, und ihre Abfallprodukte überfluten den Darmtrakt. Eines der Gifte, das Hefe erzeugt, ist ein Enzym, das der Hefe sogar ermöglicht, sich in die Darmwand zu bohren.

Die Zunahme der Bakterien im Dünndarm zerstört Enzyme auf der Oberfläche der Darmzellen, was die Verdauung und Aufnahme von Kohlenhydraten verhindert.

Die letzte Phase der Verdauung der Kohlenhydrate läuft in den mikrofeinen, Mikrovilli genannten Ausbuchtungen ab. Die komplexen Kohlenhydratverbindungen werden in den Mikrovilli von Enzymen aufgespalten und können dann ordnungsgemäß absorbiert werden und in die Blutbahn gelangen. Wenn die Mikrovilli jedoch Schaden genommen haben, kann die Phase der Verdauung nicht ablaufen. Ab dem Punkt können lediglich Monosaccharide dank ihrer einfachen Molekülstruktur absorbiert werden.

Im Dünndarm sollte der Körper die benötigten Nährstoffe aus dem Essen absorbieren. Im Falle einer Resorptionsstörung veranlassen die unverdauten Kohlenhydrate im Dünndarm den Körper, Wasser in den Verdauungstrakt zu saugen. Damit werden die unverdauten Kohlenhydrate in den Dickdarm gedrückt, wo sich die Mikroben an ihnen laben können. Dadurch können immer noch mehr unerwünschte Mikroben wuchern, und die Resorptionsprobleme nehmen weiterhin zu.

Eine verminderte Aktivität der Enzyme, die für die Verdauung der Kohlenhydrate im Darm verantwortlich sind, wurde bei 43 Prozent der Autismuspatienten festgestellt (Horvath). Jüngste Studien verweisen darauf, dass eine fortdauernd gestörte Kohlenhydratabsorption das Verdauungssystem permanent schwächt, was zu systematischer Erkrankung führt. Eine vermutete Resorptionsstörung der Kohlenhydrate muss behandelt werden, damit weiterer Schaden vom Verdauungssystem abgewendet wird (GSDL).

Kohlenhydrate werden von den meisten Darmmikroben als Energiequelle benötigt. SCD™ begrenzt die Verfügbarkeit von Kohlenhydraten. Diesen Mikroben ihre Nahrungsquelle zu entziehen, lässt ihre Anzahl allmählich schrumpfen. Und so, wie die Mikroben weniger werden, nehmen die von ihnen erzeugten giftigen Nebenprodukte ab.

SCD™ beabsichtigt, den Teufelskreis von Resorptionsstörung und Mikrobenüberwucherung zu durchbrechen, indem die Energiequelle der Mikroben entfernt wird. Nur Monosaccharide, die nicht aufgespaltet werden müssen, um absorbiert zu werden, sind bei SCD™ erlaubt.

Durch das Befolgen der SCD™ wird die Resorptionsstörung von einer korrekten Absorption abgelöst. Die Entzündung geht zurück, und das Immunsystem kann seine normale Arbeit wieder aufnehmen. Sobald das Immunsystem wieder adäquat funktioniert, ist es in der Lage, das Gleichgewicht der Darmmikroben aufrechtzuerhalten.

Die Spezielle Kohlenhydratdiät erlaubt einfache, verbietet jedoch komplexe Kohlenhydrate. In der Einführungsphase der Diät steht eine begrenzte Auswahl von Lebensmitteln zur Verfügung. Danach, in der nächsten Stufe sind wesentlich mehr Lebensmittel erlaubt.

Es ist allerdings erforderlich, Obst und Gemüse zu schälen, die Samen zu entfernen und es zu kochen, um es besser verdaulich zu machen. Rohkost, Nüsse und Samen werden erst später Teil der Diät.

Um die Diät richtig zu befolgen, ist es unerlässlich, das Buch „Breaking the Vicious Cycle“ [Den Teufelskreis durchbrechen] von Elaine Gottschall zu lesen. Es gibt detaillierte Hinweise zum Verlauf der zulässigen Lebensmittel und bietet viele köstliche Rezepte.

Salicylate/Phenole

Phenol ist eine natürlich vorkommende Chemikalie, die sich in vielen Lebensmitteln findet, die wir verspeisen, zum Beispiel Obst, Gemüse, Nüsse, wie auch in Bioflavanoiden und Cartenoiden (Carotin, Lutein, Lycopin, Xanthophylle und Zeaxanthin). Phenol steckt in Zahnpasta, Haarfarbe und Desinfektionsmitteln. Zahlreiche Nahrungsmittel enthalten Phenole, und es ist unmöglich, sie vollständig zu vermeiden. Salicylate sind eine Untergruppe der Phenole und mit Aspirin verwandt. Es gibt verschiedene Arten von Salicylaten, die von Pflanzen als natürliches Pestizid hergestellt werden, um sie vor Insekten, Pilzen und schädlichen Bakterien zu schützen. Lebensmittel mit einem natürlich hohen Gehalt an Salicylaten sind Tomaten, Äpfel, Erdnüsse, Orangen, Kakao (Schokolade), rote Weintrauben, Kaffee, alle Beeren und Paprika, um nur einige aufzuzählen.

Sie sollten eine Ernährung mit wenig Salicylaten und/oder Phenol in Erwägung ziehen, da etliche Kinder mit ASS Probleme damit haben. Dazu ein Zitat von der Internetseite http://scdlifestyle.com:

Doktor Feingold ist wahrscheinlich der Bekannteste, der diese Chemikalie studierte, denn er entwickelte, was heute als Feingold-Diät bezeichnet wird. In den 1960er Jahren begann er als Kinderarzt und Allergologe, die negativen Reaktionen von Kindern auf Aspirin zu erforschen. Durch seine Arbeit fand er heraus, dass zahlreiche weitere Chemikalien in der Ernährung bei seinen Patienten physische Reaktionen und sogar Wirkungen auf das Verhalten hervorriefen. Er entwickelte die Feingold-Diät, um alle Nahrungszusätze, Farbstoffe und Salicylate zu eliminieren.

Weshalb reagieren Menschen darauf?

In einem durchschnittlichen Körper mit dem richtigen Niveau an Sulfaten und Leberenzymen werden Phenole und Salicylate problemlos umgewandelt. Der Körper verwendet von den Chemikalien, was er benötigt, und beseitigt den Rest durch die Gedärme. Unverträglichkeit gegenüber dieser Chemikalienfamilie kann recht häufig bei Menschen mit einem unnormalen Niveau an Sulfaten und Leberenzymen oder im Falle eines „undichten Darm-Syn-droms“ auftreten.

Viele Menschen mit Darmproblemen wie Hefe-/Bakterien-Überwucherung oder mit Verdauungskrankheiten können als Ergebnis eines „undichten Darm-Syndroms“ eine Unverträglichkeit gegen Salicylate ausbilden. Der undichte Darm ist eine Folge verschiedener Verdauungsstörungen, und er tritt auf, wenn der Dünndarm zu sehr geschädigt ist, um die Nahrungsbestandteile, die in die Blutbahn eintreten, nach Größe und Art korrekt zu filtern. [Schauen Sie für weitere Informationen auf der folgende Internetseite:

http://scdlifestyle.com/2010/03/the-scd-diet-and-leaky-gut-syndrome/.]

Sobald den falschen Bestandteilen wiederholt gestattet wird, in die Blutbahn zu gelangen, versucht der Körper sie loszuwerden, indem er eine Antwort des Immunsystems auslöst. Da Phenole/Salicylate in der Nahrung so stark verbreitet sind, wird eine Person mit undichtem Darm einen erhöhten Gehalt dieser Chemikalien in ihrem Blut aufweisen und möglicherweise sehr schnell eine Unverträglichkeit dagegen entwickeln.

Weshalb betreffen Phenole Kinder mit Autismus-Spektrum-Störung mehr als andere?

Forschungen von Doktor Rosemary Waring an der Universität von Birmingham ergaben, dass Kinder, die vom Autismusspektrum betroffen sind, einen niedrigen Spiegel des Enzyms Phenol-Sulfotransferase-P aufweisen (auch PST, das Enzym, das Phenol und Amine-Verbindungen aufspaltet) und auch des Substrats, das es benutzt: Sulfate. Aber Sulfate sind der Schlüsselfaktor unseres Körpers im Entgiftungsprozess und beim Aufspalten von Phenolen wie Salicylate. Ohne die normale Menge von Sulfaten im Körper kann das Enzym Sulfotransferase seine ihm bestimmte Aufgabe nicht erfüllen: Salicylate verstoffwechseln, also umwandeln. Es gibt also zwei Probleme bei einem Defizit von PST: zu wenig Sulfate und ein niedriger Enzymspiegel. PST-Mangel kann schon für sich genommen Probleme bei Kindern hervorrufen (Phenole sind normal). Aber wenn eine Schädigung des Darms hinzukommt, die zu einem undichten Darm führt, kann der Organismus Ihres Kindes schnell überfordert sein. Das Endergebnis heißt Unverträglichkeit von Salicylaten sowie körperliche und verhaltensbezogene Reaktionen, die damit einhergehen.

Von Phenolen ausgelöste Reaktionen

Salicylate stimulieren das Zentrale Nervensystem, das auf sie anspricht. Das bringt oftmals ein extremes emotionales Hoch mit sich, gefolgt von einem starken Tief. Weitere Rückwirkungen in Bezug auf die Familie der Phenole können unmittelbar nach der Aufnahme der Chemikalie, wie auch 48 Stunden danach auftreten. Dies ist abhängig von der Immunantwort. Körperliche Reaktionen schließen ein: Augenringe, gerötetes Gesicht oder gerötete Ohren, Durchfall, Kopfschmerzen, Einschlafschwierigkeiten, nächtliches Aufwachen und in einigen Fällen übermäßige Abgespanntheit und Lethargie. Anzeichen einer Reaktion im Verhalten können sein: Hyperaktivität, Aggression, den Kopf stoßen oder andere Selbstverletzungen und sogar unpassendes Gelächter. Bei Kindern ist Hyperaktivität am verbreitetsten, während Erwachsene im Allgemeinen Symptome spüren, die einer chronischen Erschöpfung ähneln.[15]

Für weiterführende Informationen zum undichten Darm-Syndrom können Sie bei Doktor Fasano fündig werden unter:

www.glutenfreesociety.org

Sollte Ihr Kind unter selbstverletzendem Verhalten leiden, schränken Sie die Lebensmittel mit einem mittelmäßigen oder hohen Phenol-Gehalt ein:

- Mandeln
- Bananen
- Apfelessig
- Nahrungsmittelfarbe
- Mangos
- Oregano
- gemahlene Chilipaprika
- verarbeitetes Fleisch
- Äpfel
- Rippenmelonen
- Kokosöl
- Datteln
- Minze
- Erdnüsse
- Rosinen
- Mandarinen
- Avocados
- Kirschen
- gefärbtes Obst
- Honig
- Orangen
- Ananas
- Erdbeeren
- Tomaten

Besuchen Sie für zusätzliche Informationen die Internetseiten:

www.scdlifestyle.com und **www.feingold.org.**

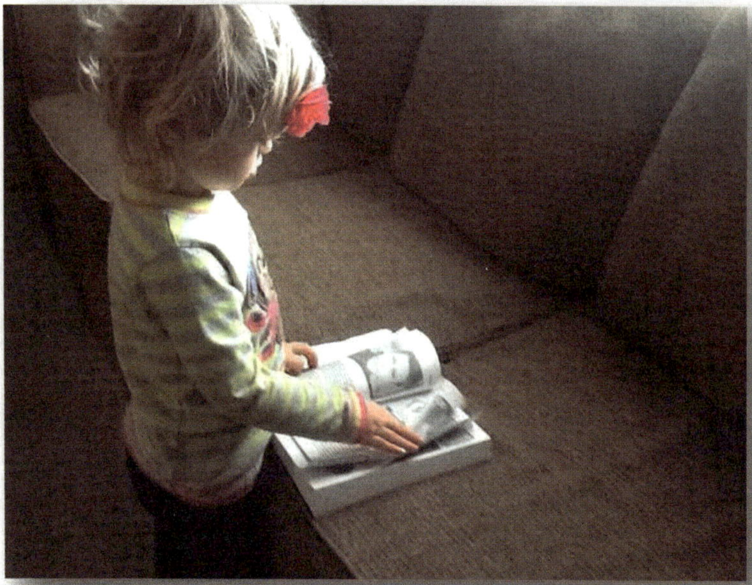

Sie ist ein echter Bücherwurm und hat eine beeindruckende Sammlung mit den klassischen Favoriten wie Brown Bear, Llama Llama Red Pajama, Barnyard Banter und Goodnight Moon ... aber neuerdings ist sie von Mamas neuer Lieblingslektüre angezogen. Vielleicht hofft sie, dass ihre eigene Genesungsgeschichte auch bald erzählt wird ...

Gluten-Syndrom

Für zahlreiche Eltern von Kindern mit ASS ist es eine Selbstverständlichkeit, dass die Kinder ihre Diät einhalten. Wie dem auch sei, da immer mehr Menschen das Protokoll aus diesem Buch benutzen, um ihre Gesundheitsprobleme in den Griff zu bekommen, haben wir uns entschieden, den folgenden Abschnitt aufzunehmen. Es geht darin ganz allgemein um die negativen Auswirkungen von Gluten, nicht bloß in Bezug auf Autismus. Sie erhalten einen interessanten Einblick in die Arbeitsweise des Immunsystems und können besser nachvollziehen, warum es fahrlässig ist, das Thema Gluten zu verharmlosen.

Herzlichen Dank Olive für den Beitrag zu unserem Verständnis dieses Phänomens.

Molekulare Mimikry

Was ist das, und welche Verbindung besteht zum Gluten-Syndrom?

von Olive Kaiser

Wer bin ich?

Ich bin eine verheiratete Hausfrau, gesegnet mit einem wunderbaren Ehemann und sieben phantastischen Kindern. Nach langer Recherche erfuhren wir 2003 durch die Krankenpflegeschule unserer Tochter von Glutenreaktivität und bestätigten letztendlich, dass wir eine Gluten-Syndrom-Familie sind. Meine Tochter sowie mein Mann zeigten die offensichtlichsten Symptome, aber wir alle hatten Anzeichen und Antikörper. Zusätzlich reagierte unser ältester Sohn auf eine MMR-Impfung und möglicherweise andere Spritzen, wodurch die Entstehung von ASS noch begünstigt wurde. Außerdem entwickelte er mit 19 Jahren Diabetes Typ 1. Zwei andere Söhne hatten mit ADHS/ADS zu tun. Meine eigenen Impfungen in der Schulzeit während der 1950er Jahre haben wohl zu einigen Halsentzündungen geführt, bis ich im Alter von zehn Jahren auf eine antibiotische Injektion reagierte. Davon entwickelte sich bei mir PANDAS (Pädiatrische autoimmun-neuropsychiatrische Störung mit Streptokokkeninfektion). Was für ein Kampf! Jahrzehnte später sprach ich diesbezüglich auf Ernährungsumstellungen und CD- sowie Parasiten-Protokoll an. Ich danke Gott für seine Führung auf diesem langen Weg.

Wie kam ich in diese Gemeinschaft und dieses Gesundheitsprojekt?

Wir testeten auf das Gluten-Syndrom (damals hieß es Zöliakie) mit Standardtests, wie sie von Zöliakiefachleuten empfohlen wurden, und bekamen verwirrende Resultate. Dann machte unsere Tochter eine beunruhigende Erfahrung mit einer Gluten-Provokation, die nicht zu dem Zöliakiebild passte, das uns vermittelt worden war. Auf der Suche nach Hilfe vertiefte ich mich in medizinische Literatur und vernetzte mich mit der Gluten-Syndrom-Gemeinschaft. In dieser verzweifelten Phase stieß ich auf praktizierende Ärzte und Forscher, die das Dogma der Zotten schädigenden Zöliakie verließen. Sie waren in der Lage mir zu erklären, weshalb wir bei offensichtlich durch Gluten verursachen Störungen falsch negative Ergebnisse von Zöliakiebluttest und Zottenbiopsie erhielten. Diese Tests führten uns erheblich in die Irre, und im Endeffekt installierte ich die Website: **www.TheGlutenSyndrome.net,** um andere vor den Diskrepanzen zu warnen, über die wir bei der Diagnose gestolpert waren.

Was ist molekulare Mimikry?

Molekulare Mimikry ist eine anerkannte medizinische Theorie, die gut erklärt, warum Glutenreaktionen so viele verschiedene Körperregionen potenziell entzünden und schädigen können und bei unterschiedlichen Menschen zu sehr unterschiedlichen Symptomen führen. Sie klären ebenfalls, weshalb Gluten-Antikörper mit anderen Lebensmitteln und Infektionen kreuzreagieren können und wieso sie bereits bei einer geringen Ausgesetztheit getriggert werden.

Sobald wir die molekulare Mimikry verstehen, sind wir besser gerüstet, um mit verführerischen Situationen umzugehen. Das Gluten-Syndrom hat seine eigenen Regeln, die KEINEN Sinn machen, ehe dieses Konzept verstanden wurde.

Hier eine kurze Einführung zu Anhang 5, Teil II, wo es zu folgenden Fragen zusammen mit Quellenangaben mehr ins Detail geht:

1. Wie schädigt eine Gluten-Syndrom-Reaktion eigentlich unsere Körper?

Molekulare Mimikry. Die molekulare Struktur von Gluten ähnelt der molekularen Struktur vieler unserer Körpergewebe. Wenn unser Immunsystem Gluten angreift, kann es leicht Körpergewebe attackieren, weil diese dem Gluten ähneln. Auch wenn Sie die anderen detaillierten Antworten nicht lesen mögen, schauen Sie sich wenigstens diese auf der 2. Seite von Anhang 5 in Teil II an.

2. Schädigt Gluten immer die Dünndarmzotten, wie es bei der Zöliakie gelehrt wird? Viele andere Gewebe wie Schilddrüse, Pankreas, Leber,

Gelenke, Gehirn, Nerven, Herz, Knochen, Blutgefäßwände sind in diese Störung involviert. Kommen all diese anderen Schädigungen ausschließlich von der schlechten Nährstoffresorption durch die verletzten Darmzotten?

Nein, laut veröffentlichten Forschungsergebnissen glauben viele Wissenschaftler und Ärzte, dass die Zotten bei einer Gluten-Autoimmunreaktion nicht immer beschädigt sind. Wenn die Zotten nicht in Mitleidenschaft gezogen sind, kann die Verletzung anderer Organe NICHT vom Nährstoffmangel in Folge geschädigter Zotten herrühren. Molekulare Mimikry ist der Vorgang der direkten autoimmunen Glutenschädigung etlicher Gewebe und Organe, falls die Zotten in Ordnung sind. ODER andere Organe und Gewebe einschließlich der Zotten können unmittelbar durch molekulare Mimikry geschädigt werden.

Doktor Vojdanis Abriss in seinem Leitartikel „Die Immunologie der Glutenempfindlichkeit jenseits des Darmtrakts“ unterstützt die Auffassung der nicht immer verletzten Zotten. „In der Literatur haben sich Beweise dafür angesammelt, die aufzeigen, dass Glutenempfindlichkeit oder Zöliakie auch bei Abwesenheit von Enteropathie [Darm-, Zottenschädigung] auftreten können und zahlreiche Organe beeinträchtigen.“

3. Meine Zotten sind nicht betroffen, und meine tTG/Gliadin-Tests waren negativ. Dennoch fühle ich mich glutenfrei deutlich besser. Warum?

Die Test waren wahrscheinlich falsch negativ. Das kommt oft vor. Bei der Verdauung zerfällt Gluten in mehr Bestandteile als wir an Tests zur Überprüfung entwickelt haben. Und das Immunsystem bildet für jedes Teil separate Antikörper, während Standardtests nur auf zwei bis drei Antikörper testen. Es gibt andere – Cyrex Labs testet auf 28 Antikörper. Wenn die Zotten in Ordnung sind, liegen womöglich andere Verletzungen vor, zum Beispiel Schilddrüse, Nerven, Herz und so weiter.

4. Weshalb reagieren viele Gluten-Syndrom-Patienten nicht bloß auf Weizen, Gerste und Roggen, sondern bisweilen auch auf andere Lebensmittel wie Hafer, Milch, Mais, Soja, Eier, Hefe, Kaffee, Sesam, Reis, Schokolade oder andere?

Diese Lebensmittel sehen in ihrer Struktur in etwa so aus wie Gluten, so dass sie das Immunsystem mit Gluten verwechseln kann. Das kann auch bei glutenfreier Ernährung zu einem Anstieg von Gluten-Antikörpern führen. Das Immunsystem verkennt andere Nahrung wie Hefe, Mais, Milch und andere als Gluten, weil diese Gluten molekular ähneln.

5. Die Diät erscheint ausgesprochen streng. Warum ist so wenig Gluten für das Auslösen einer Reaktion nötig?

Unsere Perspektiven sind verzerrt. Wir akzeptieren, dass winzige Giftmengen bei einem Bienenstich oder kleinste Erdnusspartikel bei allergischen Menschen umgehend lebensbedrohliche allergische Reaktionen hervorrufen können. Auch etliche Arzneimittel sind in sehr KLEINEN Pillen enthalten, haben jedoch starke Wirkungen in unseren Körpern. Immunreaktionen auf Gluten sind ebenfalls so empfindlich. Die Krümel machen es.

6. Warum reagieren viele Menschen auf Gluten, bestätigt durch Antikörpertests, haben jedoch für lange Zeit wenige oder keine Warnzeichen und brechen dann mit etwas Ernstem, gewöhnlich Autoimmunem zusammen?

Gluten ist bekannt dafür, Nerven langsam durch molekulare Mimikry zu schädigen. Und in zahlreichen Fällen verhalten sie sich wegen der Verletzung ruhig. Der Patient merkt nichts von dem Problem, bis das Organ oder Gewebe, das durch die Nerven versorgt wird, zu versagen beginnt.

7. Aus welchem Grund reagieren heute so viele auf Gluten, wo doch die meisten Menschen über Jahrhunderte scheinbar kein Problem mit Weizen, Gerste, Roggen oder Hafer hatten? Immerhin werden Weizen und Gerste positiv in der Bibel und anderen historischen Dokumenten erwähnt.

Unser heutiges Gluten ist verändert, gewaltsam durch radioaktive Strahlung sowie chemische Mutation während der vergangenen 60 Jahre*. Außerdem besitzen unsere toxischen, schlecht ernährten Körper nicht das optimale Verdauungspotenzial, um es aufzuspalten. Schwäche, Toxizität, durchlässige Körperschranken/-membranen, insbesondere die Darmwand, bereiten den Weg für durch Gluten induzierte molekulare Mimikry.

*Nina Federoff „Mendel in the Kitchen“

8. Weshalb pochen Spezialisten und Forscher darauf, dass die glutenfreie Ernährung lebenslang eingehalten werden muss? Können wir das Problem nicht beheben und zu unseren geliebten Weizenbagels, Croissants und Brownies zurückkehren?

Unsere Wissenschaftler bestehen in der Tat auf eine strenge lebenslange glutenfreie Diät. Und ich stimme dem zu. Unser heutiger Weizen ist es in meinen Augen nicht wert. Er hat etwas Seltsames und Unberechenbares an sich. Die Gedächtnis-B-Zellen im Immunsystem vergessen niemals, wie der Feind aussieht, und seine neuerliche Anwesenheit löst erneut Antikörper aus.

9. Traditionelle Völker weichten ihren Weizen ein und ließen ihn auskeimen und machten dann Sauerteigbrot daraus. Verändert dieser Prozess das Gluten wesentlich, so dass Gluten-Syndrom-Patienten dieses Brot – speziell Dinkel und Einkorn – gefahrlos verzehren können?

Nein. Diese Prozesse und alte Weizenkörner machen das Brot nicht besser verdaulich. Es ist nicht glutenfrei und bleibt somit unsicher.

10. Sollte ich alle glutenhaltigen Nahrungsmittel, die ich gewohnheitsmäßig zu mir nehme, durch glutenfreie ersetzen?

Nein, nicht gewohnheitsmäßig. Die Glutenfrei-Gemeinschaft findet, dass sie überwiegend teuer, stark kohlenhydrathaltig und verarbeitet sind, zum Beispiel Junkfood.

11. Was ist Glutenentzug?

Gelegentlich zerfällt Gluten im Darm in spezielle Bestandteile, die Opiaten ähneln. Wenn sich jemand glutenfrei ernähren will, könnte er für einige Tage vorübergehend unangenehme Entzugserscheinungen spüren, wenn diese opiatähnlichen Bestandteile aus dem Blutkreislauf verschwinden.

12. Warum bestehen die Risiken einer Gluten-Provokation?

Viele Patienten vermeiden solche Provokationen. Manchmal versucht ein Patient für lange Zeit die glutenfreie Diät und entscheidet dann, Tests durchzuführen, um die Gluten-Reaktivität zu bestätigen. In der Regel wird zur Anregung der Antikörperbildung empfohlen, vier bis sechs Wochen lang täglich vier Mal Glutenprodukte zu sich zu nehmen. Dann werden der Standardbluttest und bei positivem Ergebnis eine Zottenbiopsie durchgeführt. Diese Prozedur wird Gluten-Provokation genannt und hat einige dramatische Rückschläge ausgelöst, einige davon neurologisch/psychologisch.

Weitere Informationen und Quellen finden Sie im Anhang vom zweiten Teil sowie auf auf der Internetseite: www.GlutenSyndrome.net. Wenn wir die molekulare Mimikry verstehen, kommt unser Verständnis des Gluten-Syndroms ins Blickfeld. Es erklärt, weshalb eine mindestens glutenfreie Diät ein wichtiges Mittel ist, um Entzündungen zu reduzieren und Heilung zu unterstützen. Mit der Zeit lässt sich eine glutenfreie Ernährung in der Öffentlichkeit leichter vermitteln, die Tests werden besser und das soziale Bewusstsein nimmt zu. Die „Just Eat Real Food“-Bewegung [Esst einfach gutes Essen] und andere spielen mit leckeren Rezepten der gesunden glutenfreien Ernährung in die hand: Sie vermeiden verarbeitete Nahrungsmittel, integrieren gesunde Fette und sorgen für einen guten Nährstoffgehalt. Dies ist eine glückliche, ermutigende Zeit, wir erleben, wie unsere Kinder gesund werden und auch Erwachsene, die sich in einer Krise befinden, stabilisieren. Guten Appetit!

Die Diät – häufig gestellte Fragen

Die folgenden häufig gestellten Fragen werden mit freundlicher Genehmigung von www.gfcfdiet.com abgedruckt. Geringfügige Änderungen wurden nur hinsichtlich der Anpassung an ein anders Layout vorgenommen. Der Inhalt blieb dabei unverändert. Für die vollständigen Quellenangaben besuchen Sie bitte die Internetseite:
www.gfcfdiet.org.

1. Meine Ärztin hat von alledem noch nie etwas gehört und ist außerordentlich skeptisch. Ich scheue mich, Ihr mitzuteilen, dass ich diesen Ansatz in Erwägung ziehe. Was denken Sie?

Skepsis ist eine positive Eigenschaft von Medizinern oder Wissenschaftlern. Allerdings gibt es vorläufige Belege, die diese sichere, nicht-invasive Behandlungsmethode unterstützen. Deshalb wäre es an Ihnen, Ihrer Ärztin davon zu berichten, Ihre Wünsche zu äußern und um ihre Unterstützung zu bitten. Es ist für einen Arzt ratsam abzuwarten, bis alle Daten in einer Fachzeitschrift veröffentlicht wurden, bevor man für eine Therapie Partei ergreift. Nichtsdestoweniger ist es für Eltern einleuchtend, ihrem Kind zu helfen, ohne auf die Ergebnisse von Doppelblind-Placebo-Tests zu warten. Da diese Vorgehensweise keine ungewöhnlichen Ergänzungen, invasive Drogen oder kostspielige Heilbehandlungen umfasst, sollte Ihre Kinderärztin Sie unterstützen. Erläutern Sie, dass Sie das für einige Wochen ausprobieren wollen, und sagen Sie zu, bei der Aufzeichnung der Fortschritte Ihres Kindes objektiv und unbefangen zu sein.

Sollten Sie Ihren Fall mit momentan verfügbaren wissenschaftlichen und medizinischen Unterlagen juristisch stützen wollen, beachten Sie bitte die einschlägigen Links auf www.gfcfdiet.com sowie auf www.autismndi.com.

2. Was ist Casomorphin?

Casomorphin (auch Caseomorphin) ist ein von Kasein abgeleitetes Peptid, ein Milchweiß. Kasein ist eines der Haupteiweiße von Milch – von allen Säugetieren einschließlich Kühen, Ziegen und Menschen. Wird Kasein richtig verdaut, wird es in große Peptide wie Casomorphin gespalten und sollte weiter in kleinere Aminosäuren aufgespalten werden.

Indes fanden Doktor Reichelt in Norwegen, Doktor Cade von der Universität Florida und andere große Mengen von Casomorphin-Peptiden im Urin von Menschen mit Autismus, PDD (Tiefgreifende Entwicklungsstörung), Zöliakie (Glutenunverträglichkeit) sowie Schizophrenie.[4] In seiner Peptidform besitzt Kasein Eigenschaften eines Opiats vergleichbar mit Morphium und kann an den gleichen Opiatrezeptoren im Gehirn andocken.

An Hand von Einzelberichten über das Abklingen von Symptomen nach dem Ausschluss von Weizen und Molkereiprodukten stellten Forscher eine Verbindung dieser Peptide mit weiteren Störungen wie chronischer Müdigkeit, Fibromyalgie und Depression her.

3. Was ist Gliadorphin?

Gliadorphin (auch α-Gliadin oder Gluteomorphin) ist eine Substanz, die Morphium ähnlich ist. In der Regel handelt es sich um ein kurzlebiges Nebenprodukt der Glutenverdauung (kommt in Weizen, Gerste, Roggen, Hafer und mehreren anderen Getreidesorten vor). Gliadorphin ähnelt Casomorphin sehr stark. Sein Vorhandensein in ungewöhnlich hoher Konzentration in Urinproben von autistischen Kindern ist dank Massenspektrometrie verifiziert. Gliadorphin gilt für viele als zentraler Bestandteil des Systems von Ursachen und Wirkungen, die eine autistische Entwicklung auslösen.

Die wahrscheinlichsten Gründe für das Vorhandensein dieser Moleküle sind:

- ein oder mehrere durch Enzymmangel verursachte Fehler im Verdauungsprozess (beim Aufspalten),
- unnormale Durchlässigkeit der Darmwand, die relativ großen Molekülen in abnormaler Anzahl den Eintritt in die Blutbahn gestattet.

4. Ich bin etwas verunsichert, was Allergie und Unverträglichkeit angeht. Mir ist bewusst, dass unsere Kinder empfindlich sind bei Mais,

Soja und anderer Nahrung, ebenso bei Gluten und Kasein. Bedeutet das auch, dass sie diese Lebensmittel letztendlich in morphiumähnliche Verbindungen umwandeln werden? Wenn dem so wäre, würden sie in einem Radio-Allergo-Sorbens-Test (RAST) als Allergie zu erkennen sein? Oder wären unsere Kinder immer gegen diese Lebensmittel allergisch (eine regelrechte Allergie, die Verhaltensänderungen unserer Kinder hervorrufen kann), und wir hätten nur nichts davon gewusst, weil das Gluten und das Kasein die Allergie verborgen hätten?

In den Augen eines herkömmlichen Arztes oder Allergologen bezeichnet „Allergie“ eine IgE-Reaktion des Immunsystems, aus der Ausschlag, Schwellung oder Atemprobleme resultieren.

Die Begriffe „Allergie“ und „Unverträglichkeit“ werden jedoch häufig benutzt, um jegliche unangemessene Reaktion auf Essen oder Substanzen, die normalerweise harmlos für den Organismus sind, zu beschreiben.

Es gibt mindestens drei verschiedene Arten, wie ein autistisches Kind Probleme mit gluten- oder kaseinhaltiger Nahrung haben kann, und es ist wichtig, den Unterschied zu verstehen:

1. Eine IgE-ALLERGIE führt gewöhnlich zu Hautproblemen, Ausschlag, Schwellung und Atemproblemen. Es kann mittels Blut- oder Hauttest getestet werden.
2. Bei einer UNVERTRÄGLICHKEIT (gewöhnlich vermittelt durch IgG- oder IgA-Antikörper oder eine Enzyminsuffizienz wie Laktoseintoleranz) sind die Symptome vielfältiger und unklarer, zum Beispiel Unwohlsein, Magenprobleme, Schlafprobleme, Gelenkschmerzen, Ohreninfektionen, Hyperaktivität oder Verhaltensauffälligkeiten. Eine Empfindlichkeit gegen diese Substanzen kann durch den ELISA-Bluttest bestätigt werden.
3. PEPTIDUREA (Peptide im Urin) wird durch das Unvermögen des Körpers verursacht, bestimmte Eiweiße ordentlich aufzuspalten. Es wird vermutet, dass einige Peptide, insbesondere aus Milch- und Weizenproteinen, an den Opiatrezeptoren des Gehirns andocken und die Funktion von Hirn und Nervensystem durcheinander bringen. Die Urintests dafür sind noch im experimentellen Stadium, und viele Eltern sind der Ansicht, dass eine eiserne Probezeit der GF/CF-Diät das Beste wäre, um herauszufinden, ob es die Peptide sind, die Autismus bei Kindern hervorrufen.

Bei der GF/CF-Diät werden Gluten und Kasein vermieden, denn sie stehen unter starkem Verdacht, eine direkte pharmakologische Wirkung auszuüben. Werden diese Proteine nur unvollständig aufgespalten, sind einige der entstehenden Fragmente Morphium überaus ähnlich und verhalten sich mehr oder weniger in der gleichen Art und Weise. (Diese dritte Art der Reaktion kann gleichzeitig wie eine klassische Allergie gegen dasselbe Nahrungsmittel vorhanden sein.)

Aktuelle Forschungen legen nahe, dass auch Proteine aus Mais und Soja Molekularbausteine enthalten, die, wenn der Patient einen Enzymmangel ausweist, in etwas gespalten werden können, das Opioidpeptiden ungemein ähnlich ist. Selbst Spinatprotein, so wurde herausgefunden, entfaltet eine gewisse Opioidaktivität.

Soja- und Maisprodukte enthalten oft Stoffwechselendprodukte von Mikroorganismen wie Bakterien, Schimmel oder anderen Pilzen. Einige davon werden verdächtigt, für eine kleine Anzahl von Menschen gesundheitsschädlich zu sein, die genetisch für Autismus prädisponiert sind. Das Maß der Gefahr hängt von den individuellen Bedingungen UND der Qualität des Maises und der Sojabohnen ab, die zur Herstellung und Verarbeitung verwendet werden. Sojaöl (Lecithin) könnte noch schlimmer sein als die meisten anderen Sojaprodukte. Denn es schmeckt neutral und sieht unverdächtig aus, selbst wenn es aus schimmligem Ausgangsmaterial hergestellt wurde und normalerweise die niedrigste Güteklasse der Ernte verarbeitet wird.

Einige Leute glauben, dass einer der natürlichen Farbstoffe im Mais (Lutein) Probleme verursacht, obschon die Gründe noch nicht zufriedenstellend nachvollziehbar sind (vergleiche „Sarahs Diät"). Dieser Punkt muss als hochspekulativ angesehen werden.

5. Ich glaube nicht, dass mein Kind Allergien hat oder dass Allergien für Autismus verantwortlich sind. Weshalb sollte ich Lebensmittel bei seiner Ernährung weglassen?

Eltern berichten seit Jahrzehnten von einem Zusammenhang zwischen Autismus und Ernährung, und nun folgt ihnen auch die Wissenshaft entsprechenden Forschungsergebnissen, die belegen, dass zeigt, dass verschiedene Lebensmittel Auswirkungen auf die sich entwickelnden Gehirne einiger Kinder haben und autistisches Verhalten herbeiführen. Das hat weniger mit Allergien zu tun als vielmehr damit, dass etliche dieser Kinder nicht in der Lage sind, manche Eiweiße richtig zu verdauen.

6. Milch und Weizen sind die einzigen beiden Lebensmittel, die mein Kind tatsächlich isst. Seine Ernährung besteht ausschließlich aus Milch, Käse, Müsli, Nudeln und Brot. Wenn ich all das wegnehme, habe ich Angst, dass er hungert.

Vielleicht gibt es einen guten Grund, dass sich Ihr Kind selbst auf diese Speisen begrenzt. Opiate sind wie Opium stark suchterzeugend. Sollte diese „Opiat-Exzess-Erklärung" auf Ihren Sohn zutreffen, ist er tatsächlich süchtig nach diesen Nahrungsmitteln, die solche „kriminellen" Eiweiße enthalten. Obwohl es so scheint, als würde Ihr Kind hungern müssen, wenn Sie ihm dieses Essen vorenthalten, berichten doch zahlreiche Eltern, dass ihre Kinder nach der anfänglichen „Entzugsreaktion" zunehmend dazu bereit sind, andere Lebensmittel zu sich zu nehmen. Nach wenigen Wochen überraschen die meisten Kinder ihre Eltern, indem sie die Liste ihrer Nahrungsmittel noch um entsprechende Produkte erweitern.

7. Ist Milch nicht notwendig für die Gesundheit von Kindern?

Amerikaner wurden in dem Glauben aufgezogen, dass dem so sei, vor allem durch die Anstrengungen der American Dairy Association (Verband der amerikanischen Milchindustrie). Und nicht wenige Eltern scheinen es als ihre Pflicht anzusehen, ihre Kinder mit so viel Milch wie möglich zu ernähren. Dennoch geht es vielen gesunden Kindern prima – ohne Milch. Es ist das Calcium, das Kinder benötigen, nicht die Milch. Kuhmilch wurde „die am meisten überschätzte Nahrung der Welt" genannt und dass sie „nur für Kälber geeignet" sei. Es ist sogar bewiesen, dass ein Kuhhormon in der Milch die Calciumaufnahme beim Menschen blockiert.

Seien Sie vorsichtig. Molkereiprodukte wegzulassen bedeutet Verzicht auf wirklich alle Milch, jeden Käse, Frischkäse, saure Sahne und so weiter. Es schließt auch die bloßen Inhaltsstoffe wie Kasein und Molke ein, sogar wenn nur das Wort Kasein darin vorkommt. Lesen Sie Etiketten – in Artikeln wie Brot und Thunfisch sind oft Milchprodukte enthalten. Selbst in Sojakäse stecken für gewöhnlich Kaseinate.

Es gibt ein ausgezeichnetes Buch von Jane Zukin „Raising Your Children Without Milk" (Deine Kinder ohne Milch aufziehen), das viele Informationen zu einem Leben ohne Milch enthält. Ein anderes sehr gutes Buch heißt „Don't Drink Your Milk" [Du solltest keine Milch trinken] von Frank Oski (der spätere Leiter der Pädiatrie am Johns Hopkins und Autor von „Grundlagen der Kinderheilkunde").

Darin werden die Ergebnisse diverser Forschungsstudien zitiert, die schlussfolgern, dass Milch eine unangemessene Nahrung für Kinder ist. Für 4,95 Dollar ist es erhältlich bei: Park City Press, PO Box 25, Glenwood Landing, NY11547, ISBN 0671229048.

8. Woher weiß ich, auf welches Essen er allergisch ist?

Versuchen Sie die Allergie-Ausschluss-Diät. Verbannen Sie zum Beispiel die bekannten Allergene für ein paar Tage aus seiner Ernährung und führen Sie sie danach eins nach dem anderen wieder ein. Wenn Ihnen Symptome auffallen, sowohl körperliche als auch verhaltensmäßige, versuchen Sie es mit einigen Tagen Abstand erneut. Wenn Sie systematisch vorgehen, werden Sie bald beurteilen können, welches Essen Probleme hervorruft, und es ausschließen. Zwei hervorragende Quellen, eventuell in Ihrer Bibliothek erhältlich, sind Doris Rapp „Is This Your Child“ [Ist das Ihr Kind] und William Crook „Solving the Puzzle of Your Hard to Raise Child“ [Das Puzzle Ihres schwer groß zu bekommenden Kindes].

9. Zählen Eier nicht auch zu den Milchprodukten?

Die meisten von uns haben gelernt, dass Eier und Milchprodukte zum gleichen Teil der Ernährungspyramide gehören. Wie dem auch sei – sie tun es nicht. Eier sind frei von Milch und allen Molkereiprodukten. Kühe, Schafe oder Ziegen geben uns Milchprodukte. Unsere Eier stammen in der Regel von Hühnern. Zur Verwirrung mag beitragen, wenn Milchprodukte und Eier in der Kühlabteilung des Supermarktes nebeneinander angeordnet sind.

10. Wie stelle ich es an, die GF/CF-Diät meines Kindes beizubehalten, wenn wir ausgehen oder jemanden besuchen? Bisweilen ist es uns nicht möglich, ihn rechtzeitig einzufangen, ehe er etwas zu sich nimmt, was er nicht sollte.

Es ist eine gute Idee, einige gluten- und kaseinfreie Lieblingssüßigkeiten einzustecken. Verstecken Sie sie so lange, bis es zum „Wettstreit“ kommt. Präsentieren Sie Ihrem Kind die süße Überraschung, bevor es etwas Gluten oder Kaseinhaltiges isst. Mit mehr als einer Süßigkeit sind Sie auf der sicheren Seite.

Es gibt auch zwei kleine Broschüren, die sich ideal an Freunde und Verwandte austeilen lassen, und die die Ernährungsbedürfnisse Ihres Kindes verständlich erklären. Es handelt sich um: „Alternative Treatments for Children Within the Autistic Spectrum: Effective, natural solutions for learning disorders, attention deficits, and autistic behaviors“ von Deborah Golden Alecson sowie „Leaky Gut

Syndrome: What to do about a health threat that can cause arthritis, allergies, and a host of other illnesses“ von Elizabeth Lipski. Beide kosten jeweils 3,95 Dollar und sind in Bioläden erhältlich.

11. Müssen wir uns bei glutenhaltigen Lotionen, Shampoos und Zahnpasten Sorgen machen, dass sie über die Haut aufgenommen werden?

Nikotinpflaster, Hormonpflaster zur Empfängnisverhütung und andere Anwendungen dieser Art belegen, dass unsere Haut tatsächlich vieles absorbiert und in den Blutkreislauf passieren lässt. Die Glutenmoleküle sind allerdings zu groß, um durch die Haut weitergeleitet zu werden, erklärt Hautarzt John Zone in der Frühjahrsausgabe 2003 des Magazins „Living Without“.

Die häufigsten Probleme treten von der Hand in den Mund auf, zum Beispiel erst einen gefärbten Teig beim Formen anfassen und dann das Gesicht berühren. Deshalb sollten wir unseren Kindern möglichst wenig Zugang zu allem gestatten, was eine Gefahr darstellt. Wenn es in der (Vor-)Schule Ihres Kindes eine Taststrecke gibt, können Sie darum bitten, dass sie mit Reis oder getrockneten Bohnen statt mit Nudeln oder Gluten-Getreide bestückt wird. Wir schlagen außerdem vor, dass Sie sich für „Play-Doh™ Eltern[1]“ freiwillig melden und somit dafür sorgen, dass der Klassenraum mit sicheren Utensilien ausgestattet und beliefert wird, damit sich niemand sorgen muss.

Bei Shampoo sehen wir keine allzu große Gefahr, es sei denn, Ihr Kind versucht es zu trinken. Zahnpasta ist hingegen eine ganz andere Geschichte, da beim Zähneputzen schnell ein bisschen Zahnpasta verschluckt und nicht ausgespuckt wird.

12. Ich bin schon sehr besorgt, was die Nahrung meines Kindes angeht, und seine „Allergien“ zwingen mich, seine Auswahl noch weiter zu reduzieren. Falls Apfelsaft und Bananen die einzigen Früchte sind, die er isst, er jedoch auf sie reagiert – wie soll er dann zurechtkommen?

Obst enthält Wasser, Zucker, Ballaststoffe und Vitamine. Wenn er kein anderes Obst zu sich nehmen will, wird er diese Inhaltsstoffe aus anderen Quellen beziehen müssen.

13. Ich frage mich, ob auch andere Familien Probleme damit haben, dass die Diät in der Schule nicht durchgehalten werden kann? Ich hatte eine Notiz übermittelt: „Geben Sie meinem Sohn bitte keine Milchpro-

---

[1] Play-Doh=Essbare Knete

dukte, Weizen, Mais und Soja." Als ich heute hinkam, gaben sie ihm Popcorn!

Mein Kind isst NICHTS, was nicht von zu Hause mitgegeben wurde. Er ist jetzt fast zehn Jahre und mit dieser Einstellung sehr gut gefahren, denn der Versuchung außerhalb nicht standhalten zu können, war einfach nie eine Option. Ich denke, er käme nie auf die Idee, ohne unsere Erlaubnis Essen von irgendjemandem anzunehmen.

Wir haben stets sichergestellt, dass Snacks und Süßigkeiten als Reserve für Notfälle in der Schule sind. Die Schule hat das meines Erachtens immer ernst genommen, da sie sehen konnten, wie ernst wir es nehmen.

Einmal hörten wir von einer Mutter, die sagte, ihr Sohn sei seit Monaten auf strenger GF/CF-Diät ohne eine spürbare Verbesserung. Ich erkundigte mich, was genau er zu sich nimmt. Sie reichte mir eine lange Liste einschließlich teurer abgepackter GF-Erzeugnisse. Ihr Brief endete mit den Worten „*Das ist natürlich nur das, was er zu Hause bekommt. Ich weiß nichts über sein Mittagessen in der Schule oder was sie ihm alles noch zusätzlich zu seinem ABA-Programm geben.*"

Das ist auf jeden Fall einen Versuch wert – vielleicht gibt es einen echten Unterschied zu beobachten.

14. Welcher Prozentsatz an Kindern wird auf die Diätvorschrift ansprechen?

DAN!-Ärzte versuchten früher gewöhnlich, zurückhaltend zu sein und sprachen von mindestens einem Drittel der Kinder. Nachdem sie weitere Erfahrungen gesammelt hatten sagten sie zwei Drittel. Heute, nach Hunderttausenden Patienten sagen uns die meisten, sie glauben, dass nahezu jedes ASS-Kind von der Diät profitieren wird. Viele werden zusätzliche Modifikationen benötigen (zum Beispiel Weglassen von Getreide oder Zucker), ehe die Verbesserungen sichtbar erreicht werden.

Allerdings spielt auch das Alter der Kinder eine große Rolle bei der Frage, wie schnell Ergebnisse sichtbar werden. Wir können mit einiger Wahrscheinlichkeit sagen: Bei zwei Dritteln der Kinder unter drei Jahre wird sich eine dramatische Antwort ergeben – eine eher subtile, aber trotzdem hilfreiche und ebenfalls bei zwei Dritteln bei den älteren Kindern. Unserer Meinung nach sind das ziemlich gute Voraussetzungen.[3]

Weitere oft gestellte Fragen

Kerri, gestern spielte der Therapeut mit Play-Doh™ mit meiner Tochter. Sie konnte nicht widerstehen, es zu essen. Wir versuchten erfolglos, sie davon abzuhalten. Letztendlich mussten wir ihr Spiel beenden. Nun sagen manche, dies läge an einem Zinkmangel. Weißt du, ob das korrekt ist? Wird ihr Wunsch, Play-Doh™ zu essen, ein Ende haben, wenn wir ihr Zink verabreichen? Wenn ja, wie viel sollte ich ihr geben?

Sie isst Play-Doh™ nicht wegen eines Zinkmangels. Play-Doh™ enthält Weizen und Gluten. Sie ist süchtig nach Gluteomorphin, ein Nebenprodukt, das entsteht, wenn sic Gluten isst. Damit hat sie ihre Diät unterbrochen. Sie sollte Play-Doh™ weder anfassen noch essen.

Was genau ist Candida?

Candida albicans ist ein opportunistischer Pilz (oder eine Art Hefe), der Ursache für viele unerwünschte Symptome ist, angefangen bei Ermüdung und Gewichtszunahme, bis hin zu Gelenkschmerzen und Blähungen.

Die Candida-Hefe ist Teil der Darmflora, eine Gruppe von Mikroorganismen, die in Mund und Darm leben. Wenn die Candida-Population anfängt, außer Kontrolle zu geraten, schwächt diese die Darmwand, durchdringt sie und gelangt in den Blutkreislauf, wo sie ihre giftigen Abbaustoffe freisetzen und im Körper verteilen kann.

Was verursacht eine Candida-Überwucherung?

Candida ist ein opportunistischer Erreger, der zügig die Oberhand gewinnen kann, wenn jemand Antibiotika einnimmt. Antibiotika zerstören die günstige Darmflora, haben jedoch kaum Auswirkungen auf Candida und geben dieser an sich harmlosen Hefe die Gelegenheit, das Darmmilieu sehr schnell zu dominieren.

Babys, die auf der Station C geboren werden [per Kaiserschnitt], oder deren Mütter während der Geburtswehen Antibiotika-IV erhielten, sind besonders anfällig für die verheerenden Auswirkungen einer Candida-Überwucherung. Der Grund dafür ist, dass sie auf ihrem Weg durch den Geburtskanal unmittelbar vor der Geburt einer Darmflora ausgesetzt sind, die sich nicht in einem gesunden Gleichgewicht befindet.

Disaccharide, auch Zweifachzucker genannt, stecken in vielen Kohlenhydraten einschließlich aller Getreidesorten – nicht bloß in den glutenhaltigen. Ein entzündeter, nicht im Gleichgewicht befindlicher Darm, der von Candida dominiert ist, ist nicht in der Lage, Zweifachzuckermoleküle vollständig zu verdauen, weil das Fehlen einer gesunden Darmflora die Funktion der Enterocyten [Darmepithelzellen] gefährdet.

Enterocyten sind die Zellen, die in den Villi der Darmwand ansässig sind und das Enzym Disaccharidase produzieren, das Zweifachzuckermoleküle in einfach zu absorbierende Einfachzuckermoleküle aufspaltet, so die Ärztin Doktor Natasha Campell-McBride, Autorin von „Gut and Psychology Syndrome" (Darm- und Psychologie-Syndrom) und eine der führenden Köpfe in der aktuellen Forschung zur Darmwiederherstellung. Wenn Enterocyten jedoch von der entsprechenden Darmflora nicht ernährt und gestärkt werden, werden sie schwach, erkranken und können sich sogar in Krebszellen verwandeln. Ohne eigene Ernährung können Enterocyten ihrer Aufgabe, Nahrung zu verdauen und zu absorbieren, nicht richtig gerecht werden.[16, 17] Die ausschlaggebende Bedeutung der Enterocyten für die Gesundheit kann gar nicht hoch genug bewertet werden!

Geschwächte und kranke Enterocyten haben auch Schwierigkeiten, Stärkemoleküle zu verdauen, die sehr groß sind und aus Hunderten Monosacchariden bestehen, die in langen verästelten Strängen verbunden sind. Menschen mit einer schwachen Verdauung – wegen Candida-Befall und vermurksten Enterocyten – haben furchtbar daran zu knabbern, diese komplexen Moleküle zu verdauen. Und es bleiben viele dieser Moleküle unverdaut übrig, was einen idealen Nährboden für krankmachende Hefe, Bakterien und Pilze wie Candida darstellt, um richtig aufzublühen. Auch die tatsächlich verdaute Stärke endet als Maltosemolekül, und das ist - raten Sie mal -, ein Disaccharid. Diese Maltose bleibt durch den Enzymmangel an Disaccharidase unverdaut und wird zu zusätzlicher Nahrung für Candida.

Wir machen die Diät seit einigen Tagen. Kann mir jemand sagen, welche Art von Snacks er seinen Kindern in die Kindertagesstätte mitgibt? Unsere Kita ist auch nussfrei. Mittagessen ist in Ordnung. Aber was sollten wir als Vesper nehmen? Die glutenfreien Brezeln gehen nicht mehr wie bisher wegen Hefe und Soja.

Hier einige Vorschläge: hartgekochte Eier, geschnittenes rohes Obst oder Gemüse, ohne Öl gemachtes natürliches Popcorn, Äpfel, Bananen, Trockenfrüchte ohne Zuckerzusatz. Noch mehr Anregungen gibt es in unserer Facebook-Gruppe „CD/CDS MOMS WHAT IS MY KID EATING TODAY?".

Kapitel 4

Einführung zu Chlordioxid

von Jim Humble

„Eine Verurteilung ohne Untersuchung ist der Gipfel der Ignoranz."

- Albert Einstein

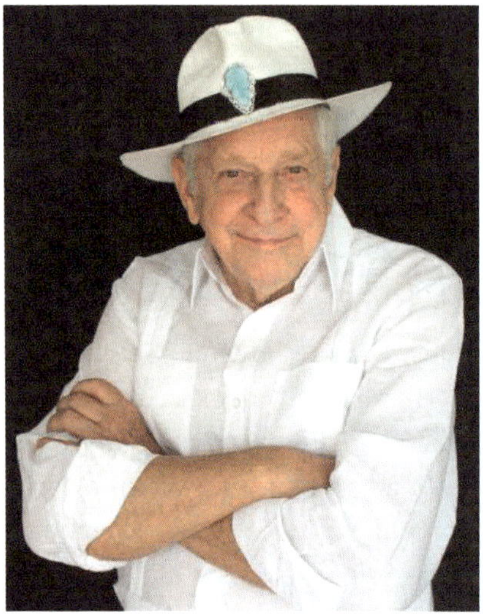

Jim Humble, der Mann hinter Chlordioxid für Heilzwecke, war so freundlich, dic folgende Einleitung für den Abschnitt über CD zu verfassen.

Ich kann Ihnen gar nicht sagen, wie erfreut und stolz ich bin, dass Kerri Protokolle mit Chlordioxid als Hauptbestandteil aufgestellt hat, um etlichen Kindern mit Symptomen, die wir Autismus nennen, Gesundheit und Normalität zu bringen. Die Heilung dieser Kinder ist eine der großartigsten Geschichten dieses und des vergangenen Jahrhunderts. Kerris Fähigkeit, etwas Neues zu betrachten und dessen Wert zu beurteilen, ohne sich von den Vorgaben unserer etablierten Medizinwissenschaft beeinflussen zu lassen, ist wirklich selten. Da sich die moderne Medizin für Autismus immer noch eine weltweit verfügbare Lösung zu einem vernünftigen Preis einfallen lassen muss, beschloss Kerri, etwas zu unternehmen, was gute Resultate erzielt. Die mediziner sagen Autismus sei unheilbar, und Millionen von Kindern könnte nicht geholfen werden. Sie müssen ein Leben führen, ohne ihr Potenzial richtig auszuschöpfen. Während ich das schreibe, sind 115 Kinder wiederhergestellt, weitere Hunderte stehen kurz davor, wieder gesund zu werden, und bei Tausenden dürfen wir Verbesserungen verzeichnen als Ergebnis der Behandlung nach Kerris Leitlinie.

Nachfolgend einige Eckpunkte:

Das Molekül von Chlordioxid wurde 1814 entdeckt. Seine Herstellung wird Sir Hymphrey Davy zugeschrieben, und heute gibt es diverse Patente für die Heilung unterschiedlicher Krankheiten mit Chlordioxid (siehe Aufstellung auf Seite 122).

MMS (Master Mineral Supplement) – 1996 entdeckte ich Chlordioxid. Seither besuchten mich mehr als 1.020 Menschen aus über 95 Ländern in der Dominikanischen Republik und Mexiko, um sich zeigen zu lassen, wie man Chlordioxid anwendet. Nach unseren Schätzungen haben über zehn Millionen Menschen weltweit Chlordioxid verwendet.

Die maximalen Kosten für einen Satz (Flaschen mit je vier Unzen) Natriumchlorit plus Aktivator liegen unter 25 Dollar. Das bedeutet, dass eine durchschnittliche Dosis CD beinahe überall auf der Welt weniger als vier Cent kostet, das heißt 40 Cent am Tag oder 25 Dollar in zwei Monaten. In den meisten Gegenden ist es sogar weniger. Damit sollte es niemanden auf der Welt geben, der es sich nicht leisten könnte.

Das Chlordioxidmolekül ist das schwächste aller Oxidationsmittel, das wir anwenden können, und hat somit nur geringe Auswirkungen auf menschliche Zellen. Das Molekül hat eine einzigartige Fähigkeit, schädliche Bakterien aufzuspüren, zu oxidieren und damit abzutöten. Hans Christian Gram, ein Wissenschaftler aus dem 19. Jahrhundert, fand heraus, dass die Mehrzahl der schädlichen Bakterien eine negative Ladung besitzt. Er konnte die positiv und negativ geladenen Bakterien mit zwei unterschiedlichen Farben färben. Seine Technik wird noch heute in Laboratorien und Universitäten angewendet. Alle Oxidationsmittel, also auch Chlordioxid, haben eine positive Ladung, so dass sie negativ geladene Bakterien anziehen und abtöten und positiv geladene Bakterien abstoßen. CD ist auf diese Weise im Stande, schlechte Bakterien zu töten, ohne die guten zu zerstören. Das ist einfaches Schulwissen: Gleiche Ladungen stoßen sich ab, ungleiche ziehen sich an.[1]

Fast alle Chemikalien und zahlreiche Lebensmittel werden in unserer Gesellschaft auf ihre Giftigkeit hin geprüft. Dieser Index wird festgelegt, indem jede Substanz einen so genannten LD_{50}-Wert erhält. Zucker, Tafelsalz, Butter, Arsen, Cyanid, Essig, Wein, Clorox [Reiniger], Fensterputzmittel und Dutzende weitere industrielle sowie Haushaltschemikalien werden nach ihrer Toxizität eingestuft. Dabei werden zehn Ratten mit der fraglichen Nahrung oder Chemikalie zwangsgefüttert, bis die Hälfte von ihnen stirbt. Die Menge, die benötigt wird, um fünf von zehn Ratten umzubringen, bestimmt den LD_{50}-Wert. Jede vorliegende Chemikalie besitzt eine Giftigkeitseinstufung, die sie als LD_{50}-Wert erhält. In ausreichender Menge sind alle Chemikalien toxisch, und wir haben sehr viele unglückliche Ratten in unserer Gesellschaft.

Es hat noch nie einen dokumentierten Toten durch die Einnahme von Chlordioxid oder Natriumchlorit gegeben. Es wäre tausend Mal mehr Chlordioxid erforderlich, als in der täglichen Behandlungsdosis verabreicht, um eine für

Menschen tödliche Menge zu erreichen. Die folgenden Informationen stammen aus dem Toxikologischen Profil von Chlordioxid und Chlorit (veröffentlicht vom US-amerikanischen Gesundheitsministerium) und enthalten den LD_{50}-Wert von CD, zusammen mit der Dokumentation, dass durch Chlordioxid keine Todesfälle verursacht wurden (kursive Hervorhebungen sind vom Autor):

Bisher gibt es keinerlei Hinweise darauf, dass eine orale Einnahme von Chlordioxid oder Chlorit auch nur in einem einzigen Fall zum Tode geführt hätte. Shi und Xie (1999) wiesen darauf hin, dass ein akuter LD_{50}-Wert (erwartete Dosis, die den Tod von 50 % der Tiere herbeiführt) bei oraler Gabe und für stabiles Chlordioxid bei Mäusen >10.000 mg/kg wäre.

Ich möchte auf das Thema Bleiche eingehen, denn einige Kritiker schreien fortgesetzt, Chlordioxid sei Bleiche und somit ein Gift. Chlordioxid, die Chemikalie, die MMS ist, wurde bei uns noch niemals als Bleiche zum Toiletten putzen benutzt. Industrielle Bleiche ist 4.000 Mal konzentrierter als MMS. Und MMS wurde noch nie irgendwo als Haushaltsreiniger verwendet.

Wenn eine Sache nicht die Eigenschaften einer spezifischen anderen aufweist, ist es juristisch, ethisch, moralisch und logisch nicht vertretbar, zu sagen, dass sie von jener Art sei. Das bedeutet, dass eine Chemikalie, die nicht die Eigenschaften von Bleiche besitzt, nicht als Bleiche bezeichnet werden kann. Also darf Chlordioxidlösung, die 4.000 Mal schwächer als Bleiche ist, nicht Bleiche genannt werden. Das dürfte von jedem Gericht so gesehen werden.

Bitte nehmen Sie sich die Zeit, um die Grundlagen von Chlordioxid, wie sie hier erläutert werden, zu verstehen. Jedes Mal wenn man jemandem geholfen hat, die Symptome von Autismus zu überwinden, hat man dazu beigetragen, ein Leben zu retten. Denn wer unter den Symptomen regressiven Autismus' leidet, kann sein Leben nicht vollständig leben. Die Wahrscheinlichkeit, dass Sie in nicht allzuferner Zukunft Chlordioxid für sich seber oder einen geliebten Menschen brauchen, ist relativ groß.

Jim Humble

Erzbischof Jim Humble

Eine Botschaft von Kerri an Jim Humble

„In Liebe, Respekt und Dankbarkeit. Du bist bereits so lange gegen den Strom geschwommen, und ich schätze mich glücklich, dass du auf mich gewartet hast. Ich werde fortfahren, diese Generationen von Kindern zu retten, die Opfer einer sinnlosen Epidemie sind. Ich werde es so machen, wie du es getan hast. Wir können die Vergangenheit nicht ändern. Aber die Zukunft gehört uns. Du hast Licht dorthin gebracht, wo vormals keines war."

Kapitel 5

Zweiter Schritt – Chlordioxid (CD)

„Alle Wahrheit durchläuft drei Stufen. Zuerst wird sie lächerlich gemacht oder verzerrt. Dann wird sie bekämpft. Und schließlich wird sie als selbstverständlich angenommen."

- Arthur Schopenhauer

CD (Chlordioxid) ist die verblüffendste Behandlung, die ich mit meinem Sohn probiert habe. Es schlug mit Abstand am besten an, und das in der kürzesten Zeitspanne – wir registrierten das Positive in weniger als einer Woche, ohne Nebenwirkungen! (Eine Herxheimer-Reaktion ist keine Nebenwirkung.) Nach sieben Tagen CD schaute mir mein Sohn in die Augen und verlangte Dinge, die er vorher noch nie verlangt hatte, wobei er Vier-Wort-Sätze formulierte. Mit keiner anderen Behandlung habe ich jemals eine derartig schnelle Veränderung an meinem Sohn beobachtet. Zumal Patrick vor CD ein lehrbuchmäßiger „Non-Responder" war.

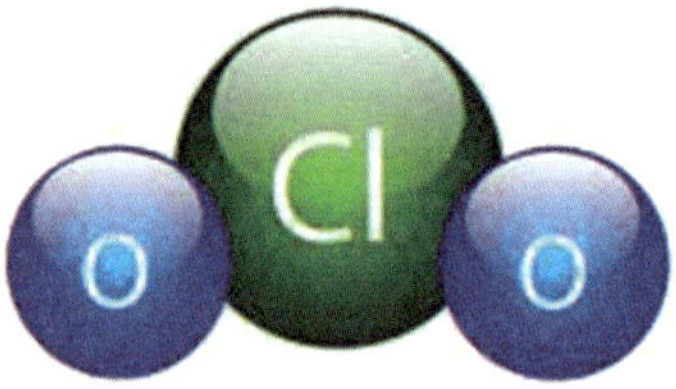

Das Chlordioxid-Molekül (CD)

Warum CD bei Autismus?

Wir wissen, dass die Symptome, die wir als Autismus kennen, verursacht werden von:

- Viren
- Candida (Hefe)
- Schwermetallen
- Lebensmittelallergien
- Bakterien
- Parasiten
- Entzündung

CD katapultiert Kinder in Richtung Heilung, weil es diese Erreger vernichtet. Während ich dies schreibe, mehr als drei Jahre, nachdem wir anfingen, CD in unserem Protokoll zur Heilung von Autismus zu verwenden, konnten 115 Kinder ihre Autismusdiagnose loswerden. Tausende von Kindern rund um den Globus werden gesund. Und das bedeutet, dass auch ihre Familien wieder gesund werden, und dafür bin ich sehr dankbar.

CD hat mein Vertrauen bestätigt und mir ein ums andere Mal gezeigt, dass Autismus heilbar IST. Seit dem Tag, an dem mein Sohn mir wieder in die Augen blicken, lächeln und um Dinge bitten konnte, hat sich mein Leben verändert. Informationen dieses Ausmaßes konnte ich nicht geheim halten. Ich musste sie unbedingt mit jedem teilen, der Interesse daran hat.

CD ist ausgesprochen erschwinglich, Sie können einen Vorrat für zwei bis drei Monate von etlichen weltweiten Anbietern im Internet für nicht einmal 25 Dollar erwerben. Die preisliche Differenz zwischen dem CD-Autismus-Protokoll und einem auf Vitaminen und Ergänzungsmitteln aufgebauten biomedizinischen Protokoll könnte für eine Familie ohne Krankenversicherung (beziehungsweise in der Dritten Welt) den Unterschied zwischen der Heilung ihres Kindes und dem Fortbestand der Krankheit ausmachen.

Betrachten Sie CD als Abkürzung auf dem Weg zur Heilung, weil es alle Krankheitserreger in einem Zug beseitigt. Theoretisch könnten Sie auch Antibiotika, Antipilz- sowie antivirale Mittel verwenden, um die gleichen Ergebnisse zu erzielen. Allerdings könnten Sie so wegen der gefährlichen Nebenwirkungen dieser Produkte (beispielsweise Leber- und Nierenüberlastung) auch einigen Schaden anrichten. Zudem können Antibiotika, Antipilz- und antivirale Mittel lediglich bestimmte Bakterien, Viren und Pilze ins Visier nehmen. CD hingegen zielt auf Grund der Ladung und des pH-Wertes auf alle Pathogene, völlig unabhängig vom spezifischen Erregerstamm.

CD bringt keine Nebenwirkungen mit sich, hinterlässt keine giftigen Rückstände und verursacht keine Leberschädigung. Es bürdet den bereits belasteten Körpern keinen neuen Stress auf. Alles andere, was wir benutzen, um Erreger abzutöten, hinterlässt etwas. Zum Beispiel töten Antibiotika auch nützliche Bakterien, und mit antiviralen Präparaten gehen Gegenanzeigen und Nebenwirkungen einher. Eine Stunde nach Ihrer letzten CD-Gabe ist CD aus Ihrem Organismus verschwunden, ohne eine Spur zurückzulassen. Weil CD in jedem Fall nur maximal eine Stunde im Körper aktiv ist, dosieren wir es stündlich über den ganzen Tag. Die Dosis müssen wir fortsetzen, wenn wir die Ausbreitung der Pathogene stoppen und sie aus dem Körper entfernen wollen.

Einige autistische Kinder in Venezuela wurden wieder gesund, indem sie lediglich die Diät, CD und ein Probiotikum anwendeten. Das gelingt nicht jedes Mal, aber es ist möglich.

Falsche Informationen und die Ängste die sie erzeugen

Die verlogene Propaganda ist der häufigste Grund, erfuhr ich von den Familien, dass sie Angst haben, CD auszuprobieren. Die FDA [Food and Drug Administration, Lebens- und Arzneimittelzulassungsbehörde der USA], Anti-Biomed-Eltern und andere haben die Behauptung aufgestellt, MMS (Jim Humbles Bezeichnung des schwach konzentrierten Chlordioxids in wässriger Lösung) sei ein „Gift", und haben es mit Chlor sowie Chlorbleiche verglichen, was es jedoch nicht ist. Freilich offenbart ein Blick auf die Internetseite der FDA, dass die Verwendung von Chlordioxid bei Obst, Gemüse, Fleisch und Wasserreinigung genehmigt ist. Damit bewegen Sie sich, solange Sie die Anleitungen einhalten, innerhalb der für den menschlichen Verzehr abgesegneten Richtlinien der FDA.

Wenn Sie daran interessiert sind, tiefer in die wissenschaftliche Materie hinter der Chlordioxid-Therapie (auch als MMS bekannt) einzutauchen, besuchen Sie die Internetseiten von Andreas Kalcker:

www.medicasalud.com.

Sie ist vorwiegend auf Spanisch, umfasst jedoch auch zweckdienliche Unterlagen auf Englisch. Außerdem:

www.andreaskalcker.com

Lesen Sie auch Jim Humbles Website:

www.genesis2church.org

Hier finden Sie zudem ein Diskussionsforum (www.G2Cforum.org) über die Verwendung von CD (MMS) zum Heilen einer Vielzahl von Krankheiten.

Kurz gesagt sind Chlor (Cl) und Natriumhypochlorit (NaOCl, Chlorbleiche) so verschieden von Chlordioxid (ClO_2) wie sich lebensnotwendiger Sauerstoff (O_2) von lungenschädlichem Ozon (O_3) unterscheidet. Chlor (Cl) und Natriumhypochlorit (NaOCl) beseitigen pathogene Keime durch Chloren, wohingegen Chlordioxid (ClO_2) Krankheitserreger mittels Oxidation zerstört. Die Nebenprodukte des Chlorens können sich mit anderen Molekülen verbinden und potenziell Krebs erregendes Trihalogenmethan bilden. Die einzigen Endprodukte der Oxidation durch Chlordioxid sind zwei neutrale Sauerstoff-Atome sowie ein Chloritmolekül, das sich mit Natrium im Körper zu Tafelsalz (NaCl) verbinden kann.

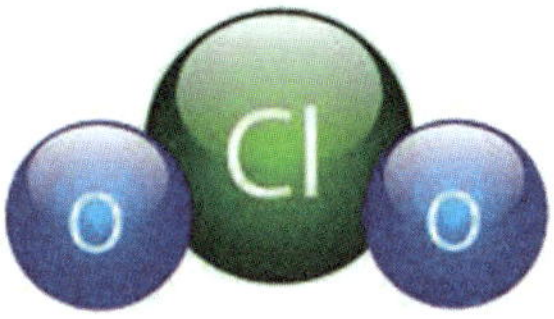

Chlordioxid

ist NICHT

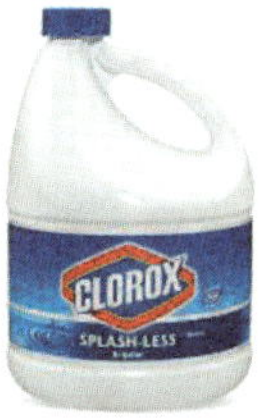

Bleichmittel
oder

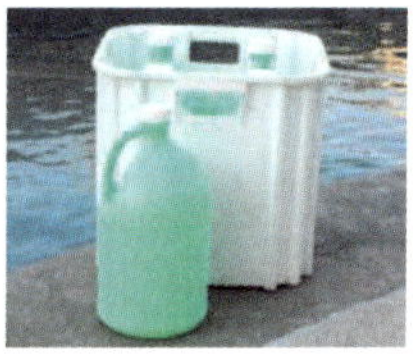

Schwimmbad-Chlor

Ihr Arzt ist höchstwahrscheinlich kein Chemiker und auf dem Gebiet der Oxidationsmittel unter Umständen weniger versiert. Bringen Sie die Wissenschaft doch einfach zu ihm, wenn Sie mit ihm darüber sprechen, CD zur Therapie Ihres Kindes anwenden zu wollen. Das Beste, was wir für unsere kranken Kinder tun können, ist, Entscheidungen gut informiert zu treffen. Das Verständnis für den Unterschied zwischen Chlor und Chlordioxid oder zwischen Chlorbleiche und Chlordioxid könnte die Genesung Ihres Kindes ausmachen.

Ich habe meine Erfahrungen mit Tausenden Familien rund um die Welt geteilt. Deren Kinder haben Chlordioxid in stark verdünnten wässrigen Lösungen eingenommen und KEINES hat irgendwelche Schäden durch CD davongetragen. Manchmal trat Unwohlsein in Gestalt einer Herxheimer-Reaktion auf, die wir mittlerweile minimieren können, und die oftmals verhindert werden kann, indem man langsam und in kleinen Schritten vorgeht (low and slow). Auch habe ich gelernt, dass etwas, was anfangs negativ erscheint, sich oftmals als Heilungskrise herausstellt und auf lange Sicht zu unglaublichen Erfolgen führt.

Viele der Kinder aus der Ersten Welt haben das CD-Protokoll parallel mit anderen Autismus-Protokollen durchgeführt. Sie hatten regelmäßige Blut-, Urin- und Stuhltests und wurden, während sie CD nahmen, generell gesünder getestet, als zuvor. CD stärkt das Immunsystem, verbessert die Leberfunktion und reduziert die Belastungen durch Bakterien und Viren, Candida-Markern und Entzündungen.

Um Eltern zu verunsichern, führen Kritiker häufig den Umstand an, dass Natriumchlorit und Chlordioxid im industriellen Bleichen eingesetzt werden können. Aber nur, weil eine Substanz Farbe entfernen oder etwas bleichen kann, ist es noch keine „Bleiche". Zitrone, Sonnenlicht, Wasserstoffperoxyd sowie Zahnpasta können ebenfalls Farbe aus Textilien entfernen. Trotzdem würden wir Zahnpasta nicht Bleiche nennen. Genauso wenig würden wir Sonnenlicht als Bleiche bezeichnen, selbst wenn sie genau das tut, nämlich bleichen, wenn man Wäsche lange genug draußen lässt und den Sonnenstrahlen aussetzt. Das Gleiche gilt auch für die Verwendung von Chlordioxid für gesundheitliche Zwecke. Unsere für innere Anwendung bestimmten Verdünnungen in wässriger Lösung sind sehr schwach. Tag eins beginnt mit einem Tropfen Chlordioxid in einem Glas Wasser [0,2 Liter]. Ein Tropfen in ein Glas Wasser entspricht 0,21 ppm. Chlordioxid.

Habe gerade eine Reihe Bluttests für meinen Sohn gemacht, bester Leberfunktionstest aller Zeiten nach sieben Monaten MMS.

Die Studie „Controlled Clinical Evaluations of Chlorine Dioxide, Chlorite and Chlorate in Man" [Kontrollierte klinische Evaluierung von Chlordioxid, Chlorit und Chlorate im Menschen] von 1984 fand keine gesundheitsschädlichen Wirkungen bei der Einnahme einer Konzentration bis zu 50 ppm mehrere Stunden täglich über einen Zeitraum von drei Wochen.[2] Und wie Jim Humble dargelegt hat, sind die in der Textilindustrie bei der Farbentfernung zur Anwendung kommenden Konzentrationen Tausende Male stärker, als die, die Familien für ihre Kinder mit ASS verwenden.

Bei der Zuführung in zu hoher Konzentration kann jede Substanz giftig sein – sogar Wasser.[3, 4] Chlordioxid bildet da keine Ausnahme. Wir titrieren [steigern] die CD-Dosierungen stets „low and slow". Und wir respektieren die Kraft, die CD über Pathogene hat, das heißt wir widerstehen dem Drang, die Dosierung zu schnell zu erhöhen.

Chlordioxid wurde 1814 von Sir Humphrey Davy als wirksames Desinfektionsmittel entdeckt. Seither haben sich etliche Firmen seinen Gebrauch für zahllose Anwendungen einschließlich Ernährungssicherheit patentieren lassen.

Nachfolgend ein Auszug aus dem Rundbrief von Jim Humble vom 21. November 2013:

„Andreas Kalcker sprach von Patenten, die verschiedene multinationale Pharmafirmen erhalten haben, um mit diesem Produkt Profit zu machen oder seine Vermarktung zu stoppen."

Beispiel-Patente:

- Ungiftiges Desinfektionsmittel (Patent 4035483/1977)
- Menschliche Amöben bekämpfen (Patent 4296102/1981)
- Gegen Demenz in Folge von AIDS (Patent 5877222/1999)
- Heilung aller Arten von Hauterkrankungen (Patent 4737307/1988)
- Desinfektion von Blut (Patent 5019402/1991)
- Verletzungen schneller heilen (Patent 5855922/1999)
- Mundpflege aller Art (Procter & Gamble)
- (Patent 6251372B1/2001)
- Gegen bakteriell hervorgerufene Infektionen (Patent 5252343/1993)
- Behandlung schwerer Verbrennungen (Patent 4317814/1982)
- Regeneration von Knochenmark (Patent 4851222/1989)
- Behandlung von Alzheimer, Demenz, etc. (Patent 8029826B2/2011)
- Stimulieren des Immunsystems von Tieren (Patent 6099855/2000)
- Stimulieren des immunologischen Systems (Bioxy Incorporated)
- (Patent 5830511/1998)

„... Es bestünde lediglich die Gefahr, versehentlich eine hohe Konzentration zu nehmen. In hochkonzentrierter Form kann praktisch jede Substanz den Tod verursachen. Wie Andreas Kalcker betont, können auch 70 g einfaches Tafelsalz tödlich sein."

„Nun gab es weltweit Tausende von Berichten über die Einnahme von überdosiertem MMS. Dennoch, bei Hunderten Millionen Tonnen dieser Substanz, die jedes Jahr weltweit zur Wasserreinigung, zum Konservieren von Obst, zur Entkeimung von Schlachtfleisch und für Hunderte andere Verwendungen benutzt werden, wurde noch nie ein Todesfall als Folge der Einnahme von Chlordioxid bekannt."

„Das beweist, dass Chlordioxid einer der sichersten bekannten Stoffe ist."

Es gibt zahlreiche Produkte aus Chlordioxid (ClO_2), die faktisch identisch mit CD sind und zurzeit von der FDA in Amerika zugelassen werden. Sie wurden von Frontier Farmaceutical, Alcide, Bioxy und anderen für die Mund- und Hautpflege hergestellt.

Ein Auswahl dieser Erzeugnisse sei hier aufgelistet:[5]

- DioxiRinse™ Mouthwash [Mundwasser]
- DioxiBrite™ Toothpaste [Zahnpasta]
- DioxiWhitw™ Pro Teeth Whitener [Zahnweißer]
- WhiteLasting™ Maintenance Gel [Pflegegel]
- BioClenz™ Dental Unit Waterline Cleaner [Zahnarztreiniger]
- Penetrator™ Periodontal Gel [Mittel gegen Entzündung des Zahnhalteapparates]
- Simply Clear™ Acne Treatment [Aknemittel]
- DioxiWhitw™ Home Teeth Whitener [Zahnweißer]
- Cankers Away™ Canker Sore Cure [bei Mundgeschwüren]
- DX7™ Skin Protectant Gel [Hautpflege]
- Periodontitis Treatment [Mittel gegen Entzündung des Zahnhalteapparates]
- DioxiSmooth™ Facial Exfoliant [Gesichtspeeling]
- Gingivitis Treatment Surface Disinfection [Entkeimung bei Zahnfleischentzündung]
- Fire Fighter™ Burn Pain Reliever [gegen Schmerzen bei Verbrennungen]
- DioxieGuard™ Spray Disinfectant [Desinfektionsspray]
- Nail-It™ Nail Protector [Nagelpflege]

Chlordioxid ist ein Oxidationsmittel.
Aber sind nicht Antioxidantien gut für uns?

Die Theorie der freien Radikale kam 1954 durch einen Artikel von Denham Harman in die Welt und besagt, freie Radikale würden den Alterungsprozess verlangsamen. Später fand er allerdings heraus, dass die Lebensdauer von den Mitochondrien bestimmt wird und dass Antioxidantien nicht in die Mitochondrien kommen. 1972 veröffentlichte Harman die „Mitochondriale Theorie des Alterns“. Aber immer noch ist die „Freie Radikalen Theorie des Alterns“ dafür verantwortlich, dass Milliarden Dollar jedes Jahr für antioxidative Nahrungsergänzungsmittel ausgegeben werden. Da dieses Buch Gestalt annimmt, hat James Watson in der Zeitschrift „Open Biology“ einen spannenden Artikel veröffentlicht: „Oxidants, antioxidants and the current incurability of metastatic cancers“ (Oxidationsmittel, Antioxidantien und die gegenwärtige Unheilbarkeit Metastasen bildender Krebserkrankungen).[8]

Watson trägt eine Hypothese vor, die das Vorhandensein von Antioxidantien im Organismus mit Krebs im Endstadium (metastatisch) in Verbindung bringt. Er weist darauf hin, dass diverse erfolgreiche Krebsbehandlungen die Moleküle freier Radikale verwenden, um Krebs zu therapieren – genau dieselben Moleküle, die Antioxidantien attackieren und töten. Watson mahnt die Leser seiner Abhandlung, Folgendes in Erwägung zu ziehen: „Wenn wir keine Möglichkeit finden, das Maß der Antioxidantien zu verringern, wird Krebs im Endstadium auch in zehn Jahren genauso unheilbar sein wie heute."

Wir haben vor 68 Tagen mit MMS begonnen, und der ATEC-Wert meines Sohnes ist von 50 auf 23 gefallen. Es ist ein WUNDER! Er ist deutlich mehr „bei uns", und ich beobachte täglich Verbesserungen. Es macht jetzt so viel mehr Spaß mit ihm. ☺ Zwischendurch hatte er ein „Plateau", ist jetzt aber wieder auf dem richtigen Weg. Bislang haben wir nur vier Einläufe gemacht, aber sie bewirkten wirklich viel! Bäder ebenso! ☺ In 39 Tagen feiert er seinen 4. Geburtstag. Ich kann es gar nicht erwarten, zu sehen, wie es ihm dann geht.

Es folgt ein Auszug aus dem gleichen Artikel in „Open Biology".[8] Lesen Sie für die im Text enthaltenen Quellenangaben bitte den Originaltext.

> Antioxidative Nahrungsergänzungsmittel, die freie Radikale zerstören, könnten mehr Krebsfälle verursacht als verhindert haben.
>
> Seitdem ich mich auf das Verständnis und die Heilung von Krebs konzentriere (Bereits im Herbst 1959 hielt ich eine Lehrveranstaltung in Harvard über Krebs.), nehmen Menschen in bester Absicht antioxidative Nahrungsergänzungsmittel zur Krebsprophylaxe, wenn nicht sogar als Therapie. Der prominenteste wissenschaftliche Befürworter dafür war Linus Pauling, der großartige Chemiker am Caltech [California Institute of Technology].
>
> Gegen Ende seiner Karriere verfasste er 1979 mit Ewan Cameron das Buch „Cancer and Vitamin C" über das große Potenzial von Vitamin C als Antikrebswirkstoff [52]. Zu jener Zeit, als er 1994 im Alter von 93 Jahren an Prostatakrebs starb, nahm Linus täglich zwölf Gramm Vitamin C. Angesichts des neuen Zahlenmaterials, das nachhaltig andeutet, dass die Unheilbarkeit von Krebs im Endstadium zu großen Teilen von den übermäßig verfügbaren Antioxidantien herrührt, ist es höchste Zeit, ernsthaft zu fragen, ob die Verwen-

dung von Antioxidantien Krebs nicht viel wahrscheinlicher verursacht als ihm vorbeugt.

Die mittlerweile enorme Anzahl von Untersuchungen zur ernährungstherapeutischen Intervention mit Antioxidantien Beta-Karotin, Vitamin A, Vitamin C, Vitamin E und Selen hat unterm Strich weder ihre Wirksamkeit, Darmkrebs zu verhindern, noch die, den Tod zu verzögern, belegt [53]. Genau genommen scheinen sie, das Leben derer, die sie einnehmen, leicht zu verkürzen. Weitere Zahlen legen nahe, dass die Anwendung von Antioxidantien, speziell die von Vitamin E, zu einer geringen Anzahl von Krebsfällen führt, die ohne antioxidative Nahrungsergänzungsmittel nicht aufgetreten wären. Heidelbeeren isst man am besten, weil sie gut schmecken, nicht weil ihr Verzehr zu weniger Krebs führt.

Bringen Oxidationsmittel oxidativen Stress mit sich?

Nicht unbedingt. Andreas Kalcker hat eine weitere Theorie vorgestellt, die erläutert, weshalb oxidativer Stress vielmehr von den Krankheitserregern und Parasiten ausgelöst wird, als von den Oxidationsmitteln. Nehmen wir ein Oxidans wie CD, so wird es wahrscheinlich die im Darmtrakt lebenden Parasiten verärgern und sie dazu bringen, ihn über den Kot zu verlassen.

Abfallprodukte von Würmern können zahlreiche toxische Substanzen enthalten einschließlich MDA (Malondialdehyd), Formaldehyd sowie Ammoniak. Von diesen Giften ist bekannt, dass sie oxidativen Stress auslösen.[10, 11, 12, 13] Wenn sich Parasiten im Körper aufhalten, setzen sie diese Gifte frei, auch wenn wir sie nicht töten. Die Anwesenheit der Parasiten im Organismus ist für etliche Symptome verantwortlich, die wir als Autismus kennen.

Oxidantien sind nicht selbst für oxidativen Stress im Körper verantwortlich. Aber sie können Parasiten dazu bringen, Toxine im Körper auszuschütten, und so die Situation verschlimmern. Die Lösung ist, die Parasiten loszuwerden. Das entsprechende Protokoll finden Sie in Kapitel dieses Buches.

Chlordioxid und Antioxidantien

Obschon Antioxidantien ihren Platz in der persönlichen Gesundheitsvorsorge haben und in vielen Nahrungsmitteln enthalten sind, können sie nicht zur selben Zeit wie Chlordioxid eingenommen werden – sie heben sich gegenseitig in ihrer Wirkung auf. Aus diesem Grund sind Vitamin C, Säfte und weitere Nahrungsmittel, die Antioxidantien enthalten, im Rahmen der Diät verboten.

MMS - Eine kurze Empfehlung: Allen, die neu in der Gruppe beziehungsweise noch unsicher im Umgang mit dem MMS-Protokoll sind, möchte ich von unseren Erfahrungen berichten. Zu Beginn war ich verängstigt, aber wir entschlossen uns, MMS auszuprobieren. In nur drei Wochen ging der ATEC meines Sohnes von 36 auf 18 zurück! Das war erstaunlich. Dann waren wir besorgt, was die Einläufe angeht. Auf keinen Fall, sagten wir und wollten MMS nur oral anwenden. Als wir natürlich sahen, welche Fortschritte die anderen machten, entschieden wir uns doch, Einläufe zu machen. Und er kam zur Ruhe! Dann quälten wir uns monatelang mit PP [Parasiten-Protokoll]. Wir hatten regelrecht Angst davor. Uns war wegen der Medikamente bange und eigentlich wegen allem. Letztlich rangen wir uns durch. Wir sind gerade in der Mitte unseres ersten Parasiten-Protokolls, und unser Sohn, der mich bei jeder Kleinigkeit gewöhnlich schlug, trat, biss und anschrie, ist nun die absolute Wonne. Wenn er sauer wird, ist es schnell vorüber und eskaliert nicht mehr in den Dritten Weltkrieg. Neben seinem Verhalten sind auch all die Beulen verschwunden, die er im Gesicht hatte! Wenn ihr also unentschlossen seid, so wie wir es waren, ist dies hier eine weitere Referenz dafür, wie gut das Protokoll tatsächlich ist. Danke an Kerri und all die anderen Mamas, die vor mir da waren!

Herxheimer-Reaktion

Über die „Nebenwirkungen" von CD kursieren im Internet allerlei Geschichten. Eine Nebenwirkung definiert sich wie folgt:

- Eine unbeabsichtigte oder zweitrangige Wirkung einer Substanz -

Wenn Leute etwas beschreiben, das sie für eine Nebenwirkung von CD halten, sprechen sie eigentlich über eine Herxheimer-Reaktion. Die originalen Chlordioxid- beziehungsweise MMS-Protokolle von Jim Humble erfordern höhere stündliche Dosen, die viel schneller gesteigert werden, als wir das bei Autismus machen. Das führte in einigen Fällen zu Übelkeit, Erbrechen und/oder Durchfall. Die Kritiker von CD behaupten nun, diese Herxheimer-Reaktion – Ergebnis einer zu schnellen Erhöhung der Dosis – sei die Körperreaktion auf die „Vergiftung" durch Chlordioxid.

Dies ist eindeutig nicht der Fall. Die oben erwähnte Studie von Judith R. Lubbers und Kollegen zeigte keine schädlichen Wirkungen, wenn gesunden Menschen kleinste Dosen Chlordioxid in zunehmender Konzentration verabreicht wurden.[2]

Eine Herxheimer-Reaktion deutet darauf hin, dass ein Patient an einer Überlastung durch Pathogene und Toxine leidet. Wenn jemand eine ansehnliche Menge Krankheitserreger in sich hat und CD nimmt, erzeugt das schnelle Abtöten dieser Eindringlinge ein Übermaß an Giften im Blutkreislauf. Es sind diese Substanzen, die der Organismus so schnell wie möglich loswerden möchte.

Menschen mit Autismus haben oft geschädigte Methylierungszyklen, so dass sich ihre Fähigkeit vermindert, Gifte zügig zu eliminieren, was es erheblich erschwert, mit einem Zustrom von Toxinen fertig zu werden. Darum ist LOW AND SLOW [niedrige Dosen langsam steigern] der Weg zum Ziel.

Autistische Kinder können Ihnen für gewöhnlich nicht mitteilen, dass ihnen übel ist. Trotzdem könnte ihr Unwohlsein sichtbar sein, weil sie weniger essen, sich ihre Essensgewohnheiten ändern, oder sie teilnahmsloser als sonst sind. Das ist gewöhnlich ein Zeichen für Entgiftung. In dem Fall geben wir dem Kind an diesem Tag kein CD mehr. Entgiftung ist wirklich großartig. Es ist das, was wir wollen – jedoch ohne den Körper weiter zu stressen. Wir sollten unterhalb der Herxheimer-Reaktion bleiben.

Eine Herxheimer-Reaktion kann sich in unterschiedlichen Formen äußern:

- Blasen	- Völlegefühl	- Aufstoßen
- Schüttelfrost	- Durchfall	- Ermüdung
- Blähungen	- Hitzewallungen	- Kopfschmerz
- Sodbrennen	- Schluckauf	- Übelkeit
- Laufende Nase	- Übergeben	- Schlafveränderungen

Sollte eines der aufgezählten Symptome auftreten, sind die verbleibenden Dosen CD für den restlichen Tag auszusetzen. Machen Sie am nächsten Tag mit der Dosis weiter, bei der das Kind unveränderlich stabil war, also in aller Regel die Dosis am Vortag der Herxheimer-Reaktion.

Sie können auch einiges probieren, um die Herxheimer-Reaktion durch Chlordioxid abzumildern: Geben Sie Vitamin C oder Orangensaft, da eins von beiden den Effekt von CD augenblicklich beendet. Geben Sie Aktivkohle oder Bentonit-Ton (Vorsicht, beides kann Verstopfung bewirken) oder Burbur (flüssiger Entgiftungsextrakt), um die überschüssigen Toxine für einen leichteren Abtransport aus dem Körper zu binden.

Die Verwendung von Chlordioxid bei Autismus

Als ich dieses Protokoll entwickelte, wurde mir klar, dass wir uns auf Auswüchse konzentrieren müssen, die die Symptome des Autismus' verursachen, anstatt auf Unzulänglichkeiten, die daraus resultieren. In der Denkweise von Biomed sind wir es bei Autismus gewohnt, Mängel mit Ergänzungsmittel zu verbessern (wenig Eisen, wenig B_{12}, wenig Calcium etc.), ohne zuerst zu hinterfragen, warum dieser Mangel auftritt (zum Beispiel Vorhandensein von Krankheitserregern/Parasiten).

Sobald eine Familie die Diät eine Woche lang durchgeführt hat, beginnt sie mit dem CD-Programm. Es geht los mit der Babyflaschenmethode: ein Tropfen CD in acht Flüssigkeits-Unzen Wasser (etwa 0,2 l). Somit ist die Dosis am ersten Tag jeweils ein Achtel eines Tropfens. Dadurch konnten wir die Herxheimer-Reaktion enorm minimieren. Aber es bleibt unerlässlich, Ihr Kind zu überwachen, während Sie CD verwenden. Es ist sehr wichtig, LOW AND SLOW vorzugehen. Jeder Tropfen, den wir geben, hilft, unsere Kinder zu heilen.

Was ist Chlordioxed (CD)?

Schauen Sie sich die Abbildung auf der rechten Seite an, um einen optischen Überblick zu erhalten.

Sie können CD nicht kaufen, Sie müssen es herstellen. Zum Glück ist das keine große Sache. Wenn Sie Kaffee machen können, können Sie auch CD machen, was die Abkürzung für Chlordioxid ist.

Chlordioxid (ClO_2) ist ein Gas, das beim Zusammenbringen zweier Flüssigkeiten gebildet wird: Natriumchlorit ($NaClO_2$) und eine Säure – Salzsäure (HCL) oder Zitronensäure ($C_6H_8O_7$). Wird die Säure mit dem Natriumchlorit gemischt, senkt sie den gemeinsamen pH-Wert unter fünf, was das Natriumchlorit instabil werden lässt und Chlordioxid freisetzt (ClO_2).

Sollte das kompliziert klingen, kann ich Sie beruhigen: Das ist es nicht. Gehen Sie die nachfolgenden Erläuterungen durch, und lassen Sie sich nicht von chemischen Symbolen abschrecken.

Bildliche Darstellung von Chlordioxid (CD)

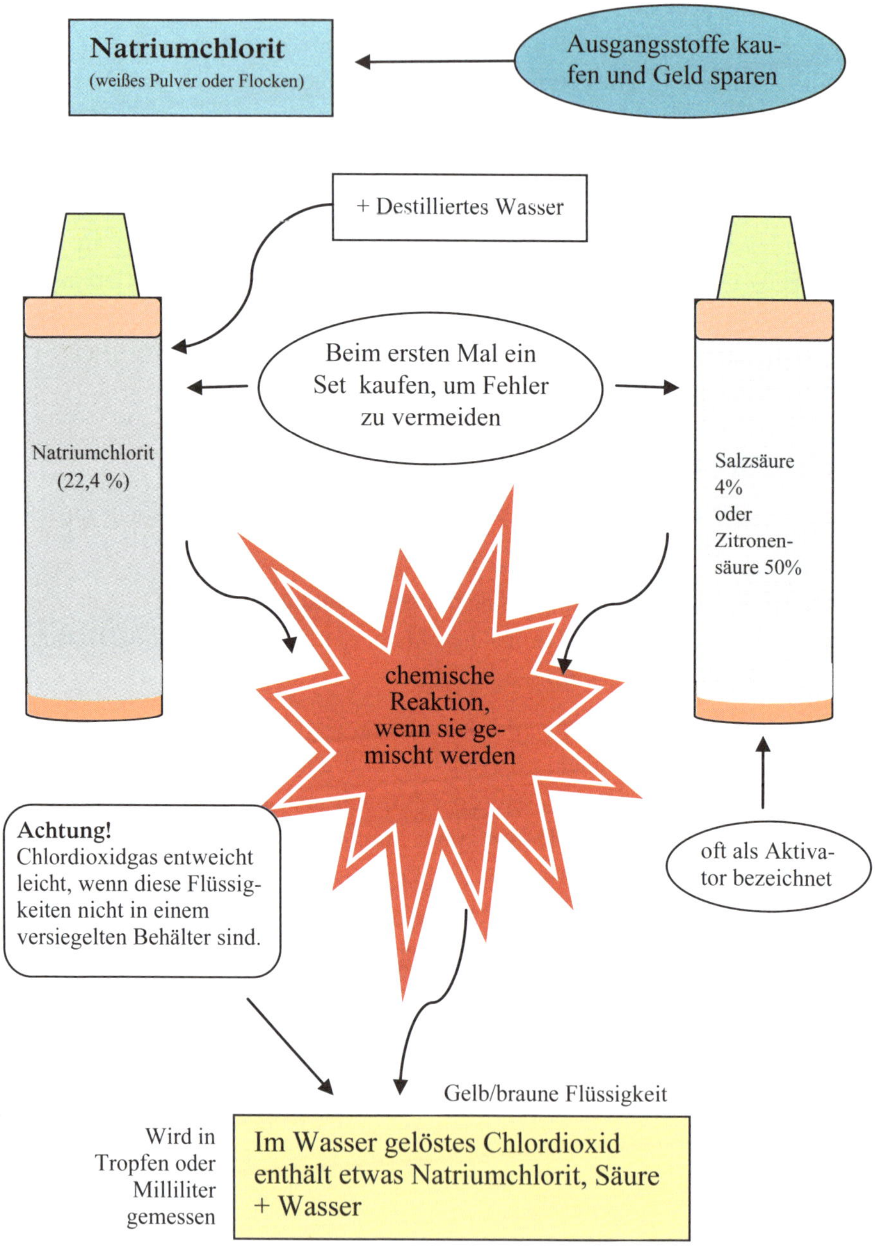

Natriumchlorit ($NaClO_2$)

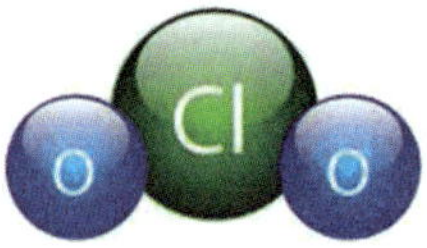

Dies ist die erste Chemikalie, die Sie benötigen, um CD zu erzeugen. Sie können es in zwei Formen bekommen:

1. **Natriumchlorit-Flüssigkeit in Wasser**

   Kaufen Sie sich eine Starterausrüstung davon, wenn Sie Anfänger sind.
   Rechnen Sie mit ca. 20 - 30 Euro für ein Set Flasche mit vier Flüssigkeitsunzen, gewöhnlich mit säurehaltigem Aktivator.
   22,4%ige Natriumchloritlösung (aus 28 % Natriumchloritsalzen normaler Güteklasse)
   Empfohlen: Kaufen Sie in Litermengen, sobald Sie das Prinzip verstanden haben.

2. **Natriumchlorit-Pulver oder Flocken**

   Ausschließlich für fortgeschrittene Anwender!
   Langfristig preiswerter
   Empfohlen: Kaufen Sie 2,5 Kilogramm Flocken/Pulver für rund 100 bis 200 Euro.
   Informieren Sie sich online oder beim Verkäufer über Gebrauchsanleitungen.
   Mischen Sie NIEMALS eine Säure direkt mit Flocken/Pulver!

Was bedeuten 28 oder 22,4 Prozent?

Wenn Sie nicht alles selbst mischen, müssen Sie sich darum keine Sorgen machen. Natriumchlorit-Pulver ist nicht 100%iges Natriumchlorit, sondern üblicherweise 80 % Natriumchlorit und 20 % Salz oder ähnliche Inhaltsstoffe. Beim Auflösen in Wasser erhalten Sie eine 28%ige Lösung vom Pulver, aber nur 22,4 % Natriumchlorit. Das Etikett zeigt eine oder beide Größen.

Natriumchlorit-Flocken versus Pulver

Natriumchlorit-Flocken und Natriumchlorit-Pulver sind ein und dasselbe. Die sich aus beiden ergebende physische Konsistenz mag von Hersteller zu Hersteller variieren. Wir hatten auch schon Klumpen. Es ist trotzdem die gleiche Chemikalie. Wichtig ist die Güteklasse und dass 80 % des Pulvers oder der Flocken Natriumchlorit ($NaClO_2$) sind. Informationen zum Mischen bitte unter: www.youtube.com/watch?v=t0C8XVm9QVE.

Säure – der Aktivator

Um CD herzustellen, muss eine zweite Chemikalie zum verflüssigten Natriumchlorit (22,4%ige Lösung in Wasser) gegeben werden. Chlordioxidgas wird erzeugt, wenn der pH-Wert des Natriumchlorits unter fünf sinkt. Die zweite Chemikalie ist eine Lebensmittelsäure. Diese Säure, die den pH-Wert des Natriumchlorits senkt, wird Aktivator genannt, da sie das Natriumchlorit aktiviert, um Chlordioxid zu produzieren.

Es stehen mehrere Aktivatoren zur Auswahl. Es handelt sich um Lebensmittelsäuren, die in Essenszubereitungen verbreitet sind und als Nahrungsmittel gelten.

.

1. **Salzsäure (HCl)**
   - Dieselbe Säure kommt in unserem Magen vor und stellt daher die biokompatibelste Variante dar.
   - Bei der Verarbeitung liegt die Konzentration zwischen vier und zehn Prozent.
   - Käuflich zu erwerben in flüssigen Konzentrationen von 4 %, 5 %, 10 %, 32 %, 35 % und 37 %.
   - Jede Konzentration über zehn Prozent muss reduziert werden. Siehe Anhang 7, Teil 2. (Anmerkung: Wir verwenden 4 % für CD und CDH sowie 10 % für CDL.)
   - Nur in flüssiger Form erhältlich.
2. **Zitronensäure**
   - Überall auf der Welt allgemein verfügbar
   - Kommt oft in Softdrinks vor, um ihnen einen würzigen Geschmack zu verleihen.
   - Einige Menschen haben Schwierigkeiten mit der Verträglichkeit dieser Säure.
   - Gewöhnlich verwendet in 50/50 Konzentration nach Gewicht in Wasser gemischt
   - In flüssiger Form und als Pulver erhältlich.
   - Preiswert, kann online bestellt werden.
3. **Limonen- oder Limettensaft**
   - Sehen Sie dies als Alternative für den Notfall an, wenn die ersten beiden Optionen nicht verfügbar sind.
   - Gibt es in den meisten Geschäften, die Obst und Gemüse führen.
   - Sollte von reinen, frisch gepressten Limonen oder -Limetten sein.

- Der relativ schwache Säuregehalt erfordert fünf Tropfen Limonensaft für einen Tropfen Natriumchloritlösung.
- Hat eine deutlich längere Aktivierungszeit.
- Geringerer Ertrag an ClO_2

Die Menge der verwendeten Säure sowie die Wartezeit, um die Mischung zu verdünnen, hängt vom säurehaltigen Aktivator und seiner Stärke ab. Die folgende Tabelle gibt Ihnen eine Vorstellung.

Aktivator	Stärke	Verhältnis	Aktivierungseit
Salzsäure	10 %	1:1	40 Sekunden
Salzsäure	4 %	1:1	60 Sekunden
Zitronensäure	50 %	1:1	60 Sekunden
Zitronensäure	33 oder 35 %	1:1	60 Sekunden
Limonensaft	pur	1:5	120+ Sekunden

Wahrscheinlich werden Sie keinen Limonensaft verwenden, aber wir haben ihn der Vollständigkeit halber aufgeführt.

Familien sollten irgendeinen Aktivator wählen, der je nach Wohnort und Zugang für sie verfügbar ist. Aber alle Kinder sind verschieden. Sollte Ihr Kind nicht gut auf 4%ige HCl reagieren, versuchen Sie Zitronensäure oder umgekehrt.

Wenn Sie nicht 4- oder 5%ige HCl gekauft haben, schauen Sie für eine Anleitung zum Reduzieren der Konzentration bitte in Anhang 7 des zweiten Buches nach.

Falls Sie einen der beiden am besten verfügbaren Aktivatoren nutzen, werden Sie wahrscheinlich ein Mischungsverhältnis von 1:1 verwenden (ein Tropfen Natriumchlorit plus ein Tropfen Aktivator).

Im Fall von 10%iger Zitronensäure oder purem Limonensaft würden Sie fünf Tropfen des Aktivators zu einem Tropfen Natriumchlorit nehmen und etwa drei Mal so lange warten als wenn Sie einen der neuen, konzentrierteren Aktivatoren verwenden würden.

Anschaffung der Produkte

Beim ersten Mal sollten Sie ein Einsteigerpaket kaufen und sich mit der Chemie vertraut machen. Zu einem Einsteigerpaket gehören in der Regel zwei Flaschen mit jeweils 0,1 Liter (vier Flüssigkeits-Unzen).

4. Natriumchlorit (0,1 l)
5. Aktivator (Salzsäure- oder Zitronensäure; 0,1 l)

Die Flaschen sehen denen der Abbildung auf Seite 134 ähnlich. Wir empfehlen eher Salzsäure als Aktivator, aber es geht auch sehr gut mit Zitronensäure.

Sie benötigen auch cine 0,2 l Babyflasche. Das ist praktisch, um die CD-Dosis für einen ganzen Tag aufzubewahren und hat noch den Vorteil der Markierungen, die anzeigen, wie viel die Flasche enthält. Glasflaschen sind deutlich besser als jede Plastikflasche. Lifefactory.com (siehe Abbildung) stellt eine Flasche her, die wir besonders mögen. Sie ist aus Glas, mit Silikon beschichtet und hat einen sicheren Verschluss. Diese spezielle Flasche fässt laut Markierung neun Flüssigkeits-Unzen, aber wir nutzen die Kapazität bis acht Flüssigkeits-Unzen (0,2 l). Allenfalls die Flaschendeckel sollten aus Plastik sein. Vermeiden Sie Flaschen mit Metalldeckeln, da CD sie oxidiert und sie nicht mehr benutzt werden können.

Ein weiterer Gegenstand, den die meisten Menschen zu Hause haben, ist ein Wodka- oder Weinglas, das sich in der Mitte wie eine U-Form nach unten verjüngt. In diesem Glas werden die Chemikalien gemischt, und die sich verengende Form sorgt dafür, dass sich selbst zwei Tropfen darin finden. Sie können auch ein Gefäß mit flachem Boden verwenden, werden es jedoch neigen müssen, damit sich beide Lösungen vereinigen.

Bezeichnungsweise der verfügbaren Produkte

Es mag etwas verwirrend sein, was sie nun suchen und kaufen sollen. Die folgende Übersicht zeigt die Chemikalien und einige der üblichen Namen, wie sie auf dem Etikett stehen. Möglicherweise gibt es noch weitere Namen, von denen wir noch nicht gehört haben. In der Regel ist die Chemikalie und ihre Stärke auf den Flaschen bezeichnet.

Die gebräuchlichen Aktivatoren und ihre verschiedenen Namen

Chemikalie	**verbreitete Bezeichnungen**
Natriumchlorit	Chlordioxid Master Mineral Solution Miracle Mineral Solution MMS MMS Tropfen MMS Lösung MMS Wasserreinigungstropfen MMS1 NaClO2 Natriumchlorit Pathogen Biocide Natriumchlorit 28 % Wasserreinigungstropfen Wasserreiniger
Salzsäure	Aktivator Chlordioxid MMS Aktivator
Zitronensäure	Aktivator Zitronensäure – 20 % Zitronensäure – 50 % MMS Aktivator

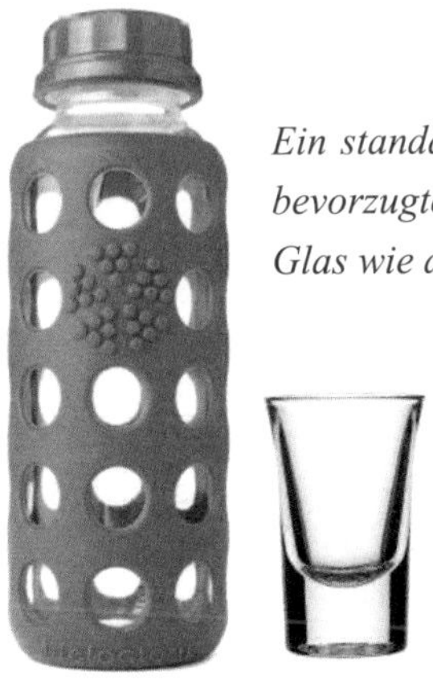

Ein standardmäßiges Wodkaglas mit einem U-förmigen Boden ist das bevorzugte Mischgefäß für CD und Aktivator. Eine Babyflasche aus Glas wie die von Lifefactory® ist ideal zum Dosieren.

Checkliste für die Zubereitung einer CD-Dosis

Wenn Sie das Einsteigerpaket erhalten haben, machen Sie sich daran, die erste Dosis zuzubereiten. Hier die Checkliste, was Sie griffbereit haben sollten, bevor Sie anfangen:

- Flasche Natriumchloritlösung (28 % Natriumchloritsalze/22,4 % Natriumchlorit)
- Flasche säurehaltigen Aktivator (Chlorwasserstoffsäure oder Zitronensäure)
- Ein sauberes trockenes Wodkaglas mit U-förmigem Boden
- 270ml Babyflasche aus Glas
- Destilliertes oder Umkehrosmose-Wasser (gefiltcrtes Wasser ginge auch, aber kein alkalisches Wasser!)

Was Sie beachten sollten!

Wenn wir uns die kleine Checkliste oben ansehen, wird deutlich, dass es sich bei der ganzen Angelegenheit nicht um schwarze Magie handelt. Trotzdem sind einige Hinweise angebracht:

- Manche Leute haben für jede einzelne Anwendung eine frische Charge zusammengemischt. Das bedeutete viel Extraarbeit, die vermieden hätte werden können, indem sie eine für den ganzen Tag ausreichende Menge produziert hätten. Am besten fangen Sie klein an und steigern langsam. Zunächst stellen wir eine 240ml wässrige Lösung mit einem Tropfen CD her. Das Protokoll sieht vor,dass Ihr Kind über den Tag verteilt acht Mal je eine Flüssigkeits-Unze (die 1/8 Tropfen CD enthält) zu sich nimmt.
- Wenn Sie die Natriumchloritlösung und den säurehaltigen Aktivator mischen, mischen Sie die gleiche Tropfenanzahl beider Substanzen (es sei denn, Sie verwenden einen oben genannten, schwächer konzentrierten Aktivator).
- CD-Dosen werden in Natriumchlorittropfen gemessen, also ein Tropfen Natriumchlorit + ein Tropfen Aktivator = ein Tropfen CD.
- Am ersten Tag starten Sie mit einem Tropfen Natriumchlorit sowie einem Tropfen Aktivator (mit anderen Worten – EINEM Tropfen CD).
- Sollten Sie von der einen oder der anderen Lösung zu viele Tropfen zugeben, fangen Sie von vorne an mit einem sauberen und trockenen Wodkaglas.
- Eine Charge CD hält sich 24 Stunden. Allerdings müssen Sie den Deckel fest verschlossen halten!

- Setzen Sie die Tagesflasche mit CD nicht direktem Sonnenlicht aus. Ein kurzes Ausgesetztsein wird das CD nicht ruinieren, aber es wird schwächer. Warum? Das Chlordioxidgas tritt aus dem Wasser und bildet in der Luft in der Flasche manchmal eine Wolke. Kein Grund sich Sorgen zu machen, das ist eine normale Erscheinung.

1.	Zu Beginn wird die Babyflasche mit acht Flüssigkeits-Unzen (237 ml) Wasser gefüllt (destilliert oder Umkehrosmose). KEIN alkalisches Wasser!	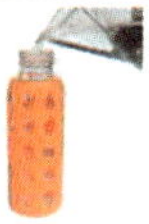
2.	Geben Sie einen Tropfen Natriumchloritlösung in eine SAUBERES und TROCKENES Wodkaglas.	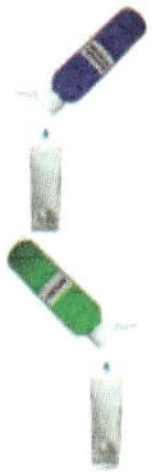
3.	Fügen Sie einen Tropfen säurehaltigen Aktivator (Chlorwasserstoffsäure oder Zitronensäure) in das Wodkaglas mit dem Tropfen Natriumchlorit. Die Anzahl der Tropfen könnte höher sein, wenn Sie einen schwächeren Aktivator verwenden, siehe Übersicht auf Seite 137.	
4.	Nun warten Sie die vorgesehene Zeit, damit die Mischung reagiert (siehe Übersicht auf Seite 137. Die Farbe sollte sich von Transparent in ein leichtes Gelb wandeln. Wenn mehr Tropfen im Wodkaglas sind, wird die Farbveränderung besser sichtbar. Wahrscheinlich werden Sie auch einen chlorähnlichen Geruch aus dem Wodkaglas wahrnehmen. Denken Sie daran, das ist KEIN Chlor, sondern Chlordioxid.	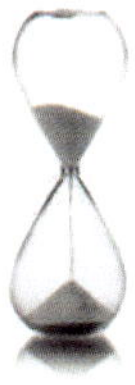
5.	Nachdem die Aktivierungszeit verstrichen ist, gießen Sie etwas Wasser aus der Babyflasche ins Wodkaglas und lassen sich alles vermischen. Das beendet die Reaktion weitestgehend und stellt sicher, dass Sie im nächsten Schritt das Maximum aus der Mischung erhalten.	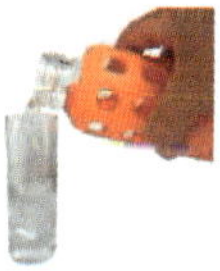
6.	Zuletzt gießen Sie alles von der wässrigen Mischung zurück in die Babyflasche und verschließen diese fest mit dem Verschluss. Lassen Sie es die Flasche nicht länger offen als unbedingt nötig. Denken Sie an eine angebrochene Limonadenflasche, die Sie auch geschlossen halten wollen.	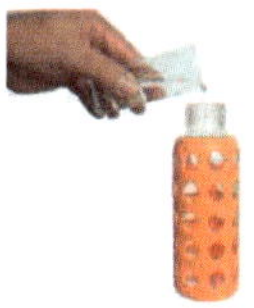

Voilà! Sie haben soeben Ihre erste Charge CD hergestellt!

Dies ist eine Charge mit einem Tropfen, die ACHT stündliche Dosen ergibt – jede mit der Stärke von einem Achtel Tropfen. Wenn Ihre Charge größer ist, wird Ihre stündliche Dosis stärker:

- Charge mit 2 Tropfen = acht stündliche Dosen mit je einem Viertel Tropfen
- Charge mit 4 Tropfen = acht stündliche Dosen mit je einem halben Tropfen
- Charge mit 8 Tropfen = acht stündliche Dosen mit je einem ganzen Tropfen

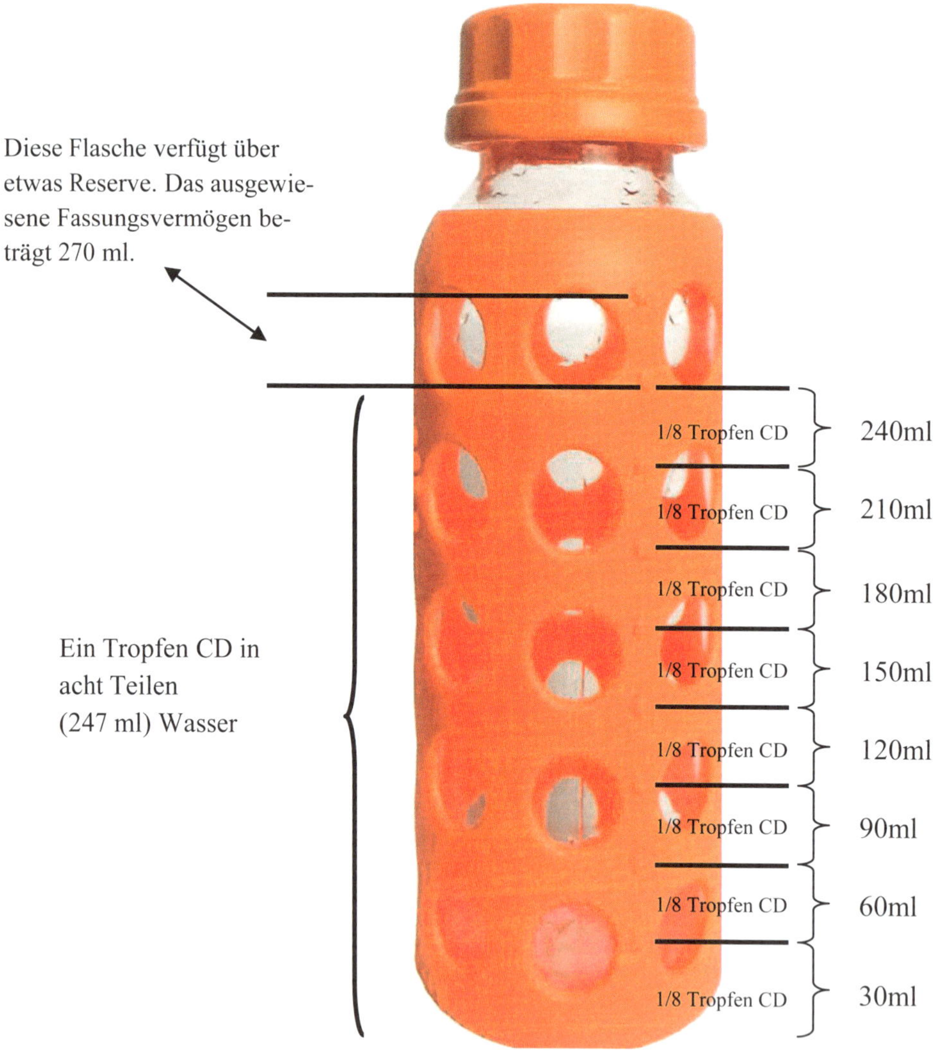

Protokoll zur oralen Einnahme von ClO_2 bei Autismus-Spektrum-Störung (ASS)

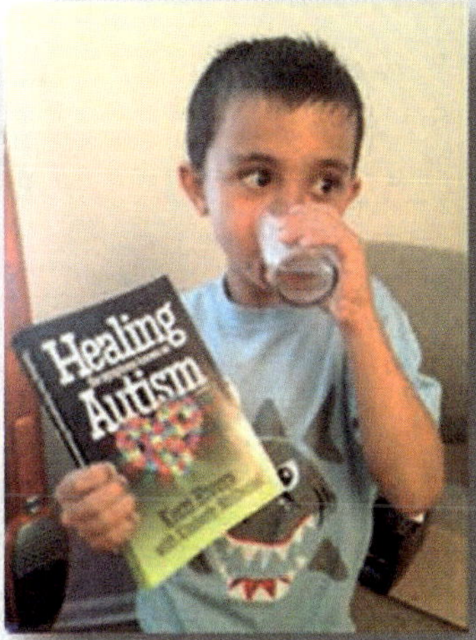

Vincent nimmt seine stündliche Dosis CD

In der vorangegangenen Übung haben Sie gelernt, wie die Dosis für Tag eins zubereitet wird. Kinder und Erwachsene beginnen gleichermaßen mit nur einem Tropfen CD, der in acht stündliche Dosen geteilt wird. An Tag zwei machen Sie eine Charge mit zwei Tropfen Natriumchlorit plus zwei Tropfen Aktivator und vermischen alles in 240 ml Wasser. Diese Dosierung steigern Sie täglich um einen Tropfen, außer wenn Sie eine Herxheimer-Reaktion feststellen (siehe Seite 131 für weitere Informationen).

Die Übersicht auf der rechten Seite ermöglicht es Ihnen festzustellen, welches je nach dem individuellen Gewicht die volle orale Dosis CD ist. Damit erhalten Sie eine Vorstellung über die Gesamtanzahl der Tropfen für Ihr Kind pro Tag. Sobald das Kind über mehrere Monate die vorgesehene Höchstdosis nimmt, müssen wir eventuell noch einmal um einige Tropfen erhöhen, um ein „Plateau" zu verhindern.

Wichtige Anmerkung: Einige Kinder können nicht jeden Tag um einen Tropfen erhöhen und müssen langsamer steigern. Ein Kind kann zum Beispiel eine vergleichsweise höhere Giftbelastung aufweisen oder sehr empfindlich sein. Wie dem auch sei, widerstehen Sie dem Drang, die volle orale Dosis so schnell wie möglich zu erreichen. Das ist kein Wettrennen! Manche Kinder müssen einige Tage bei der gleichen Dosis bleiben, um eine Herxheimer-Reaktion zu vermeiden. Auch wenn Sie für einige Tage auf dem gleichen Level verbleiben, heißt das keinesfalls, dass Sie keinen Fortschritt machen. egal wie hoch die Dosierung ist – Sie entgiften den Körper.

Wenn Sie je nach Körpergewicht der maximalen Tagesdosis für Ihr Kind auf zwei bis drei Tropfen nahe kommen, bleiben Sie drei Tage bei der gleichen Dosis, und beobachten Sie Ihr Kind aufmerksam. Erhöhen Sie die Dosis nur, wenn Ihr Kind stabil ist. Nehmen wir ein Beispiel: Die volle Dosis sind 16 Tropfen in der 270ml Babyflasche. Bleiben Sie einige Tage bei 14 Tropfen, und schauen Sie, wie Ihr Kind diese Dosis verträgt. Steigern Sie jeweils am dritten Tag, bis Sie die volle Dosis erreichen. Falls es Ihrem Kind ein bis zwei Tropfen unter dem kalkulierten Maximum besser geht, kehren Sie zu dieser Dosis, die es am besten vertragen hat, zurück.

Geschätzte orale Höchstdosis CD nach Körpergewicht

Verwenden Sie diese Angaben nur als Orientierung. Unter Umständen müssen Sie um 50 Prozent über die angegebene Tropfenzahl hinausgehen. Die Angaben sind Pfund/Kilogramm → Anzahl Tropfen CD (pro 240 ml Wasser).

25/11 → 8	62/28 → 17	99/45 → 24	136/62 → 29	173/78 → 33	210/95 → 37
26/12 → 8	63/29 → 17	100/45 → 24	137/62 → 29	174/79 → 33	211/96 → 37
27/12 → 9	64/29 → 17	101/46 → 24	138/63 → 29	175/79 → 34	212/96 → 37
28/13 → 9	65/29 → 18	102/46 → 24	139/63 → 30	176/80 → 34	213/97 → 37
29/13 → 9	66/30 → 18	103/47 → 24	140/64 → 30	177/80 → 34	214/97 → 37
30/14 → 9	67/30 → 18	104/47 → 25	141/64 → 30	178/81 → 34	215/98 → 37
31/14 → 10	68/31 → 18	105/48 → 25	142/64 → 30	179/81 → 34	216/98 → 37
32/15 → 10	69/31 → 18	106/48 → 25	143/65 → 30	180/82 → 34	217/98 → 37
33/15 → 10	70/32 → 19	107/49 → 25	144/65 → 30	181/82 → 34	218/99 → 38
34/15 → 10	71/32 → 19	108/49 → 25	145/66 → 30	182/83 → 34	219/99 → 38
35/16 → 11	72/33 → 19	109/49 → 25	146/66 → 30	183/83 → 34	220/100 → 38
36/16 → 11	73/33 → 19	110/50 → 26	147/67 → 31	184/83 → 35	221/100 → 38
37/17 → 11	74/34 → 19	111/50 → 26	148/67 → 31	185/84 → 35	222/101 → 38
38/17 → 11	75/34 → 20	112/51 → 26	149/68 → 31	186/84 → 35	223/101 → 38
39/18 → 12	76/34 → 20	113/51 → 26	150/68 → 31	187/85 → 35	224/102 → 38
40/18 → 12	77/35 → 20	114/52 → 26	151/68 → 31	188/85 → 35	225/102 → 38
41/19 → 12	78/35 → 20	115/52 → 26	152/69 → 31	189/86 → 35	226/103 → 38
42/19 → 12	79/36 → 20	116/53 → 26	153/69 → 31	190/86 → 35	227/103 → 38
43/20 → 13	80/36 → 21	117/53 → 27	154/70 → 31	191/87 → 35	228/103 → 38
44/20 → 13	81/37 → 21	118/54 → 27	155/70 → 31	192/87 → 35	229/104 → 38
45/20 → 13	82/37 → 21	119/54 → 27	156/71 → 32	193/88 → 35	230/104 → 39
46/21 → 13	83/38 → 21	120/54 → 27	157/71 → 32	194/88 → 35	231/105 → 39
47/21 → 14	84/38 → 21	121/55 → 27	158/72 → 32	195/88 → 36	232/105 → 39
48/22 → 14	85/39 → 21	122/55 → 27	159/72 → 32	196/89 → 36	233/106 → 39
49/22 → 14	86/39 → 22	123/56 → 27	160/73 → 32	197/89 → 36	234/106 → 39
50/23 → 14	87/39 → 22	124/56 → 28	161/73 → 32	198/90 → 36	235/107 → 39
51/23 → 15	88/40 → 22	125/57 → 28	162/73 → 32	199/90 → 36	236/107 → 39
52/24 → 15	89/40 → 22	126/57 → 28	163/74 → 32	200/91 → 36	237/108 → 39
53/24 → 15	90/41 → 22	127/58 → 28	164/74 → 32	201/91 → 36	238/108 → 39
54/24 → 15	91/41 → 23	128/58 → 28	165/75 → 33	202/92 → 36	239/108 → 39
55/25 → 16	92/42 → 23	129/59 → 28	166/75 → 33	203/92 → 36	240/109 → 39
56/25 → 16	93/42 → 23	130/59 → 28	167/76 → 33	204/93 → 36	241/109 → 39
57/26 → 16	94/43 → 23	131/59 → 28	168/76 → 33	205/93 → 36	242/110 → 39
58/26 → 16	95/43 → 23	132/60 → 29	169/77 → 33	206/93 → 37	243/110 → 39
59/27 → 16	96/44 → 23	133/60 → 29	170/77 → 33	207/94 → 37	244/111 → 40
60/27 → 17	97/44 → 24	134/61 → 29	171/78 → 33	208/94 → 37	245/111 → 40
61/28 → 17	98/44 → 24	135/61 → 29	172/78 → 33	209/95 → 37	246/112 → 40

Trinkgefäß für die wässrige Lösung

Lassen Sie Ihr Kind nicht aus der Babyflasche trinken. Gießen Sie die stündliche Dosis in eine Extratasse, und geben Sie bei Bedarf zusätzlich Wasser hinzu. Stellen Sie sicher, dass jede Dosis das MINIMUM eines Flüssigkeitsanteils an Wasser pro aktiviertem Tropfen CD enthällt. Geben Sie gegebenenfalls Wasser hinzu. Um dabei absolut sicher zu gehen, beachten Sie die folgende Übersicht mit den täglichen Chargen, die acht stündliche Dosen enthalten, wobei insgesamt von acht Flüssigkeitsanteilen ausgegangen wird. (240 ml)

Tropfen CD in der Charge	Stündliche Dosis	Minimum wässrige Lösung
1	1/8 Tropfen 1 Flüssigkeits-	1 Flüssigkeitsanteil
2	2/8 Tropfen	1 Flüssigkeitsanteil
3	3/8 Tropfen	1 Flüssigkeitsanteil
4	4/8 Tropfen	1 Flüssigkeitsanteil
5	5/8 Tropfen	1 Flüssigkeitsanteil
6	6/8 Tropfen	1 Flüssigkeitsanteil
7	7/8 Tropfen	1 Flüssigkeitsanteil
8	1 Tropfen	1 Flüssigkeitsanteil
9	1 1/8 Tropfen	2 Flüssigkeitsanteilen
10	1 2/8 Tropfen	2 Flüssigkeitsanteilen
11	1 3/8 Tropfen	2 Flüssigkeitsanteilen
12	1 4/8 Tropfen	2 Flüssigkeitsanteilen
13	1 5/8 Tropfen	2 Flüssigkeitsanteilen
14	1 6/8 Tropfen	2 Flüssigkeitsanteilen
15	1 7/8 Tropfen	2 Flüssigkeitsanteilen
16	2 Tropfen	2 Flüssigkeitsanteilen
17	2 1/8 Tropfen	3 Flüssigkeitsanteilen
18	2 2/8 Tropfen	3 Flüssigkeitsanteilen
19	2 3/8 Tropfen	3 Flüssigkeitsanteilen
20	2 4/8 Tropfen	3 Flüssigkeitsanteilen
21	2 5/8 Tropfen	3 Flüssigkeitsanteilen
22	2 6/8 Tropfen	3 Flüssigkeitsanteilen
23	2 7/8 Tropfen	3 Flüssigkeitsanteilen
24	3 Tropfen	3 Flüssigkeitsanteilen
25	3 1/8 Tropfen	4 Flüssigkeitsanteilen
26	3 2/8 Tropfen	4 Flüssigkeitsanteilen
27	3 3/8 Tropfen	4 Flüssigkeitsanteilen
28	3 4/8 Tropfen	4 Flüssigkeitsanteilen
29	3 5/8 Tropfen	4 Flüssigkeitsanteilen
30	3 6/8 Tropfen	4 Flüssigkeitsanteilen
31	3 7/8 Tropfen	4 Flüssigkeitsanteilen
32	4 Tropfen	4 Flüssigkeitsanteilen

CD ist für etwa eine Stunde im Körper aktiv, und als Konsequenz dessen erreichen stündliche Gaben den besten Erfolg. Das ist schwierig an Schultagen. Wir empfehlen, vor und nach der Schule einige Dosen zu verabreichen, um den Kampf gegen die Pathogene so gleichmäßig wie möglich zu verteilen. Acht Dosen sind das tägliche Minimum, aber je mehr sie ermöglichen können, desto besser. Versuchen Sie, tägliche Dosen so oft es geht einzuhalten.

> ***Ich hatte gerade einen faszinierenden Termin beim Neurologen meines Sohnes. Er hatte heute sein drittes QEEG, das eindeutig zeigte, dass zuvor unterdurchschnittlich stimulierte Teile seines Gehirns „aufwachen". Ich hatte unseren Arzt frühzeitig über CD informiert, und er glaubt, dass das CD diesen großen Einfluss auf das Gehirn hat! Er zeigte seine Gefühle ganz offen und sagte: „Mit jedem Wurm, den Sie erwischen, retten Sie Ihren Sohn ein bisschen mehr. Machen Sie so weiter, denn er ist eindeutig nicht autistisch. Er ist vergiftet." Gänsehaut!***

Besondere Fälle: „Doppelte Dosis"

Während sich ein Kind im Prozess des Entgiftens befindet, kann es Verhaltensweisen wie Hyperaktivität, Angstzustände, Zwangsstörungen (OCD), Aggressivität und nächtliches Aufwachen an den Tag legen. In diesen Fällen wird unverzüglich eine doppelte Dosis mit zwei Flüssigkeitsanteilen (60 ml) aus der Babyflasche verabreicht. Wenn Ihr Kind also eigentlich einen Tropfen pro Flüssigkeitsanteil nach der Babyflaschenmethode bekommen sollte, erhält es nun 2 Tropfen. Wacht es beispielsweise nachts um 1:00 Uhr auf, geben Sie ihm eine doppelte Dosis. Ist Ihr Kind auch um 2:00 Uhr noch wach, erhält es eine weitere Dosis. In den allermeisten Fällen wird Ihr Kind nach ein oder zwei doppelten Dosen einschlafen. Diese Methode hilft, die Toxine aus einem „Die-off" [Massensterben von Pathogenen] zu oxidieren. Hat Ihr Kind während das Tages einen Wutanfall oder Ähnliches, kann die Dosis auch jede Stunde verdoppelt werden.

CD hat zwei Aufgaben bei Pathogenen: Eine ist das Oxidieren der Pathogene an sich, und das Zweite ist das Oxidieren der Gifte, die von den Pathogenen freigesetzt werden, während sie selbst absterben, leben oder tot sind.

Erweitertes Protokoll – die Einläufe!

Anfang 2011 haben wir Einläufe in das Protokoll aufgenommen, um die Krankheitserreger abzutöten, die Dysbiose [krank machende Darmflora] im Dickdarm verursachen. Von den Parasiten wussten wir damals noch gar nichts. Wir wollten das Chlordioxid in die Blutbahn bekommen, damit es den Biofilm tötete, der im Blut vorhanden war. Das Blut transportiert das CD auf diese Weise auch jenseits der Blut-Hirn-Schranke, so dass es dort Pathogene töten kann.

Wenn wir entgiften, ist es von ausschlaggebender Bedeutung, die Dickdarmtätigkeit hoch zu halten und die erneute Resorption von Toxinen über die Darmwand zu verhindern. Dafür sind Einläufe genau das Richtige. Einige Gifte sind imstande, den Darm durch die Darmwand zu verlassen (beim undichten Darm-Syndrom umso mehr), die Blut-Hirn-Schranke zu überwinden und somit Wahrnehmung und Verhalten zu beeinflussen. Wenn wir den Dickdarm reinigen, kriegen wir die Toxine raus, ehe sie ins Gehirn gelangen, und wir entgiften das Lymphsystem, die Leber und die Gallenblase.

Wenn ich den Begriff Einlauf einer Familie gegenüber ausspreche, die unerfahren ist, was das Protokoll angeht, bekomme ich häufig Einwände zu hören wie „Das könnte ich nie tun“ oder „Mein Sohn würde mich das nie machen lassen“. Ich kann Ihnen versichern: Es ist nicht annähernd so traumatisierend, wie der Rummel, der darum gemacht wird. Unsere moderne Gesellschaft hat sich weit davon entfernt, aber jahrtausendelang wurde das Reinigen des Dickdarms als fester Teil der täglichen Körperhygiene angesehen. Einläufe werden in den Veden, der Bibel sowie bei den Mayas erwähnt. Eine Verstopfung an sich ist kein Anlass, CD-Einläufe zu machen, wobei die Einläufe allerdings die Ursache für Verstopfung beheben können.

Bevor wir zur Funktionsweise der Einläufe kommen, möchte ich eines klarstellen. In den Internetblogs hat mehr als einer gefragt: „Wenn Kerri Rivera Einläufe so mag, warum macht sie sie nicht selber?“ Tatsache ist, ich mache sie selber! Seit Jahren mache ich Einläufe, ebenso mein Ehemann, meine Schwester und viele Eltern, die das Protokoll für ihre Kinder anwenden. Wir erkennen die Vorteile eines gesunden Dickdarms und haben kein Problem damit, unsere eigenen Einläufe oder Darmspülungen durchzuführen.

Tatsächlich möchte ich Ihnen dringend ans Herz legen, selbst Einläufe zu machen. Auf diese Weise merken Sie, dass es wirklich keine große Sache ist. Sie werden außerdem entdecken, wie viel besser Sie sich nach der Reinigung Ihres Dickdarms fühlen, und ebenso verstehen, wenn Ihr Kind sich besser fühlt.

Wann ist der richtige Zeitpunkt, mit Einläufen zu beginnen?

Man sollte mit Einläufen anfangen, wenn das Kind die volle orale Dosis CD erreicht hat.

Wenn Ihr Kind allerdings an Verstopfung leidet, können Sie bereits am ersten Tag Einläufe und Bäder mit aufnehmen (siehe Seite 158) und ohne dass die volle orale Dosis erreicht ist. Machen Sie die Einläufe und Bäder aber an abwechselnden Tagen oder zumindest abwechselnd morgens und abends.

Häufigkeit der Einläufe

Ich empfehle Einläufe mindestens alle zwei Tage, vielleicht sogar häufiger, besonders, wenn Sie Parasiten austreten sehen. Bis zu vier Einläufe am Tag sind durchaus angebracht, wenn mit jedem weitere Parasiten ausgeschieden werden. Manche der älteren Kinder scheinen sehr viele Parasiten pro Tag auszuscheiden, typischerweise zur Zeit um Voll- oder Neumond.

Großartige Neuigkeiten! Heute war der erste Einlauf.

Mein Sohn war unbeschreiblich glücklich, dass wir es getan haben. „Mama, ES HAT GEKLAPPT!", waren seine ersten Worte danach, als er auf der Toilette saß. Er ist es schon gewöhnt, Schwierigkeiten auf der Toilette zu haben. Der arme Kerl. Nun ist er happy, dass der Einlauf FUNKTIONIERT hat!

Er sagte sogar, dass er gleich morgen erneut einen machen wolle. Er fühlte sich deutlich besser, aß mit leerem Magen so viel mehr zum Abendbrot. Ich glaube, er ist Zeug losgeworden, das seit einer Ewigkeit in ihm steckte! Sein Bäuchlein ist jetzt ganz weich und nicht so hart, wie üblich. Ganz schön erstaunlich, und es machte ihm auch gar nichts aus.

Heute war ein guter Tag, mit den Einläufen anzufangen, weil sein Backenzahn ihn nicht plagte! Sein Appetit hat ziemlich zugelegt. Zuvor fragte er selten nach Essen. Nun fragt er mehrmals täglich nach etwas zum Essen. Die Diät klappt wunderbar, er hat sich an die Umstellung seiner Nahrung gewöhnt. Fragt er nach Käse und Milch, erzähle ich von etwas anderem, lenke ihn ab, bis er nicht mehr fragt. Er hat sich noch nicht darüber aufgeregt, Essen, das er eigentlich gern hat, nicht zu bekommen, nicht ein einziges Mal.

Juhu!

Zeitpunkt für die Einläufe

Wenn Ihr Kind zur Schule geht, sollten sie morgens keinen Einlauf machen, da es danach womöglich einige Male zur Toilette gehen muss. Sollte Ihr Kind zu Hause unterrichtet werden oder zu jung oder zu krank sein, um die Schule zu besuchen, können Sie sich die Zeit aussuchen. Ideal ist ein Einlauf, nachdem das Kind auf der Toilette war.

Einläufe – was Sie dazu brauchen

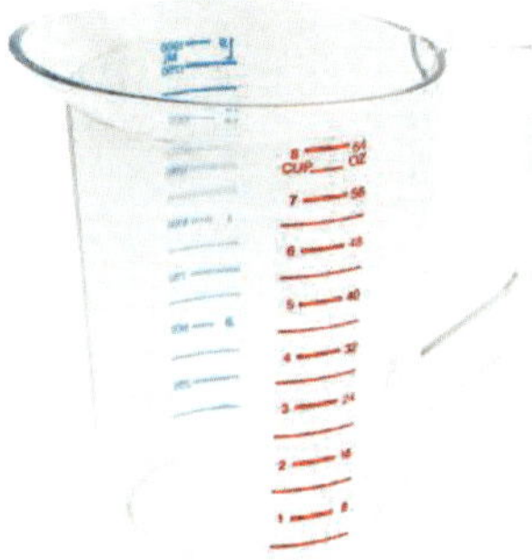

Das erste, was Sie benötigen, ist ein großes Plastegefäß, mit dem Sie Flüssigkeiten abmessen können. Glas ist nicht zu empfehlen, da es umfallen und kaputt gehen kann.

Des Weiteren werden Sie all das brauchen, was Sie verwendet haben, um CD-Chargen anzufertigen:

- Wasser. Verwenden Sie gefiltertes, destilliertes oder Umkehrosmose. Nehmen Sie KEIN Leitungswasser oder alkalisches Wasser!
- Natriumchloritlösung
- Säurehaltiger Aktivator
- Wodkaglas
- Natürliches Gleitmittel (Kokosnussöl oder ein anderes Lebensmittelöl), KEIN parfümiertes Babyöl oder chemische Lotionen wie Vaseline oder K-Y Jelly.
- Einlaufausrüstung (verschiedene Auswahlmöglichkeiten auf der nächsten Seite)

Zitat eines Teenagers, der das Protokoll durchführt: „Ich mag die Einläufe. Davor bin ich irre. Aber wenn ich einen Einlauf bekomme, fühle ich mich besser. Mein Wahn verlässt mich mit meinem Aa.“

Einlaufoptionen (beliebteste zuerst)

Schwerkraft-Beutel oder Eimer mit Schlauch

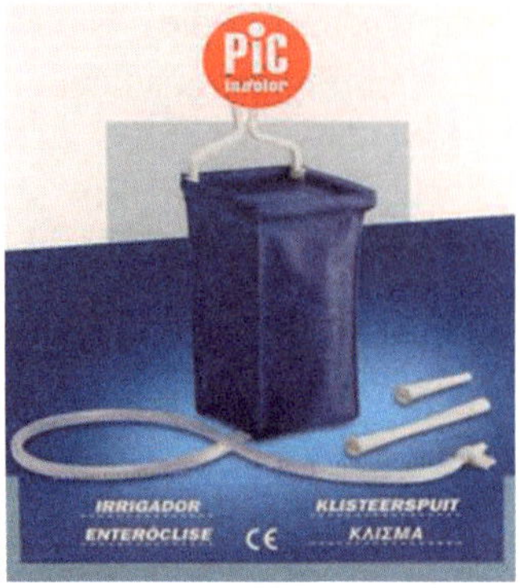

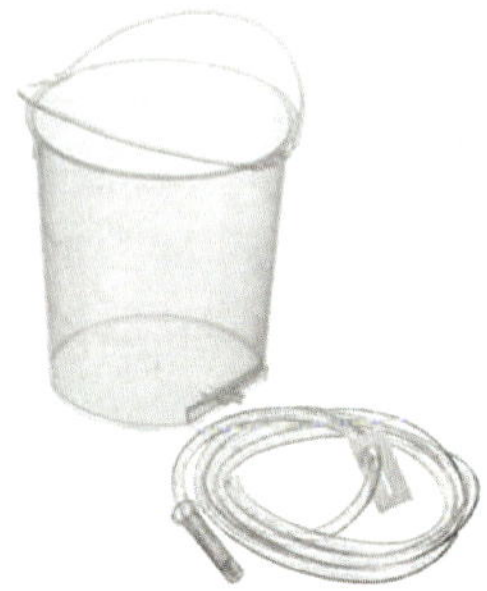

Pro

Fasst reichlich Flüssigkeit
Kann ohne ihn abzunehmen aufgefüllt werden
Leicht zu kontrollierender Fluss
Kann an der Tür aufgehängt werden
Kann für Einläufe und Spülungen benutzt werden
PIC Indolor: faltbar zum leichten Mitnehmen und Verreisen
PIC Indolor: hat ein Ventil
PIC Indolor: Katheter in zwei Größen

Kontra

Einer lässt sich nicht falten für unterwegs

Einlauf-/ Spülbeutel, Wärmflasche

Pro

Fasst reichlich Flüssigkeit
Leicht zu kontrollierender Fluss
Kann an der Tür aufgehängt werden
Kann für Einläufe und Spülungen benutzt werden
Gut für unterwegs
Katheter in zwei Größen

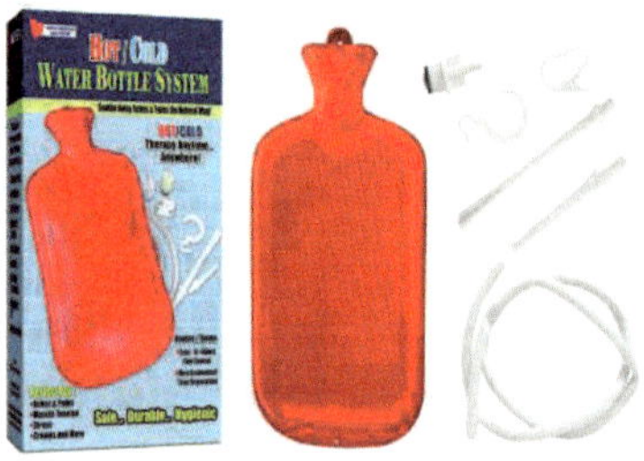

Kontra

Kann nicht ohne ihn abzubnehmen aufgefüllt werden
Gewöhnlich aus Gummi, was dazu neigt schnell auszutrocknen, besonders bei CD

Spritze und Katheter

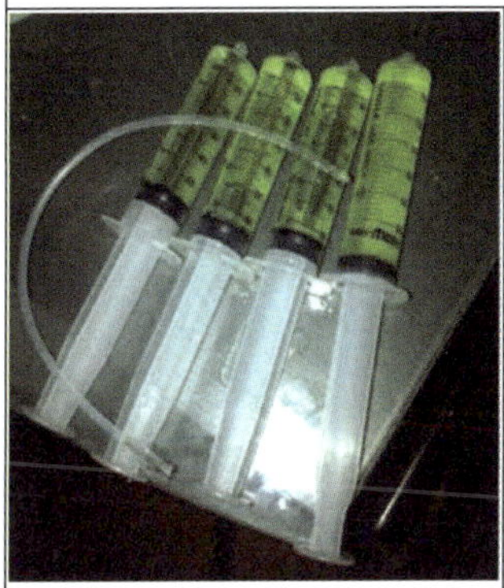

Pro

Leicht zu kontrollierender Fluss
Kann für Einläufe und Spülungen benutzt werden
Gut für kleine Kinder

Kontra

Fasst lediglich 60 bis 140 ml
Man benötigt mehr als eine
Man muss sie austauschen, um mehr als das Fassungsvermögen einer Spritze verabreichen zu können.

Gummiballspritze

Pro

Transportierbar
Kann für Einläufe und Spülungen benutzt werden
Gut, um Mebendazol zu „implantieren“

Kontra

Volumen zu klein für eine wirksame Behandlung
Schwer innen zu reinigen
Schmutz im Inneren schwer zu erkennen
Fasst lediglich 200 ml

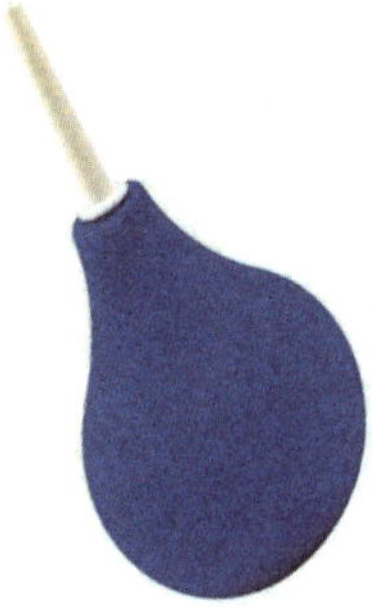

Fleet Enema (letzter Ausweg)

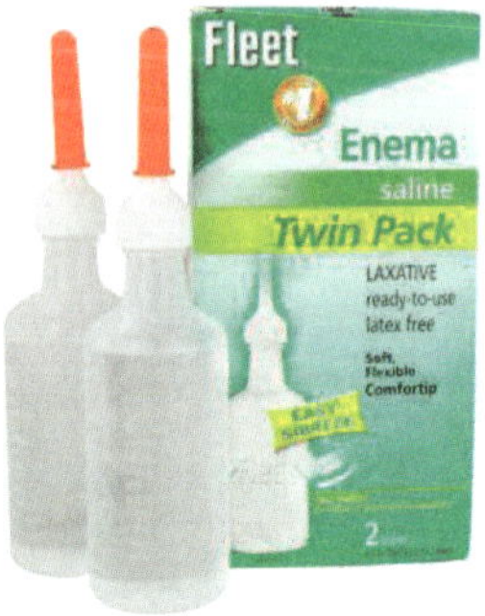

Pro

Preiswert
In den meisten Apotheken erhältlich
Transportierbar
Kann für Einläufe und Spülungen benutzt werden

Kontra

Volumen zu klein für eine wirksame Behandlung

Einlaufausrüstungen

Wie auf den vorigen beiden Seiten gezeigt, stellen wir hier Einlaufausrüstungen in der Reihenfolge, wie wir sie gut finden, vor. Vom Besten abwärts geordnet. Die Preise sind Schätzungen und dürften außerhalb der USA höher sein:

★★★★★ PIC Indolor Schwerkraftbeutel (15-30 Dollar)

★★★★☆ Einlauf-Eimer (5-10 Dollar)

★★★½☆ Mehrzweck-Einlauf-/Spülbeutel, Wärmflasche (15-30 Dollar)

★★★☆☆ 100ml+ Spritzen plus Katheter (5-10 Dollar)

★★☆☆☆ Gummiballspritze (5-15 Dollar)

★☆☆☆☆ Fleet Enema, geleert (5-15 Dollar)

Für verschiedene Familienmitglieder, die Einläufe durchführen, müssen Sie separate Ausrüstungen haben, damit Sie sich nicht wechselseitig mit Parasiten anstecken.

Bei mir zu Hause haben wir kürzlich begonnen, PIC Indolor Einlauf-/Spülbeutel zu verwenden. Damit geht es schneller, und wir tolerieren mehr Wasser, ehe wir uns voll fühlen und den Drang verspüren, die Einlaufflüssigkeit zu entlassen. Das ist wahrscheinlich die praktischste Ausrüstung, besonders wegen des eingebauten Ventils. Dicht dahinter auf Platz zwei folgt der Einlauf-Eimer, aber die dazugehörige Schiebeklemme hält nicht lange und bricht leicht. Sie können aber den Schlauch auch einfach knicken, um den Fluss zu kontrollieren.

Der Mehrzweck-Einlauf-/Spülbeutel, Wärmflasche ist eine gute Option, ist aber zumeist aus Gummi gefertigt. Das Material ermüdet, was durch CD noch beschleunigt wird. Spülen Sie vor und nach dem Gebrauch mehrfach gut aus, damit weder CD noch Aufspaltungsprodukte zurückbleiben. Verwenden Sie es nicht mehr, wenn das Gummi brüchig wird.

Selbst 2-Jährige nehmen 400 bis 500 ml pro Einlauf. Der Darm ist lang. Eltern kleiner Kinder mögen bisweilen die 100 ml-Spritzen-Katheter-Methode. Aber die Gummiballspritze oder der Fleet Enema [flinker Einlauf] sind wegen ihres geringen Volumens für unsere Zwecke nicht wirklich handlich. Man kann sie allerdings in jeder Apotheke kaufen, was ein Vorteil ist, wenn man sofort mit den Einläufen beginnen will.

Spritzen, Katheter, Schwerkraft-Beutel, Mehrzweck-Einlauf-/Spülbeutel können Sie in unterschiedlichen Online-Shops, Apotheken, und Sanitätshäusern kaufen.

Vorbereitung und Durchführung eines Einlaufs

Ehe Sie Ihr Kind ins Badezimmer holen, legen Sie alle benötigten Utensilien griffbereit zurecht. Wenn das Ihr erstes Mal ist, könnten Sie Ihren Ehepartner oder jemand anderen bitten, Ihnen helfend zur Seite zu stehen. Eine Generalprobe ohne Ihr Kind ist ebenfalls eine gute Idee, damit alles glatt geht, wenn Ihr Kind dabei ist. Wenn Sie das Prozedere mit Ihrem Kind ein Mal bewältigt haben, ist alles einfach. Eine gute Vorbereitung ist der Schlüssel zum Erfolg.

Bitte beachten Sie, dass die Babyflasche mit den acht Flüssigkeitsanteilen NICHTS mit den Einläufen zu tun hat!

1. Die ideale Zeit für den Einlauf ist direkt nach einem Stuhlgang.
2. Waschen Sie zuerst Ihre Hände, um keinerlei neue Bakterien in den Dickdarm gelangen zu lassen. Alles, womit Sie arbeiten, sollte gereinigt sein. Es ist SEHR empfehlenswert, Handschuhe und Gesichtsmaske zu tragen.
3. Wenn Sie einen empfohlenen Schwerkraft-Beutel verwenden, suchen Sie sich einen sicheren Platz zum Aufhängen. Der beste Ort hängt von den speziellen Gegebenheiten in Ihrem Bad ab und wo Sie Ihr Kind zum Einlauf platzieren. Ich hänge meinen an einen Handtuchhaken. Auch die Stange vom Duschvorhang bietet sich an. Der Beutel sollte in jedem Fall etwa einen Meter erhöht hängen. Die meisten Eltern breiten ein Handtuch auf dem Boden aus und legen ihr Kind darauf. Kleine Kinder kann man auch auf den Schoß legen.
4. Sehen Sie bitte in der Übersicht unten nach und messen Sie für die Person, die den Einlauf bekommt, die entsprechende Menge Wasser ab. Das Verhältnis ist zwei Tropfen CD auf 100 ml gefiltertes warmes Wasser.

Alter/Größe	Wasservolumen	Tropfen CD
Kind	½ Liter	10
Jugendlicher	ein Liter	20
Erwachsener	bis zu zwei Liter	40

5. Geben Sie noch kein CD hinzu! Im nächsten Schritt wird das Wasser auf Körpertemperatur erwärmt (37 Grad Celsius). Das Wasser sollte sich warm anfühlen – NIE heiß! Vergleichbar mit der Milchtemperatur in der Babyflasche – testen Sie es auf dem Handgelenk. Wenn Sie sich Sorgen machen, die Temperatur nicht richtig zu treffen, nehmen Sie ein ordentliches Thermometer. Vorsicht, viele Billigthermometer sind notorisch ungenau!
6. Nach dem Erwärmen gießen Sie das Wasser zurück in das große Messgefäß.
7. Sehen Sie bitte erneut auf die Übersicht auf der vorigen Seite, bereiten Sie die CD-Mischung in einem sauberen trockenen Glas zu, das größenmäßig zur benötigten Wassermenge passt. Wenn Sie zum Beispiel einen Jugendlichen haben und einen Liter vorbereiten, brauchen Sie 20 Tropfen Natriumchlorit sowie 20 Tropfen säurehaltigen Aktivator, um auf 20 Tropfen CD zu kommen! Beachten Sie: Das Wichtigste am Einlauf ist das Wasser. Geben Sie nicht dem Drang nach, mehr als zwei Tropfen auf 100 ml Wasser hinzuzugeben.
8. Nach der richtigen Aktivierungszeit gießen Sie das konzentrierte CD aus dem Wodkaglas in den großen Messbecher. Dabei könnten Sie das Wodkaglas mit etwas Wasser aus dem Mischbehälter ausspülen, um die gesamte konzentrierte CD-Lösung ins Wasser zu bekommen.
9. Der Beutel/Eimer sollte nun in seiner Arbeitsposition hängen, der Schlauch gut befestigt. Das Schlauchende muss über der Oberkante des Beutels/Eimers platziert sein. Eine Wäscheklammer kann sich gut machen, um es dort zu halten. Füllen Sie nun den Beutel/Eimer zu drei Vierteln mit dem soeben zubereiteten CD-Wasser-Gemisch.
10. Stellen Sie sicher, dass auch der Schlauch mit Wasser gefüllt ist. Gern können Sie etwas ablaufen lassen und dann abklemmen. Der eimerähnliche Einlauf hat für diesen Zweck eine Plastikklemme. Der Beuteltyp hat stattdessen ein Ventil, wo der Katheter angebracht ist. Denn dort wollen Sie mit Sicherheit keine Luft im Schlauch, die dann in den Darm gelangt.
11. Wenn alles oben Aufgezählte bereit ist, ist es an der Zeit, das Kind ins Badezimmer zu holen.
12. Erklären Sie ihm, was Sie machen werden. Manche Eltern erklären ihrem Kind, dass sie ihm den Katheter in den Po stecken und dass er

„spezielles Wasser“ enthält – ein kleiner Junge nannte es „Po-Medizin“ –, das ihnen hilft, sich besser zu fühlen. Wir raten zu betonen, dass Sie der einzige Mensch sind, dem das erlaubt ist.

13. Sagen Sie, was auch immer zu sagen nötig ist, um verständlich zu machen, was passiert.
14. Auf dem Boden (Läufer oder Handtuch) sollte das Kind auf dem Bauch liegen. Ein Kleinkind legen Sie am besten auf Ihren Schoß. Sie können es auch die Hündchenstellung einnehmen lassen.
15. Träufeln Sie ein oder zwei Tropfen Kokosnussöl (oder Ähnliches) auf den Anus, damit er gleitfähig ist.
16. Nun nehmen Sie den Schlauch und führen die Spitze vorsichtig ein – ein bis zwei Inch [2,5 bis 5,0 cm] sind reichlich, denn der Schließmuskel wird die Spitze des Katheters festhalten. Wenn Sie Schwierigkeiten mit dem Einführen haben, sollten Sie etwas mehr Öl auftragen und/oder den Winkel korrigieren.
17. Lösen Sie die Klemme oder öffnen Sie das Ventil, um die Flüssigkeit fließen zu lassen. Das Ziel ist Füllen und Entleeren – NICHT Füllen und Halten. Der Darm kann ca. 5 Liter Flüssigkeit aufnehmen, Sie müssen also keine Sorgen haben, dass Sie zu viel Wasser hineingeben.
18. Ihr Kind wird höchstwahrscheinlich von allein versuchen, den Inhalt zu halten. Die Kinder kneifen den Po fest zusammen, um es nicht raus zu lassen. Das ist ganz natürlich.

Wir verfolgen die Methode Füllen und Entleeren. Der erste Teil des Einlaufs ist normalerweise Stuhl. Danach kommen sichtbar Parasiten und oder Biofilm. Übung macht den Meister. Mit der Zeit werden Sie den Dreh raushaben.

Spritzen-Katheter-Methode

Bevor ich auf die Methode mit dem Schwerkraft-Beutel kam, war die Spritzen-Katheter-Methode meine Lieblingsmethode zur Durchführung eines Einlaufs. Wir haben ein YouTube-Video auf unserem Programm [ClinicaAutismO$_2$], in dem gezeigt wird, wie die Spritzen zu füllen und abzuschalten sind, während man den Katheter benutzt. Für den Fall, dass Sie keinen Zugang zu dem Video haben, hier eine Erläuterung, wie Sie vorgehen sollten:

1. Füllen Sie eine Schüssel mit gereinigtem Wasser, und füllen Sie die Spritzen. Nehmen wir an, Ihr Kind kann 500 ml Flüssigkeit gut auf-

nehmen, und jede Spritze fasst 100 ml. Füllen Sie alle fünf Spritzen, und kippen Sie alles Wasser weg, was noch in der Schüssel ist.

2. Spritzen Sie alles Wasser aus den Spritzen zurück in die Schüssel. Nun haben Sie exakt 500 ml gereinigtes Wasser.
3. Aktivieren Sie die CD-Tropfen in einem sauberen, trockenen Wodkaglas. Wenn Sie zum Beispiel zehn Tropfen verwenden, aktivieren Sie sie, und nehmen Sie das Wasser aus der Schüssel, um den Aktivierungsprozess zu stoppen.
4. Schütten Sie den Inhalt des Wodkaglases zurück in die Schüssel.
5. Füllen Sie erneut die Spritzen mit aktivierter CD-Lösung.
6. Reiben Sie die Spitze des Katheters mit Kokosnussöl ein, und befestigen Sie die erste Spritze.

Hinweis: Wenn Sie die Beschriftung an den Spritzen bewahren wollen, bedecken Sie sie mit durchsichtigem Paketklebeband. Die aufgedruckten Markierungen werden leicht abgerieben, und das Klebeband verhindert dies.

Fleet Enema-Methode

Die dritte für Einläufe mögliche Methode ist, einen Fleet Enema [salzhaltiges Laxativ] zu benutzen, den Sie in jeder Drogerie erwerben können. Das ist vertretbar, wenn Sie die anderen Sachen nicht besitzen, nicht beschaffen können, aber trotzdem sofort mit den Einläufen beginnen wollen. Und ein Fleet Enema ist überall leicht erhältlich. Eine Gummiballspritze ist ein Fleet Enema ohne vorab eingefüllte Salzlösung. Überspringen Sie Schritt 1, wenn Sie eine Gummiballspritze verwenden.

Vorbereitung eines Fleet Enema [flinker Einlauf]

1. Schütten Sie den Inhalt des Einlaufs (im Wesentlichen Salzwasser) weg. Da Fleet Enema lediglich 137 ml enthält beziehungsweise fasst, können Sie maximal zwei Tropfen CD dazugeben. Um mehr Wasser für den Einlauf zu verwenden, leeren Sie einfach weitere Fleet Enemas.
2. Aktivieren Sie zwei Tropfen CD und verdünnen Sie sie mit gefiltertem Wasser (kein Leitungswasser).
3. Füllen Sie die aktivierte CD-Lösung zurück in die Fleet Enema-Flasche. Führen Sie den Applikator ein und drücken Sie die Flasche, bis der ganze oder der größte Teil des Inhalts in den Darm geleert ist.

Kommentare und Anregungen von Eltern

Die meisten Leute sind überrascht, wie prima das funktioniert. Einige Eltern fragten mich, ob sie das Protokoll ohne die Einläufe machen könnten. Mein Antwort lautet: Ja, aber warum? Die Ergebnisse sind mit Einläufen einfach deutlich besser. Einläufe gibt es in der Tat seit Tausenden von Jahren, und Kolonhydrotherapie [Wasserbehandlung des Dickdarms] wird zunehmend ein Trend in der Autismusheilung.

> ***Am Anfang war ich wirklich eingeschüchtert von den Einläufen. Aber das Spritzen-Katheter-System ist toll. Ich reibe die Spitze mit Kokosnussöl ein, schließe eine gefüllte Spritze an und bitte meinen Sohn, sie einzuführen. Er ist sieben Jahre und sprachlich ziemlicht schlecht. Schon beim dritten oder vierten Einlauf fing er an, sich die Spitze selbst hineinzustecken, und ich sollte die Spritze nur drücken. Einige Monate später machten wir jeden zweiten Tag einen Einlauf, und er hat auch den Teil mit dem Drücken der Spritze übernommen. Ich fülle und wechsele nur noch die Spritzen. Wir sind jetzt bei elf Spritzen á 100 ml und drei bis fünf Entleerungen pro Einlauf (und vier Monate bei den Einläufen). Er verlangt häufig nach Einläufen – an Tagen, wo keiner geplant ist –, indem er die Schachtel mit dem Zubehör holt und mir reicht.***

Hier der Leitfaden für Einläufe von einer Mama:

Seid gelassen, eure Haltung gibt den Ton an. Haltet die Ausrüstung für den Einlauf im Badezimmer bereit. Breitet eine schöne, kuschelige und waschbare Decke auf dem Boden aus. Und bringt iPad oder iPhone ins Spiel – was auch immer euer Kind für ein paar Minuten beschäftigt. Ich habe die Einläufe meines Sohnes gemacht, wenn er nachmittags auf der Toilette war. Denn ich denke mir, er ist ohnehin im Bad, der Darm ist leerer und lässt mehr Platz für CD. Ich habe auch mal einen Einlauf gemacht, als es fast Bettzeit war. Aber er war danach eine Stunde länger wach.

Vielleicht reagiert ein anderes Kind gegenteilig. Jedenfalls knie ich mich auf den Boden, breite das Badetuch über meinen Schoß, lege meinen Sohn quer, damit er an das iPad kann, ziehe seine Knie leicht hoch und rein geht's. Ihr könnt etwas Kokosnussöl auf den Anus oder die Spitze des Einlaufes tun. Ich fordere meinen Sohn auf zu zählen und zu versuchen, es drin zu behalten. (Beim vierten Einlauf haben wir es nur auf 40 Sekunden gebracht.) Dann plumps auf die Toilette, und da haben wir es.

Wenn es geht, beginnt den Einlauf auf der linken Seite liegend. Dann auf die rechte Seite rollen. So kann mehr Wasser in den Dickdarm gelangen. Allerdings mag das nicht für alle Kinder machbar sein.

CD-Bäder

Eine andere gute Möglichkeit, Ihr Kind zu entgiften, ist das Baden mit CD. Das CD dringt in die Poren und hilft bei Hautausschlägen, wie sie bei Autismus-Entgiftung weit verbreitet sind. Diese zusätzliche Anwendung ist nach dem Erreichen der vollen oralen Dosis und dem Beginnen der Einläufe möglich. Aber baden Sie das Kind bitte nicht direkt nach einem Einlauf.

CD-Bäder werden im Wechsel mit den Einläufen durchgeführt – Einlauf an einem Tag, CD-Bad am nächsten. Wenn Sie täglich Einläufe machen, wechseln Sie CD-Bad und Einlauf morgens und abends ab.

Einläufe jeden zweiten Tag						
Sonntag	Montag	Dienstag	Mittwoch	Donnerstag	Freitag	Sonnabend
Einlauf	Bad	Einlauf	Bad	Einlauf	Bad	Einlauf

Einläufe jeden Tag (Einläufe können auch am Morgen und Bäder am Abend sein.)						
Sonntag	Montag	Dienstag	Mittwoch	Donnerstag	Freitag	Sonnabend
Morgens Bad	Morgens Bad	Morgens Bad	Morgens Bad	Morgens Bad	Morgens Bad	Morgens Bad
Abends Einlauf	Abends Einlauf	Abends Einlauf	Abends Einlauf	Abends Einlauf	Abends Einlauf	Abends Einlauf

Die CD-Bäder können mit zehn oder auch 80 bis 100 Tropfen gemacht werden. Das hängt von der Person sowie der Größe Ihrer Badewanne ab. Bei kleineren oder jüngeren Kindern fangen wir mit zehn Tropfen an. Da wir die Bäder an jedem zweiten Tag machen, starten wir am Montag mit zehn Tropfen, dann elf am Mittwoch, Freitag zwölf und so weiter bis 20 Tropfen. Je größer und älter eine Person ist, desto mehr Tropfen vertragen sie.

Füllen Sie die Wanne bis zu der Höhe, die maximalen Hautkontakt ermöglicht.

Wenn den Kindern übel wird oder sie apathisch werden oder dünnen Stuhl haben, sollten Sie reduzieren und so die für Ihr Kind bei Bädern passende Dosis herausfinden. Manche Leute, die an chronischer Verstopfung litten, haben die CD-Bäder mit bis zu 100 Tropfen durchgeführt und hatten währenddessen oder direkt anschließend eine Darmentleerung ohne Medikamente, Abführmittel oder Zäpfchen.

CD-Dampfbad

Inhalieren ist bei Kindern im Allgemeinen nicht machbar, weil man ihnen kaum sagen kann: „Inhaliere nur ein bisschen." Das wird nicht funktionieren. Darum machen wir Folgendes:

Machen Sie den Stöpsel in die Badewanne, schließen Sie die Tür und alle Fenster. Dann tropfen Sie 20 aktivierte Tropfen CD auf den Boden der Badewanne und drehen das heiße (erträgliche) Wasser auf. Der Dampf bringt das CD in die Luft und macht so ein richtig tolles Dampfbad.

Sobald die Wanne gefüllt ist, setzen Sie Ihr Kind für 20 Minuten in das Wasser. So kann es CD über die Haut aufnehmen und außerdem durch das Inhalieren des Dampfes.

Mit dieser Methode wird eine stark verdünnte und schwach konzentrierte Dosierung hergestellt. Ich habe viele Kinder erlebt, die wegen Bronchitis, Husten, Asthma und Ähnlichem im Krankenhaus ein und aus gingen, Steroidinjektionen und immer wieder Antibiotika erhielten. Aus diesem Grund haben wir dieses spezielle Dampfbad entwickelt als einen besonders sanften Weg, CD zu inhalieren. Es funktioniert vortrefflich. Insbesondere wenn Ihr Kind stark erkältet ist und Verstopfung hat, geben Sie ihm oral CD, machen Sie Einläufe und Dampfbäder. Auch bei Asthma, Grippe, ersten Anzeichen einer Erkältung, laufender Nase, Husten und so weiter machen sich Dampfbäder großartig und Sie brauchen nicht mehr wegen jeder Kleinigkeit zum Arzt oder in die Apotheke zu laufen.

Fußbäder

Bisweilen sind CD-Bäder nicht möglich, schon weil in einigen Ländern nicht jede Wohnung eine Badewanne hat. Um dem abzuhelfen, können Sie Fußbäder durchführen. Füllen Sie erträglich heißes Wasser in einen kleinen Plastebehälter und geben Sie die Tropfen aktiviertes CD hinzu. Bei einem kleinen Kind beginnen Sie mit zehn aktivierten Tropfen und steigern von da an. Haben Sie ein größeres Kind, oder ist es für einen Erwachsenen, starten Sie mit 20 Tropfen. Nehmen Sie an jedem zweiten Tag ein Fußbad von 20 Minuten, im Wechsel mit den Einläufen. Bei täglichen Einläufen wie gehabt: Einläufe und Bäder wechseln morgens und abends.

72/2-Protokoll (Wochenend-Protokoll)

Wenn wir einem Kind acht orale Dosen CD über den Tag verteilt verabreichen, töten wir mehr und mehr Pathogene ab. Aber während wir nachts schlafen, tun die Krankheitserreger dies nicht. Um sie also auszutricksen, können wir auch über Nacht CD geben. Stellen Sie sich einmal den Fortschritt vor, sobald wir die Erreger daran hindern, nachts an Stärke zu gewinnen!

Demzufolge haben wir das 72/2-Protokoll, bei dem wir 72 Stunden am Stück eine Dosis CD alle zwei Stunden verabreichen – auch mitten in der Nacht.

Dazu einige zusätzliche Überlegungen und Anleitungen.

- Beginnen Sie dieses Protokoll, wenn Sie Ihr Kind am Freitag von der Schule abholen.
- Die letzte 72/2-Dosis geben Sie ihm, wenn Sie Ihr Kind am Montag in der Schule absetzen.
- Machen Sie neben diesem Protokoll keine weiteren CD-Einläufe oder -Bäder, AUßER sie bringen Parasiten raus, dann sollten Sie die CD-Dosen oral und bei Einläufen reduzieren, damit das Kind keine Herxheimer-Reaktion hat.
- Und warum werden tagsüber nicht stündlich die üblichen Dosen gegeben? Es ist schlicht zu viel, wenn Sie es auch die Nacht über tun wollen.
- Halten Sie jede Woche dienstags oder mittwochs nach Fortschritten Ausschau.
- Im Idealfall übernimmt Ihr Ehepartner oder jemand anderes jede zweite nächtliche Dosis.

Der Schlüssel ist, Ihr Kind und seine Reaktionen auf die verschiedenen Behandlungen zu beobachten, während Sie mit Hochdruck daran arbeiten, die Parasiten zu eliminieren. Sie können das jedes Wochenende machen oder auch gar nicht. Einige Familien sind so erfreut über die Ergebnisse, dass sie monatelang auch nachts Dosen verabreichen.

Meerwasser

Dieses Protokoll legt das Hauptaugenmerk auf Exzesse nicht auf Mängel. Während wir CD dafür einsetzen, die Populationen der Krankheitserreger sowie den Giftgehalt an Schwermetallen zu reduzieren, müssen wir den Körper remineralisieren. Remineralisierung ist besonders wichtig, da bei der Entgiftung neben Toxinen auch Vitalstoffe verloren gehen können. Kinder mit Autismus weisen oft Mineralstoffmängel auf wegen der Pathogene und Parasiten, ebenso wegen Darm-Dysbiose, die eine angemessene Nährstoffaufnahme verhindert. Wir müssen unsere Körperzellen und -gewebe stärken, damit sie die Mängel überwinden können und schließlich zu alter Gesundheit zurückkehren.

Meerwasser hat uns gut geholfen, diese Mineralisierung zu erreichen, die Verschaltung des Gehirns zu erhöhen – und die Parasiten hassen es. Die Bedeutung von Meerwasser für das Protokoll kann nicht genug gewürdigt werden. Im Anhang (Buch 2) mit den Berichten finden Sie Testergebnisse, die belegen, dass dieses Protokoll, richtig angewendet, Ungleichgewichte korrigieren kann. Nicht nur eine Familie berichtete von gesunden Nägeln, Haar und Haut, ebenso ordentlichem Wachstum und Gewichtszunahme.

Uns wurde beigebracht, dass es gefährlich sei, Salzwasser zu trinken. Ich möchte klarstellen: Sie oder Ihr Kind sollen das Meerwasser nicht gleich gläserweise trinken oder Speisesalz ins Trinkwasser geben. Davon würde wahrscheinlich jedem übel werden, das wäre viel zu viel Salz für den Körper. Wir reden hier von verdünntem Meerwasser. Außerdem lässt sich echtes Meerwasser nicht mit einer selbst aus Salz und Wasser gemixten Flüssigkeit vergleichen!

Das Meer ist eine umfassende Quelle an Mineralien, die für den Körper biologisch verfügbar sind. Ich ziehe Meerwasser den synthetischen Mineralien vor, da der Körper sie leicht erkennt und aufnimmt.

Meerwasser enthält Spuren von mehr als 74 biologisch verfügbaren Elementen, darunter:

- Natrium
- Schwefel
- Kobalt
- Fluor
- Zink
- Vanadium
- Jod
- Kupfer
- Gold
- Eisen
- Calcium
- Bor
- Kalium
- Silizium
- Nickel
- Magnesium
- Phosphor
- und anderen.
- Selen
- Molybdän
- Silber
- Chrom
- Chlor
- Lithium
- Mangan
- Brom

Wir können das Wasser direkt aus dem Ozean verwenden (auf 25 % verdünnt) und es zur Remineralisierung trinken. Allerdings benötigen wir das Wasser von sauberen Orten, an denen Schwärme kleiner Fische schwimmen und oder Meerwirbel in der Nähe sind. Diese Stellen bieten uns frisches und sauberes Meerwasser, das wir entnehmen können. Die meisten von uns haben keinen Zugang zu Meerwasser. Aber glücklicherweise gibt es Meerwasser bei zahlreichen Online-Händlern zu kaufen. Die Quinton Meerwasser-Trinkampullen gibt es ebenfalls beim Jim Humble Verlag.

Für weiterführende Informationen darüber, weshalb und wie uns Meerwasser zugute kommt, recherchieren Sie bitte die Arbeiten von Rene Quinton, wie er Kranke mit Meerwasser heilte.

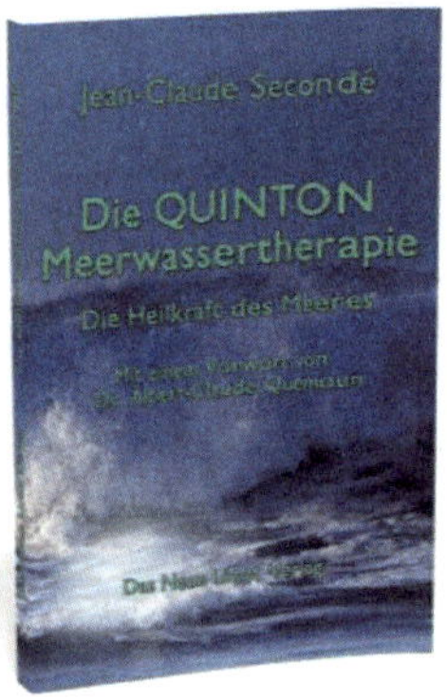

Lesen Sie alles über Meerwassertherapie im neuen Buch „Die Quinton Meerwasserhtherapie von Jean-Claude Secondé. Erhältlich im Jim Humble Verlag – ISBN: 9789088790843

Die Anwendung von Meerwasser mit CD

Sie können Meerwasser mit aufnehmen, ehe Sie mit CD beginnen oder nachdem die volle orale CD-Dosis erreicht ist. Wir nehmen einen Teil Meerwasser auf drei Teile Trinkwasser, die gemischt werden (1:3). Bei zu viel Meerwasser können wir Durchfall bekommen. Beginnen Sie niedrig mit 5 ml Meerwasser, verdünnt mit 15 ml Trinwasser, und arbeiten sich langsam bis zur Verträglichkeitsgrenze hoch.

Die folgende Liste hilft Ihnen bei der Orientierung:

Dosierung von Meerwasser

Größe	Wann	reines Meerwasser	gereinigtes Wasser	Wasser insgesamt
Kind	starten mit	5 ml	15 ml	20 ml
	steigern bis	30 ml	90 ml	120 ml
Jugendlicher	starten mit	10 ml	30 ml	40 ml
	steigern bis	50 ml	200 ml	250 ml
Erwachsener	starten mit	15 ml	45 ml	60 ml
	steigern bis	75 ml	225 ml	300 ml

Meerwasser sollte am besten drei Mal täglich gegeben werden, die erste Dosis am frühen Morgen nach der ersten Dosis CD. Bitte achten Sie darauf, fünf Minuten Abstand zwischen der Gabe von CD und Meerwasser zu lassen. Größere Kinder können je nachdem 70 bis 120 ml zu sich nehmen. Einige Erwachsene trinken bis zu einer Tasse täglich (plus Verdünnungswasser). Es ist wichtig, auf dünnen Stuhl beziehungsweise Durchfall zu achten, wenn Sie die Dosis erhöhen. Denn daran lässt sich erkennen, ob Ihr Kind das obere Limit erreicht hat. Das Verhältnis von Meer- zu Trinkwasser beträgt 1:3 (ein Teil Meerwasser auf drei Teile Trinkwasser). Aber wichtig ist, unterhalb der Schwelle zum Durchfall zu bleiben. Daher müssen wir langsam steigern und die Dosis im verträglichen Bereich halten. Sollte jemand an Verstopfung leiden, wird sich dies mit der richtigen Menge Meerwasser zügig ändern. Also low and slow [niedrige Dosen langsam steigern] erhöhen wir die Meerwasserdosis.

Einige Eltern berichteten, dass ihre Kinder Meerwasser auch nicht verdünnt trinken mochten, da es salzig schmeckt. Sie könnten ausprobieren, etwas leicht aromatisiertes SweetLeaf®Stevia dazuzugeben oder es wenn nötig in ein Getränk oder eine Suppe zu mischen. Meerwasser-Puristen sagen zwar, Erhitzen tötet einige Qualitäten des Meerwassers ab, aber Ihr Kind wird dennoch all seine Mineralien erhalten.

Biofilm

Einer der Pioniere der Autismusheilung, Doktor Anju Usman, hat der Autismusgemeinschaft eines der entscheidenden Puzzleteile gegeben – den Biofilm. Die folgenden Ausführungen stammen mit ihrer Zustimmung aus einem ihrer Vorträge: „Biologie und Behandlung des Darms“

Was versteht man unter dem Biofilm:

Biofilm ist eine Ansammlung mikrobischer Gemeinschaften, umschlossen von einer Matrix extrazellulärer polymerer Substanz (EPS), getrennt durch ein Netz offener Wasserrinnen. Ihre Architektur stellt eine optimale Umwelt für Interaktionen zwischen Zellen dar. Das schließt den interzellulären Austausch genetischen Materials, Kommunikationssignale sowie Stoffwechselprodukte ein, womit die Diffusion der notwendigen Nährstoffe zur Biofilm-Gemeinschaft gesichert ist.

Die Matrix ist zusammengesetzt aus einer negativ geladenen polysacchariden Substanz und wird zusammengehalten durch positiv geladene Metall-Ionen (Calcium, Magnesium und Eisen). Die Matrix, in der die Mikroben in dem Biofilm eingebettet sind, schützt sie vor der Einwirkung von UV-Licht, Metalltoxizität, Säuren, Austrocknung, Salinität, Phagozytose, Antibiotika, antimikrobiellen Wirkstoffen sowie dem Immunsystem.

Nun das Ganze noch einmal für den Laien: Es handelt sich um mikrobielle Gemeinschaften (Bakterien, Candida, Viren und so weiter), die von einer Schutzschicht umgeben sind, wodurch sie hundert oder tausend Mal schwieriger abzutöten sind, als wenn sie nicht in diesen geschützten Gemeinschaften leben würden.[14]

Warum wird man sie so schwer los?

- Mikroben geben genetisches Material untereinander weiter, um ihre Widerstandsfähigkeit zu erhalten.
- Die Kolonien kommunizieren miteinander mittels Quorum Sensing Molekülen [chemische Kommunikation].
- Kolonien können die OMP (Outer [äußere] Membran Proteins) nicht ausdrücken.[14]

Diese Kolonien sind beeindruckend hoch entwickelt: sie verständigen sich, teilen genetisches Material, um ihr Überleben zu verlängern, und machen sich nicht über die äußere Membran bemerkbar. Das Verständnis des letzteren Punkts ist von besonderer Bedeutung, denn hierin liegt der Hauptgrund dafür, dass das Immunsystem diese Kolonien nicht attackiert: sie artikulieren sich nicht als Bedrohung! Und deshalb ist das Immunsystem, bei vielen Kindern mit Autismus ohnehin geschwächt, nicht in der Lage, sie zu entdecken und auszuschalten. Zusätzliche Vorsicht ist erforderlich, wenn wir Ergänzungsmittel für unsere Kinder aussuchen – Einige dieser Ergänzungsmittel bilden die Hauptnahrung des Biofilms. „Wenn Sie Bazillen abtöten wollen, werden Sie nicht weiterkommen, wenn Sie Calcium nehmen“, erläutert Usman. „Calcium, Eisen und Magnesium blockieren unsere Bemühung, den Biofilm aufzulösen.“

Warum CD bei Biofilm anschlägt

Die gemeinschaftlichen Mikroorganismen haften an Oberflächen (in zahlreichen Fällen dem Darm) und werden von Polysacchariden (Zucker/Kohlenhydrate) sowie Eisen, Calcium und Magnesium zusammengehalten. EDTA [Ethylen-Dimanin-Tetra-Acetat, Salz einer Aminosäure] ist ein bekannter Chelator und kann die Bindungen aufbrechen (Eisen, Calcium und Magnesium), die die Matrix zusammenhalten. Weder ein Antibiotikum noch der Chelator wären allein gegen den bakteriellen (Staphylokokken) Biofilm wirksam. Werden jedoch beide kombiniert, bricht das EDTA die Bindungen auf, die Bakterien sind dann dem antibakteriellen Wirkstoff ausgesetzt, und der Körper kann die Biomasse ausstoßen.

Chlordioxid oxidiert anorganische Verbindungen, indem es ihre Ladungen effektiv entfernt, und zwar folgendermaßen: Fe2+, Ca2+ und Mg2+ sind positiv geladene Ionen, welche die negativ geladene Matrix zusammenhalten. Wenn aber diese Substanzen durch CD oxidiert werden, sind die Bakterien dem CD wehrlos ausgesetzt, und es kann auch sie oxidieren (und somit abtöten), sodass der Körper letztlich den Biofilm loswird.

Viele Eltern, die CD oral oder mit Einläufen anwenden, haben Biofilm im Stuhl ihrer Kinder gefunden. Biofilm kann dick, schleimig, trübe, weißlich, gräulich und manchmal wie eine Strumpfhose aussehen.

Über AutismPedia [biomedizinische Elternorganisation in den USA] sind einige weitere interessante Fakten verfügbar, die Usmans Arbeit zum Biofilm betreffen.[15]

Gestern hatten wir unseren Termin. Und als er sie auf Lyme testete, war das Ergebnis zu unserer Überraschung negativ. Vor gerade einmal drei Monaten, bevor wir mit MMS anfingen, war sie positiv darauf getestet worden. Er war sehr zufrieden mit dem Ergebnis. Vielen Dank für deine Beratung. Wir verdanken dies dem Wunder von MMS und deiner Hingabe, mir bei allen meinen Fragen zu helfen. Ich weiß deine Hilfe, die uns einen Schritt näher zur Heilung brachte, wirklich wirklich zu würdigen.

Des Weiteren diskutiert der Artikel „Lyme-Induced Autism Conference Focuses on Biofilm and Toxicity“[16] [Tagung zum Thema lymeinduziertem Autismus mit Fokus auf Biofilm und Toxizität] von Mary Budinger die Auswirkungen von Erregern, die sich im Biofilm aufhalten, auf Lyme-Krankheit und Autismus. Nachfolgend ein bemerkenswertes Zitat aus dem bereits erwähnten Artikel von Doktor Stephen Fry von Fry Labs [Fry Laboratorien], der möglichen pathogenen Ursachen von chronischen Krankheiten nachgeht.

Vielleicht bin ich ja auf dem Holzweg, aber vielleicht auch nicht. Erinnern wir uns daran, dass wir immer dachten, Magengeschwüre würden von einer übermäßigen Säurebildung verursacht. Dann stellten Barry Marshall und Doktor

Robin Warren dieses medizinische Dogma auf den Kopf, indem sie nachwiesen, dass Bakterien der Auslöser sind. Die beiden identifizierten das Bakterium Helicobacter pylori und wiesen nach, wie es erst Entzündung, dann Geschwüre erzeugt. Vielleicht sind wir in zehn Jahren schlau genug, um zu wissen, dass „auto" in „autoimmun" in Wirklichkeit Pathogene meint. Und dann krempelt sich die ganze Vorstellung der Autoimmunität um. Chronische Entzündung bedeutet chronische Infektion. Bei Autoimmunerkrankungen habe ich das Modell, dass eine chronische Infektion vorliegt, die nicht aufgelöst werden kann, so dass das Immunsystem immer wieder darauf anspringt. Die Selbst-Antikörper beruhen auf Apoptose [programmierter Zelltod] und dem Tod der Wirtszellen mit einer Immunreaktion des Wirtes.

Dem stimme ich ganz und gar zu, und ich bin serh froh, dass wir CD haben, um die Pathogene zu bekämpfen und den Körper wieder zur Gesundheit zurückzuführen.

Mitochondriale Funktionsstörung

Kinder mit ASS sind auch viel häufiger von mitochondialer Dysfunktion betroffen als neurotypische Kinder der gleichen Altersgruppe. Nachfolgend ein Auszug aus Science Daily.[17] Besuchen Sie bitte die Internetseite für die Quellenangaben im Text.

Kinder mit Autismus haben sehr viel wahrscheinlicher Defizite in ihrer Fähigkeit, Zellenergie zu erzeugen als durchschnittlich entwickelte Kinder, besagt eine neue Untersuchung von Forschern an der UC Davis. Die Studie, veröffentlicht im Journal der Amerikanischen Medizinischen Gesellschaft (JAMA), fand heraus: Angesammelte Schädigungen sowie oxidativer Stress in den Mitochondrien, dem Kraftwerk der Körperzellen, könnten sowohl den Ausbruch als auch die Heftigkeit von Autismus beeinflussen. Es wird also eine starke Verbindung zwischen Autismus und mitochondrialen Defekten hergestellt.

„Kinder mit mitochondrialen Erkrankungen können neben anderen Leiden Belastungsintoleranz, Krampfanfälle und kognitive Störungen aufweisen. Bei einigen würden sich Symptome der Krankheit manifestieren, wohingegen andere als sporadische Fälle erscheinen", so Cecilia Giulivi, Hauptautorin der Studie und Professorin für Biomolekularwissenschaft an der veterinärmedizinischen Fakultät der UC Davis. „Zahlreiche dieser Charakteristika werden von Kindern mit Autismus geteilt."

Eine Funktionsstörung der Mitochondrien wird bereits mit einer Anzahl anderer neurologischer Leiden verbunden, einschließlich Parkinson, Alzheimer, Schizophrenie sowie bipolare Störung [manisch-depressive Erkrankung].

Mitochondrien reagieren oft auf oxidativen Stress, indem sie ihre eigene DNS kopieren. Mit dieser Strategie stellen sie sicher, dass, selbst wenn einige Gene in Folge von Oxidation beschädigt sind, andere noch vorhanden sind, die nicht in Mitleidenschaft gezogen wurden. Bei der Hälfte der autistischen Kinder fanden die Wissenschaftler in den Lymphozyten eine erhöhte Anzahl kopierter mtDNS. Diese Kinder führten auch eine genauso hohe Anzahl mtDNS in ihren Granulozyten, eine andere Art Immunzelle. Damit ist belegt, dass die Auswirkungen nicht auf einen spezifischen Zelltyp beschränkt sind. Zwei von fünf Kindern wiesen außerdem Löschungen in ihren mtDNS auf, während keines der Kinder der Kontrollgruppe gelöschte DNS zeigte.[10]

In unserem MMS-Autismus-Webinar erwähnt Andreas Kalcker, dass CD das elektrische Potenzial der Mitochondrienmembran verändert.[18] Das führt zu einem Energieanstieg in jeder Körperzelle, so auch in den Zellen des Immunsystems. Mitochondrien sind der Elektrogenerator oder das „Kraftwerk" jeder Zelle. Wenn wir diesen Stromgenerator ausschalten, kann sich Krebs entwickeln. Kann die Zelle nicht mittels Oxidation elektrische Energie erzeugen, wird sie Gärungsprozesse nutzen.

In der Praxis konnte ich beobachten, dass Kinder, die unter Energiemangel, Teilnahmslosigkeit und weiteren Symptomen litten, die mit mitochondrialen Fehlfunktionen in Verbindung gebracht werden können, mit der Anwendung von CD auflebten. Sie sind wieder in der Lage, Sport zu treiben, können ohne Hilfe laufen und können kognitive Aktivitäten durchhalten, ohne zu ermüden. Unter den Berichten am Ende des Buches gibt es einige, die „Mito Issues" [Mitochondrienproblem] erwähnen. Ich freue mich sehr darüber, dass auch unter diesem Aspekt CD das richtige Mittel zu sein scheint, um Menschen mit ASS zu helfen.

ATEC-Statistik

Mit Hilfe unserer Facebook-Gruppen haben wir im vergangenen Jahr ATEC-Daten gesammelt. Damit Sie einen Eindruck davon bekommen, was andere bezüglich der Testergebnisse erleben, hier etwas aufbereitete Statistik:

246 Eltern übermittelten uns zwei ATEC-Punktestände. Der durchschnittliche Rückgang von ATEC1 auf ATEC2 betrug 15 Punkte. Im Durchschnitt lagen

zwischen den Tests drei Monate oder weniger. Je stärker ein Kind betroffen war, desto größer sein erster Punkterückgang. Wenn das Kind mit über 100 Punkten startete, war der zweite ATEC im Mittel 26 Punkte geringer.

Unter den 246 ATEC-Meldungen hatten wir 32 Kinder (13 %), deren Punkte im ersten Viertel zunahmen. Der durchschnittliche Zuwachs unter den 32 lag bei sieben Punkten. Alle 32 meldeten neue ATEC-Punktstände drei Monate später, und bei 29 sanken die Punkte zwischen ATEC2 and ATEC3. Zudem konnten 13 der 29 so viele Punkte abbauen, dass sie unter den Ausgangswert ATEC1 kamen. Das bedeutet, dass nur 19 von 246 Kinder nach sechs Monaten mehr Punkte als vorher hatten. 93 % Prozent der Kinder, die das Protokoll befolgen, verbesserten ihren ATEC-Punktestand bis zur sechs-Monats-Marke.

Wir hatten 163 Eltern, die uns vier aufeinanderfolgende ATEC-Punktestände mitteilten (das heißt ein Jahr mit dem Protokoll). Der durchschnittliche Rückgang von ATEC1 auf ATEC4 betrug bei diesen 163 Kindern 24 Punkte.

Von diesen 163 meldeten insgesamt neun (6 %) einen Punkteanstieg zwischen ATEC1 und ATEC4. Ihr durchschnittlicher Zuwachs lag bei sechs Punkten. 94 % der Kinder, die das Protokoll machen, verbesserten ihren ATEC-Punktestand nach einem Jahr.

In der Facebook-Gruppe, die die ATEC-Daten sammelte, hatten wir 25 Gesundungen (definiert als ATEC unter zehn). Damit beträgt unsere Genesungsquote nach einem Jahr Protokoll 15 %.

Daraus geht hervor: Je länger sie das Protokoll befolgten, desto mehr Punkte verloren sie.

Auch wenn wir „hochrangige“ statistische Forschung begrüßen würden, ist dies doch zweifellos ein bedeutender Schritt in die richtige Richtung, und es zeigt, dass das Protokoll wirksam ist. Aber die Forschung kostet Geld.

Chlordioxid bei Autismus – Gebote und Verbote

Gebote

Ja machen

Überprüfen Sie alle Ergänzungsmittel, die Ihr Kind gegenwärtig nimmt, und entfernen Sie alle, die Antioxidantien enthalten, einschließlich Vitamin C, Vitamin E, Vitamin A, Vitamin K, Alanin, Koenzym Q10 sowie kolloidales Silber. Denn all diese Substanzen neutralisieren CD, machen es unwirksam.

Lassen Sie auch Ergänzungsmittel weg, die Eisen und Vitamin B_{12} enthalten. Beides ist im Grunde Nahrung für Parasiten, womit erklärt ist, weshalb zahlreiche Kinder so wenig davon haben. Falls Sie einen chronischen Eisen- oder Vitamin B_{12}-Mangel erleben, lesen Sie das Kapitel Parasiten-Protokoll. Der Spiegel dürfte sich normalisieren, sobald die Würmer Ihres Kindes beides nicht mehr verschlingen.

Nutzen Sie die Babyflaschenmethode in einer 200 ml-Flasche aus Glas mit einem vollständig zu schließenden Deckel und beginnen Sie unabhängig vom Körpergewicht mit einem Tropfen. Steigern Sie die Dosis täglich um einen Tropfen, bis die optimale Dosierung erreicht ist.

Geben Sie die Dosen möglichst häufig über den Tag verteilt. Je weniger Verschnaufpausen wir den Pathogenen zur Ausbreitung lassen, desto besser. Halten Sie ein Minimum von acht Dosen am Tag ein, aber versuchen Sie, so viele Dosen wie möglich einzurichten. Streben Sie 16 Dosen an bei PANS/PANDAS sowie akuten Situationen wie Erkältungen oder Grippen.

Aktivieren Sie je nach gewählter Säure im richtigen Zeitrahmen. HCl und Zitronensäure aktivieren das Natriumchlorit beide binnen 60 Sekunden.

Ergänzen Sie Mineralien durch Meerwasser.

Meiden Sie unbedingt und absolut: Alkohol, Kasein (Molkereiprodukte), Zitrusfrüchte, Maissirup, Fruchtsäfte, grünen Tee, Ananas, Vitamin C, E, A, K. Geben Sie Kokosmilch oder Kokoswasser nur zur Nacht, mindestens eine Stunde nach der letzten CD-Dosis, damit keine Möglichkeit besteht, die Wirkung von CDs zu beeinträchtigen. Beide sind sehr alkalisch.

Verbote

Strengstens beachten

Kein Saft, in keiner Form – nicht frisch, biologisch, hausgemacht oder aus dem Laden.

Keine Nahrungsmittel, die reich an Antioxidantien sind, zum Beispiel Schokolade (Kakao), grüner Tee, Kombucha, Zitrusfrüchte, Ananas, Mango oder Kiwi. Beeren (wenn überhaupt) nur zur Nacht essen, eine Stunde nach der letzten CD-Dosis.

Vermischen Sie die CD-Tropfen mit nichts anderem als Wasser.

Geben Sie CD nicht mit Essen.

Verwenden Sie keinen Vitamin C-Wasserfilter – ja, so etwas gibt es, um Chlor im Leitungswasser zu neutralisieren. Leider neutralisiert es auch Chlordioxid.

Checkliste zur Fehlerbehebung bei CD

Ehe Sie zu dem Schluss kommen, dass CD bei Ihrem Kind nicht funktioniert, werfen Sie bitte einen Blick auf die Liste der häufigsten Fehler. Wenn es so aussieht, als würden Sie alles richtig machen, aber trotzdem keine Fortschritte zu beobachten sind, nutzen Sie bitte eine der möglichen Hilfsangebote im Anhang 17 (Buch 2), bevor Sie aufgeben. Sie sind NICHT allein! Wir verfügen über ein Netzwerk von Eltern, die bereit sind, Sie zu unterstützen:

Bereiten Sie Ihr CD in einem sauberen, trockenen Wodkaglas zu oder in einem anderen Glasbehältnis, in welchem sich beide Chemikalien wirklich mischen?

Wird die CD-Mischung gelblich graun? Es sollte auch chlorähnlich riechen. Wenn dem nicht so ist, stimmt etwas nicht. Vielleicht sind die Chemikalien falsch oder minderwertig? Oder der Anbieter hat beim Vorbereiten der Lösungen nicht richtig gearbeitet?

Beachten Sie das richtige Mischungsverhältnis von Natriumchlorit zu säurehaltigem Aktivator? Überprüfen Sie auf Seite 137 das korrekte Verhältnis in Abhängigkeit vom verwendeten Aktivator und seiner Konzentration.

Halten Sie die richtige Aktivierungszeit ein, nachdem Sie Natriumchlorit mit Säureaktivator gemischt haben und bevor Sie das Ganze mit Wasser verdünnen? Überprüfen Sie auf Seite 137 die minimale Aktivierungszeit, die Sie abwarten müssen, damit die chemische Reaktion ablaufen kann.

Falls Sie die Wirkstärke [Potenz] Ihres CD anzweifeln, vergewissern Sie sich mittels eines Tests der Wirkstärke Ihres CD. Im Anhang 6 (Buch 2) finden Sie Informationen zum Testen.

Ist Ihr CD oder der Aktivator trübe oder verändert es seine Farbe nicht nach dem Mischen? Falls ja, stimmt etwas nicht mit einer der beiden Chemikalien. Fragen Sie bei Ihrem Anbieter nach.

Haben Sie die Babyflasche mit Ihrer Lösung im direkten Sonnenlicht stehen gelassen? Ein kurzes Ausgesetztsein ist nicht schlimm, aber wenn Sie sie bei starker Hitze für eine Stunde im Auto lassen, hat sie ihre Wirkung wohl eingebüßt.

Nehmen Sie dieselbe Babyflaschenlösung über einen zu langen Zeitraum? Sie sollte ausschließlich am Tag der Zubereitung verwendet werden.

Haben Sie antioxidative Ergänzungsmittel oder Multivitamine, die Antioxidantien enthalten, gegeben? Vitamin C und E sind tabu. Lebertran und Ergänzungsmittel aus Fischöl allgemein sind reich an Antioxidantien, um sie vor dem Verderben zu schützen. Stellen Sie sicher, dass diese unbedingt weggelassen werden. Vermischen Sie etwas davon mit CD, hebt es die Wirkung von CD und Vitamin auf. Mit einigen Stunden Abstand KÖNNTEN Sie es anbieten.

Haben Sie wirklich alle Etiketten Ihrer Nahrungs- und Ergänzungsmittel überprüft, um sicherzustellen, dass sie keine Antioxidantien beinhalten?

Haben Sie sämtliche Säfte und Zitrusfrüchte aus der Ernährung eliminiert (einschließlich Orangen, Ananas, Mango, Kiwi)? Der Verzehr von Beeren (wenn er denn sein muss) ist nur zur Nacht gestattet, mit wenigstens einer Stunde Abstand zur letzten CD-Gabe.

Halten Sie CD-Gaben vom Essen getrennt? Das Minimum beträgt 30 Minuten, optimal ist eine Stunde. Aber das ist nicht durchweg möglich? Weidetiere halten 15 Minuten ein, und wir dosieren CD 16 Mal täglich.

Vermischen Sie irgendetwas mit Ihrem CD wie Back-Natron, Saft etc? Das Einzige, was Sie Ihrer CD-Dosis hinzufügen dürfen, ist noch mehr Wasser.

Verwenden Sie alkalisches (basisches) Wasser zur Zubereitung Ihres CD? Basisches Wasser vernichtet CD. Einige teure Wasserfiltersysteme sind so konstruiert, dass sie basisches Wasser erzeugen, was unter allen Umständen vermieden werden muss!

Halten Sie die Diät ein? Könnten in der Schule Diätverstöße stattfinden oder bei einem Verwandten, wenn Sie nicht dabei sind?

Dosieren Sie zu hoch und entgiften Sie Ihr Kind zu schnell, so dass Herxheimer-Reaktionen auftreten? Bei einigen Kindern (Leuten) darf die Dosierung nur alle drei Tage gesteigert werden – nicht täglich.

Ist die Anzahl der CD-Tropfen zu niedrig, um etwas zu bewirken?

Geben Sie eventuell zu wenige CD-Dosen täglich? Das erforderliche Minimum liegt bei acht oder mehr Dosen pro Tag.

Haben Sie das Kalcker-Parasiten-Protokoll angefangen? Und wenn Sie drei Parasiten-Protokolle (PP) absolviert haben, ist es Zeit für Ergänzungsmittel, Chelat-Therapie sowie Überdruck-Sauerstoff-Therapie (HBOT), GcMAF etc.

Häufig gestellte Fragen:

Kann ich auch weniger als 30 ml Wasser verwenden, um eine Dosis CD zu verabreichen?

30 ml ist die am besten geeignete Menge. Du kannst jederzeit mehr Wasser zugeben, aber 30 ml ist das Minimum.

Wir folgen dem Protokoll und sind bei fünf aktivierten Tropfen CD in der Babyflasche. Die „üblichen“ autistischen Symptome meines Sohnes haben sich zu einem Maximum verschlimmert. Er hat furchtbare Verstopfung, Stimming [mit den Händen flattern], Scripting [wiederholtes Nachsprechen] und scheint, in schlechter Verfassung zu sein. Unsere Ziel-Dosis sind 15 Tropfen. Was sollten wir tun?

Das Problem liegt darin, dass bis zum Erreichen der vollen oralen Dosis mit CD-Einläufen und CD-Bädern abgewartet werden sollte. Seine negativen Symptome rühren womöglich von der Resorption von Toxinen aus dem nicht ausgeschiedenen Stuhl. Du musst seine Verstopfung auflösen, um den Teufelskreis zu durchbrechen. Wende CD-Einläufe sowie CD-Bäder an aufeinander folgenden Tagen an. Das sollte der Verstopfung ein Ende bereiten und die Gifte aus seinem Organismus spülen. Wenn er dann stabil ist, kannst du damit fortfahren, die Dosis langsam bis zum Zielwert zu erhöhen.

Was sollte ich tun, wenn mein Kind „Doppel-Dosen“ (zwei Flüssigkeitsanteile in der Babyflasche) den ganzen Tag über verträgt ohne Herxheimer-Reaktionen?

Wenn dein Kind die doppelten Dosen verträgt, ist es KEIN doppeltes Dosieren –

es ist seine eigentliche Dosis! Abhängig von seinen Fortschritten und was du außerdem ins Protokoll integrierst, könntest du die Dosis von da an steigern.

Gilt 72/2 nur, wenn man das Parasiten-Protokoll gemacht hat? Wir sind bei der vollen oralen Dosis angelangt, werden das PP jedoch nicht vor dem nächsten Vollmond machen.

Nein, du kannst 72/2 auch vor dem Parasiten-Protokoll machen, musst aber die volle CD-Dosis erreicht haben.

Es ist ein echter Kampf mit der Schule, genügend CD-Dosen hinzubekommen. Acht schaffen wir, bräuchten jedoch viel mehr. Nächtliche Dosen kommen nicht in Betracht (er schläft nicht wieder ein; und der Wecker klingelt jetzt schon früh genug), ebenso zur Schule zu fahren, um ihm dort CD zu geben (wir arbeiten beide). Irgendwelche Ratschläge?

Einige Eltern verabreichen die Dosen alle 45 Minuten, wenn sie zu Hause sind. In jedem Fall ist es besser, die Pathogene rund um die Uhr zu attackieren. Wenn wir sie wirklich bekämpfen wollen, sollten wir ihnen nicht immer wieder 16-stündige Ruhepausen ohne CD-Gaben gönnen. Du musst schon ein bis zwei Dosen vor dem Schulbeginn schaffen und die restlichen sechs, ideal noch mehr, nach der Schule und am Abend.

Mein Kind verabscheut den Geschmack von CD. Kann ich ihm Stevia zum CD geben, um den Geschmack zu verbessern?

Wir haben erst kürzlich herausgefunden, dass sich einige Stevia-Marken (zum Beispiel SweetLeaf® und KAL®) mit CD, CDL sowie CDH vertragen – sie mindern die Wirkstärke nicht. Allerdings fielen Tests in der Vergangenheit nicht so positiv aus. Wahrscheinlich lag es an einigen anderen Inhaltsstoffen. Versuch, reines Stevia zu verwenden, oder frag in unseren Facebook-Gruppen, womit andere erfolgreich sind.

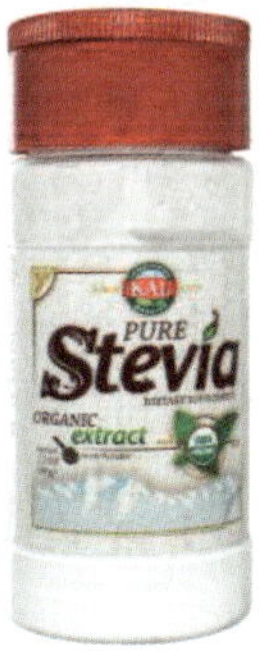

Vorläufige Tests ergaben, dass einige Sorten Stevia zusammen mit CD genommen werden können, um den Geschmack zu verbessern, ohne die Wirksamkeit zu beeinträchtigen. Die beiden bei uns getesteten Marken sind SweetLeaf® und KAL®. Einige Mütter berichteten, aromatisierte Varianten von SweetLeaf® mit Erfolg verwendet zu haben.

Wenn du sagst, wir sollen unmittelbar aufeinander folgend [back-to-back] Babyflaschen mit elf Tropfen machen, meinst du einen Gesamtwert von 22 Tropfen in 16 Stunden, stimmts? Wegen des Verhaltens steigere ich die oralen CD-Gaben recht langsam. Falls ich über Nacht von elf auf 22 Tropfen ginge, würde er dann nicht starke Entgiftungs- und Verhaltensreaktionen haben?

Wenn dies über 16 Stunden oder mehr ausgedehnt wird, derart, dass eine Gabe alle 60 Minuten erfolgt, ergibt es den gleichen Gesamtwert. Etwas anderes ist es, 22 Tropfen in 0,2 l zu verabreichen. Verhaltensweisen, die mit Bakterien (PANDAS/PANS) assoziiert werden, gehen oftmals zurück, wenn die verträgliche Dosis über einen längeren Zeitraum ausgedehnt wird. Denk daran, dass CD nur eine Stunde lang aktiv ist.

Mir scheint, meinem Kind ist äußerst unwohl. Was kann ich tun?

Wenn du ein Entgiftungsanzeichen wie dieses beobachtest, unterbrich die CD-Gaben für den restlichen Tag. Kehre am nächsten Tag zu der letzten Dosis zurück, als dein Kind stabil und in Ordnung war. Die Krankheitserreger sterben ab und Toxine werden auf ihrem Weg aus dem Körper in die Blutbahn freigesetzt. Dies verursacht bei einigen Menschen Unwohlsein.

Wie weiß man, ob man die volle orale Dosis überschritten hat?

Eine Herxheimer-Reaktion ist das deutlichste Anzeichen dafür, zu weit gegangen zu sein. Wenn du die volle orale Dosis erreicht hast und dein Kind scheint auf einem „Plateau", setze dich mit Kerri in Verbindung, um individuelle Möglichkeiten zu erörtern. Anmerkung: Die Übersicht auf Seite 139 über die volle orale CD-Dosis ist nur ein grober Anhaltspunkt und passt nicht immer für jeden.

Ist eine Stunde ausreichend Zeit, um eine CD-Dosis von allem zu trennen, was CD neutralisiert?

CD ist nur für eine Stunde im Körper aktiv. Jedoch sollten Ergänzungsmittel wie Vitamin A, C, E, K, Alanin, Koenzym Q10 sowie GSH [Glutathion] vermieden werden. Ebenso stellen Orangen- oder Ananassaft und verschiedene Obstsorten, in denen Antioxidantien enthalten sind, ein Problem dar – auch nach einer Stunde. Daher ist es das Beste, alles vom Speiseplan zu verbannen, was CD neutralisieren könnte. Wenn nicht, ist es, als würde man gar kein CD nehmen. Das habe ich oft genug mitangesehen, und es lohnt sich nicht. Antioxidantien zerstören CD. Es gibt keine Zeitspanne, nach der es absolut sicher ist, Antioxidantien mit CD zu verwenden.

Ich weiß, dass das Parasiten-Protokoll an einem bestimmten Tag im Monat beginnen sollte. Aber wie sieht es mit der ersten Dosis CD aus?

Du kannst an jedem beliebigen Tag des Monats mit CD anfangen. Ein Wochenende wäre sicher leichter, oder ein Tag, an dem du die ganze Zeit mit deinem Kind zusammen bist, um ihm alle Dosen richtig zu geben, ein Auge auf es zu haben und sicher zu gehen, dass es das CD gut verträgt (keine Herxheimer-Reaktion).

Was bedeutet 72/2?

72/2 heißt, du gibst eine Dosis alle zwei Stunden, rund um die Uhr und das über 72 Stunden. Um über die Nacht zu kommen, nehmen wir anderthalb Babyflaschen. Nächtliche Gaben können dazukommen, wenn du dich mit der vollen oralen Dosis an sich wohl fühlst und Einläufe und Bäder eingeführt hast.

Ist 72/2 für jeden zu empfehlen?

Ja. Sobald ein Kind die maximale Zieldosis der oralen CD-Gabe erreicht hat, dazu Einläufe sowie Bäder, kann es ein 72/2-Wochenende machen. Das ist anstrengend für die Eltern, aber einige Kinder machen sich ganz wunderbar. Viele Familien erleben einen kräftigen Schub. Aber wenn du mehrere solcher Wochenenden hinter dir hast und danach keinen Fortschritt beobachten kannst – vergiss es. Ein Zugewinn sollte für gewöhnlich zwei bis drei Tage, nachdem das 72/2 vorbei ist, erkennbar sein.

Mein Sohn leidet an Verstopfung. Kann ich mit Einläufen beginnen, ehe ich die maximale orale Dosis erreicht habe?

Jeder, der von Verstopfung betroffen ist, sollte umgehend Einläufe machen. Das kann mit oralen Gaben kombiniert werden. Es gilt weiter: „low and slow", aber es ist wichtig, die Darmtätigkeit mit einem Entgiftungsprotokoll wieder anzukurbeln. Aber wenn Verstopfung vorliegt, warten wir nicht und fangen sofort mit den Einläufen an.

Was ist das Maximum an Wasser, was bei Einläufen angewendet wird? Wie oft sollte man Halten und Entlassen?

Als Erstes: Wir ermutigen nicht zu halten. Es ist mehr ein Füllen und Entlassen ähnlich einer Darmspülung zu Hause. Wenn dein Kind einige Sekunden unkompliziert halten kann, dann prima. Die Anzahl der Zyklen hängt von den jeweiligen Ergebnissen ab. Wenn nichts als Wasser rauskommt, bist du wohl fertig, es sei denn, die Person leidet an schwerer Verstopfung. Die Wassermenge hängt von der Körpergröße und der Anzahl der durchgeführten Zyklen ab. Meine Philosophie lautet: Jeder Einlauf ist ein guter Einlauf. Also selbst wenn wenig rauskommt, ist doch etwas Wasser und CD hineingekommen.

Ist es möglich, dass mein Sohn nach seinen CD-Einläufen seinen Schleim losgeworden ist? Was hat es mit dem Schleim auf sich? Weshalb war er überhaupt erst da? Und ist es ein gutes oder schlechtes Zeichen, dass er nun rauskommt?

Schleim ist in jedem Fall ein Hinweis auf Entzündung und kann Pathogene und Parasiten enthalten. Schleim gibt Krankheitserregern ein Zuhause. Die Entzündung und der Schleim können von Allergien sowie Pathogenen hervorgerufen werden. Da unsere Kinder sehr häufig eine Darm-Dysbiose haben, ist es nicht ungewöhnlich, am Anfang des Einlaufs Schleim austreten zu sehen.

Welche Einlaufmethode eignet sich für einen 17-jährigen Jungen? Mir fällt es schwer, das Einlauf-Kapitel des Buches zu verstehen. Das Video im Ordner ist wirklich hilfreich, aber ich kann mir das beim besten Willen nicht bei meinem Sohn vorstellen. Wie machen es andere Leute mit älteren Kindern? Können sie es auch selber machen? Kerri erwähnte einen Schwerkraft-Beutel, so dass man nicht ständig die Spritzen wechseln muss. Hat das jemand ausprobiert? Wo bekommt man so einen Beutel?

Hier der Ratschlag einer Mutter, den sie einer anderen Mutter gab:
Mein Sohn ist 14 Jahre und neigt zu Verstopfung. Früher gab ich ihm Zäpfchen, damit er auf die Toilette gehen kann. Nun erzählte ich ihm, dass ein Einlauf „Po-Medizin“ wäre, um Stuhlgang zu haben. Zuerst zeigte ich es ihm nur, nachdem er auf der Toilette war und ich ihn abgewischt hatte. Am nächsten Tag platzierte ich es neben seinem Po, jeden Tag etwas näher. Er litt weiter an Verstopfung, und schon das Einführen der Spitze konnte ihm helfen, den Darm zu entleeren. Später konnte ich die Flüssigkeit dazugeben – er stand neben dem Becken, und es lief ihm alles die Beine runter. Das ging einige Wochen so, ehe es Vollmond war, er überhaupt nicht koten konnte und mit Schmerzen auf dem Bett lag. Ich sagte, lass es uns hier und jetzt probieren, denn es wird dir wirklich helfen. Ich holte Hunderte Handtücher raus, machte den Einlauf direkt auf dem Bett und er konnte sich entleeren. Es war insgesamt ein zäher Prozess von zwei Monaten. Aber jetzt machen wir morgens und abends gleich nach dem Duschen Einläufe. Bei seinem letzten Einlauf zählte ich sechs bis sieben Meter Parasiten, die aus

ihm rauskamen. Und das waren nur die, die ich direkt sah. Ich wühle nicht drin rum, hole nur die offensichtlichen jeweils gut 30 Zentimeter langen Würmer raus. Mein Rat ist, ruhig zu bleiben, mit besänftigender Stimme zu ihm zu sprechen, unendlich geduldig zu sein und deinem Sohn zu sagen, wie sehr du seine Geduld schätzt. Ich sage ihm auch, dass das seinen Autismus überwindet. Er meinte, er ärgere sich, dass er Autismus habe. Außerdem ist eine weiche Spitze beim Einlauf entscheidend. Ich nehme Spritzen, weil es mit ihnen schnell geht.

Mein Sohn hat keinen täglichen Stuhlgang. Was kann ich tun?

Mach jeden Tag CD-Einläufe, bis sich der Stuhlgang normalisiert und einen täglichen Rhythmus annimmt. Falls Einläufe überhaupt nicht funktionieren, nutze CD-Bäder in hoher Dosierung (50 Tropfen je nach der Größe der Badewanne). Meerwasser in hohen Dosen regt den Darm ebenfalls an, auch Rizinusöl hilft.

Ich fürchte mich vor CD-Einläufen. Könnte CD die Darmschleimhaut beschädigen?

CD ist lediglich eine Stunde lang aktiv, und sanft aber effektiv beseitigt es den Biofilm und tötet Pathogene im unteren Darmtrakt ab. Unsere Gesellschaft scheute sich in den zurückliegenden Jahrzehnten immer mehr vor dieser Heilungsmethode. Allerdings haben CD-Einläufe ein ums andere Mal bewiesen, dass sie ein positiver Wendepunkt in der Behandlung sind. Etliche Kinder fragen tatsächlich nach Einläufen, da sie ihnen Erleichterung und Annehmlichkeit bringen. Wenn du nervös bist, wende zuerst einen Einlauf bei dir an. Du wirst sehen, es ist keine große Sache. Und du fühlst dich erleichtert, siehst es gelassen, einen Einlauf bei deinem Kind anzuwenden. Einige Eltern haben ihren älteren Kindern gezeigt, wie sie ihre Einläufe selbst machen können. Von da ab musste niemand mehr dabei sein, und die großen Kinder fühlten sich noch wohler.

Worin besteht der Unterschied zwischen Darmspülungen und Einläufen?

Darmspülungen reinigen den Dickdarm auf seiner ganzen Länge, Einläufe nur den unteren Teil. Darmspülungen beinhalten mehrere Wassereinfüllungen in den Dickdarm, Einläufe nur eine, die wiederholt werden kann. Bei Darmspülungen verlassen die Fäkalien den Körper durch einen Schlauch. Dabei muss man ein Behandlungszimmer eines erfahrenen Hydrotherapeuten aufsuchen, wohingegen Einläufe gratis sind und in unseren heimischen vier Wänden gemacht werden.

Ich habe noch nie zuvor einen Einlauf gemacht. Wie wird er durchgeführt?

Es gibt verschiedene Positionen, die sich gut bewährt haben, und eine davon wird auch für dich und deine Familie geeignet sein. Die Anleitung für Einläufe findest du auf Seite 147. Einige Beispiele sind: auf allen vieren, auf einer Decke auf der Seite liegend oder ein kleines Kind quer über deinem Schoß.

Eine Frage zum Saubermachen nach dem Einlauf: Was wird gekocht, was mit einem Desinfektionsmittel besprüht und was weggeschmissen?

Wenn du fertig bist, nach Würmern Ausschau zu halten, kannst du alle Sachen aus Plastik, die du benutzt hast, wegwerfen. Stuhlprobenbehälter, Einlaufstutzen und Katheter mit kochendem Wasser übergießen und danach mit mit einem Desinfektionsmittel einsprühen. Wenn du Spritzen verwendest, kannst du die ebenfalls mit kochendem Wasser übergießen.

Wie weit muss ich den Katheter für einen Einlauf einführen?

Überhaupt nicht weit – 2,5 bis 5 cm sind ausreichend. Der Schließmuskel befindet sich etwa 2,5 cm hinter dem Anus. Sobald der Katheter an ihm vorbei ist, wird der Muskel den Katheter festhalten. Und es gibt keinen Grund, ihn weiter einzuführen.

Wie sieht Biofilm im Darm eigentlich aus?

Biofilm ist flauschig, trübe und schleimig in seiner Erscheinung. Über die Farbe lässt sich keine Regel aufstellen. Er kann wie eine Strumpfhose aussehen. Aber gewöhnlich ist er schleimig von einer trüben weißlichen oder grauen Farbe.

Wie sehr sollten Essen und Einläufe zeitlich getrennt werden? Kann ich einen Einlauf direkt nach dem Mittagessen machen, wenn ich den am Morgen verpasst habe?

Es gibt keinen Grund, Essen und Einläufe zu trennen. Jeder Einlauf ist ein guter Einlauf.

Ich habe Schwierigkeiten mit meinen Spritzen (für die Einläufe). Eine lässt sich ganz leicht drücken, aber die anderen beiden sind unmöglich. Muss ich sie vorher einschmieren? Wie säuberst du sie?

Ich nehme ein Desinfektionsmittel, um sie zu reinigen. Für das Einschmieren des Kolbens kannst du Kokosnussöl verwenden.

Ist es normal, dass nach dem Einlauf schwarze Flecken austreten? Wir beobachteten einige Tage lang auch weiße Flecken.

Schwarze Flecken können Schwermetalle sein. Oxalate [Salze der Oxalsäure] sind dafür bekannt, Metalle zu binden, die dann mit den Metallen den Körper im Stuhl verlassen. Weiße Punkte sind für gewöhnlich Eier von Parasiten.

Muss Meerwasser nach dem Öffnen im Kühlschrank aufbewahrt werden?

Nein, muss es nicht, Zimmertemperatur ist ausreichend.

Wenn ich das Meerwasser selbst einsammele, muss ich es sterilisieren?

Nein. Nach unserer Erfahrung ist Sterilisieren weder nötig noch wünschenswert – wir wollen das Meerwasser nicht denaturieren. Es ist völlig ausreichend, es durch einen Kaffeefilter zu gießen, um etwaige Partikel zu entfernen. Verwende KEINE Kohlefilter (zum Beispiel Brita® Wasserfilter), weil sie die Charakteristika des natürlichen Meerwassers verändern. Das Meerwasser sollte einfach weit genug entfernt von Häfen oder Flussmündungen gesammelt werden.

Ich habe reines Meerwasser in Australien gekauft. Es klingt wie ein tolles mineralisches Getränk. Wäre es vorteilhaft für das Abtöten von Parasiten oder würde es meinem Körper einfach wertvolle Inhaltstoffe zuführen?

Es tut genau genommen beides.

Wie vermeide ich es, die Krankheitserreger zu nähren?

CD tötet Pathogene ab. Daher würde ich eher CD einsetzen, um die Erreger aus dem Körper zu vertreiben, als zu versuchen, ihnen die Nahrungsgrundlage zu entziehen.

Kann ich CD zur Muttermilch ins Fläschchen geben, um das Baby beim Entgiften zu unterstützen?

CD muss mit Wasser verabreicht werden. CD mit Muttermilch zu mischen, wird die Wirkstärke des CD reduzieren oder sogar neutralisieren.

Wie viele Tropfen gehören in ein CD-Bad?

20 bis 100 Tropfen – das hängt vom Gewicht deines Kindes ab. Wenn es ein kleines Kerlchen ist, würde ich mit zehn oder 15 Tropfen beginnen und mich im

Laufe der nächsten Wochen hocharbeiten. Auch die Größe deiner Wanne spielt ene Rolle – je größer sie ist, desto mehr CD wird erforderlich sein. Siehe Seite 158 für weitere Informationen.

Ich habe von Leuten gehört, die CD in Kapseln mischten und diese dann schluckten. Können wir das mit unseren Kindern machen?

NEIN! Das ist keine gute Idee. Da viele Kinder mit Autismus nicht sprechen können, werden sie auch nicht in der Lage sein, mitzuteilen, wenn die Kapsel stecken bleibt. CD muss mit Wasser verdünnt werden und getreu den Anweisungen in diesem Kapitel genommen werden.

Kann ich warmes statt kaltes Wasser für das CD benutzen, und wie lange wird der Mix in der Babyflasche wirksam bleiben?

CD (Chlordioxid) ist ein in Wasser gelöstes Gas und muss daher in einem fest verschlossenen Behälter aufbewahrt werden. Wenn nicht, büßt es seine Wirksamkeit ein, ähnlich wie Limonade den Sprudel verliert, wenn der Deckel nicht fest geschlossen ist. Kälter ist besser, da es bei höheren Temperaturen leichter entweicht. Wenn du im Unklaren bist, nimm die LaMotte-ClO_2-Teststreifen, um sicher zu gehen. Siehe Anhang 6 (Teil II), für zusätzliche Informationen.

Sind gereinigtes, destilliertes und gefiltertes Wasser das gleiche?

Zwischen den dreien gibt es Unterschiede, aber du kannst gereinigtes, destilliertes und gefiltertes Wasser gleichermaßen verwenden. Nur basisches Wasser darf nie genommen werden!

Muss die Mischung aus aktiviertem CD und Wasser in einer Glasflasche aufbewahrt werden, oder ist auch eine BPA-freie [Bisphenol A] Kunststoffflasche mit luftdichtem Verschluss in Ordnung?

Ich ziehe Glas jedem Kunststoff vor. Mit der Zeit kann Chlordioxid Plastik abbauen. Das bedeutet, du oder dein Kind wird es zu sich nehmen. Und ja, die Flasche muss stets fest verschlossen sein. Plaste ist nur beim Deckel okay. Metalldeckel sollten ebenfalls nie genommen werden, da sie selbst mit einem Kunststoffüberzug schnell rosten.

Ist es problematisch, 2,5 cl CD kurz vor dem Trinken in eine Stahlflasche umzufüllen?

Das Umfüllen ist in Ordnung, aber sofort trinken und nicht länger aufbewahren.

Ist die bedingungslose GF/CF/SF-Diät unerlässlich für das CD-Protokoll? Bei meinem Sohn gibt es keine negativen Reaktionen, und ich sehe nicht, wie wir die Diät umsetzen können.

Eine gesunde Ernährungsweise ohne Einschränkungen ist sehr wichtig für den Heilungsprozess. Leider ist unsere „normale“ Ernährung voll mit Konservierungsmitteln, Farbstoffen und sonstigen potenziell gefährlichen Chemikalien. Wenn Heilung das Ziel ist, ist die Diät unverzichtbar. Ganz besonders Milchprodukte rufen Entzündungen und Schleimbildung hervor. Und Schleim bietet den Parasiten Schutz.

Was ist ein CD-freundliches Multivitamin?

Alle Multivitamine beinhalten Antioxidantien. Das einzige, was wir während der Entgiftung als Ergänzungsmittel geben müssen, sind Mineralien. Das tun wir mittels Meerwasser, das 90 Mineralien enthält, die der Körper benötigt.

Gibt es weitere spezielle Nahrungsmittel, Früchte oder Gemüse neben den Säften, die weggelassen werden müssen?

Wenn du das Protokoll befolgst, sind alle Antioxidantien problematisch. Schokolade ist stark antioxidativ. Was Vitamine angeht, sind A, E und K sowie Alpha-Linolensäure tabu. Auch antioxidative Ergänzungsmittel wie Curcumin stellten für etliche Leute ein Problem dar. Vitamin D zählt nicht zu den Antioxidantien, verursacht jedoch Aggressionen bei zuvor ruhigen Kindern. Deshalb sollte es als Ergänzungsmittel, wenn überhaupt, höchst vorsichtig eingesetzt werden.

Gemüse und Hülsenfrüchte mit vielen Antioxidantien haben sich bislang als nicht besonders abträglich für die Wirkung von CD gezeigt. Wie dem auch sei, Zitrusfrüchte, Ananas, Mangos müssen vermieden werden. Beeren gibt es (wenn nötig) am besten zur Nacht, eine Stunde nach der letzten CD-Dosis. Saft, jede Art Obstsaft, ist absolut verboten. Nicht dass die Antioxidantien CD töten, auch der hohe Zuckergehalt (obschon natürlich) fährt das Immunsystem runter, das bei Kindern mit Autismus ohnehin beeinträchtigt ist.

Können unsere Kinder unter der Anwendung des Protokolls grundsätzlich etwas anders als Wasser trinken, oder dürfen sie Säfte nur nicht direkt zusammen mit CD trinken?

Viele sind es nicht gewohnt, Wasser zu trinken und finden es daher schwierig. Einige nehmen Nuss- oder Reismilch. Andere tun gelegentlich einen Apfel in den Mixer, seihen ihn ab, geben Wasser dazu und genießen das. Entsaften erfordert fünf Äpfel für ein Glas Saft und enthält viel Zucker sowie Antioxidantien. Der Zucker mag natürlich sein, beeinträchtigt jedoch das Immunsystem, und die Antioxidantien töten CD. Alkalisches Wasser ist absolut zu vermeiden.

Kann ich CD auch mit Reismilch anstatt mit Wasser geben?

Wir müssen CD mit Wasser verabreichen. Wenn du CD mit einem anderen Getränk mischst, minderst du sein Potenzial. Eine Kombination von CD mit anderen Flüssigkeiten als Wasser erzielt nicht die gewünschten Resultate. Vielleicht wäre Reismilch in Ordnung, aber zuvor müsste getestet werden, ob es das Leistungsvermögen von CD beeinträchtigt. Du kannst LaMotte High Ranges 3002 Chlordioxid-Teststreifen bei Amazon erwerben und überprüfen, inwiefern das Mischen von CD mit Getränken sein Potenzial beeinflusst. Wie dem auch sei, ich empfehle es nicht, CD in etwas anderem als destilliertem/reinem Wasser zu geben.

Kann ich meinem Kind frisch gepresste grüne Säfte anbieten (Sellerie, Grünkohl, Gurke, Apfel)?

Alles, was nährstoffreich für den menschlichen Organismus ist, ist auch nahrhaft für Pathogene/Parasiten. Das bedeutet, ein gesunder grüner Saft ist auch sehr gesund für die Krankheitserreger. Wenn du dennoch grünen Saft geben möchtest, vergewissere dich, dass kein Fruchtzucker von Äpfeln, Möhren und Ähnlichem darin enthalten ist. Meiner Meinung nach ist es besser, diese Säfte mindestens für die ersten paar Monate des Parasiten-Protokolls zu meiden.

Kann ich Kokosnuss- und Mandelmilch mit CD verwenden?

Du kannst Kokosnuss- und Mandelmilch 60 Minuten nach der letzten CD-Gabe trinken. Allerdings würde ich nichts anderes mit einer CD-Dosis kombinieren außer reinem Wasser.

Darf mein Kind Kokoswasser trinken, wenn es CD einnimmt?

Wenn du deinem Kind Kokoswasser geben möchtest, mach es am Abend vor dem Zubettgehen, eine Stunde nach der letzten CD-Dosis.

Kommt Zitrone CD in die Quere, nachdem sie gekocht wurde?

Ja, in einigen Fällen. Die Familie eines Kindes, das an SVV (selbst verletzendem Verhalten) litt, bemerkte einen direkten Zusammenhang mit Zitrone im

Essen. Das SVV kehrte zurück. Ich würde Limone unter allen Umständen meiden.

Mein Sohn trinkt kaum etwas, insbesondere nicht alles auf einmal. Deshalb war unsere Entgiftungstherapie ein Fehlschlag. Ist CD anders?

Du solltest dafür sorgen, dass dein Kind gut mit Flüssigkeit versorgt ist, aber für CD sind schon 30 ml Wasser ausreichend. Meines Erachtens ist es leichter, CD kalt zu trinken als bei Zimmertemperatur. Außerdem, wenn der Geruch eine Hürde ist, gib die Dosis einfach in eine Spritze und spritz es deinem Kind direkt in den Mund. Das verhindert, dass es die Dosis riechen muss, ehe es sie schluckt. Einläufe sind ein großartiges Mittel für die Wasserversorgung.

Ist es normal, dass sich der Appetit meines Kindes verändert hat, seit wir mit CD begonnen haben?

Ja. Im Durchschnitt neigen korpulente Kinder dazu abzunehmen, während dünnere Kinder etwas Gewicht zulegen.

Wie ist es mit grünem Tee oder Kombucha unter der Einnahme von CD?

Grüner Tee enthält viele Antioxidantien und Teein. Das steht meines Erachtens außer Frage. Bei Kombucha ist es ähnlich. Ich weiß nicht, wie lange genau beide im Körper aktiv sind. Aber um nicht wertvolle Zeit und Geld zu verschwenden, sollten wir, wenn wir Autismus heilen wollen, beides meiden.

Kann ich originales Nutriiveda™ mit CD verwenden?

Nutriiveda™ stammt aus Molke, einem Milchprodukt. Bei Menschen rufen alle Milchprodukte Entzündungen und Schleim hervor, was einen geschützten Zufluchtsort für Krankheitserreger darstellt. Damit ist dieses Erzeugnis für das Protokoll kontraindiziert, obendrein enthält es Antioxidantien.

Kann ich Chia-Samen mit CD verwenden?

Ja, aber nicht direkt ins CD.

Wie gestalte ich die Dosierungen für mein Kind, wenn es von 8:30 Uhr bis 15 Uhr in die Schule geht? Da ich Vollzeit arbeite, ist ein „Vorbeikommen zum Dosieren“ keine Option.

Gib die erste Dosis beim Aufstehen, die zweite am Schuleingang um 8:30 Uhr und die dritte um 15:30 Uhr an der Schule. Die letzte CD-Gabe des Tages erfolgt beim Zubettgehen. Zwischen dem Abholen von der Schule und der Schlafenszeit sollten also wenigstens vier Stunden liegen, um die weiteren vier Dosen verabreichen zu können. Es wird sicher etwas dauern, um sich daran zu gewöhnen, und erfordert etwas Vorausplanung – aber irgendwann wird es nicht mehr so hart sein.

Was kann ich tun, wenn mein Sohn mit der Schule einen Ausflug für fünf Tage macht? Glaubst du, dass es möglich ist, ihm eine Flasche CDL für fünf Tage vorzubereiten, von der er nur jeden Morgen einen Teil trinkt?

Das ist nicht ideal, aber besser als gar nichts.

Mein Sohn verweigert das CD. Was unternehme ich am besten?

Hast du schon kaltes Wasser, eine Spritze oder einen Strohhalm versucht oder mehr Wasser zur Dosis hinzugefügt?

Anbei ein Ratschlag einer Mama, deren Tochter CD oral ebenfalls ablehnte:
Wir haben gerade einen RICHTIG steinigen Abschnitt des Weges hinter uns gebracht, als meine Tochter sich absolut weigerte, CD oral einzunehmen. Und ich wusste, weil es für uns beide super stressig werden würde, wenn ich versuchen würde, sie zu zwingen … Ich musste das respektieren, da sie mir auf ihre Weise klarmachte: „Mama, damit fühle ich mich nicht gut." Aber nach einer Woche waren wir irgendwie wieder auf Kurs. Während dieser Zeit gelang es mir hin und wieder, ihr in wirklich günstigen Situationen wenigstens ein paar Dosen zu geben (die Dosis sank von 14 Tropfen auf fünf). Zum Beispiel im Bad oder auf der Schaukel, was sie sehr mag. Ich glaube, das half ihr, CD wieder mit einem guten Gefühl zu assoziieren. Und ihr WERDET auch in Nullkommanichts zurück in der Spur sein! Viel Glück! Bleibt ruhig und dosiert weiter!

Ich bin mit meinem jugendlichen Sohn bei 30 aktivierten Tropfen pro Tag. Der Geschmack ist schlicht und ergreifend furchtbar. Er weigert sich, seine Dosen zu trinken. Was bleibt mir übrig?

Du kannst deine Babyflaschen verdünnen, falls nötig bis zu einer Literflasche. Es wird die Wirksamkeit nicht beeinträchtigen. Aber offensichtlich wird in diesem Fall eine Dosis dann mehr als eine halbe oder ganze Tasse sein. Sei achtsam mit deinem Umwandlungsverhältnis, dass die Dosierung stimmt. Kaltes Wasser hilft, den Geschmack erträglicher zu machen, und du kannst gute Stevia-Marken dazugeben, die den Geschmack von CD überdecken.

Kann ich auch Kunststofflaschen verwenden, wenn es in dem Land, in dem ich lebe, keine Babyflaschen aus Glas gibt?

Nein, nimm kein Plastik zur Aufbewahrung von CD. In annähernd jedem Land lassen sich Wasserflaschen aus Glas finden. Nimm ein Wodkaglas zum Abmessen der 0,2 l und markiere die Füllhöhe außen an der Flasche mit einem wischfesten Stift. So machen es viele Eltern in Venezuela, da es in ihrem Land in der Tat keine Babyflaschen aus Glas oder Lifefactory®-Trinkflaschen gibt. Verwende NIEMALS Edelstahl, auch andere Metalle sind nicht geeignet!

Glaubst du, dieses Protokoll funktioniert bei einem Kind, das bereits einen niedrigen ATEC-Punktestand hat – 18?

Im vergangenen Februar startete ich mit einem 12-Jährigen, dessen ATEC 18 war. Mit biomedizinischen Behandlungen bewegte er sich kein Stück mehr von diesem Punktestand weg. Auch seine Ängste, Phobien, Missstimmungen (alle parasitärer Natur) plagten ihn weiterhin sehr. Also begannen wir im Februar 2012 bei ihm mit CD und Kalcker-Parasiten-Protokoll. Sein ATEC liegt nun bei eins!

Der ATEC meines Sohnes sinkt bisher nicht so, wie ich es erwartet hatte. Er schwebt seit einigen ATECs unverändert um 65 Punkte. Ich denke, es könnte an meinem Ehemann liegen, der die CD-Dosen und PP-Medikamente vergisst, wenn ich nicht daheim bin. Hat jemand eine Idee, wie ich ihm die Bedeutung des Protokolls nahe bringen kann?

Die folgenden Antworten stammen von Müttern unserer öffentlichen Facebook-Gruppe: *Du wirst nie erfahren, was das Einhalten des Protokolls deinem Sohn bringt, solange du das Protokoll nicht einhältst. Als ich vor etwas mehr als einem Jahr mit dem Protokoll begann, weiß ich noch, wie ich diesen speziellen Saft verwendete, von dem alle faselten. Ich bezahlte etwa 140 Dollar im Monat für den Wundersaft und wollte ihn meinem Sohn neben dem Protokoll unbedingt weitergeben. Ich bat meinen Mann, ihm den Saft früh um 4:00 Uhr zu geben, wenn er aufstand. Das war also vier Stunden vor der ersten CD-Dosis – wie sollte das die Resultate beeinflussen? Also gab es den Saft vier Stunden vor dem ersten CD. Wir befolgten das Protokoll ansonsten haargenau, machten sogar die Einläufe. Tja, es tat sich nichts – gar nichts, bis ich nach drei Wochen sagte, lassen wir den Saft mal weg und sehen weiter – bamm! Sofort gingen die ATEC-Punkte meines Sohnes nach unten, und er blühte auf. Ich meine, es hörte nicht nur sein pausenloses Herumlaufen auf – seine Augen leuchteten auf. Er fing an, mehr zu sprechen und mehr und noch mehr. Sogar sein Lachen verän-*

derte sich zu einem typischen Lachen eines Teenagers. Es war unfassbar. Sein ATEC fiel auf der Stelle und sank immer weiter – 68, 25, 13, 7, 5, 3. Heute ist er bei sechs, aber es ist auch ungünstiger Neumond. Du wirst es wie gesagt nie erfahren, bis du das Protokoll befolgst.

Auch wir sahen, wie unser Sohn das Herumlaufen einstellte, nicht mehr jede Minute litt. Am Anfang machten wir Fehler, vergaßen mal eine Dosis, schafften nicht alles richtig. Jetzt bleiben wir absolut bei der Stange, und der kumulierte Effekt, wenn man dabeibleibt, macht den Unterschied aus und zeigt sich bei den ATEC-Punkteständen. Jedenfalls für uns. Ich konnte sein Abrutschen spüren, wir arbeiten noch daran, das wieder hinzubekommen. Es ist ein sich entwickelndes Protokoll und erfordert das Mitmachen der gesamten Familie. Ich habe meinen Sohn zu Hause behalten, statt ihn zur Schule zu schicken, damit er seine Dosen zuverlässig erhält. Im November soll er ganztags zur Schule gehen. Aber falls sie ihn dort nicht richtig dosieren, engagiere ich einen Privatlehrer für zu Hause, so wichtig ist mir das. Kerri sagt uns, 16 Dosen pro Tag, und es ging ihm besser. Sie sagte, wir sollten früh mit Einläufen starten. Das machte einen großen Unterschied. Wir begannen, ehe er auf der vollen Dosis war. Es war gut, Kerri zu emailen. Beobachte dein Kind weiterhin, damit du siehst,, was wirkt. Das Protokoll funktioniert. Es mag Zeit kosten, aber was ist die Alternative?

Meine Ehemann ist auch nicht so gut darin, die Medizin zu verabreichen. Wenn ich außer Haus bin, machen das meine älteren Mädchen. Ich simse ihnen zur Erinnerung. Bisweilen hilft ein Wecker. Ich stelle auch alle Medikamente für den Morgen oder Abend zurecht. Wenn ich das alles so für sie organisiere, werden die Medikamente besser und pünktlich gegeben.

Mein Kind hat eine extrem hartnäckig verstopfte Nase. Kann CD helfen?

Ja, du kannst CD als Nasen-, Augen- und Ohren-Tropfen nehmen. Gib einen aktivierten Tropfen CD in 2,5 cl Wasser. Von dieser Mischung gibst du viertelstündlich einen Tropfen in die Nase (Augen oder Ohren), bis die Symptome abklingen. ACHTUNG: Nimm kein pures aktiviertes CD, ohne es zu verdünnen!

Du kannst auch ein Dampfbad durchführen. Das machst du, indem du Tür und Fenster des Badezimmers schließt und 20 aktivierte Tropfen in die Badewanne gibst. Heißes Wasser auf die Tropfen, bis sich die Wanne füllt und die Luft nach CD riecht. Zum Aufsaugen und Einatmen der dünnen CD-Luft setzt du dein Kind jetzt für 20 Minuten ins Wasser.

Gibt es ein jahreszeitliches Allergie-Protokoll für die Anwendung von CD? Ich leide unter extremem Jucken der Augen, Rötung, Schwellungen, Niesen, Nebenhöhlenverstopfung und so weiter. Bringt CD eine schnelle Erleichterung, oder sollte es über eine längere Zeitdauer eingenommen werden?

Mit der vollen CD-Dosis, Meerwasser und dem Parasiten-Protokoll sollten die Allergien allmählich abklingen.

Kann ich das CD-Ohren-Protokoll probieren, wenn mein Kind die oralen Gaben noch gar nicht gestartet hat?

Natürlich! Starte bitte mit den Ohrentropfen. Wenn es sich um eine Infektion handelt, jede Stunde, bis die Symptome verschwinden. Wenn du dir einen Infekt geholt hast, dessen Symptome erst beginnen, gib alle 15 Minuten einen Tropfen der Mischung. Wir haben schon Ohrenschmerzen erlebt, die in wenigen Stunden abgeklungen sind. Peile in jedem Fall die volle Dosis an. Das Minimum ist ein Tropfen acht Mal täglich, um die Infektion an allen Fronten zu bekämpfen. Die Augen-, Nasen- und Ohren-Protokolle sind ganz gleich: einen aktivierten Tropfen CD in 2,5 cl Wasser in einer fest verschlossenen Tropfenflasche. Wende einen Tropfen der Mischung jede Stunde an, bis die Symptome nachlassen.

Hilft CD bei Arthritis?

Unbedingt! CD ist unglaublich bei Arthritis. Integriere CD-Bäder in deinen Alltag, und verwende CD zusammen mit DMSO.

Unser Sohn hat eine laufende Nase und niest viel, ist jedoch fieberfrei. Seit über einem Jahr ist er nun nicht krank gewesen! Ich frage mich, ob es vom CD kommen könnte.

Das hört sich nach einer typischen Reaktion auf das Absterben [der Pathogene] an. Beobachte den weiteren Verlauf, achte auf ausreichend Flüssigkeitszufuhr und fahre mit dem Protokoll fort. Wenn seine Reaktion überschaubar bleibt, musst du keinerlei Rückzieher machen oder viel ändern. Es könnte sich um Parasiten handeln, je nach dem, ob die Symptome chronisch sind.

Wirken CD, CDL oder CDH bei HIV? Und gibt es Kontraindikationen bei CD und HIV-Medikamenten?

Unser Augenmerk liegt nicht auf HIV oder seiner Behandlung, so dass wir dir keine wirklich zuverlässige Antwort geben können. In den Genesungsberichten gibt es jedoch einige, die nahe legen, dass CD eine positive Wirkung auf HIV hat. Wir haben außerdem mit Ärzten weltweit gesprochen, die CD zur Behandlung ihrer HIV/AIDS-Patienten verwenden und positive Resultate erzielen.

Hat schon mal jemand Kinder gesehen, die nie krank waren und nun krank wurden, als sie gesundeten?

Ja, das bedeutet, dass das Immunsystem erwacht und sich gegen den lange angesammelten Dreck zur Wehr setzt. Man nennt das Erstverschlimmerung, es ist nicht ungewöhnlich und genau genommen etwas Gutes.

Kann ich einen Neti Pot [Nasenspülkännchen] benutzen, wenn ich Ohren, Augen oder Nase wasche?

Nein, verwende keinen Neti Pot mit CD. Wende besser die Dampfbad-Methode an, siehe Seite 159 für weitere Informationen.

Ich frage mich, ob man CD in einem Zerstäuber anwenden könnte. Bei den Problemen unserer Tochter mit chronischen Mykobakterien können wir den Husten einfach nicht loswerden. Also dachte ich, es könnte hilfreich sein, CD in ihre Lungen zu bekommen. Oder ist das nicht sicher?

Versucht doch ein Dampfbad. Das direkte Inhalieren von CD muss äußerst behutsam ausgeführt werden. Aus diesem Grund empfiehlt sich das Dampfbad, weil die Partikel Gelegenheit haben, sich in einem größeren Raum zu verteilen, anstatt direkt inhaliert zu werden. Einige Leute verwenden Luftbefeuchter mit 35 Tropfen CD pro Gallone [4,5 Liter]. Siehe Seite 159 für zusätzliche Informationen.

Welche Nahrungsergänzungsmittel sollte ich weglassen, solange ich CD einnehme?

Antioxidantien (Vitamine C, E, A, K, Alanin und Koenzym Q10) müssen weggelassen werden, da sie CD zerstören. Außerdem vermeiden wir Eisen und Vitamin B_{12}, weil sich Parasiten davon ernähren. Wenn du also nichts im Anschlag hast, dass Erreger und Parasiten tötet, so wie CD, wird die Mehrheit deiner Ergänzungsmittel diese Parasiten stärken, anstatt dein Kind.

Ich verstehe etwas Grundlegendes nicht: Vitamin C in der Nahrung. Mir ist bewusst, dass ich keine Zitrusfrüchte oder Mangos geben soll. Auch Kiwis enthalten viel Vitamin C. Aber wie lange halten die Aus-

wirkungen auf CD an, wenn mein Kind eine Kiwi oder etwas anderes mit einem hohen Vitamin C-Gehalt isst? Wann klingen sie ab?

Kiwis und anderes Obst mit viel Vitamin C sind schwer abzuschätzen. Wir tun eigentlich unser Bestes, die schlimmsten Diätverletzer auszuschließen. Ich habe bedauerlicherweise mit ansehen müssen, wie Familien um Monate zurückgeworfen wurden, weil sie weiterhin Obstsaft und antioxidative Ergänzungsmittel gegeben haben. Sobald diese herausgenommen wurden, verbesserte sich der Zustand ihrer Kinder. Vor ein paar Jahren wurde ein beliebtes Omega-Ergänzungsmittel mit vielen Antioxidantien auch bei Autismus populär. Familien, denen ich weltweit half, bemerkten die Rückschritte ihrer Kinder. Erst als wir herausbekamen, was die Gefahrenquelle war und das Ergänzungsmittel wegließen, stellten sich erneut Verbesserungen ein. Aber solange war es ein Alptraum. Aber um den zweiten Teil deiner Frage zu beantworten: Ich weiß nicht exakt, wie lange Vitamin C aus Obst im Körper vorhält. Verschiedene Internetseiten schätzen bis zu 24 Stunden.

Wir haben bislang täglich Gluthation genommen und modifiziertes Zitruspektin als Bindemittel. Vertragen die sich mit CD?

Gluthation ist ein sehr starkes Antioxidationsmittel und kann bei CD nicht als Ergänzungsmittel genommen werden. Modifiziertes Zitruspektin ist in Ordnung.

Ich hörte, dass CD bei Oxalatproblemen hilft [zum Beispiel Nierensteinen]. Stimmt das?

Gegen Oxalatsteine sind Rompepiedras oder „Steinbrecher" [Pfefferkraut] ungemein wirkungsvoll. Es gibt weitere potenzielle Verbindungen zwischen Parasiten und Oxalatproblemen, wobei dieses Protokoll hilfreich zu sein scheint. Das beruht im Moment „nur" auf den Erfahrungen einiger unserer Familien und müsste näher erforscht werden, ehe Behauptungen aufgestellt werden. Bei einem hohen Oxalatspiegel hilft es, den Körper von Parasiten zu befreien.

Mir ist klar, dass CD Schwermetalle neutralisiert. Aber was bedeutet das genau? Was ist der Unterschied zwischen Chelat-Therapie und Neutralisieren?

Der Vorgang, wie genau CD Schwermetalle wie Quecksilber neutralisiert und entfernt, ist nicht eindeutig bekannt beziehungsweise ergründet. Wie dem auch sei – eine gewisse Anzahl geheilter Kinder hatte Tests auf Schwermetalle bevor und nachdem sie CD einnahmen. Und ihre Schwermetallbelastung ist zurückgegangen. Wir haben in unserem Kreis auch einen Erwachsenen, der extrem durch

Quecksilber geschädigt war und das Niveau wieder normalisieren konnte, nachdem alle anderen Behandlungsmethoden versagt hatten.

Also ist CD ausreichend, und wir benötigen keine Chelat-Therapie mehr?

In den meisten Fällen ist Chelat-Therapie nicht notwendig, wenn man CD einnimmt. Trotzdem gibt es einige Kinder, die IV Chelation und CD zur gleichen Zeit nehmen. Diese Methode scheint gute Ergebnisse zu erzielen:

Bei so genannten Provokationstests zeigten sich große entsorgte Metallmengen. Mit der Zeit nehmen wir immer neue Behandlungsmethoden auf, bis wir die Gesundung erreichen.

Sind sämtliche Chelatoren mit CD verträglich?

In der Mehrzahl der Fälle ist es nicht notwendig, beides zu machen. Aber um auf die Frage zu antworten: EDTA, ebenso DMSA und DMPS sind zusammen mit CD in Ordnung.

Du könntest BioChelat oder Bentonit- oder Zeolit-Ton in Erwägung ziehen, da beide sehr gute und milde Chelatoren sind.

Wir haben jede erdenkliche und erhältliche Biomed-Variante ausprobiert, und nichts hat geholfen. Was unterscheidet CD davon?

Biomedizinische Behandlungen stellen meistens größere Mengen von Antioxidantien bereit, um dem Körper zu helfen, seine Arbeit besser zu erledigen, Lücken auszufüllen und Krankheitserreger zu bekämpfen. CD ist ein Oxidationsmittel und vernichtet alle Erreger im Körper. Die Grundannahme ist, dass, wenn dein Körper keine Pathogene mehr beherbergen und ernähren muss, er wesentlich besser arbeiten kann und gesunden wird. Dieses Protokoll konzentriert sich auf die Exzesse, nicht die Mängel. Damit unterscheidet es sich wesentlich von vielen anderen biomedizinischen Anwendungen. Mit CD und dem Parasiten-Protokoll eliminieren wir Erreger und Parasiten, die die Symptome auslösen, die wir als Autismus kennen.

Die meisten biomedizinischen Anwendungen scheinen nur für kleine Kinder gedacht zu sein. Tut CD etwas für „ältere“ Kinder, Jugendliche oder junge Erwachsene?

Natürlich! Mehrere Familien mit betroffenen Jugendlichen und Erwachsenen hatten Erfolg. Der Organismus heilt in jedem Alter zwischen sieben und 70

Jahren! In diesem Jahr weiß ich von zwei 17-Jährigen, die ihre Autismusdiagnose durch CD als Teil ihrer biomedizinischen Protokolle losgeworden sind. Auch ein 32-jähriger Mann macht sich ebenfalls prima mit dem Protokoll. Die Zukunft wird es zeigen. Der Schlüssel zum Erfolg ist die Hingabe der Eltern und Betreuer.

Wie lang sollte ich das Protokoll befolgen, um herauszufinden, ob es bei uns etwas bringt?

Innerhalb von 30 Tagen wirst du es wissen. Wenn du das Protokoll 100%ig und in der hier dargelegten Reihenfolge einhältst, müsstest du Verbesserungen registrieren. Einige registrieren Verbesserungen mit der ersten Dosis!

Hatte jemand während CD eine Zunahme bei PANDAS/PANS? Unser ATEC hat sich dieses Mal nicht bewegt, und es ist hauptsächlich wegen OCD [Zwangsstörung] und PANDAS. Am Wochenende schaffe ich 16 Dosen, aber nicht an Wochentagen – an einem guten Tag während der Schulzeit sind es vielleicht zwölf Dosen. Weiß jemand irgendetwas, um PANDAS zu bekämpfen?

Typischerweise koexistieren Parasiten mit Bakterien, daher ist es sehr wichtig, Bakterien und Parasiten zugleich zu bekämpfen. Es ist von höchster Bedeutung, 16 Dosen am Tag zu schaffen, egal ob du früher am Morgen anfängst oder Dosen zur Schule mitgibst. Viele Kinder mit PANDAS/PANS müssen monatelang auf Parasiten behandelt werden. Wenn du Probiotika gibst, kannst du versuchen, sie eine Weile abzusetzen und zu schauen, ob dein Kind weiterhin keine Fortschritte macht. Wir müssen stets bedenken, dass wenn wir beobachten, wie Parasiten mit den Einläufen ausgeschieden werden, dies noch keine Erfolge bringen muss, ehe nicht Parasiten in größerer Anzahl eliminiert werden. Die Gifte, die sie freisetzen – lebendig oder tot – können ebenfalls einige der Verhaltensweise verursachen, die wir mit PANDAS/PANS verbinden.

Hat irgendjemand während der Einnahme von CD erhöhte Leberenzyme beobachtet?

Leberenzyme werden sich nicht in Folge von CD erhöhen. Ich habe verfolgt, wie Leute zwei Jahre lang Leberenzyme getestet haben und die Kinder im normalen Bereich lagen. Wenn es allerdings Würmern und Parasiten an den Kragen geht, steigen die Enzymwerte. Innerhalb einiger Wochen pegeln sie sich wieder im Normalbereich ein. So war es in den wenigen Fällen, bei denen ich die Werte habe steigen sehen. Mebendazol und Combantrin® gegen Würmer wirken nicht systematisch, das heißt sie werden nicht absorbiert, wandern durch den Darm und werden über den Stuhl und Urin ausgeschieden.

Mein Sohn hat weiterhin viel Quecksilber (DMSA-Provokation). Kann es sein, dass der Spiegel durch die Anwendung des Protokolls fällt? Wie lange sollte ich warten, bevor ich ihn erneut teste?

Es ist sehr verbreitet, dass die Schwermetallbelastung abnimmt. Einen neuen Test kannst du in drei bis vier Monaten durchführen.

Wie jung ist zu jung für CD?

Es gibt kein Alter, das zu jung ist. Falls ein Baby Zeichen von Grippe oder Erkältung zeigt, kannst du mit der Babyflaschenmethode starten – einen Tropfen auf eine Flüssigkeits-Unze [237 ml] Wasser – so dass es mit jeder Dosis jeweils einen Achtel Tropfen erhält. Ansonsten basieren die Protokolle auf dem Körpergewicht.

Okay, wir behandeln meine Sohn nun seit elf Monaten mit dem Protokoll. Wir starteten bei einem ATEC-Punktestand von 82 und verzeichneten sofort einen dramatischen Rückgang. Der zweite Punktestand lag bei 26! Nun hatten wir drei aufeinanderfolgende ATECs von 33, die meisten Punkte in der Sprachkategorie. Was sollte ich an dieser Stelle tun? Mehr Ernährungsumstellung und/oder Ergänzungsmittel?
GF/CF/SF-Diät machen wir seit Jahren und erwägen getreidefrei als Nächstes. Wir nutzen bereits Omegas und Meerwasser und haben neun Parasiten-Protokolle hinter uns.

Wenn du Diät, CD sowie Parasiten-Protokoll fest installiert hast, könnte es an der Zeit sein für Sauerstoff-Überdruck-Therapie oder GcMAF. Sollten beide Optionen finanziell nicht machbar sein, schau die Sprach-Ergänzungsmittel-Liste durch. Gehe der Reihe nach vor und beobachte, was dein Kind damit erreicht. Du kannst auch Chelatoren in Erwägung ziehen. Außerdem solltest du bitte deine Omegas überprüfen, ob sie irgendwelche Antioxidantien beinhalten, die dein CD neutralisieren.

Ist das Auftreten von Durchfall zu Beginn des CD-Protokolls normal?

Ich denke, es gibt zwei Arten von Durchfall. Die erste ist ein Wasserstrahl, welchen wir vermeiden wollen. Sollte dieser Durchfall auftreten, setz den restlichen Tag aus. Wenn du am nächsten Tag mit CD fortfährst, verwende eine niedrigere Dosis. Die andere Art Durchfall ist weicher, ungeformter Stuhl, was bei Entgiftung nicht ungewöhnlich ist. Denn da der Körper alles versucht, den Überschuss an Toxinen schnellstmöglich loszuwerden, beschleunigt sich die Verdauung. Nicht alles Wasser kann somit durch den Darmtrakt absorbiert werden und verursacht weichen Stuhl.

Wie bekommst du CD durch die Sicherheitskontrollen am Flughafen?

Nimm keine Flaschen mit konzentriertem Natriumchlorit oder Aktivator mit in die Flugzeugkabine. Sie müssen ins aufgegebene Gepäck. Stelle sicher, dass jede Flasche fest verschlossen ist. Tue jede Flasche EINZELN in zwei Tüten und verstaue sie an entgegengesetzten Enden des Koffers, aber nicht direkt am Rand. Du könntest jede Flasche als Extraschutz in Socken stecken. Platziere Kleidung ringsrum, damit die Flaschen geschützt sind, wenn mit dem Gepäck unsanft umgegangen wird. Entsprechend den TSA-Vorschriften ist es gestattet, 100 ml Flüssigkeit im Handgepäck mitzuführen, was drei Dosen deiner Babyflaschen-Charge entspricht.

Kann ich CD als Zahnpasta benutzen? Sollte ich zusätzlich eine normale Zahnpasta nehmen?

Also ich nehme zuerst CD-Spray (zehn Tropfen aktiviertes CD je 2,5 cl) auf die Zahnbürste. Dann Zähne putzen mit fluorfreier Zahnpasta. CD ist bestens geeignet für gesunde Zähne, Zunge und Zahnfleisch.

Darf ich schwimmen gehen, wenn ich CD nehme? Ich sorge mich wegen des Chlors.

Beide haben ein Molekül gemeinsam, aber ansonsten nichts miteinander zu tun. Es gibt Ärzte, die autistische Kinder tatsächlich nicht in gechlorten Schwimmbecken schwimmen lassen. Aber soweit es die Einnahme von CD angeht, wird das Chlor im Schwimmbecken weder das CD im Körper deaktivieren, noch mit ihm reagieren. Ein Kind, das regelmäßig CD nimmt, kann ebenso in einem gechlorten Becken schwimmen, wie eines, das kein CD nimmt.

Kann ich kolloidales Silber bei CD geben?

Nein, kolloidales Silber ist im Körper bis zu 24 Stunden aktiv und vermindert die Wirkkraft von CD. Daher sind beide nicht kompatibel.

Wo in Venezuela befindet sich die Autismus-Klinik?

Puerto Ordaz, Fundación Venciendo el Autismo [Stiftung Autismus besiegen].

Carolina Moreno ist die Präsidentin und eine meiner besten Freundinnen. Ihre Emailadresse lautet venciendoelautismo@hotmail.com. Wir haben dort 36 geheilte Kinder. Das ist großartig.

Meinem Sohn war übel, und er hatte schlimmen Durchfall. Können wir die Einläufe ein paar Tage überspringen? Oder sollen wir sie unverändert fortsetzen?

Wir nutzen Einläufe nicht nur gegen Verstopfung, sondern für die Spülung und Gesundheit des Dickdarms insgesamt. CD tötet Krankheitserreger im Dickdarm ab und hilft dadurch, Autismus zu heilen. Da die Übelkeit den Durchfall bewirkt hat, sind höchstwahrscheinlich Pathogene beteiligt. Und CD-Einläufe werden diese Erreger weiterhin abtöten und deinem Sohn helfen, diese akute Situation schneller zu überwinden.

Meine Tochter hat soeben unverdünntes CDL getrunken. Was mache ich jetzt?

Zuerst lässt du sie sofort klares Wasser trinken. Dann gibst du ihr Orangensaft oder Vitamin C, um das CDL zu neutralisieren. Wenn man den strengen Geschmack bedenkt, wird sie nicht viel genommen haben. Gib ihr Burbur oder Aktivkohle, um die freigesetzten Toxine einzufangen.

Kann CD schädlich sein?

In den vergangenen drei Jahren, in denen Familien CD gegen Autismus verwendet haben, hatten wir nicht ein Kind oder einen Erwachsenen, der bei korrekter Anwendung des Protokolls Schaden genommen hätte. Tests auf Leberenzyme, Nährwerte, Metall-Porphyrine und so weiter haben durchgängig gesundheitliche Verbesserungen bei den Kindern belegt. Seit Jim Humble angefangen hat, Chlordioxid für die Gesundheit zu nutzen, ist niemand an der Einnahme von CD (oder MMS) gestorben. Eine im Internet kursierende Geschichte aus Vanuatu, die eine Frau betrifft, die unglücklicherweise verstarb, war nicht durch die Einnahme von Chlordioxid verursacht, wie die Autopsie bewies. Dann gab es einen weiteren Fall eines 25-jährigen Mannes, der mit 10 g Natriumchlorit (nicht aktiviertem CD) einen Selbstmordversuch unternahm. Diese Menge entspricht fast dem Inhalt von vier Flaschen Natriumchlorit in 22,4%iger Lösung. Er entwickelte eine Methämoglobinämie [erhöhter Met-Hb-Wert im Blut], wogegen er Medikamente erhielt, aber überlebte seinen Suizidversuch. Abgesehen davon erwähnten wir ja schon, dass alles, was unkorrekt oder leichtsinnig verwendet wird, schädigend wirken kann – Wasser, Speisesalz und so weiter. Um Fehler zu vermeiden und Familien zu unterstützen, damit sie das Protokoll verantwortungsvoll für die Genesung ihrer Kinder mit Autismus anwenden können, haben wir das Protokoll so detailliert erläutert.

Wirkt Ton beziehungsweise Bentonit neutralisierend auf CD? In welchem zeitlichen Abstand von der CD-Gabe kann es genommen werden?

Eine Stunde vor oder nach der CD-Gabe ist prima. Ich selbst verwende Kieselerde in einem Abstand von etwa 10 Minuten zu CD.

Ist Ibuprofen okay, während man das CD-Protokoll absolviert?

Wir haben noch kein Arzneimittel erlebt, das sich nicht mit CD verträgt. Aber zu Gegenanzeigen konsultiere bitte immer deinen Arzt.

Ist es in Ordnung, einem CD-Bad Bittersalz hinzuzufügen?

Bei diesem Protokoll nutzen wir keine Bittersalzbäder. Wir nutzen CD-Bäder. Siehe Seite 158.

Kann man SAM (S-Adenosylmethionin) mit CD einnehmen? Ich habe alle Antioxidantien weggelassen, bin jedoch bei SAM unsicher.

Nein, es enthält Magnesium sowie Vitamin C. Wir nehmen Meerwasser als Mineralienquelle. Vitamin C neutralisiert CD. Magnesium nährt den Biofilm und ist somit kontraproduktiv, was unser Heilungsziel angeht.

Darf ich DMSO [Dimethylsulfoxid] bei einem CD-Einlauf verwenden, um das CD besser an die Parasiten heranzubringen?

Warnung: Verwende DMSO niemals bei einem Einlauf! Leite es niemals rektal in den Körper. Bei rektaler Anwendung besteht die Gefahr, dass giftige Fäkalien durch die Darmwand in den Blutkreislauf geraten.

Wie wende ich DMSO an?

Trage DMSO so oft wie möglich auf saubere Hautpartien auf und lass es 20 bis 25 Minuten einwirken. Trage es zuerst auf die betroffenen Körperstellen auf. Nimm erst dann Ringe und sonstigen Schmuck ab, um die Hände ganz abzudecken. Während es an einer Stelle trocknet, trägst du es in anderen Bereichen auf (zum Beispiel rechter Arm, linker Arm, rechtes Bein, linkes Bein). Trage DMSO so oft wie möglich mit saubere Händen auf.

Trage Kleidung aus Naturfasern, denn wenn DMSO mit synthetischen Stoffen in Berührung kommt, kann es sie auflösen.

Doktor Stanley Jacob hat nachgewiesen, dass DMSO die Heilung rheumatischer Arthritis bewerkstelligt, und ebenfalls großartig gegen Migränekopfschmerz ist.

Du kannst seine Arbeit auf *www.dmso.org* nachlesen.

Bei der Anwendung von DMSO ist der 99%ig reine Stoff am besten. Aber verwende diese Stärke niemals direkt auf der Haut. Es muss für die lokale Anwendung auf 70 Prozent oder weniger verdünnt werden.

Neutralisiert DMSO CD?

Nein, tut es nicht. Jedoch hat sich DMSO selbst als ein mögliches Heilmittel bei Autismus nicht bewährt. Im Allgemeinen verwenden wir es bei selbst verletzendem Verhalten (SVV). Aber das „S" bei DMSO (Dimethylsulfoxid) steht für „sulf", also Schwefel. Und viele Kinder mit Autismus haben Spirochäten [lange schraubenförmige Bakterien] (neben anderen Erregern), die sich von Schwefel ernähren. Wir haben etliche Rückschläge erlebt durch das Hinzufügen von DMSO. Der Einsatz sollte von Fall zu Fall erwogen werden.

Kapitel 6

CDL
eine neue Möglichkeit,
Chlordioxid zu verabreichen

„Es gibt mehr als eine Methode, eine Katze zu häuten."
- Seba Smith
[Viele Wege führen nach Rom.]

Im Oktober 2011 erhielt ich eine Email von Jim Humble. Nach einer Unterhaltung mit Andreas Kalcker hatte er fantastische neue Ideen, um Autismus zu heilen. Jim wollte, dass ich zu ihm in die Dominikanische Republik fliege, um ihn noch in diesem Jahr zu treffen.

Die große Neuigkeit drehte sich um die Herstellung von Chlordioxidlösung (CDL, englisch: CDS) – eine neue Methode, Chlordioxid zu erzeugen und zu verwenden. Wesentlich verschieden vom Mischungsprozess, den wir bei CD verwendeten (beschrieben in Kapitel 5). Jim war begeistert von den großartigen Dingen, die Andreas entwickelte.

Andreas war von einem Rinderzüchter kontaktiert worden, der von den gesundheitlichen Problemen seiner neugeborenen Kälber geplagt war. Diese Kälber litten an Infektionen, Durchfall, Ohrproblemen, Zysten, Kokzidiose, dem respiratorischen Syndrom bei Rindern und so weiter. Die Medikamentenrechnung seines Veterinärmediziners belief sich auf 28.000 Dollar, Futter nicht mitgerechnet. Der Bauer hatte von den Wundern von MMS bei Menschen gehört und fragte sich, ob es nicht auch bei Tieren helfen könnte.

„Sicher, warum nicht?", dachte Andreas. Trotzdem fand er schnell heraus, dass Rinder sich in Bezug auf das Verdauungssystem sehr vom Menschen unterschieden. Rinder verdauen mittels Gärung, was CD stört. Also musste er einen anderen Weg finden, das Verdauungssystem zu umgehen und direkt in die Blutbahn zu gelangen. Aber diese Idee barg ein weiteres großes Problem. Der pH-Wert von normalem CD war zu sauer und somit nicht vereinbar mit dem Blutkreislauf der Kälber. Selbst verdünntes CD zu injizieren, verursachte große Schmerzen und konnte zu einer Schädigung der Venen führen. Es musste einen anderen Weg geben!

Nach langen Überlegungen und Forschungen kam Andreas auf einen Destillationsvorgang, um Chlordioxid – den wichtigsten Bestandteil – aus der CD-Mischung zu extrahieren, damit es weder Natriumchlorit noch säurehaltigen Aktivator enthielt. Die daraus resultierende Flüssigkeit nannte er Chlordioxidlösung (Chlorine Dioxide Solution, abgekürzt CDS, deutsch: CDL). Randbemerkung: CDL kann immer noch Spuren von Natriumchlorit sowie säurehaltigem Aktivator beinhalten, aber gewöhnlich zu wenig, um etwas auszulösen.

Diese neuartige CDL-Lösung wurde 800 Rindern mit ausgesprochen positiven Ergebnissen gespritzt. Die Gesundheit der Tiere verbesserte sich, und die Veterinärrechnung war wieder im Normalbereich.

Einmal konsultierte der Bauer Andreas wegen einer besonders kranken Kuh. Er erklärte ihm die Dosierung, die der Bauer jedoch missverstand und der Kuh die zehnfache Menge der empfohlenen Dosis gab. Das Ergebnis? Die Kuh war etwas „high“, Ohren und Schwanz standen hoch, aber nachfolgend wurde sie gesund ohne negative Effekte durch die versehentliche Überdosis.

Auch bei Menschen löst CDL das Problem, dass einige bezüglich der Empfindlichkeit gegen Zitronensäure sowie den Geschmack von Chlordioxid haben. Da CDL nicht mehr all die Ausgangsmaterialien enthält (Natriumchlorit und Zitronen- oder Salzsäure), macht CDL für einige einen echten Unterschied. Ein weiterer Vorteil von CDL liegt darin, dass die Herxheimer-Reaktionen erheblich zurückgingen.

Nach einem langen Wochenende in der Dominikanischen Republik kamen wir mit neuem Wissen nach Hause, das wir mit Patrick ausprobieren konnten.

Ich tauschte die Tropfen des originalen CD gegen Milliliter von CDL und begann damit. Anfangs entdeckte ich weder Fort- noch Rückschritte. Aber ich bemerkte, dass Patrick früher aufwachte und weniger tief schlief. Ungefähr 30 Tage versuchten wir das neue Wundermittel. Dann überkam mich der Gedanke „Man soll nicht reparieren, was nicht kaputt ist.“ Also wendeten wir uns wieder dem bewährten CD zu, das uns all die Verbesserungen beschert hatte. Patrick schlief wieder einwandfrei, und ich bereute es nicht. Ich war eine überzeugte CD-Nutzerin, und CDL hatte für mich keinen Zweck.

Ein gutes Jahr später war Jim bei uns zu Besuch. Und am 26. Dezember 2012 kam seine neue Assistentin aus dem Nahen Osten, um ihn zu unterstützen. Sie ist eine vehemente Verfechterin von CDL. Wir waren sofort unterschiedlicher Meinung über CDS. Aber sie war ausgesprochen hartnäckig und fragte, weshalb ich es nicht mochte. Ich erzählte es ihr, worauf sie entgegnete, dass ich „unstabilisiertes“ CDL verwendet hätte und dass sie CDL nun „stabilisieren“ würden.

Wenn CDL (mit Natriumchlorit) „stabilisiert“ wird, gibt es einen zusätzlichen Kick: Oxidiert ein Chlordioxidmolekül einen Krankheitserreger, ist weiteres Natriumchlorit verfügbar, um sich mit der Säure zu beschäftigen, die sich durch den Tod des Pathogens gebildet hat. Unterm Strich wird mehr Chlordioxid auf der Stelle freigesetzt.

Ich entschied mich, das stabilisierte CDL mit Patrick zu testen: Wir erreichten seine volle verträgliche Dosis. Sein Schlaf war einwandfrei. Er schlief – wie jedes kleine Kind schlafen sollte – wie ein Stein. Und er war den ganzen Tag voller Energie. Ich würde sagen, in vier Monaten, in denen er CDL nahm, trat kein bemerkenswerter Unterschied zu davor auf, als er CD einnahm. Wobei er nun ein bisschen „heller“ war, als würde er in dieser Welt frei von Sorgen sein. Es schien, als würde etwas, das ihm vorher ein unangenehmes Gefühl bereitet hatte, ihn jetzt nicht mehr belasten. Peu á peu fingen einige Familien an, CDL zu verwenden, um herauszufinden, ob es ihren Kindern damit besser, schlechter oder genauso gut geht.

Nach einigen Testmonaten mit etwa 20 Familien denke ich, zurecht sagen zu können: CDL hat seinen Platz in der Reihe der unterschiedlichen Anwendungsmethoden von Chlordioxid. Wir verfügen weiterhin über das originale, mit Zitronen- oder Salzsäure hergestellte CD. Dazu haben wir nun CDL sowie CDH (Kapitel 7). Heute benutzen wir das stabilisierte CDS nicht mehr, und ich habe das Gefühl, CDL ist vor allem für besonders empfindliche Menschen, die es so lange nehmen, bis sie zu CD oder CDH wechseln. Egal welche Rezeptur wir wählen, sie wird uns helfen, den Körper von unerwünschten Krankheitserregern zu heilen, von Parasiten und Schwermetallen zu befreien. Jedes Kind ist unterschiedlich. Es ist an den Eltern zu beobachten und zu entscheiden, welche Methode der Chlordioxidgabe individuell am besten passt.

Wir empfehlen Ihnen keinesfalls, zu wechseln, wenn CD bei Ihnen gut funktioniert. CDL ist lediglich eine andere Form, Chlordioxid zu verabreichen. Für manche Kinder ist es vielleicht besser, aber bislang erzielten wir nur einen Genesungserfolg mit CDL – alle anderen mit CD. Und manche Kinder werden CDL ausprobieren, aber die originale Rezeptur wird für sie weiterhin besser sein.

Wann ist CDL zu verwenden?

CDL wird genommen, wenn jemand den einen, in 237 ml aufgeteilten Tropfen über den Tag einfach nicht hinterbekommt, ohne eine Herxheimer-Reaktion zu bekommen. CDL erlaubt es uns, diese Blockade zu überwinden und den Körper weiter zu entgiften. Schlussendlich wollen wir zum Standard-CD-Protokoll zurückkehren, von dem ich glaube, dass es noch effektiver ist.

Das ist keine häufige Situation, aber sie kommt vor.

CDL herstellen

Die meisten Leute sind unsicher, was die Herstellung von CDL angeht, weil das eine Destillation einschließt, bei der Chlordioxidgas erzeugt und dann in Wasser gebunden wird. Als Andreas auf diese Idee der CDL-Herstellung kam, gehörten dazu zwei Behälter, ein Schlauch, Hitze und reichlich Belüftung. Es gibt auf YouTube weiterhin etliche Videos, die den Originalprozess erklären. Allerdings gibt es nun einen deutlich besseren, leichteren und sichereren Weg, CDL zu Hause zu gewinnen. Sollten Sie also auf einen Film oder Instruktionen zur CDL-Herstellung stoßen, bei denen von einem Schlauch die Rede ist, können Sie das vergessen! Der neue Weg ist viel leichter und sicherer und ohne Hitze und Schläuche.

CDL kaufen

Es gibt einige Online-Anbieter für CDL, aber die Preise sind recht hoch, und es selbst herzustellen ist einfach. Es erfordert nur etwas Mühe, den Ablauf zu lernen und Sie brauchen die richtige Ausrüstung. Außerdem werden Sie ein besseres Verständnis gewinnen, wie sich Chlordioxid verhält, wenn Sie es selbst herstellen.

Einige bedeutsame Punkte über CDL

Bei CDL dreht sich alles um die Konzentration von Chlordioxid in Wasser, gemessen in parts per million [Teile von einer Million], abgekürzt ppm.

Ganz gleich ob Sie es kaufen oder selber herstellen: Ihr Ziel ist eine Flasche CDL mit einer Konzentration von 3.000 ppm. Diese Flasche sollte idealerweise aus Glas sein und im Kühlschrank aufbewahrt werden. Verwenden Sie niemals direkt diese konzentrierte Lösung, sie muss verdünnt werden.

Nehmen wir beispielsweise an, Sie wollen 10 ml CDL verwenden, dann meinen wir 10 ml von 3.000 ppm CDL mit der entsprechenden Wassermenge. Und diese verdünnte Mischung wird für den entsprechenden Zweck verwendet.

Sie sollten die entsprechenden Anweisungen im Anhang 6 im zweiten Teil gelesen und wirklich verstanden haben. Dort werden Konzentration und Abmessen von ppm ausführlich erläutert.

Es existieren verschiedene Bezeichnungen für diese neue, bessere und einfachere Methode, CDL zu gewinnen:

1. Wodkaglas-Methode
2. Übernacht-Methode
3. Neue Methode

Für einige gibt es Erläuterungen auf YouTube sowie Rezensionen in unterschiedlichen Foren. Dabei wird eine Fülle verschiedener Behälter verwendet, die unterschiedliche Größen und Formen aufweisen. Allerdings können die spezifischen, bei der Herstellung von CDL verwendeten Hilfsmittel einen wesentlichen Einfluss auf die erzeugte Konzentration haben.

Es sollte ebenfalls angemerkt werden, dass die Konzentration, also die Stärke, sich jedes Mal verringert, wenn die CDL-Flasche geöffnet wird, weil Chlordioxidgas aus der Flüssigkeit entweicht und sich in die Luft oberhalb der Flüssigkeit verflüchtigt. Wenn Sie die Flasche als Ausgangsbehälter öffnen, kann etwas Chlordioxidgas austreten. Damit kann die Stärke einer halbvollen CDL-Flasche erheblich geringer sein, als zu Beginn, als sie noch voll war. Dies ist in etwa vergleichbar mit einer Brauseflasche, die Sprudel einbüßt, wenn sie nicht zügig ausgetrunken wird.

Um das Entweichen von Chlordioxidgas deutlich zu verringern, sollte die CDL-Ausgangsflasche im Kühlschrank aufbewahrt werden. Dies stabiliert das CDL und minimiert die Menge des CD-Gases, das der CDL-Lösung entweicht. Aber egal welche Temperatur, etwas Gas wird stets austreten und die Konzentration mit jedem Öffnen der Flasche reduzieren. Eine Flasche mit einem engen Hals hilft, das CDL für längere Zeit in guter Qualität zu bewahren.

Auch empfiehlt es sich, das konzentrierte Ausgangs-CDL in kleineren 300 ml-Flaschen aufzubewahren, als in großen Flaschen mit einem Liter Fassungsvermögen. Denn dadurch wird der Inhalt einer Flasche schneller verbraucht, und der Konzentrationsverlust ist geringer. Eine gute Flasche für die Lagerung ist auf Seite 213 abgebildet und beschrieben.

Das Grundkonzept der Neuen Methode der CDL-Herstellung

Lassen Sie uns zuerst die grundlegenden Prinzipien dieser Methode der CDL-Herstellung durchgehen, ehe wir in die Details gehen.

Wir fangen mit zwei Behältern an (beide idealerweise aus Glas). Ein Behälter ist größer und verfügt über einen Deckel, mit dem das Glas verschlossen werden kann. Der andere ist kleiner und hat KEINEN Deckel. Dieses kleinere Behältnis muss bequem in den größeren passen, so dass der Deckel bei diesem ordentlich geschlossen werden kann, wenn sich der kleinere Behälter darin befindet. Die Fotos unten zeigen die recht zweckmäßige gläserne Ausrüstung, wie sie wps4sale.com vertreibt.

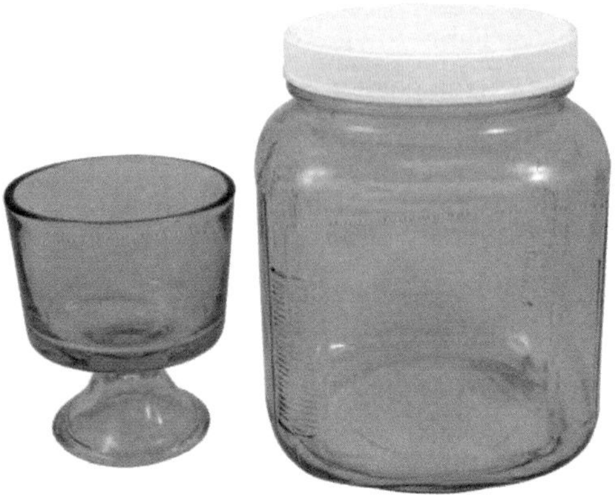

wps4sale.com verkauft eine Ausrüstung aus Glas für die Herstellung von einem Liter CDL mit 3.000 ppm, aus 75 ml Natriumchlorit und 75 ml Aktivator. Nur der Deckel besteht nicht aus Glas, sondern aus Kunststoff.

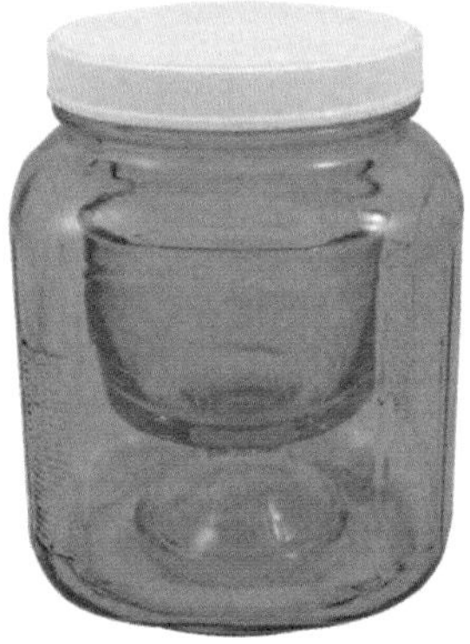

Der größere Behälter wird dann teilweise mit gefiltertem/destilliertem Wasser gefüllt. Der Wasserstand muss niedrig genug sein, damit das Wasser nicht in den kleinen Behälter überläuft, wenn dieser in den größeren gestellt wird. Die Fotos illustrieren das Konzept der zwei Behälter optisch.

Nun können wir uns an die Herstellung von CDL wagen …

CDL herstellen

Die folgende Anleitung setzt die Ausrüstung Overnight CDS Generating (1.000 ml) aus Glas von wps4sale.com voraus. Selbstverständlich müssen Sie nicht diese Ausrüstung benutzen. Aber unserer Erfahrung nach eignet sie sich wirklich gut für unseren Zweck:

- Hergestellt aus Glas
- Das kleine Glasbehältnis passt in das größere, UND 1.000 ml Wasser im größeren Behälter laufen nicht in den kleinen Behälter, wenn er im größeren platziert wird.
- Der Deckel schließt fest, so dass während der chemischen Reaktion kein Gas entweicht.
- Der Deckel ist aus Kunststoff – verwenden Sie NIE METALLDECKEL!

Hinweis: Es gibt durchaus funktionierende CDL-Ausrüstungen. Vielleicht finden Sie da, wo Sie wohnen, nur eine Kombination von Behältnissen aus Kunststoff anstatt aus Glas. Ich habe über die Herstellung von CDL ein YouTube-Video gemacht. Dabei habe ich Gefäße aus Kunststoff verwendet. Sie müssen allerdings wissen, dass Chlordioxid Kunststoffmaterialien angreift, sie halten also nicht so lange. Wenn Sie schon Plastegefäße zur Herstellung verwenden, sollten Sie das Plastik wenigstens in einem Glasbehältnis lagern. Je kürzer CDL in Plaste ist, desto besser! Bei den Kunststoffdeckeln haben wir keine Wahl. Verwenden Sie ausschließlich Plastedeckel, denn Metalldeckel oxidieren SEHR schnell! Selbst Metalldeckel mit einem Plastiküberzug sind nicht beständig.

Schritte zur Herstellung von CDL:

1. Gießen Sie einen Liter destilliertes oder Umkehrosmose Wasser in den großen Glasbehälter. Das Wasser sollte etwa Zimmertemperatur haben.
2. Stellen Sie den kleinen leeren Behälter in den großen, ohne dass Wasser hineinschwappt.
3. Messen Sie 75 ml Natriumchloritlösung (22,4 % $NaClO_2$ in Wasser) ab und gießen Sie es in den kleinen Behälter. Dabei darf kein Natriumchlorit in das Wasser neben dem kleinen Behältnis gelangen.
4. Messen Sie 75 ml von 10%iger HCl oder 50%iger Zitronensäurelösung ab, und geben Sie sie in das kleine Behältnis.
5. Schließen Sie sofort den Deckel des großen Behältnisses, ohne daran zu ruckeln, damit sich die CD-Lösung nicht mit Wasser vermischen kann. Stellen Sie sicher, dass der Deckel fest verschlossen ist und kein Leck hat. Sollten Sie Chlordioxid riechen (mehr als das bisschen, bevor Sie den Deckel draufgeschraubt haben), stimmt etwas nicht mit dem Deckel und/oder dem Behälter.

6. Wenn Sie alles richtig gemacht haben, sollten Sie beobachten können, wie sich die CD-Lösung binnen etwa einer Minute (siehe unten) dunkelgelb/braun verfärbt und das Wasser einige Minuten später hellgelb wird. Es ist ebenfalls normal, wenn sich im kleinen Behältnis Blasen bilden. Während der chemischen Reaktion verändert sich auch der Luftdruck, Zitronensäure erzeugt ein Vakuum und HCl zuerst Druck und dann ein Vakuum.

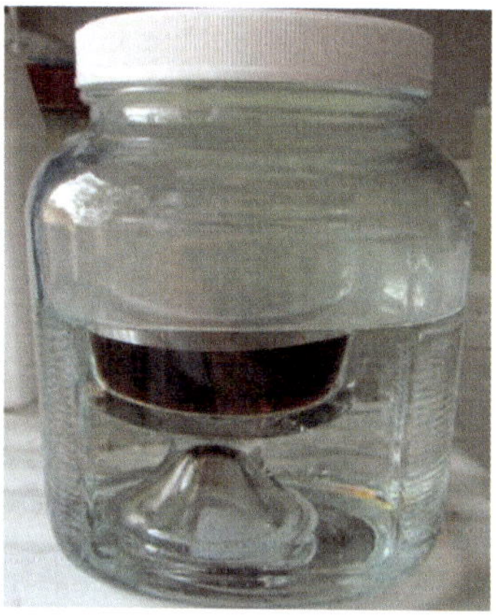

7. Decken Sie die Ausrüstung mit einem Tuch ab, damit sie dem Licht nicht so ausgesetzt ist. Es muss nicht stockfinster sein, sollte aber auch kein direktes Sonnenlicht abbekommen. Sie können gern von Zeit zu Zeit kontrollieren, wie sich die Farben ändern. Achten Sie darauf, dass keine Kinder an die Ausrüstung gelangen oder dass es irgendwie gestört wird. Ich bewahre meine mit einem Tuch darüber über Nacht im Schrank auf.

8. Wenn die Farbe im kleinen Gefäß der im umgebenden Wasser entspricht, ist die chemische Reaktion abgeschlossen. Es ist nicht schlimm, etwas länger zu warten, denn es passiert nichts mehr. Je nach Raumtemperatur und Stärke der verwendeten Säure dauert die Reaktion zwölf bis 24 Stunden.

9. Die Glasflasche(n) zur Lagerung der CDL-Lösung sollte(n) sauber und bereit sein.

10. Ehe Sie die Ausrüstung öffnen, sollten Sie sich vergewissern, dass der Arbeitsbereich gut gelüftet ist. Führen Sie die folgenden Arbeitsschritte im Freien durch, oder öffnen Sie direkt daneben ein Fenster. Auch ein Ventilator, der alles entweichende Gas behutsam von Ihnen weg weht, ist eine gute Idee.

11. Öffnen Sie langsam und behutsam den Behälter, ohne anzustoßen, damit sich die CD-Lösung nicht mit dem frisch erzeugten CDL mischt. Wenn sich die Chemikalien verbinden, müssen Sie wieder von vorn anfangen, also seien Sie vorsichtig! Ganz sicher werden Sie beim Aufmachen das Chlor-dioxidgas riechen. Das ist normal, dewegen bedarf es einer guten Belüftung

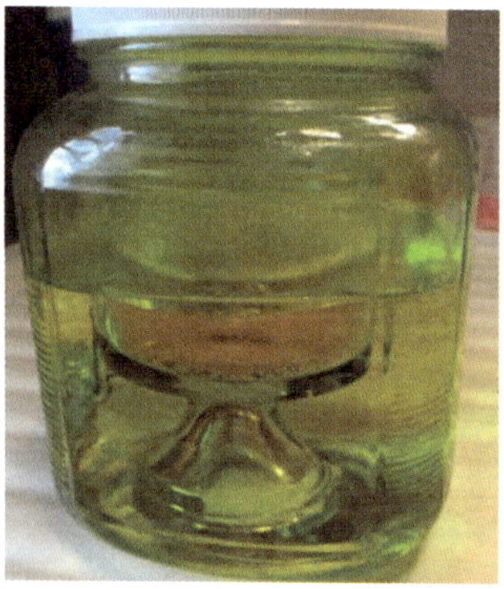

12. Nehmen Sie den kleinen Behälter vorsichtig heraus, ohne seinen Inhalt in das CDL zu verschütten. Kippen Sie den Inhalt gleich in die Toilette, und spülen Sie den Behälter aus.
13. Nun gießen Sie das CDL in die Flaschen zur Lagerung. Dabei wird etwas Chlordioxidgas aus dem Wasser austreten und sich über dem Arbeitsbereich verteilen.
14. Verschließen Sie die Flaschen und lagern Sie sie im Kühlschrank.

Anmerkung: 10%ige HCl ist der empfohlene Aktivator zur Herstellung von CDL. Sie können aber auch 4%ige HCl nehmen, obschon es die Reaktionsgeschwindigkeit verlangsamt. Es könnte bis zu einem Tag dauern, ehe die Farbe der CD-Lösung der des Wassers entspricht.

CDL dosieren

Wie schon erwähnt, eignet sich CDL insbesondere für überaus empfindliche Menschen, die CD auch in geringer Dosis nicht vertragen.

Beginnen Sie mit einer Babyflasche, die mit 237 ml Wasser gefüllt ist, und geben Sie 1 ml CDL dazu. Das ergibt acht Dosen mit je einem Achtel Milliliter CDL. Wenn am ersten Tag alles prima ist, erhöhen Sie am zweiten Tag auf 2 ml. Jeden weiteren Tag steigern Sie um 1 ml, wenn die Dosis gut toleriert wird. Wenn die Person bei einem bestimmten CDL-Niveau Probleme hat, kehren Sie zu der Dosis zurück, bei der alles in Ordnung war, bleiben einige Tage dort, ehe Sie wieder um 1 ml erhöhen.

Toleranz ist der Schlüssel. Sobald Sie nicht weiter steigern können, haben Sie die maximale orale Dosis erreicht.

Langsam zu CD zurückwechseln

Wenn Sie einmal die volle orale Dosis herausgefunden haben, auf der Sie stabil sind und nicht höher gehen können, ist es an der Zeit, um zu CD zurückzukommen.

Das Ziel beim Verwenden von CDL besteht nicht darin, CD zu ersetzen, sondern grundlegendes Entgiften zu erreichen, um zu CD zurückzukehren und die volle Dosis von CD zu erreichen.

Dies wird erreicht, indem ein Milliliter CDL durch einen Tropfen CD ersetzt wird. Wenn jemand zum Beispiel 20 ml CDL verträgt, dann sieht ein idealer Übergang wie folgt aus:

Hypothetischer Übergang von CDL zu CD			
Übergangstag	CDL in Milliliter	CD in Tropfen	Bemerkungen
1	20	0	letzter Tag nur mit CDL
2	19	1	Übergang startet
3	18	2	Übergang geht weiter
4	17	3	
5	16	4	
6	15	5	
7	14	6	
8	13	7	
9	12	8	
10	11	9	
11	10	10	
12	9	11	
13	8	12	
14	7	13	
15	6	14	
16	5	15	
17	4	16	
18	3	17	
19	2	18	
20	1	19	
21	0	20	Übergang abgeschlossen
22	0	21	CD steigt jeden Tag
23	0	22	
24	0	23	
25	0	24	

Diese Darstellung wäre der Idealfall. Nicht immer wird alles so perfekt verlaufen. Wir wollten übersichtlich darstellen, worum es uns geht, nämlich darum, zugunsten von CD aus CDL auszusteigen und die CD-Dosis immer weiter zu erhöhen, wie in Kapitel 5 beschrieben.

Um diesen Wandlungsprozess zu vollenden, ist eine aufmerksame Beobachtung Ihres Kindes nötig, ebenso eine Entscheidungsfindung, wann die Dosis bleibt, steigt oder zurückgeht.

CDL-Einläufe

Für empfindliche Menschen können CDL-Einläufe nützlich sein, wenn sie das Protokoll beginnen. Halten Sie sich an dieselben Einlaufanleitungen aus Kapitel 5, Seite 147, und behalten Sie im Hinterkopf, dass 1 ml CDL die relative Stärke von etwa 60 % eines Tropfens CD hat. Diesen Umstand vor Augen, können Sie sich bis auf 40 ml CDL pro einem Liter Einlauf-Wasser hocharbeiten.

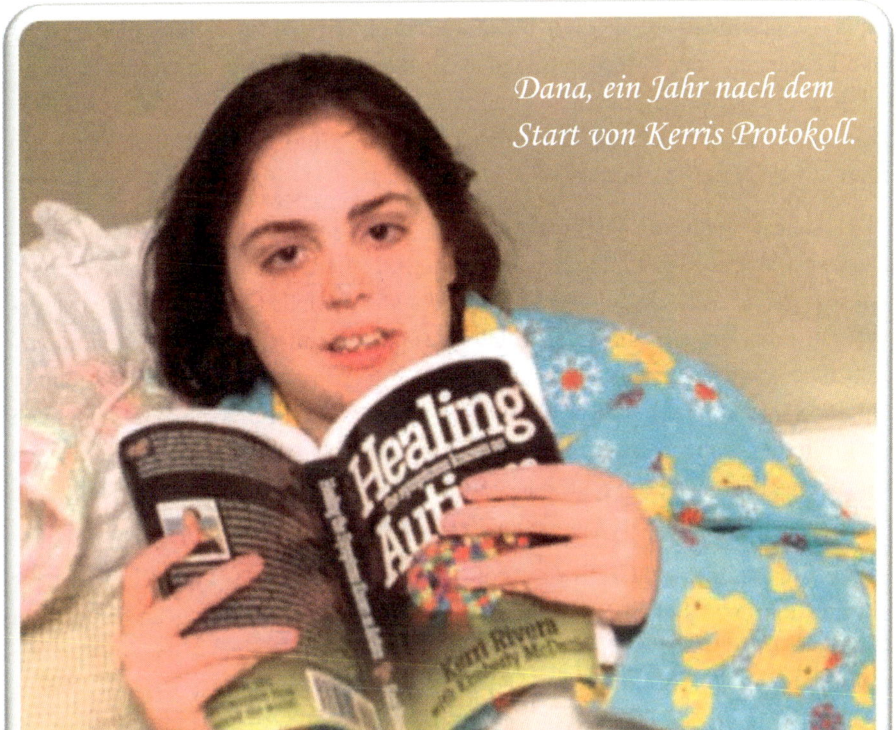

Dana, ein Jahr nach dem Start von Kerris Protokoll.

Kapitel 7

CDH – über CD und CDL hinausgehen

„Die fortschrittliche Entwicklung des Menschen ist wesentlich von der Erfindung abhängig. Sie ist das allerwichtigste Produkt seines kreativen Verstandes."

- Nikola Tesla

Dieses Protokoll entwickelt sich kontinuierlich weiter. Und bis jede Person mit Autismus gesundet, werden wir fortfahren, nach Dingen zu suchen, die das Protokoll ergänzen oder optimieren, damit wir dieses Ziel erreichen. Wenige Monate vor dem Erscheinen dieser zweiten Auflage wurde ich auf eine neuartige Methode der CD-Zubereitung aufmerksam, die als Chlordioxid Halten (Lösung) oder einfach CDH bekannt ist.

CDH kann beinahe als Hybrid zwischen dem klassischen CD und CDL beschrieben werden. Während CDL kein Ausgangsmaterial im Endprodukt enthält, sondern nur in Wasser gelöstes Chlordioxidgas, enthält CDH etwas Ausgangsmaterial (ähnlich dem klassischen CD) zusammen mit Chlordioxid im Endprodukt. Dieses neue Verfahren gestattet es dem Natriumchlorit, wesentlich länger mit der Säure zu reagieren. Dadurch wird viel von der Menge des verbleibenden unaktivierten Natriumchlorits und des Aktivators abgebaut. Manche Menschen vertragen Zitronensäure nicht, daher wird CDH mit 4%iger HCl hergestellt. Die bisherigen ersten Berichte deuten an, dass CDH besser vertragen wird als CD.

Ein weiterer interessanter Vorteil von CDH liegt darin, dass es sich scheinbar gut mit dem natürlichen Süßstoff Stevia (SweetLeaf®) mischen lässt, ohne an Potenz einzubüßen. Das kommt Kindern entgegen, die eine Abneigung gegen den Geschmack von CD haben. Zahlreiche Familien berichteten außerdem, dass sie im Gegensatz zu klassischem CD die Dosis ihres Kindes steigern konnten, ohne eine Herxheimer-Reaktion zu erzeugen. Ältere und schwer betroffene Kinder profitierten ebenfalls von der CDH-Zubereitung.

Derzeitig wird diese neue Methode von einer relativ kleinen Gruppe von Familien genutzt (etwa 70, Stand November 2013). Viele von ihnen berichten, dass sie gute Resultate mit CDH erzielen, sogar bessere als zuvor.

Wie bei allen neuen Sachen kommt es darauf an, sie mit verschiedenen Familien über eine längere Zeit zu testen, um die Nachhaltigkeit der Erfolge zu bestätigen. Daher bitten wir Sie, daran zu denken, dass CDH buchstäblich die allerneueste Technik des Protokolls im Versuchsstadium ist. Obschon wir uns darüber freuen, Ihnen von diesen neuen Möglichkeiten berichten zu können, sollte die Entscheidung, CDH zu verwenden, nicht leichtherzig getroffen werden. Wenn Sie mit klassischem CD gut vorankommen, sollten Sie dabei bleiben. Bedenken Sie den alten Spruch: „Man soll nicht reparieren, was nicht kaputt ist." Von den 115 Kindern, die ihre Autismusdiagnose losgeworden sind, haben dies 114 mit CD getan und ein Kind mit CDL, bislang kein Kind mit CDH (vier Monate in Anwendung bei ASS). Ich erwarte, dass sich diese Zahl bald ändert, da wir bereits gute Dinge von CDH hören. Die Zukunft wird es zeigen. Bleiben Sie dran.

Scott McRae, seine Frau Brenda und Charlotte Lauckney sind die Pioniere bei der Entwicklung der CDH-Methode gewesen. Der folgende Abschnitt wurde von Scott verfasst. Darin erörtert er, wie sich CDH entwickelt hat, zusammen mit detaillierten Anleitungen, wie es zuzubereiten und anzuwenden ist.

Meine Frau Brenda und ich hörten erstmals Anfang 2009 durch Bhante Vimalaramsi, einem in Amerika geborenen buddhistischen Mönch, von CD. Heute ist er ein enger Freund von uns. Und während ich diese Zeilen schreibe, befinde ich mich in einem Meditationszentrum, das sich an dem weltoffenen Gedankengut der buddhistischen Lehre orientiert.

Nachdem wir unser erstes Set CD-Flaschen von einem Online-Händler erhalten hatten, wollten wir auf 15 Tropfen steigern – zwei Mal täglich, das CD mit Zitronensaft in drei Minuten aktiviert. So war das Protokoll zu jener Zeit. Aber obwohl wir uns sehr bemühten, kamen wir nicht über sechs Tropfen hinaus und das auch nicht ohne Übergeben und Durchfall. Daraufhin stoppten wir erstmal die Einnahme von CD. Später dann, nachdem wir nach Jakarta in Indonesien (Brendas Heimatstadt) gezogen waren, war ich fast jeden Monat krank, was meines Erachtens daran lag, dass wir in einer für mich neuen tropischen Region lebten (Ich stamme aus San Diego, Kalifornien.), zwei Mal täglich mit öffentlichen Verkehrsmitteln unterwegs zu sein und an einer Schule mit über 300 Studenten zu unterrichten. Anderthalb Jahre war ich fast ununterbrochen krank, ehe ich mich an unsere CD-Flaschen, die wir glücklicherweise aus den USA mitgebracht hatten, erinnerte und das Protokoll 1000 begann. Damals hatte sich das Protokoll 1000 bereits zu dem entwickelt, was es heute auch ist – stündlich drei

Tropfen CD (mit 50%iger Zitronensäure binnen 20 Sekunden aktiviert), acht Mal täglich –, und ich entschied mich für drei Wochen Reinigen. Während dieser Reinigung erlebte ich eine große gesundheitliche Verbesserung. Nicht nur, dass ich ab sofort nicht mehr krank wurde, ich fühlte mein Energieniveau um 25 % steigen! Natürlich war ich begeistert von diesen Resultaten, ebenso meine Frau, die ebenfalls wieder CD zu nehmen begann. Obwohl unsere Ergebnisse toll waren und unsere Erfahrungen viel besser als mit dem alten „Versuchen Sie zwei Mal täglich, auf 15 Tropfen zu kommen" Protokoll, hatten wir immer noch mit etwas Übelkeit und Perioden mit Durchfall zu tun, wenn wir CD nahmen. Das war insbesondere der Fall, wenn wir die Symptome einer Erkältung oder Grippe spürten und über die drei Tropfen hinausgehen wollten, um sie zu überwinden. Unsere Resultate mit CD nach dem Protokoll überwanden Übelkeit und Durchfall, so dass wir es weiter einnahmen, speziell bei Krankheitsanzeichen.

Etwa ein Jahr lang nahmen wir CD auf diese Weise ein, als CDL in der CD-Welt aufschlug. Als experimenteller Typ entschloss ich mich, es auszuprobieren. Einige Tage durchsuchte ich ganz Jakarta nach einem passenden Schlauch, fand endlich das richtige Material und stellte unsere erste Charge CDL her. Wir probierten CDL beide ungefähr sechs Monate, empfanden es jedoch als weniger wirksam als CD, so dass wir CDL sein ließen, zu CD und dem Protokoll 1000 zurückkehrten.

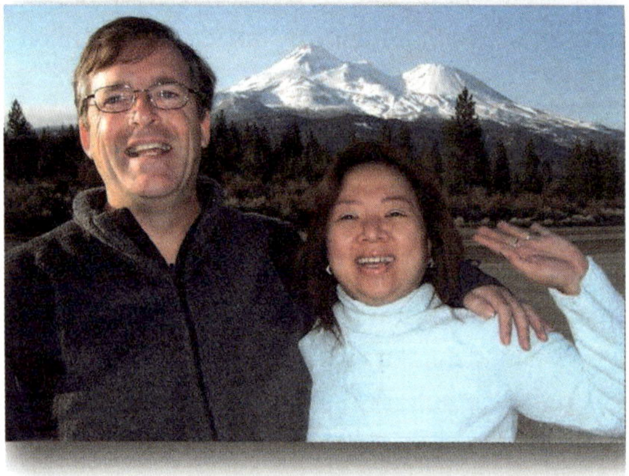

Scott und Brenda McRae aus Jakarta, Indonesien

Dennoch gab es zwei Dinge, die ich an CDL wirklich mochte: Erstens verursachte es NIE Übelkeit oder Durchfall, und zweitens war es äußerst einfach zu nutzen, da es fertig war (kein Mischen von Chemikalien vor jeder Einnahme). Keine Übelkeit war für mich die Hauptsache, da ich dieses Gefühl äußerst ungern erlebte. Also fing ich an, über CDL und meine Erfahrung mit seiner Herstellung nachzudenken. Ich kam zu dem Schluss, dass der Grund, weshalb CDL keine Übelkeit hervorrief, möglicherweise darin bestand, dass die Lösung keinerlei unaktiviertes Natriumchlorit enthielt – nur Chlordioxid, das in Wasser gelöst vorliegt. Ich erinnerte mich, als ich CDL selbst herstellte, dass sich immer noch mehr ClO_2 bildete, wenn ich am Aktivierungsbehälter rüttelte, obwohl der Aktivierungsprozess bereits eine Stunde unter Hitzeeinwirkung lief. Ich kam ins Grübeln: Wenn die chemische Reaktion von Natriumchlorit und 50%iger Zitronensäure auch nach einer Stunde unter Hitzeeinwirkung noch in der Lage war, weiteres Chlordioxid zu erzeugen, dann konnten die 24 Tropfen, die ich für meine tägliche CD-Dosierflasche verwendete, nicht in lediglich 20 Sekunden vollständig aktiviert sein.

Aus diesem Grund beschloss ich, die Aktivierungszeit zu erhöhen, und probierte es erst an mir und dann an meiner Frau aus (Bin ich nicht rücksichtsvoll?). Wir hatten beide keine Übelkeitsprobleme mehr, auch wenn wir mehr Tropfen als zuvor einnahmen.

Da ich einmal in Experimentierlaune war, wollte ich größere Mengen konzentrierten CDs auf einmal erzeugen, damit es etwas bequemer wäre. Ich mischte Natriumchlorit und 50%ige Zitronensäure zu gleichen Teilen in einer Flasche, ließ es sich eine Minute aktivieren und gab dann eine spezifische Menge heißes Wasser hinzu, um den Aktivierungsprozess weiter zu stimulieren. Am Ende erhielt ich 140 ml konzentrierter CD-Lösung. Später fand ich heraus, dass heißes Wasser unnötig war und Wasser mit Zimmertemperatur sogar besser funktionierte, weil dabei nicht so viel Chlordioxidgas verloren ging.

Die erhaltene Chemikalie war tatsächlich sehr stark, verursachte aber trotzdem keine Übelkeit. Das veranlasste mich dazu, einen Beitrag über meine Entdeckung im Genesis II Forum zu verfassen. Ich nannte sie 7-Tage-Kühlschrank-MMS (CD), denn sie versorgte einen für sieben Tage des Protokolls 1000. Die Inhaltsstoffe summierten sich zu 140 ml, also waren 20 ml ein Siebtel beziehungsweise der Tagesvorrat „voraktivierten" CDs ähnlich dem Protokoll 1000. Das erleichterte die tägliche Einnahme von CD: einfach 20 ml der neuen konzentrierten Lösung in die Dosierflasche gießen und jede Stunde ein Achtel der Flasche entnehmen und mit etwas Wasser trinken.

Die Methode 7-Tage-Kühlschrank-MMS (CD) funktionierte großartig bei mir und meiner Frau. Andere aus dem Forum probierten es aus und mochten es ebenfalls. Außerdem gab ich es einigen Leuten von der Schule, an der ich arbeitete, damit sie ihre Erkältungen und andere Erkrankungen zügig überwanden.

Ungefähr 18 Monate später fing Charlotte, eine Freundin vom Forum, mit ihrem Sensafe™ Chlordioxidphotometer an, 7-Tage-Kühlschrank-MMS (CD) zu testen, um den tatsächlichen Chlordioxidgehalt zu bestimmen. Mehrere Monate arbeiteten wir zusammen daran, 7-Tage-Kühlschrank-MMS (CD) weiter zu verfeinern. Das Ergebnis von alledem ist dieses neue und spannende CDH-Produkt.

Die endgültige Formel, um mit der 1-Flaschen-Methode CDH herzustellen lautet:

22 Teile Wasser	91,6 %
1 Teil Natriumchlorit	4,2 %
1 Teil HCl (4%) oder Zitronensäure (35%)	4,2 %
Summe der Lösung	**100 %**

Ich glaube, dieser neue Weg, CD herzustellen, wird viele Vorteile bringen, weil er den Menschen die Möglichkeit gibt, ihre verträgliche Dosis CD allmählich zu verdoppeln oder zu verdreifachen, wobei der Magen wenig bis gar nicht verstimmt reagiert. Durch das Steigern der Dosis auf ein höheres Niveau können mit CD behandelbare Krankheiten schneller als je zuvor überwunden werden.

Wie bei jeder neuen Technologie, sind weitere Veränderungen und Entwicklungen wahrscheinlich. Zum Beispiel wissen wir nun, dass CDH deutlich besser schmeckt, wenn es mit Chlorwasserstoffsäure statt Zitronensäure aktiviert wird.

CDH mit der 1-Flaschen-Methode herstellen

CDH zu produzieren, ist wirklich simpel. Sie können eine Flasche jeder Größe benutzen und jede gewünschte Menge herstellen, solange Sie den grundlegenden Anweisungen folgen und die Mengenverhältnisse einhalten. Bevor Sie allerdings unterschiedliche Größen angehen, ist es ratsam, den Anweisungen ganz genau zu entsprechen, damit sichergestellt ist, dass Sie den Ablauf korrekt eingehalten haben.

Beachten Sie folgende Volumenäquivalente:

Flüssigkeits-Unzen (US) ungefähre Entsprechungen in ml

30 ml = 1 fl. oz. US (2 Teelöffel)	660 ml = 22 fl. oz. US
720 ml = 24 fl. oz. US	750 ml = 25 fl. oz. US

Benötigte Ausrüstung

1. Eine 750 ml-Glasflasche mit luftdichtem Verschluss. Verwenden Sie KEINEN Metalldeckel (auch nicht mit Kunststoffüberzug). Die besten Deckel sind aus Plastik oder Kunststoffkorken in gutem Zustand. Eine normale 750 ml-Weinflasche ist ideal, weil sie getönt ist (je dunkler desto besser) und somit den UV-Lichteinfall reduziert. Aber eine gefärbte Flasche ist nicht notwendigerweise erforderlich, und eine durchsichtige Flasche erlaubt es Ihnen festzustellen, wie die chemische Reaktion den Inhalt von Klar zu Gelb verwandelt.
2. Drei 240 ml-Flaschen, idealerweise getönt, um das CDH vor UV-Licht zu schützen (je dunkler, desto besser). Gefärbt ist jedoch nicht notwendigerweise erforderlich. Sie können auch kleinere Flaschen verwenden, wenn Sie mögen. Sie sind nur dafür da, die 720 ml CDH in kleinere Flaschen aufzuteilen, damit die Chlordioxidkonzentration beim Öffnen und Schließen der Flasche zum Dosieren besser erhalten bleibt. Schweppes™ verkauft 300 ml-Glasflaschen mit Plastikdeckel im Sechserpack, die für unsere Zwecke ideal sind (Ginger-Ale, Tonic, Sodawasser). Ginger-Ale gibt es in grüngefärbten, die anderen in klaren Flaschen.

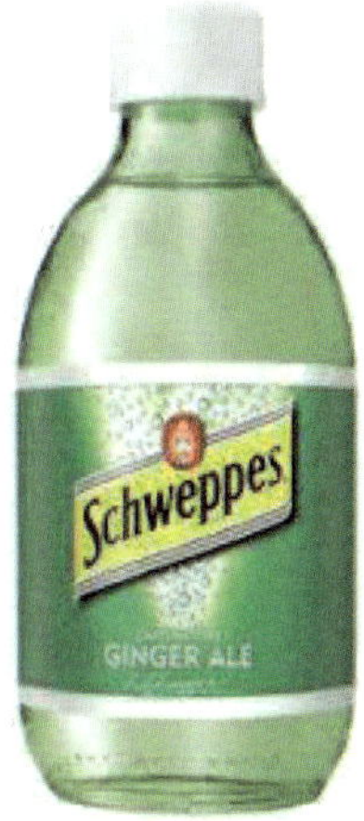

3. Ein Messbecher oder Messzylinder, um die Flüssigkeiten in Milliliter genau abmessen zu können.

Benötigte Zutaten

Die benötigten Zutaten sollten nicht kälter als Zimmertemperatur sein. Wenn CD und/oder Aktivator direkt aus dem Kühlschrank kommen, sollten Sie das Wasser wärmer machen oder den Zutaten Zeit geben, sich zu erwärmen, ehe Sie sie verwenden.

1. 660 ml destilliertes oder gereinigtes Wasser mit 21 bis 32 Grad Celsius
2. 30 ml Natriumchlorit (22,4%ige Lösung) mit Raumtemperatur oder leicht darüber
3. 30 ml 4%ige Chlorwasserstoffsäure (HCl) oder 35%ige Zitronensäure ($C_6H_8O_7$) mit Raumtemperatur oder leicht darüber

Hinweis: Die angegebenen Mengen ergeben 720 ml, aber die Weinflasche hätte noch leicht Kapazität für 30 ml mehr. Studieren Sie die Tabelle rechts, wenn Sie eine Charge in abweichender Menge erzeugen wollen.

Die CDH-Rezeptur-Tabelle und verschiedene Säurekonzentrationen

Was, wenn Sie 10%ige Chlorwasserstoffsäure oder 50%ige Zitronensäure (weit verbreitet) haben? Oder Sie wollen eine andere Flaschengröße verwenden? Kein Problem, die Säuren können verwendet werden, nur die Rezeptur ändert sich entsprechend.
Die Tabelle unten ist ein großartiges Hilfsmittel, um die Rezeptur für eine gegebene Flaschengröße zu bestimmen.

CDH-Rezeptur-Tabelle

(ausschließlich für 1-Flasche-Methode der CDH-Herstellung!)

H2O = NC = Natriumchlorit, HCl = Chlorwasserstoffsäure, ZS = Zitronensäure

Wasser flasche (ml)	Salzsäure 4%			Salzsäure 4%			Zitronensäure 35%			Zitronensäure 50%		
	H2O ml	NC ml	HCL ml	H2O ml	NC ml	HCL ml	H2O ml	NC ml	ZS ml	H2O ml	NC ml	ZS ml
10	9,2	0,4	0,4	9,4	0,4	0,2	9,2	0,4	0,4	9,3	0,4	0,3
20	18,3	0,8	0,8	18,8	0,8	0,3	18,3	0,8	0,8	18,6	0,8	0,6
30	27,5	0,8	0,8	28,3	1,3	0,5	27,5	1,3	1,3	27,9	1,3	0,9
40	36,7	1,7	1,7	37,7	1,7	0,7	36,7	1,7	1,7	37,2	1,7	1,2
50	45,8	2,1	2,1	47,1	2,1	0,8	45,8	2,1	2,1	46,5	2,1	1,5
60	55,0	2,5	2,5	56,5	2,5	1,0	55,0	2,5	2,5	55,8	2,5	1,7
70	64,2	2,9	2,9	65,9	2,9	1,2	64,2	2,9	2,9	65,0	2,9	2,0
80	73,3	3,3	3,3	75,3	3,3	1,3	73,3	3,3	3,3	74,3	3,3	2,3
90	82,5	3,8	3,8	84,8	3,8	1,5	82,5	3,8	3,8	83,6	3,8	2,6
100	91,7	4,2	4,2	94,2	4,2	1,7	91,7	4,2	4,2	92,9	4,2	2,9
150	137,5	6,3	6,3	141,3	6,3	2,5	137,5	6,3	6,3	139,4	6,3	4,4
200	183,3	8,3	8,3	188,3	8,3	3,3	183,3	8,3	8,3	185,8	8,3	5,8
250	229,2	10,4	10,4	235,4	10,4	4,2	229,2	10,4	10,4	232,3	10,4	7,3
300	275,0	12,5	12,5	282,5	12,5	5,0	275,0	12,5	12,5	278,8	12,5	8,7
350	320,8	14,6	14,6	329,6	14,6	5,8	320,8	14,6	14,6	35,2	14,6	10,2
400	366,7	16,7	16,7	376,7	16,7	6,7	366,7	16,7	16,7	371,7	16,7	11,7
450	412,5	18,8	18,8	423,8	18,8	7,5	412,5	18,8	18,8	418,1	18,8	13,1
500	458,3	20,8	20,8	470,8	20,8	8,3	458,3	20,8	20,8	454,6	20,8	14,3
550	504,2	22,9	22,9	517,9	22,9	9,2	504,2	22,9	22,9	511,0	22,9	16,0
600	550,0	25,0	25,0	565,0	25,0	10,0	550,0	25,0	25,0	557,5	25,0	17,5
650	595,8	27,1	27,1	612,1	27,1	10,8	595,8	27,1	27,1	604,0	27,1	19,0
700	641,7	29,2	29,2	659,2	29,2	11,7	641,7	29,2	29,2	650,4	29,2	20,4
750	687,5	31,3	31,3	706,3	31,3	12,5	687,5	31,3	31,3	696,9	31,3	21,9
800	733,3	33,3	33,3	753,3	33,3	13,3	733,3	33,3	33,3	743,3	33,3	23,3
850	779,2	35,4	35,4	800,4	35,4	14,2	779,2	35,4	35,4	789,8	35,4	24,8
900	825,0	37,5	37,5	847,5	37,5	15,0	825,0	37,5	37,5	836,3	37,5	26,2
950	870,8	39,6	39,6	894,6	39,6	15,8	870,8	39,6	39,6	882,7	39,6	27,7
1000	916,7	41,7	41,7	941,7	41,7	16,7	916,7	41,7	41,7	929,2	41,7	29,2

Wenn Sie die Tabelle nutzen, kreuzen Sie zuerst in der Spalte ganz links die gewünschte Flaschengröße an. Dann schauen Sie nach der Säure und ihrer Konzentration laut Etikett. Diese sollte mit einer der vier oben angegebenen Varianten übereinstimmen. Unter der zutreffenden Säure/Konzentration finden Sie drei Rezepturangaben für Wasser, Natriumchlorit (NC) sowie die verwendete Säure. Gehen Sie diese drei Spalten nach unten bis zu der Zeile mit Ihrer Flaschengröße, und Sie haben die Angaben, die Sie benötigen. Tauschen Sie diese Zahlen bei einer folgenden Zubereitung aus, sobald es die Situation verlangt.

Anleitung zur Herstellung

Folgen Sie den Schritten, und mischen Sie die Zutaten in dieser Reihenfolge (vorausgesetzt, Sie verwenden eine 750 ml-Glasflasche):

1. Gießen Sie 660 ml gereinigtes Wasser in die 750 ml-Glasflasche.
2. Geben Sie 30 ml Natriumchlorit in die 750 ml-Glasflasche dazu.
3. Geben Sie 30 ml 4%ige HCl oder 30 ml 35%ige Zitronensäure in die 750 ml-Glasflasche dazu.
4. Verschließen Sie sofort fest die Flasche, damit kein Chlordioxidgas entweichen kann. Und schütteln Sie kräftig, damit sich die Zutaten gut mischen (später vielleicht noch ein paar Mal).
5. Lagern Sie die Flasche bei 21 bis 32 Grad Celsius an einem dunklen Ort zwölf bis 24 Stunden lang oder auch länger (24 Stunden oder länger in einer kalten Umgebung unter 21 Grad Celsius).
6. Nach dem Ende der Ruhezeit stellen Sie die Flasche mit CDH in den Kühlschrank (nicht Gefrierschrank) und kühlen es für mindestens drei Stunden, ehe Sie die Flasche erstmals öffnen. Die Temperatur der Lösung sollte nun nicht über 10,5 Grad Celsius liegen. Hinweis: Wenn Sie eine deutlich kleinere Flasche benutzen, kann sich die Kühlzeit verringern, da das geringere Volumen schneller abkühlt.
7. Am Ende füllen Sie das CDH aus der 750 ml-Flasche in kleinere Flaschen um, verschließen sie sorgfältig und bewahren sie kühl auf bis zum Gebrauch. Die kleineren Flaschen eignen sich besser zum Dosieren, und es entweicht nicht soviel Gas, und auch die Potenz der Lösung reduziert sich auf diese Weise nur geringfügig.

CDH verwenden

Das CDH ist nun einsatzbereit. Jeder Milliliter der Lösung enthält einen voraktivierten Tropfen CD. Sie kann gegen bzw. für ALLES verwendet werden, wie auch CD eingesetzt wird: Viren, Bakterien, Hefe, Parasiten, Schwermetalle, Einläufe, Wannenbäder, Zahnfleisch und Zähne, Hautpflege, Infektionen und so weiter.

Bei der oralen Einnahme sollten jedem Milliliter CDH wenigstens 30 ml Wasser zugefügt werden. Sie können auch mehr Wasser dazugeben, wenn Sie bei höheren Dosen einen leichten Hustenreiz verspüren. Wenn der Geschmack stört, können Sie etwas Stevia zu jeder Dosis dazumischen, um den Geschmack durch Süßen zu verbessern. Einige Mütter geben natürliche Steviasüße von SweetLeaf® zu ihrer Tagesflasche und berichten von keinen negativen Auswirkungen auf die Konzentration.

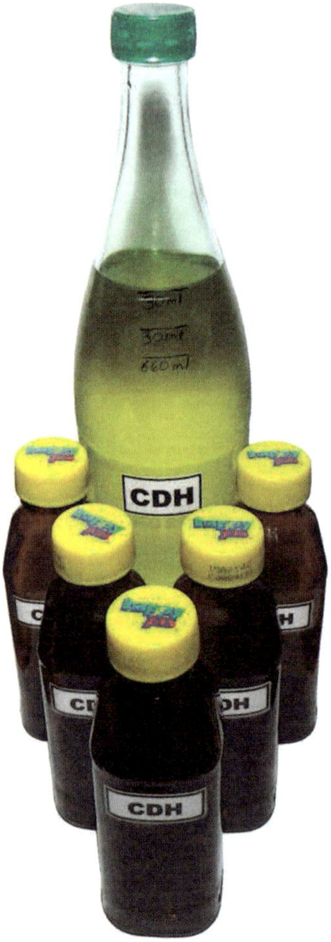

Obwohl CDH stark ist, wird es von Personen, die beim herkömmlichen Verfahren mit Übelkeit zu tun hatten, als sanfter empfunden. Sie können bei jeder Dosis anfangen, bei der Sie mit CD waren, und zur äquivalenten Milliliter-Dosis CDH wechseln und diese bis zur Verträglichkeitsgrenze erhöhen. Es kann sogar zwei bis drei Mal so viel CDH wie herkömmliches CD genommen werden, ohne dass Übelkeit auftritt.

Die CDH-Flasche sollte gekühlt aufbewahrt und nur rausgenommen werden, um die Dosen zu entnehmen. Da es sich dabei um eine recht große Menge handelt, kann es einige Tage dauern, bis die Flasche leer ist. Somit ist es eine schlaue Idee, die 720 ml in drei kleinere 240 ml-Flaschen aufzuteilen (720 ml / 3 = 240 ml). Dadurch verlieren Sie nicht so viel Chlordioxid. Mit dem Aufteilen konservieren Sie möglichst viel ClO_2. Um die Dosen aus den kleinen Flaschen zu entnehmen, können Sie auch eine Spritze oder Pipette benutzen.

Halten Sie die CDH-Flaschen von direktem Sonnenlicht fern, um einem Verlust an ClO_2 vorzubeugen. Wenn Sie eine Dosierflasche für einen Tag zubereiten, ist es zwar besser, sie kühl zu lagern, aber es ist nicht unbedingt notwendig.

Noch ein Wort zum Geschmack: Die meisten Menschen, die sich über den schlechten Geschmack von CD, CDL oder CDH (das bei geringen Dosen keinen Geschmack aufweist) beklagen, reagieren eigentlich auf den Geruch von ClO_2, was zur Ausbildung einer langfristigen Abneigung gegen alle drei Behandlungsmethoden führen kann. Wenn es also gelingt, den Gasaustritt zu minimieren, wird es entsprechend leichter, CD, CDL oder CDH zu trinken. Um dies zu erreichen, schlug Charlotte vor, kein Glas oder keine Trinkflasche mit einer weiten Öffnung zu verwenden. Stattdessen sollte eine Flasche (vorzugsweise aus Glas) mit einer kleinen Öffnung genommen werden. Wenn Sie der Geruch nicht stört, ist das freilich überflüssig, wenn doch, nutzen Sie diesen kleinen Trick.

Das ist alles, was Sie wissen müssen, um mit dieser neuen Methode der Zubereitung und Anwendung von CDH beginnen zu können. Möge die CDH-Rezeptur Ihnen und Ihrer Familie viel Gesundheit und Glück bescheren.

Scott McRae
Jarkarta, Indonesien
November 2013

Wir begrüßen Scotts, Brendas und Charlottes Beitrag, Chlordioxid auf vielfältige Weise herzustellen und zu nutzen. Besuchen Sie unsere Facebook-Gruppen und Foren, um die aktuellen Entwicklungen bei CDH nicht zu verpassen.

Einige von Ihnen fühlen sich womöglich von all den Anweisungen überfordert. Deshalb habe ich hier noch eine - wie ich finde kinderleichte Methode, CDH zu produzieren: Ich nehme eine 600 ml-Flasche von Lifefactory™, fülle 550 ml Wasser hinein, gebe 25 ml Natriumchlorit dazu und 25 ml 4%ige Salzsäure (oder 50%ige Zitronensäure). Das lasse ich zwölf Stunden im Schrank stehen, danach kommt es mindestens zwei Stunden in den Kühlschrank. Fertig!

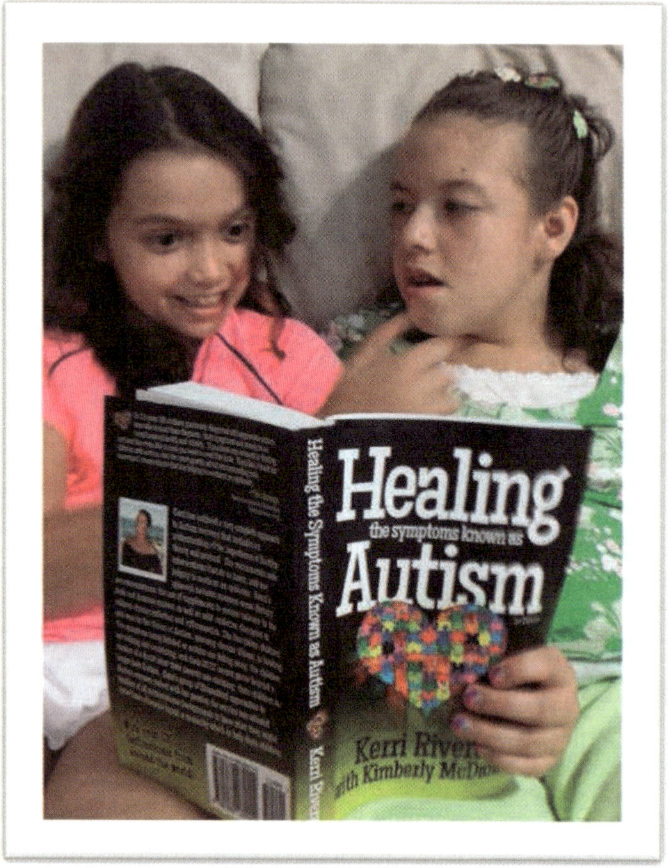

Autismus heilen und besiegen.

Kapitel 8

Dritter Schritt
das Kalcker-Parasiten-Protokoll

„Unsere Vorväter besaßen eine Behandlungsmethode gegen Parasiten als Teil ihrer kulturellen Gepflogenheit. Leider haben wir uns in unserem Vertrauen auf neuzeitliche Verfahren weit davon entfernt. Wir täten gut daran, die Methoden unserer Ahnen auf diesem Gebiet wiederzuerlernen, um uns eine allzeit gute Gesundheit zu bewahren."

- Häuptling Zwei Bäume [Cherokee-Heiler]

Der Begriff „Parasit" stammt aus dem Griechischen: „Einer, der den gedeckten Tisch eines anderen aufisst." Für die Alten Griechen waren Parasiten also jene, die sich an den Tisch eines anderen setzten und mit Schmeicheln oder Schummeln bezahlten.

Wie ich schon weiter vorne erwähnte, spielte sich etwas höchst Interessantes bei den CD-Einläufen ab. Was durch sie herauskam und wir für Schleim oder Biofilm hielten, stellte sich in zahlreichen Fällen als Würmer (Helminthen, auch bekannt als Parasiten) heraus – in seltenen Fällen waren sie noch am Leben und schlängelten sich durch die Toilette. Ascaris lumbricoides (Spulwurm) schien uns der am weitesten verbreitete zu sein. Es könnte sich bei dem, was wir entdeckten, auch um Seilparasiten (Funis parasitus) handeln – eine möglicherweise neue Spezies der Helminthen, die Nikolai Gubarev, Alex Volinsky und weitere Mitstreiter entdeckten (vorgelegt am 14. Januar 2013). Ein DNS-Test ist die einzige Möglichkeit, um sicher zu gehen, was sich jedoch bei 25.000 Dollar pro Analyse und mindestens 100 Testfällen im Moment verbietet.[1]

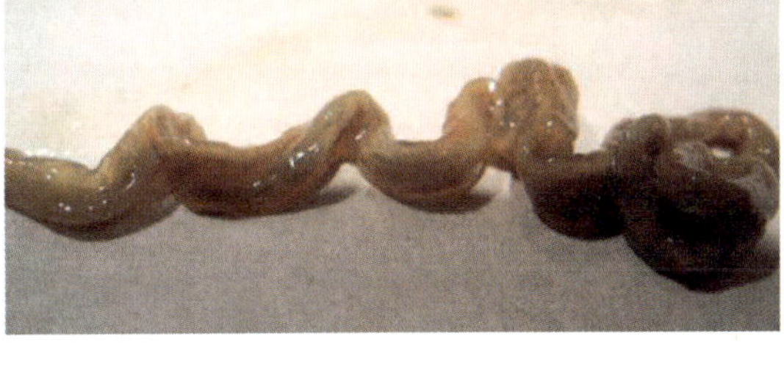

Ein gut gesäuberter Parasit.

Man kann auf dem Foto beinahe seine Beschaffenheit spüren.

Neben Ascaris und Seilparasiten entdeckten Eltern unter anderem auch Haken-, Maden-, Saug- und Bandwürmer. Bei ihnen handelt es sich für unglaublich viele unserer Kinder um ein äußerst wichtiges Teil des Puzzles. Wir wurden dazu gebracht, zu glauben, dass in den Ländern der Ersten Welt Parasiten kein Problem darstellen. Das ist absolut nicht der Fall.

Mir wurde die Ehre zuteil, ein Kapitel des gerade erschienenen Buches „Parasites. The Silent Enemy.“ [Parasiten. Der stille Feind] von Andreas Kalcker und Miriam Carrasco Maceda abdrucken zu dürfen. Andreas erläutert die Bedeutung des lebenslangen Entwurmens und gab uns das Protokoll, das vielen Kindern und Erwachsenen geholfen hat, gesünder zu werden, und für einige Kinder mit ASS das letzte Quentchen war, das zu ihrer Genesung führte. Die in diesem Buch enthaltene Version wurde speziell für Kinder und Erwachsene mit ASS entwickelt. Das originale Protokoll steht zur Verfügung auf:

www.andreaskalcker.com/index.php/en/health/parasite

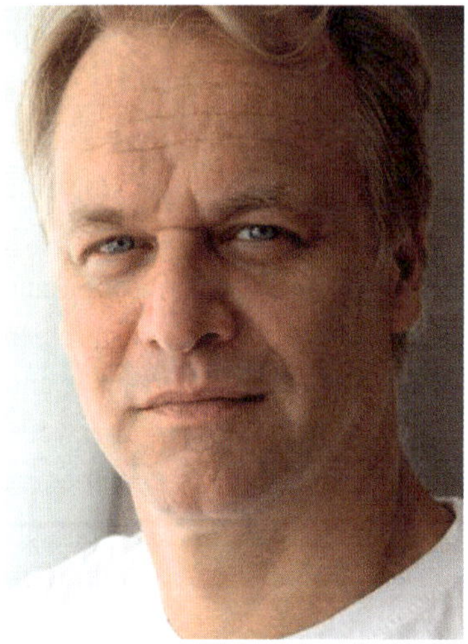

Andreas Kalcker, Co-Autor
des Kalcker-Parasiten-Protokolls

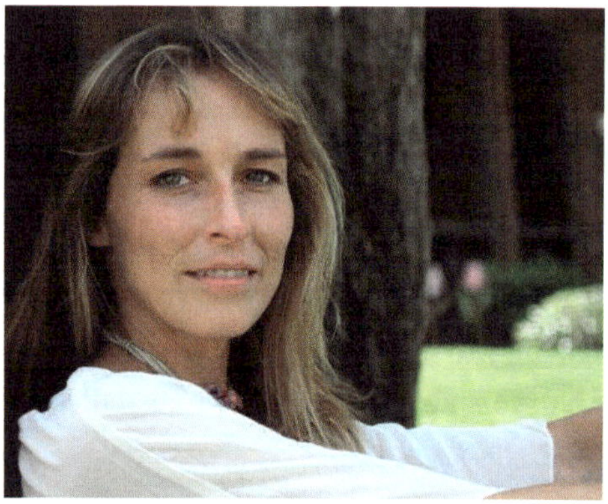

Miriam Carrasco Maceda, Co-Autorin
des Kalcker-Parasiten-Protokolls

Es haben sich nur wenige Dinge verändert, aber es ist wichtig, darauf hinzuweisen, dass dieses Parasiten-Protokoll seine Wirksamkeit bewiesen und vielen Kindern mit ASS geholfen hat, einschließlich der vielen geheilten Kinder.

Vielen Dank, Andreas und Miriam, für euren wertvollen Beitrag zu dieser Bewegung, und auch dafür, dass ihr eure Erkenntnisse uneigennützig weitergebt und euch immer die Zeit nehmt zu helfen.

Wie Sie eine Parasiteninfektion feststellen und behandeln können

Parasiteninfektionen sind viel verbreiteter, als die meisten Menschen annehmen. Das muss nicht, kann aber zu ernsthaften Gesundheitsproblemen führen. Wir können mit unterschiedlichsten Arten von Parasiten infiziert sein, die in ihrer Größe und ihrer Lage im oder am Körper variieren.

Parasiten können eingeteilt werden in Mikroparasiten, wie zum Beispiel der nur unter dem Mikroskop sichtbare Malaria-Erreger, oder Makroparasiten, beispielsweise runde oder flache Darmwürmer (Band-, Spulwürmer und andere). Letztere sind mit bloßem Auge zu erkennen und können eine beachtliche Größe erreichen. Innere Würmer werden nicht bloß, wie allgemein angenommen, im Darm gefunden, sondern überall im Körper, einschließlich Lunge, Leber, Muskeln, Magen, Gehirn, Blut, Haut und sogar in den Augen.

In der nahen Vergangenheit haben die großen Migrationsbewegungen, u.a. bedingt durch den globalen Handel und erleichtert durch die schnellen Beförderungsmöglichkeiten, die Entfernungen verkürzt, die Menschen und Krankheiten zuvor getrennt hatten. Früher lokale Erkrankungen wurden somit zu universalen Leiden. Zuvor auf sehr spezifische geografische Regionen beschränkte Parasiten tauchen nun an anderen Orten auf, die weit von ihrer eigentlichen Heimat entfernt sind. Leider neigen die typischen Bedingungen in den niedrigeren sozioökonomischen Schichten (unter denen eine große Prozentzahl der Erdbevölkerung lebt) dazu, die Verbreitung von Krankheiten und Parasiten zu begünstigen.

Ein erheblicher Prozentsatz der Weltbevölkerung leidet unter Infektionen durch Parasiten, die laut Schätzungen der WHO (Weltgesundheitsorganisation) für jährlich 15 Millionen Kindstode verantwortlich sind. Außerdem haben chronische und anhaltende Infektionen zugenommen, da Parasiten mannigfaltige Methoden der Umgehung und Immunresistenzen entwickelt haben, die es ihnen ermöglichen, die Immunantworten des Wirtes zu unterlaufen und aufzuheben.

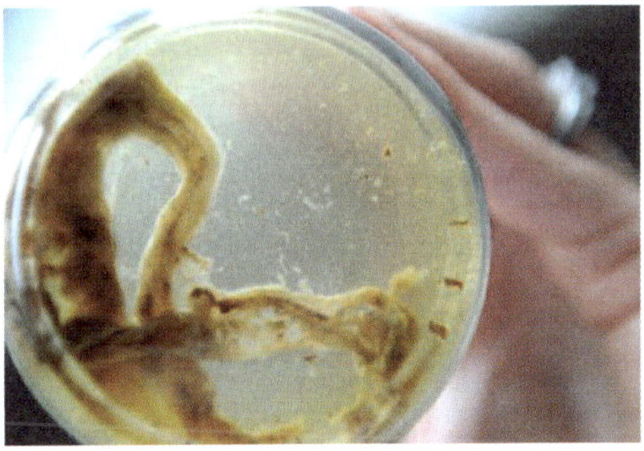

Eine wirklich gute Ansicht eines Parasiten. Sie können tatsächlich die Eingeweide eines Parasiten – auch als Helminthe bekannt – erkennen.

Anhaltende parasitäre Infektionen in menschlichen Wirten führen zu chronischen Immunreaktionen, was in Gewebeschädigungen und veränderter Immunregulation resultieren kann. Neunzig Prozent der Weltbevölkerung ist mit einem oder mehreren Parasiten infiziert. Im selben Wirt können dabei bis zu fünf verschiedene Arten zugleich existieren.

Diese Situation wird gefährlich, sobald das innere Gleichgewicht im Wirt umgekippt ist, die Anzahl der Parasiten explodiert und der Wirt Anzeichen einer ernsten Erkrankung zeigt, was sogar zum Tod führen kann. Allerdings führen parasitäre Wurminfektionen nicht in allen Fällen zu Krankheiten, einige Träger sind vielmehr gesund.

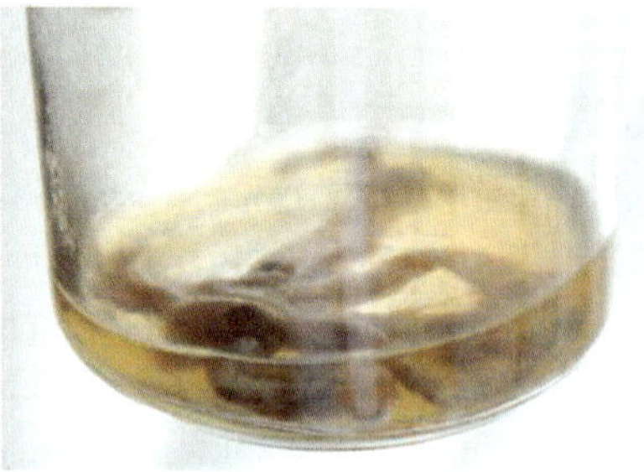

Derselbe Parasit wie oben aus einem anderen Blickwinkel.

Wenn wir bedenken, dass die meisten Menschen von ihrer Infektion nicht einmal etwas wissen, könnte man etwas drastisch sagen, dass Parasiten lautlose Killer sind, die das Leben vieler ahnungsloser Opfer fordern. Diese Opfer leben völlig blind gegenüber der Gefahr. Und viele Ärzte in Westeuropa und den USA sind offensichtlich nicht einmal gewillt, in Erwägung zu ziehen, dass wir infiziert sein könnten.

Wenn wir den jüngsten Anstieg bei Reisen, Migration und Handel über die Kontinente in den Blick nehmen, ist unschwer zu erkennen, wie sich das Problem auf ein alarmierendes Niveau vergrößert hat. Parasiten könnten gut und gerne der Auslöser vieler der seltenen Krankheiten sein, die sich momentan stark ausbreiten, ebenso weitere kürzlich identifizierte und zunehmende Probleme wie chronische Erschöpfung, Fibromyalgie sowie Artritis.

Die häufigste Verminosis (Wurmbefall oder Erkrankung in Folge parasitärer Würmer) ist intestinal. Menschen, die davon betroffen sind, leiden nicht nur am Verlust großer Mengen von Nährstoffen (aufgenommen von Parasiten), sondern auch an Durchlöcherung des Darmtraktes durch Würmer, was die Tür für verschiedene Infektionen öffnet. Wurminfektionen im Darm sind weit verbreitet und können jeden treffen – nicht nur Menschen mit mangelhafter Körperhygiene. Wir nehmen die Larven und Eier der Helminthen (Würmer) durch unsere Nahrung auf, geschützt durch eine besondere Hülle gelangen sie durch den Magen in unseren Darm, wo sie ausschlüpfen und sich verbreiten.

Eine Parasiteninfektion oder Reinfektion kann man sich auf folgende Art und Weise zuziehen:

- durch mehr oder weniger direkten Kontakt mit einer infizierten Person (fäkal oder sexuell)
- durch Selbstinfektion, zum Beispiel Po-Hand-Mund-Kontakt (beim Kratzen im Pobereich können sich die Eier unter den Fingernägeln einnisten)
- durch angeborene Übertragung (von Mutter auf Fötus)
- durch infizierte Gegenstände
- durch Erde, die mit menschlichen oder tierischen Exkrementen kontaminiert ist
- durch das Essen von befallenem rohen oder halbgaren Fleisch
- durch den Verzehr von rohem Fisch

In einigen Ländern gehört roher Fisch zum traditionellen Speiseplan. Wir können die Aufnahme der Larven oder Würmer vermeiden, indem wir den Fisch oder das Fleisch je nach Temperatur für wenigstens zwölf Stunden einfrieren.

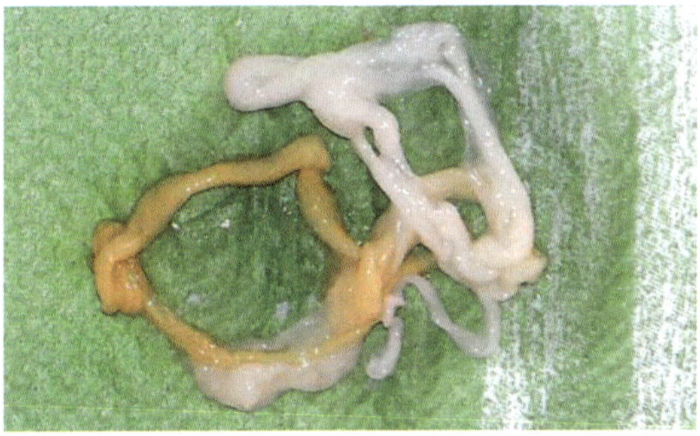

Eine tolle Aufnahme eines toten Parasiten, wahrscheinlich ein Ascaris lumbricoides, oder eventuell ein Seilwurm im „Seetang"- Stadium.

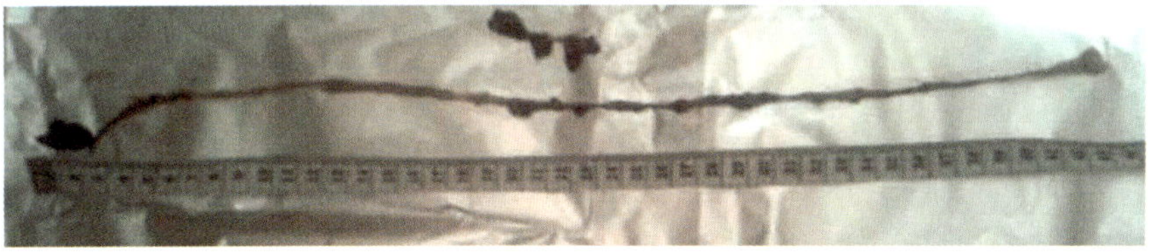

Eine sehr gute Illustration, wie lang einige Helminthen sind. Je mehr Würmer den Menschen passieren, desto gesünder werden sie. Und sie vermehren sich schnell. Dieses Kind war sehr stark befallen, bis der Befall nach einigen Monaten endlich gestoppt werden konnte. Nun ist der ATEC-Wert bei fünf. Das bedeutet, es wird nicht länger als autistisch diagnostiziert.

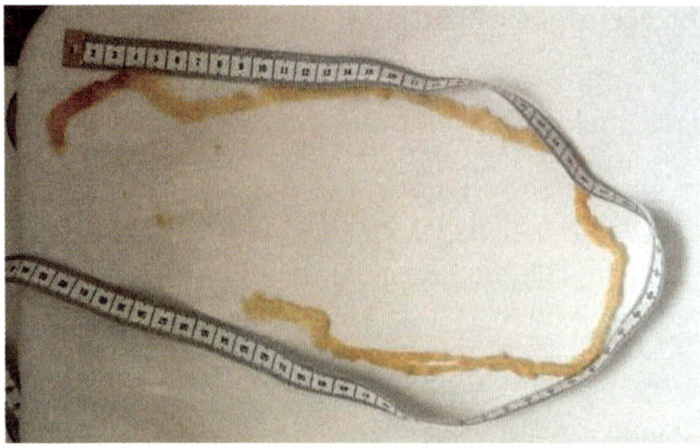

Ein weiterer langer gut gereinigter Parasit für die Sammlung. Der Weg zur Gesundung ist mit vielen toten Parasiten gepflastert. Tschüss Autismus …

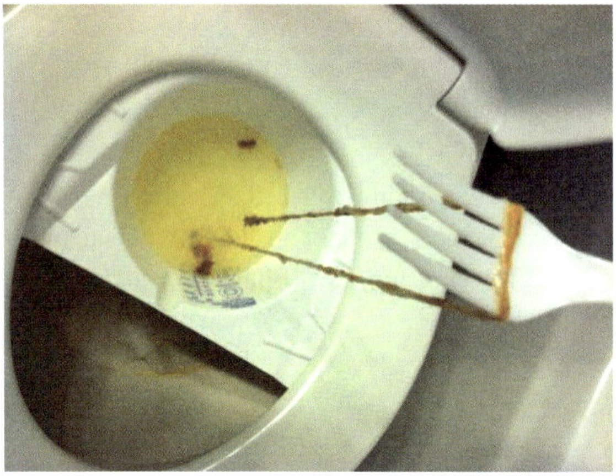

Dies ist ein weiterer 32-Zoll-Parasit, der aus einem kleinen Jungen kam. Nachdem dieser ihn ausgeschieden hatte, konnte er einen großartigen Tag genießen.

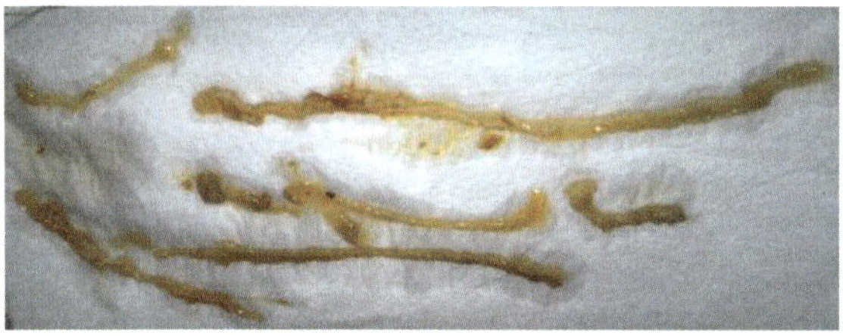

Dies sind Seilparasiten, wie Doktor Alex Volinsky bestätigt.

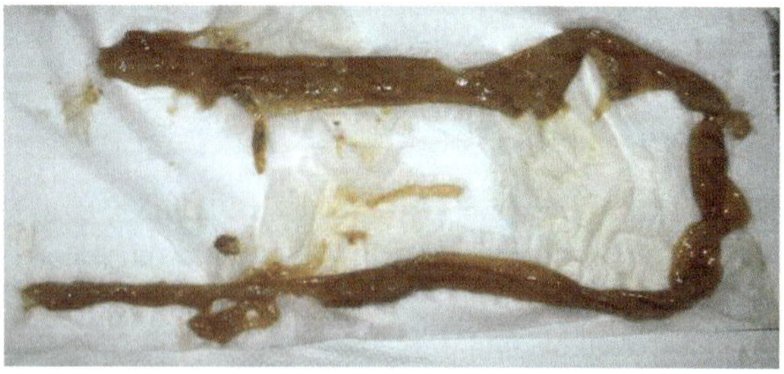

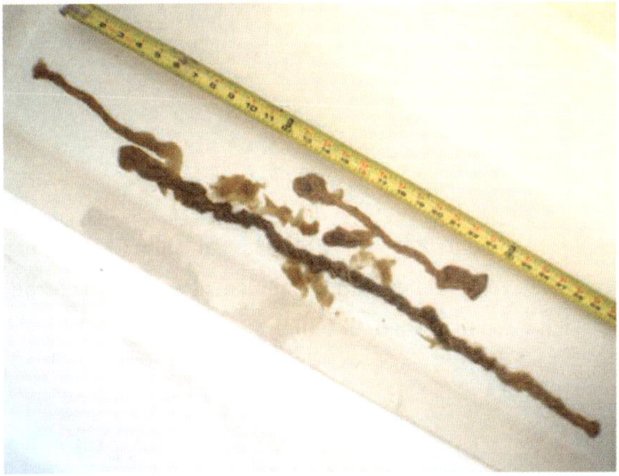

60 cm langer Wurm (1. Oktober 2013) ausgeschieden von einem Kind, das seit... sechs Monaten CD nimmt: zwei Tropfen alle ein bis zwei Stunden, kein PP, ein Teelöffel DE, zwei bis drei Quinton-Ampullen.

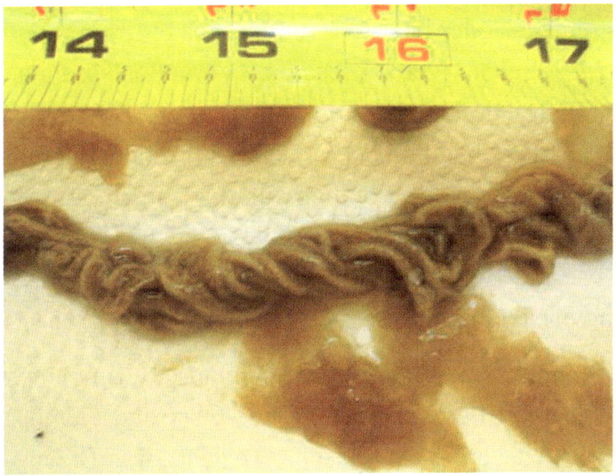

Dieser 33 Zoll [über 82 cm] lange Parasit (auch bekannt als „Chester“) wurde von einer Frau entdeckt, die das Protokoll selbst angewendet hat.

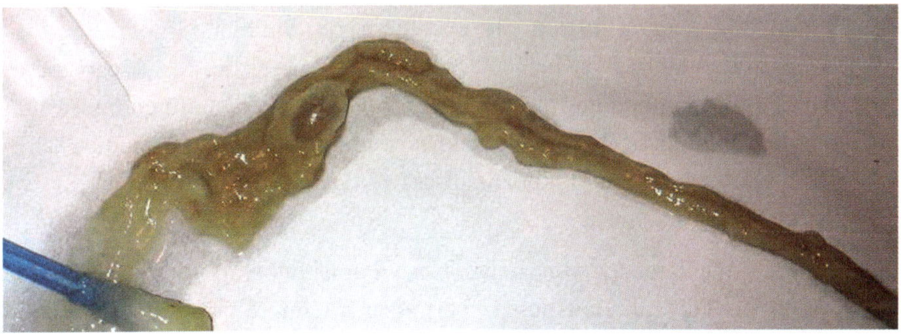

Die auf diesem Bild sichtbare Blase legt nahe, dass es sich um ein spätes Stadium eines Seilwurms handelt.

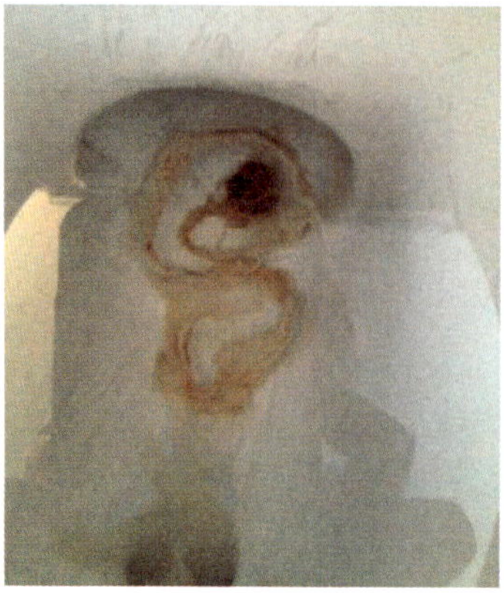

Nach dem Ausscheiden dieses Parasiten erlebte das Kind einen wunderbaren Schultag. Es ist einfach toll, sich gut und gesund zu fühlen.

Die FDA schlägt vor, Fisch bei mindestens -20 Grad Celsius (-4 Grad Fahrenheit) sieben Tage lang einzufrieren – oder bei mindestens -35 Grad Celsius (-31 Grad Fahrenheit) für 15 Stunden – oder bei -35 Grad Celsius einfrieren und dann bei -20 Grad Celsius für 24 Stunden lagern. Diese drei Varianten sind ausreichend, um die Parasiten abzutöten. Die Lebensmittelvorschrift der FDA empfiehlt diese Vorgehensweise allen Einzelhändlern, die Fisch zum rohen Verzehr anbieten wollen. Anmerkung: Diese Angaben könnten für das Einfrieren von besonders großem Fisch (dicker als 15 cm) nicht ausreichend sein.[2]

- Durch das Trinken von belastetem Wasser
- Durch den Verzehr von kontaminiertem Obst und Gemüse. Oft nehmen wir schlecht gewaschenes (mit Parasiten infiziertes) Obst und Gemüse zu uns. Es gibt auch die weit verbreitete falsche Ansicht, dass Erzeugnisse von Bio-Betrieben frei von Problemen, Pestiziden oder Chemikalien seien. Es besteht die Gefahr, dass Eier oder Larven von Würmern den Boden der Bio-Betriebe über tierische Abfälle, zerfallenen Kompost oder Dünger erreichen. Manche Eier, wie die des Ascaris lumbricoides, können im Erdreich unter extremen Temperaturen bis zu fünf Jahre überleben. Es ist daher enorm wichtig, Früchte und Gemüse sorgfältig zu säubern und niemals direkt zu verspeisen, egal wie gesund sie erscheinen mögen.
- durch mit Parasiten verseuchte Tiere. Parasitenbefall wird häufig durch den Kontakt mit Haustieren übertragen. Tierärzte drängen sehr schnell auf ein vierteljährliches Entwurmen unserer Tiere. Aber wir müssen auch Schritte in die Wege leiten, um uns selbst vor einer Infektion zu

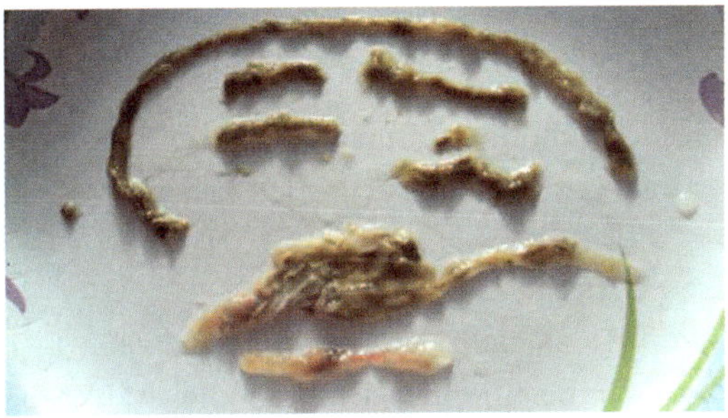

schützen.

Parasiten treten in allen Formen und Größen auf. Sie können natürlich auch in einzelnen Teilen austreten.

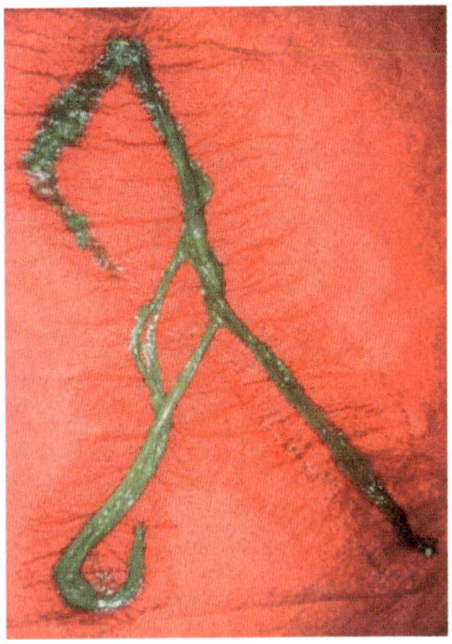

Für ein Foto werden sie mit heißem Wasser gereinigt. So bekommen wir die beste Ansicht von ihnen.

Vorschlag: Entwurmen Sie Ihr Haustier ein Leben lang mindestens alle drei Monate, wie es Veterinärmediziner nahe legen. Im ersten Monat sollte es wöchentlich durchgeführt werden. Halten Sie Haustiere davon ab, rohe Innereien zu fressen. Wenn Tiere rohes Fleisch oder Knochen verzehren, ist es am besten diese zuvor wenigstens zwölf Stunden lang einzufrieren (siehe oben). Sobald die Wurmkur wirkt, wird das Tier die Würmer beim Koten oder durch Erbrechen ausscheiden. Während der Acht-Tage-Kur müssen alle Exkremente möglichst verbrannt oder vergraben werden.

Vermeiden Sie es, von Tieren am Mund geleckt zu werden, da diese direkten Kontakt mit Fäkalien, Erde sowie dem Anus haben. Nach dem Streicheln eines Tieres sollten Sie Ihre Hände mit Wasser und Seife waschen, bevor Sie essen oder Nahrung anfassen, da sich im Fell Eier von Parasiten befinden können.

- Laufen Sie nicht barfuß oder mit offenen Sandalen auf Erde oder Sand.
- Vermeiden Sie Hippotherapie [therapeutisches Reiten].

Anzeichen einer Parasiteninfektion

Die unterschiedlichen Arten von Würmern und die giftigen Ausscheidungen der Parasiten können in unserem Körper folgende verbreitete Probleme hervorrufen:

Bluterkrankungen und parasitäre Blutkrankheiten
Parasiten nehmen essenzielle Nährstoffe aus dem Körper auf, beispielsweise Eisen, Vitamin B_{12} und Zucker, was zu bestimmten Blutkrankheiten führen kann. Außerdem ist von einigen Erkrankungen bekannt, dass sie von Blutparasiten verursacht werden:

Bluterkrankungen:

- Anämie [Blutarmut]
- Benommenheit
- Hypoglykämie [Unterzuckerung]
- Kraftlosigkeit

Krankheiten durch Blutparasiten:

- Afrikanische Schlafkrankheit
- Babesiose [„Hundemalaria", durch Zecken übertragen]
- Chagas [durch amerikanische Raubwanzen verursacht]
- Malaria

Erschöpfung

Die von den Parasiten erzeugten toxischen Produkte selbst (einschließlich Ammoniak und psychoaktive Substanzen) können die Entgiftungsorgane belasten und Störungen des Zentralnervensystems hervorrufen, zum Beispiel:

- Chronisches Erschöpfungssyndrom [CFS]
- Kälte in den Gliedmaßen
- Benommenheit
- Extreme Kraftlosigkeit
- Innere Kälte
- Lethargie/Teilnahmslosigkeit
- Antriebslosigkeit
- Nächtliches Aufwachen
- Unruhiger Schlaf

Symptome des Magen-Darmtrakts

- Schmerzen und Druckempfindlichkeit im Unterleib
- Blut im Stuhl
- Magenbrennen/saures Aufstoßen
- Chronische Verstopfung
- Chronischer Durchfall oder Diarrhö in Folge schlechter Nahrungsverdauung
- Kolitis
- Abdominale Krämpfe
- Gelüste nach fettem und süßem Essen – Kohlenhydrate, Brot, Früchte, Obstsäfte, Alkohol oder Essig
- Verdauungsprobleme
- Aufgeblähter Bauch
- Mehr als normal essen und sich trotzdem hungrig fühlen
- Übermäßiger Stuhlgang (nach dem Essen)
- Fieber
- Häufiges Übergeben oder Übelkeit
- Blähungen und Völlegefühl (nach dem Essen)
- Hämorrhoiden
- RDS (Reizdarmsyndrom)
- Nervöser Darm
- Darmverschluss
- Undichter Darm
- Resorptionsstörung
- Schleim im Stuhl, Wurm im Stuhl ausscheiden
- Pankreatitis [Bauchspeicheldrüsenentzündung]

Wachstumsprobleme, Gewicht und Appetit

Parasiten werden von ihrem Wirt für gewöhnlich nicht bemerkt. Sie rauben dem Körper viele lebenswichtige Nährstoffe aus der aufgenommenen Nahrung. Zahlreiche übergewichtige Menschen, die von Parasiten befallen sind, sind hungrig wegen des Mangels an essenziellen Nährstoffen, was dazu führt, dass sie wegen ihrer Parasiteninfektion im Übermaß essen. In Abhängigkeit von der Art des Befalls sind viele Betroffene unterernährt und können nicht zunehmen. Nachfolgend eine Auflistung einiger möglicher Symptome:

Bei Kindern:

- schwaches Wachstum
- schleppende körperliche und intellektuelle Entwicklung verglichen mit ihrem biologischen Alter

Bei Kindern und Erwachsenen:

- Ständiges Rülpsen
- Heißhunger auf Weißmehlprodukte (Kekse, Kuchen, Gebäck und Ähnliches)
- Hungergefühl nach den Mahlzeiten
- Unvermögen zuzunehmen oder abzunehmen
- Anhaltende Fettleibigkeit
- Appetitverlust
- Verlangen und/oder Drang, Süßigkeiten oder sehr spezifische Speisen zu essen (Weizen, Zucker, Milchprodukte)
- Unbändiger Appetit
- Unkontrollierbarer Hunger, mehr als gewöhnlich zu essen
- Gewichtszunahme (besonders um Vollmond)
- Gewichtsverlust

Stimmungsprobleme und Ängstlichkeit

Von den Parasiten freigesetzte Toxine können das Zentralnervensystem irritieren. Ängstlichkeit und Nervosität werden oft von Parasiten hervorgerufen, die durch den Körper wandern.

Einige der verursachten Probleme sind:

- Wut und Reizbarkeit
- Ängstlichkeit
- Verwirrtes Denken (vernebeltes Bewusstsein)
- Depression
- Orientierungslosigkeit
- Vergesslichkeit
- Koordinationsschwierigkeiten
- Stimmungsschwankungen
- Nervosität
- Zwanghaftigkeit
- Ruhelosigkeit
- Verzögerte Reflexe

Muskel- und Gelenkschmerzen

Parasiten können im Körper nahezu überall hingelangen. Wenn sie zu Gelenken oder Muskeln wandern, rufen sie möglicherweise Zysten und Entzündung hervor. Diese können oft mit Arthritis und/oder Muskelbeschwerden verwechselt werden.

Die Gifte der Parasiten können sich auch in Gelenken und Muskelgewebe ansammeln und verursachen:

- Brustschmerzen
- Fibromyalgie [chronische Schmerzerkrankung]
- Gelenkschmerzen
- Muskelkrämpfe
- Muskelzuckungen
- Taubheit in Händen und Füßen
- Schmerzen in Rücken, Oberschenkeln oder Schultern
- Schmerzen im Bauchnabel
- Beschleunigten Herzschlag
- Syndrom ruheloser Beine [RLS]
- Anfälle

Parasiten bei Kindern
(einschließlich Kinder mit ASS)

Parasiten können in unsymptomatischen und symptomatischen Stadien im Körper angetroffen werden. Ersteres trifft gewöhnlich bei Erwachsenen zu. Die symptomatischen Stadien treten hauptsächlich bei Kindern auf. Bei ihnen beobachten wir häufig:

- Anorexie [Magersucht] und Gewichtsverlust
- Bauchkrämpfe
- Durchfall, der sich mit Verstopfung ablöst
- Wachstumshemmung
- Kopfschmerzen
- Unvermögen, Gewicht zuzunehmen
- Jucken, Brennen oder Pickel am Anus
- Nasenjucken und/oder anale Urtikaria [Nesselsucht]
- Nervosität und Reizbarkeit
- Nasenpickel
- Wutanfall
- Schmierstuhl
- Unerklärliches Gelächter oder Weinen

Bandwürmer und einige andere Parasiten haben eine Schwäche für B_{12} und Eisen. Aus diesem Grund können Laborergebnisse, die einen B_{12}- und/oder Eisenmangel zeigen, auf eine parasitäre Infektion hindeuten.[3,4] Wegen seiner Größe konsumiert der Bandwurm enorme Essensmengen, die er aus der Nahrung des Kindes erhält. Das kann die normale Entwicklung des Kindes beeinträchtigen. Eine Behandlung ist einfach, macht es jedoch erforderlich, den Kopf des Bandwurmes zu entfernen, da er andernfalls weiter wachsen würde. Eine Bandwurmbehandlung erfolgt unabhängig von diesem Protokoll und normalerweise mit Niclosamid. Allerdings ist der einzige Weg, um sicher zu gehen, dass der Kopf des Bandwurmes entfernt wurde, ihn im Stuhl ausfindig zu machen.

Atemwegserkrankung

Die Passage der Larven durch das Atemwegssystem oder eine Larveninvasion der Lungen könnte in folgenden Symptomen resultieren:

- Akute Bronchitis
- Asthma
- Schläfrigkeit
- Dyspnoe (Atemnot, Kurzatmigkeit)
- Chronischer Husten/Reizhusten
- Pneumonie [Lungenentzündung]
- Kurzatmigkeit oder Atemversagen

Sexuelle und Fortpflanzungsstörungen

Immunfehlfunktion als Ergebnis einer Parasiteninfektion kann zu Folgendem führen:

- Candida/Hefe-Infektion
- Zysten und fibröse Mastopathie
- Erektionsstörung
- Wassereinlagerung
- Impotenz beim Mann
- Menstruationsschwierigkeiten
- Prämenstruelles Syndrom [PMS]
- Prostataprobleme
- Infektionen der Harnwege

Hautkrankheiten und Allergien

Äußere Parasiten (Läuse, Bettwanzen, Krätze und andere) durchdringen die Haut, was Jucken, Rötung und/oder Ausschlag verursachen kann. Aber auch innere Parasiten können für Hauterkrankungen verantwortlich sein. Parasiten hinterlassen giftige Stoffwechselendprodukte.

Und da die Haut unser größtes Organ ist, versucht der Körper die Gifte über die Haut auszuscheiden, was etliche Hautprobleme nach sich zieht.

Einige Symptome:

- Allergien (gegen Essen, Staub, Schimmel und Ähnliches)
- Analer Juckreiz
- Brüchiges Haar
- Kriechendes Gefühl unter der Haut
- Dermatitis [Hautentzündung]
- Trockenes Haar
- Trockene Haut
- Ekzeme
- Ausschläge
- Haarausfall
- Juckende Nase
- Juckende Haut
- Gelbsucht
- Psoriasis [Schuppenflechte]
- Hautgeschwüre
- Wunde Stellen
- Schwellung
- Nesselsucht (Ausschlag)

Schlafstörungen

In Ruhephasen reagiert der Körper auf Parasiten, denn in der Nacht sind die Parasiten am aktivsten. Nächtliches Aufwachen ist stark verbreitet, insbesondere zwischen zwei und drei Uhr, wenn die Leber versucht, den Körper von den von Parasiten ausgeschütteten Toxinen zu befreien. Dies wiederum erzeugt:

- Insomnie [Schlaflosigkeit]
- Zähneknirschen
- Bettnässen
- Speichelfluss während des Schlafes
- Gestörter Schlaf – mehrfaches Aufwachen während der Nacht

Weitere Probleme in Zusammenhang mit Parasiten

- Mundgeruch
- Seheintrübung
- Körpergeruch
- Atemprobleme
- Chronische Infektionen – viral oder bakteriell
- Durchblutungsstörung, Taubheit in den Gliedmaßen, Bewegungsschwierigkeiten
- Husten, Blut husten
- Schluckbeschwerden
- Überschuss an Speichelflüssigkeit
- Fieber
- Wasseransammlung und -einlagerung während Vollmond
- Schwache Immunreaktion
- Peritonitis [Bauchfellentzündung]
- Gefühl von Unbehagen oder eines Fremdkörpers in der Kehle
- Geschwollene Augen
- Gewichtszunahme während Vollmond

Blutuntersuchung

Die folgenden Anzeichen liegen unter Umständen vor, wenn jemand an Parasiteninfektion oder Allergien leidet:

- Blutarmut/geringer Eisenspiegel
- Erhöhtes Immunglobulin (IgE)
- Erhöhte Eosinophile (Eosinophile sind spezialisierte Zellen des Immunsystems, genauer gesagt Entzündung fördernde weiße Blutkörperchen. Gemäß REGID (Register für eosinophile Magen-, Darmstörungen) gehören zu ihren bekannten Funktionen das Aufsuchen entzündeter Bereiche, Einfangen von Substanzen, Abtöten von Zellen, antiparasitäre und Bakterien tötende Aktivitäten, Mitwirken bei allergischen Reaktionen sowie Regulieren von Entzündungsreaktionen.)
- Hoher Ammoniakgehalt
- Hoher Oxalatespiegel
- Wenig Vitamin B_{12}

Maßnahmen in der heimischen Umgebung, um einer erneuten Infektion vorzubeugen

Es ist wichtig, alle Menschen und Haustiere zu behandeln, die in derselben Umgebung leben, um zu verhindern, dass einer den anderen infiziert. Reinfektion erfolgt über Unterwäsche, Bettzeug, Handtücher, Haushaltsgegenstände, Kinderspielzeug oder Haustiere, die mit Eiern von Parasiten in Kontakt gekommen sind. Alle Kleidungsstücke, die mit dem Intimbereich in Berührung kommen, dürfen nicht bei Temperaturen unter 60 Grad Celsius (140 Grad Fahrenheit) gewaschen werden.

Während einer Anti-Parasiten-Therapie muss alle Bettwäsche und Unterwäsche täglich gewaschen werden (so weit wie möglich). Betroffene sollten ihre Schwimmsachen nicht mit anderen teilen und sollten einen eigenen Lappen zum Waschen der unteren Körperhälfte verwenden. Es ist am besten, auch nachts eine Unterhose bzw. eine Schlafanzughose zu tragen, um unbeabsichtigtes Kratzen zu vermeiden. Damit wird der Infektion durch Po-Hand-Mund-Kontakt vorgebeugt, denn beim Kratzen im Analbereich können sich Eier der Parasiten unter den Fingernägeln einnisten. Halten Sie Haustiere von Betten, Sofas, Decken und Kopfkissen fern.

Obst und Gemüse sollten gründlich mit Wasser gewaschen werden und für einige Minuten MMS oder CDL einsaugen. Reinigen Sie Waschbecken und Spüle mit Alkohol, denn die Eier vieler Parasiten sind immun gegen den pH-Wert normaler Reinigungsmittel wie Seife oder Bleiche. Eine bedeutsame Anmerkung ist, dass Parasiten keinerlei Immunität im Wirt zurücklassen. Somit kann eine Person, die unter Parasiten gelitten hat, auch erneut unter ihnen leiden. Die einzige wirklich sichere Methode, die Eier des Ascaris lumbricoides abzutöten, ist über 60 Grad Celsius heißes Wasser oder 95%iger Alkohol (Everclear).

Entwicklungszyklen von Darmparasiten

Obschon es weit mehr gibt, folgt hier eine Beschreibung der drei am weitesten verbreiteten Darmparasiten, die in entwickelten Ländern gefunden werden können:

Ascaris lumbricoides (Spulwurm)

Ascaris pflanzt sich ausgesprochen schnell fort, da ein einzelnes Weibchen bis zu 200.000 Eier täglich legen kann. Dieser Parasit ist weit verbreitet, vor allem unter feuchten Bedingungen und bei unzureichender Hygiene. Er kann die gesamte Bevölkerung betreffen, sucht jedoch überwiegend Kinder heim, womit ihre Entwicklung und ihr Wachstum ernsthaft gestört werden. Er ist derart ansteckend, dass die WHO weltweit von 700 Millionen Infizierten ausgeht, von denen jährlich etwa 60.000 Fälle – hauptsächlich Kinder – tödlich enden.[5]

Parasiteneier erreichen den Zwölffingerdarm durch den Mund des Wirtes. Der Magensaft befreit die Eier von ihren Schalen und entlässt die Larven. Diese Larven sind ausgesprochen mobil und durchdringen die Schleimhaut des Zwölffingerdarms und wandern zur Leber.

Von hier aus setzen sie ihre Wanderung zum Herz fort, erreichen die Lungen durch den Lungenkreislauf und verfangen sich schließlich in den Kapillargefäßen der Lunge.

Nun brechen die Larven die dünnen Wände der Kapillargefäße und penetrieren die Luftzellen der Lunge (Bronchiolen) und die Bronchien. Ab diesem Punkt können sie durch den Rachen aufwärts wandern. Sobald sie den Kehldeckel

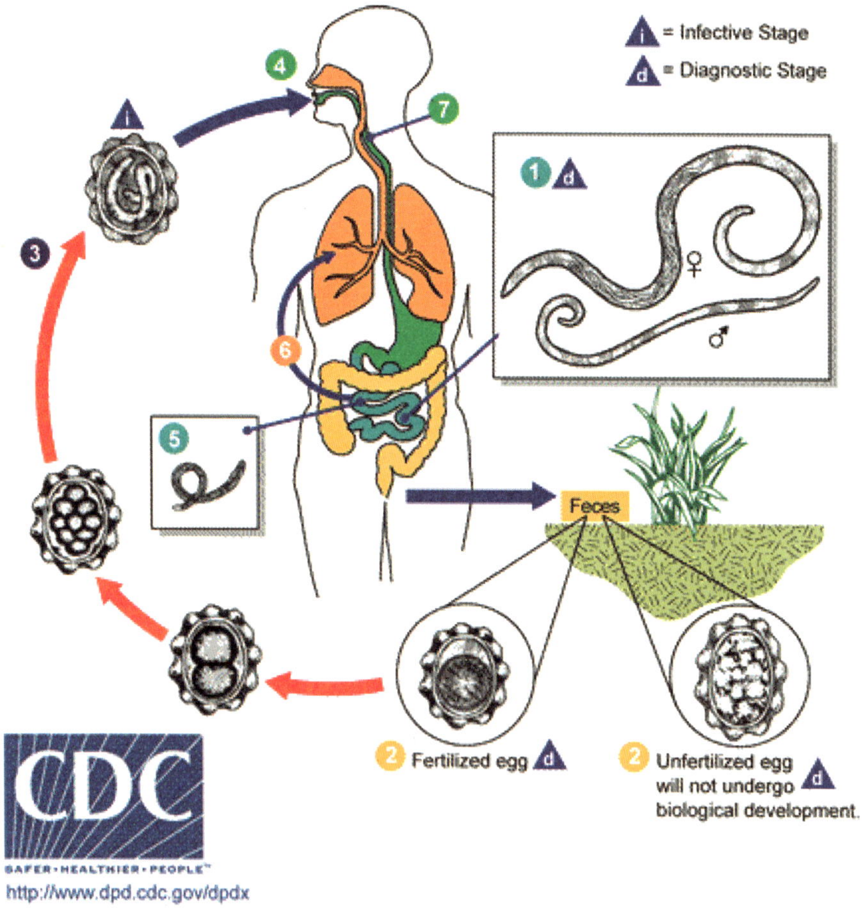

passiert haben (siehe Anmerkung 2), werden die Larven runtergeschluckt, so dass sie zum Zwölffingerdarm zurückkehren und ihren Reifungsprozess vollenden. Dieser gesamte Prozess dauert ungefähr zwei bis drei Monate. Deshalb kalkulieren wir: Um vollständig frei von Parasiten zu sein, sollte die erste Behandlung zwölf bis 18 Monate dauern. Danach reicht eine gewohnheitsmäßige Entwurmung zwei bis vier Mal jährlich.

Vergessen Sie nicht die Hartnäckigkeit der Parasiten, denn die Eier, die über die Fäkalien (menschliche oder tierische) in die Umwelt gelangen, können auch unter unwirtlichen Bedingungen überleben. Sie widerstehen niedrigen Temperaturen, Austrocknung, starken Säuren, Seife, Chlor, Formaldehyd (pH-Wert zwischen 2,0 und 11,5) und leben im bepflanzten Erdboden für fünf oder mehr Jahre, indem sie sich eine „Parasitenbrutstätte" schaffen, die sie beinahe unzerstörbar macht. Sobald sie ganz trocken sind, werden sie auch durch die Luft befördert und fliegen wie Staub in Windströmungen, so dass sie eingeatmet und heruntergeschluckt werden können. Wir konnten Eier im Nasenschleim, auf Banknoten, in Blumenerde, Staub und Schwebstoffpartikeln entdecken.

Taenia Saginata und Taenia Solium (Bandwurm)

Taenias gelangen in den menschlichen Körper durch die Aufnahme der Eier beim Verzehr von infiziertem Rind oder Schwein. In den befallenen Tieren sind die Larven im Muskelgewebe eingekapselt. Wenn das befallene Tier verspeist wird, setzt sich die Entwicklung im menschlichen Verdauungssystem fort.

Menschen sind Wirte für den Taenia Saginata (Rinderbandwurm) und den Taenia Solium (Schweinebandwurm). Der Bandwurm gilt als Einzelgänger, denn normalerweise werden nie mehr als vier Spezies in einem einzelnen Wirt gefunden. Die Gefährlichkeit dieses Parasiten besteht darin, dass die Larven ins Gehirn oder andere vitale Organe wandern können (Zystizerkose).

Bandwürmer können im Stuhl des Wirtes bemerkt werden, wenn Teile des Wurms beim Wachstum abgestoßen werden. Allerdings können Bandwürmer unsymptomatisch und unentdeckt jahrelang in ihrem Wirt leben.

Getreu ihrer Einordnung variieren sie in der Größe zwischen zwei bis zwölf Metern Länge. Sie bestehen aus einem Skolex genannten Kopf, der sich mittel Saugnäpfen an den Darm haftet, sowie einem Körper, der sich aus wiederholenden Segmenten zusammensetzt, die Proglottiden heißen. Ein einzelner Taenia kann je nach Typ 1.000 bis 2.000 Proglottiden ausbilden. Im Durchschnitt produziert ein Bandwurm am Tag 720.000 Eier.

Madenwurm (Enterobius Vermicularis)

Für den Madenwurm (Enterobius Vermicularis) gelten Menschen als der einzige Wirt. Diese Wurmart ist besonders typisch, da sie sich so einfach vermehrt. Es ist alltäglich, dass sich Kinder in der Schule durch den Kontakt mit anderen oder Po-Hand-Mund-Kontakt erneut infizieren. Zum Beispiel setzen sich die Eier beim Kratzen im Analbereich unter den Fingernägeln fest.

Madenwürmer besitzen eine lang gestreckte Form, sind weißlich und ungefähr einen Zentimeter lang. Sie bevölkern den menschlichen Dickdarm. Die Weibchen hinterlassen die Eier rund um den Anus. Sobald sie abgelegt sind, sind sie für eine Zeitspanne von bis zu 20 Tagen ansteckend. Und wenn sie einmal im Darm sind, entwickeln sie sich in fünf bis acht Wochen zu erwachsenen Würmern. Das bedeutendste Symptom ist das intensive Jucken, das insbesondere in der Nacht im Analbereich auftritt. Bei Frauen ist auch eine Entzündung der Vulva sehr verbreitet. Eine Madenwurminfektion ist im Allgemeinen nicht besonders ernst. Im Gegensatz zu anderen Parasiten infizieren sie lediglich Menschen. Die Eier werden zwischen den Falten des Anus abgelegt. Eine Reinfektion tritt durch Po-Hand-Mund-Kontakt auf, da sich die Eier beim Kratzen des Analbereiches unter den Fingernägeln einnisten. Eine Übertragung von Mensch zu Mensch geschieht durch den Umgang mit Kleidung, Bettzeug, Handtüchern und Oberflächen wie Vorhänge oder Teppiche, die mit Madenwurmeiern kontaminiert sind. Diese Eier sind so leicht, dass sie wie Staubpartikel sind. Einige gelangen in die Luft und folgen nach dem Einatmen demselben Entwicklungsprozess als wenn sie verschluckt werden. Einläufe sind äußerst nützlich, um diese Parasiten aus dem Dickdarm zu entfernen.

Grahams Methode ist eine einfache Art des Aufspürens: Direkt nach dem Aufwachen und vor dem ersten Stuhlgang wird ein Stück Tape gegen die Analfalken gedrückt. Das Klebeband hält die Eier oder Überbleibsel der Parasiten fest. Schon mit bloßen Auge können wir die kleinen Würmer sehen, die nicht länger als einen Zoll [2,5 cm] sind. Und unter dem Mikroskop können die durchsichtigen Eier der Weibchen und sogar andere Spezies erspäht werden.

Die Bedeutung eines lebenslangen Entwurmens

Wenn wir das Prozedere des Entwurmens einmal angefangen haben, sollten wir erkennen, dass wir dies als gewohnte Reinigung für den Rest unseres Lebens beibehalten müssen, wenn wir gesund bleiben wollen. Für Menschen mit Haustieren ist es üblich, den Empfehlungen ihrer Tierärzte zu folgen und ihre Tiere alle drei Monate zu entwurmen. Es ist eine interessante Frage, weshalb Hausärzte den Menschen nicht das Gleiche raten. Vielleicht ignorieren einige Ärzte diesen Umstand oder erachten es nicht als wichtig, diese Plagegeister loszuwerden, die für Menschen ebenso gefährlich sind wie für Tiere.

Es stimmt, dass etliche Parasiten außerhalb eines bestimmten Klimas nicht heimisch und verbreitet sind. Aber menschliche Migration sowie die globale Vermarktung von Lebensmittelprodukten hat eine stille Verbreitung vieler parasitärer Schädlinge ermöglicht. Für die vollständige Eliminierung dieser Parasiten ist es von entscheidender Bedeutung, den jeweiligen Lebenszyklus zu verstehen: von der Geburt über die Fortpflanzung bis zum Tod. Einige Darmparasiten, die mit diesem Protokoll bekämpft werden, leben bis zu zehn Jahre in ihrem Wirt, beispielsweise ein einzelner Taenia. Andere wiederum verbleiben ein Leben lang im Wirt, zum Beispiel der Madenwurm oder der wohlbekannte Ascaris, indem sie sich immer wieder reproduzieren.

Kalcker-Parasiten-Protokoll und Mondzyklus-Timing

In unserer modernen Zivilisation, in der wir leben, haben wir den Kontakt zur alten Weisheit der Vergangenheit eingebüßt. Eines der in Vergessenheit geratenen Dinge ist beispielsweise, wie viele der natürlichen Prozesse vom natürlichen Mondzyklus beeinflusst werden. Dies trifft insbesondere für das Verhalten der Parasiten zu. Sie sind dafür bekannt, ihren Lebenszyklus stark am Mondzyklus auszurichten. Ihr Kind zeigt womöglich extreme Verhaltensweisen an bestimmten Tagen – speziell zu Vollmond und manchmal auch Neumond.

Folglich ist das Parasiten-Protokoll zeitlich auf den Mondzyklus abgestimmt, um seine Wirksamkeit zu maximieren. In Anhang 10 (Buch 2) finden Sie praktische Hinweise und können leicht nachschlagen, an welchen Tagen das Parasiten-Protokoll durchzuführen ist.

Die Behandlung erfolgt jeden Monat für 19 Tage – nummeriert 0 bis 18 – und ist drei Tage vor Vollmond zu starten und während des abnehmenden Mondes fortzusetzen. Diese Phase des Mondzyklus' ist sehr wirksam, was das Entwurmen angeht, weil viele Nematoden (parasitäre Würmer) während dieser Zeit zur Paarung in den Darm zurückkehren.

Länge der Behandlung

Dieses Protokoll ist keine einmalige Behandlung. Sie sollten wenigstens zwölf bis 18 Monate dafür einplanen, um sicher zu gehen, mehrere Lebenszyklen der Parasiten eliminiert zu haben. Wenn Ihr Kind auch nach zwölf Monaten noch Parasiten ausscheidet, ist eine Fortsetzung notwendig.

Aufbauend auf CD

Dieses Protokoll gründet sich auf all das, was Sie über die Anwendung von CD bereits erfahren haben. Während der Behandlung ist es unerlässlich, das Dosieren von CD, die CD-Bäder sowie die CD-Einläufe kontinuierlich durchzuführen.

Bandwürmer

Diese Behandlung wurde speziell für das Entwurmen großer Parasiten aufgestellt, insbesondere runde Nematoden wie Ascaris. Sie wirkt gegen die meisten Nematoden, ist aber unter Umständen nicht so effektiv gegen Bandwürmer. Bei einer Infektion mit Taenias ist Niclosamid zu empfehlen – es ist wegen seiner geringen Toxizität die bevorzugte Behandlung.

Komponenten des Kalcker-Parasiten-Protokolls

Dieses Protokoll enthält einiges vom bisher Gelernten, das Sie auch schon anwenden sollten, dazu einige Dinge, die Sie vor dem Start bereit halten sollten (siehe unten, fett gedruckt). Hier eine Auflistung der benötigten Sachen, mit detaillierten Beschreibungen auf den nachfolgenden Seitenangaben:

- Essenszeiten (1, 2, 3)
- CD/CDL (4-19)
- CD-Bäder (20)
- CD-Einläufe (21, 22)
- Meerwasser (23, 24, 25) (siehe Seite 161)
- Diatomeenerde (26, 27)
- Lepidium latifolium Extrakt (Rompepiedras) oder Chanca Piedra (Steinbrecher) (28, 29)
- Pyrantelpamoat (Combantrin®) (30, 31)
- Mebendazol (32-36)
- Rizinusöl (37)
- Neem (39, 40)
- Probiotika (gewöhnlich THERALAC®) (41)

Schauen Sie auf folgender Internetseite nach den neuesten Informationen, wo diese Produkte erhältlich sind:

www.ProtocolSuppliers.com

Es wird Ihnen wahrscheinlich aufgefallen sein, dass die Ziffern in den Klammern durchnummeriert sind. Zum Zeitpunkt, wann was zu verabreichen ist, folgt eine detaillierte tagesgenaue Auflistung ab Seite 252. Diese Ziffern entsprechen denen in den Tagesauflistungen und sollen Ihnen die Orientierung und die Verbindung der einzelnen Punkte erleichtern, zum Beispiel ähnliche Anmerkungen unterhalb jeder Tabelle. Sie haben nichts mit den Mengen/Dosierungen irgendwelcher Substanzen zu tun. Die Verwendung dieser Ziffern erlaubt es uns, spezielle Kommentare zur Verabreichung zu machen.

Wir nehmen nun jedes Teil der obigen Liste genau unter die Lupe, erläutern, was Sie wissen müssen und wo alles erhältlich ist (einschließlich der entsprechenden Ziffern in den Tagestabellen).

Mahlzeiten (1, 2, 3)

Mahlzeiten gehören natürlich zu jedermanns Tagesablauf. Der Grund, sie hier zu erwähnen, liegt darin, dass viele der folgenden Schritte mit den Essenszeiten verbunden sind. Einiges muss vor dem Frühstück gemacht oder eingenommen werden, anderes während oder nach dem Frühstück.

Unsere Tabellen sind eingeteilt nach:

- Frühstück (1) 7:30 Uhr
- Mittagbrot (2) 12:00 Uhr
- Abendessen (3) 17:00 Uhr

CD, CDL oder CDH (4-19)

Wie aus Kapitel 5 bekannt, fahren Sie mit den CD-Dosen (oder CDL/CDH) genauso fort wie vor dem Parasiten-Protokoll. In dieser Beziehung ändert sich nichts. Das Parasiten-Protokoll baut einfach auf den bisher vollzogenen Behandlungsschritten auf.

In unseren Übersichten gehen wir davon aus, dass Ihr Kind zur Schule geht und Sie ihm während der Schulzeit keine CD-Dosen verabreichen können (7-12), außer wenn Sie ihm Hausunterricht erteilen. In dem Fall sollten Sie ihm stündliche Dosen geben, selbst wenn es insgesamt mehr als acht pro Tag werden.

CD-Bäder (optional) (20)

Unsere Tabellen gehen wir davon aus, dass ein CD-Bad unmittelbar vor dem Schlafengehen durchgeführt wird. Siehe Seite 158 für weitere Informationen über CD-Bäder.

CD-Einläufe (21, 22)

Im Idealfall geben Sie Ihrem Kind morgens einen CD-Einlauf (21) und abends einen weiteren (22). Sollte Ihr Kind jedoch zur die Schule gehen, ist ein Einlauf am Morgen (21) vielleicht keine so gute Idee, weil ein „Unfall" passieren könnte. Deshalb können Sie den morgendlichen Einlauf als optional ansehen, aber der Einlauf am Abend ist ein Muss! Weitere Informationen auf Seite 147.

Diatomeenerde (DE) – Lebensmittelqualität (26, 27)

Diatomeen [Kieselalgen] sind einzellige Pflanzen, die vor 300 Millionen Jahren in großer Anzahl in unseren Ozeanen lebten. Sie sind von einer Zellwand aus Kieselerde [Siliziumdioxid] ummantelt. Wenn Kieselalgen sterben, lagert sich diese mikroskopische Hülle auf dem Grund der Meere ab. Im Laufe der Zeit türmen sie sich auf und bilden riesige Ablagerungen. Mit dem Rückgang der Meere wurden sie freigelegt, durch Druck und schließlich Fossilisation [Versteinerung] sind aus der Kieselerde Kreidefelsen aus sogenannter Diatomeenerde entstanden.

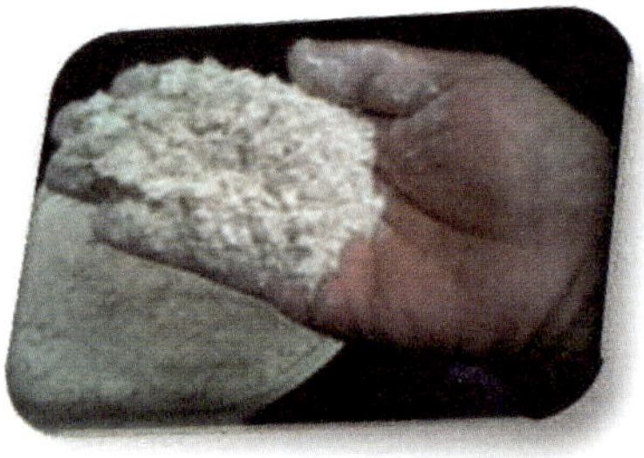

DE ist eine inaktive, nichtgiftige Mischung, die eine Reihe von Mineralien enthält wie Mangan, Magnesium, Eisen, Titan, Calcium, Silikat und andere. Gut gemahlen verwandeln sich die Ummantelungen der mikroskopischen Kieselalgen in scharfe Nadeln aus Kieselerde. Diese sind harmlos für Menschen und andere Warmblüter, jedoch gefährlich für Parasiten, Pilze, Hefe, Würmer und Amöben. Und obwohl es für Sie absolut ungefährlich ist, Diatomeenerde kontinuierlich zu sich zu nehmen, sollten Sie – wie bei anderen Dingen auch – Pausen vorsehen. Nehmen Sie während der 18-tägigen Behandlung zwei Mal täglich zwei Teelöffel (5 ml).

Dosierung: ein halber bis ein ganzer Teelöffel zwei Mal täglich für kleine Kinder, ein Teelöffel drei Mal täglich für Erwachsene und größere Kinder. Mit etwas Wasser mischen und trinken. An den ersten 18 Tagen des PP geben. DE vermischt sich gut mit Wasser, löst sich jedoch nicht auf. Rühren Sie die DE/Wasser-Mischung kräftig um und trinken Sie unverzüglich, ehe sich die DE auf dem Boden absetzt. Manche Menschen nehmen gehäufte Esslöffel in Wasser, aber so große Mengen sind nicht nötig. NICHT trocken einnehmen!

Anmerkung: In seltenen Fällen kann DE Verstopfung hervorrufen. Durch die Reduzierung der Dosis auf einen halben, viertel oder sogar achtel Teelöffel ist dieses Problem jedoch in den Griff zu bekommen. Sollte es aber nicht klappen, streichen Sie DE aus dem Protokoll heraus und fahren mit etwas anderem fort.

Bezugsquelle und Kosten: Suchen Sie im Internet nach „Diatomeenerde Lebensmittelqualität“. Kaufen Sie mindestens ein halbes Kilo für rund 20 Dollar [15 Euro]. Günstiger ist der Kauf einer 2,5 kg-Packung. DE verfällt nicht, sollte jedoch in einem trockenen Behältnis aufbewahrt werden. Hinweis: Diatomeenerde wird als ungiftiges Element oft in Wasserbeckenfiltern eingesetzt. Dieses DE ist jedoch verarbeitet, so dass Sie es NICHT verwenden dürfen. Achten Sie unbedingt auf Diatomeenerde in Lebensmittelqualität!

Lepidium latifolium Extrakt *(auch Rompepiedras oder Pfefferkraut) oder Chanca Piedra (auch Steinbrecher) (28, 29)*

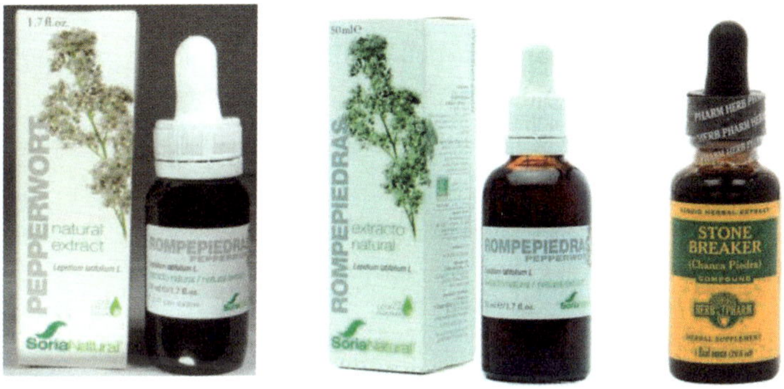

Lepidium latifolium (Rompepiedras) oder Chanca Piedra (Steinbrecher) spalten beide harte Substanzen im Körper auf. Es gibt einen zweifachen Grund für seine Verwendung im Protokoll: Es bricht die äußere Schutzschicht von Parasiten auf und vernichtet Oxalate, wovon viele unserer Kinder einen Überfluss haben, da Oxalate von Parasiten produziert werden.

Anmerkung # 1: Es wird in unseren Diskussionsforen oft einfach als „RP“ bezeichnet.

Anmerkung # 2: Wenn Sie Schwierigkeiten haben, diese Bestandteile zu besorgen, fangen Sie das Protokoll einfach mit den anderen Bestandteilen an.

Dosierung: 15 Tropfen für ein Kind mit 45 kg Körpergewicht, gemischt mit Diatomeenerde und Wasser. Für kleinere Kinder nehmen Sie sieben Tropfen.

Bezugsquelle und Kosten: Sie haben die Wahl zwischen zwei Kräuterextrakten – Lepidium latifolium Extrakt (auch bekannt als Rompepiedras oder Pfeffer-

kraut) oder Chanca Piedra (auch bekannt als Steinbrecher). Eine Bezugsquelle in den USA ist www.mightyguts.com. Dort werden 50 ml Tropfflaschen Pfefferkraut für circa 30 Dollar angeboten [22 Euro].
Ein bekannter Hersteller in Europa ist Soria Natural aus Spanien, der sein Erzeugnis mit Rompepiedras etikettiert, und gleichzeitig bietet er eine Packung mit der englischen Beschriftung Pepperwort - Pfefferkraut - an. Auf beiden Packungen ist Lepidium latifolium abgebildet.

Meerwasser (23, 24, 25)

Ergänzendes Meerwasser ist wichtig, um den Körper während des Entgiftungsprozesses zu unterstützen. Auf Seite 161 finden Sie weitere Informationen über Meerwasser.

Dosierung:

1. Eine Dosis Meerwasser sollte nach dem Aufwachen gegeben werden, aber mit fünf Minuten Abstand zur CD-Dosis. (23)
2. Eine Dosis Meerwasser direkt nach der Schule (oder zur Mittagszeit zu Hause). (24)
3. Eine Dosis Meerwasser 15 Minuten nach dem Abendbrot. (25)

Pyrantelpamoat (30, 31) (Trilombrin/Combantrin®)

Pyrantelpamoat ist ein Breitbandwurmmittel. Seine Wirkung beruht auf einer neuromuskulären Blockade, die eine spastische Paralyse der Parasiten auslöst, so dass sie nachfolgend durch die Darmperistaltik ausgeschieden werden, ohne die Parasiten zu reizen oder zur Migration zu bewegen.

Pyrantelpamoat wirkt für eine kurze Zeitspanne und wird in der Regel binnen drei bis vier Tage über Fäkalien und Urin komplett ausgeschieden. Pyrantelpamoat wird vom Magen-Darm-Trakt nur in geringem Maße aufgenommen, etwa sechs bis acht Prozent finden sich im Urin, der Rest in den Fäkalien.

Die empfohlene Dosis liegt bei 10 mg je Kilogramm Körpergewicht ein Mal täglich. Pyrantelpamoat verträgt sich nicht mit Piperazin, da sich beide Substanzen gegenseitig neutralisieren. Aus diesem Grund sollte Pyrantelpamoat nicht mit Kürbiskernen kombiniert werden, die Piperazin enthalten, oder mit antiparasitären Arzneimitteln, die Piperazin beinhalten.

Dosierung: Pyrantelpamoat wird lediglich zwei Mal während eines Zyklus' des Parasiten-Protokolls gegeben – ein Mal zum Frühstück am ersten Tag (30) und noch einmal zum Frühstück am fünften Tag (31). Die Dosis errechnet sich aus dem Körpergewicht Ihres Kindes in Kilogramm, das mit 10 mg Pyrantelpamoat multipliziert wird. Sehen Sie einfach in der folgenden Tabelle nach:

Pyrantelpamoat (Trilombrin/Combantrin®) Dosierung nach Gewicht		
Pfund	**Kilogramm**	**Dosis in mg**
20	9	91
40	18	181
60	27	272
80	36	363
100	45	454
120	54	544
140	64	635
160	73	726
180	82	816
200	91	907
220	100	998
240	109	1089

Pyrantelpamoat *(oft als Combantrin® bezeichnet) ist in drei Formen erhältlich:*

1. **Flüssig:** Jeder Milliliter enthält eine bestimmte Anzahl Milligramm. Eine erhältliche Rezeptur enthält zum Beispiel 144 mg/ml. Ein ungefähr 45 kg schweres Kind erhält also 3 ml.
2. **Tabletten:** Jede enthält für gewöhnlich 120 mg.
3. **Kapseln:** Jede enthält für gewöhnlich 120 mg.

Sie müssen sich das Etikett Ihres jeweiligen gekauften Produktes ansehen und die zu nehmenden Milligramm bestimmen.

Bezugsquelle: Combantrin® gibt es in den USA auf Rezept. In den meisten Ländern ist es frei verkäuflich.

Besorgen Sie sich Pyrantelpamoat in einer Apotheke, die Rezepturarznei herstellt, um Farb- und Geschmacksstoffe zu vermeiden. Sollten Sie es nicht ohne Farb- und Geschmacksstoffe finden, würde ich persönlich lieber für die gesamten 18 Tage Mebendazol verwenden, als das Risiko eines Inhaltsstoffes im Pyrantelpamoat einzugehen, das beim Kind eine Regression bewirken könnte.

Anmerkung # 1: Einige Marken Combantrin® beinhalten Mebendazol. Wir wollen das reine Combantrin®!

Anmerkung # 2: Es sollten keine Kürbiskerne mit Pyrantelpamoat konsumiert werden, da sie seine spezifische Wirkung aufheben.

Mebendazol *(Vermox®/Lomper®) (32-36)*

Mebendazol ist ein Arzneimittel, das bei der Behandlung von Krankheiten eingesetzt wird, die von Helminthen (Parasiten des Magen-Darm-Traktes) verursacht werden. Es unterbindet, dass die Parasiten Glukose verwenden, was in einem Energierückgang und somit im Absterben der Parasiten resultiert.

Mebendazol ist ein nichtsystemisches Medikament, das heißt es wird nur zu einem geringen Teil (etwa fünf bis zehn Prozent) im Magen-Darm-Trakt absorbiert. Wenn es allerdings zusammen mit fettiger Nahrung genommen wird, nimmt die Absorption zu. Ungefähr zwei Prozent des eingenommenen Mebendazols wird über den Urin ausgeschieden und der Rest über die Fäkalien. Die richtige Dosis Mebendazol kann für jeden Patienten unterschiedlich sein, da sie von der Art des Parasiten abhängt, der die Infektion verursacht hat.[6] Die am häufigsten empfohlene Dosis beträgt 100 mg bei Kindern und 200 mg bei Erwachsenen, zwei Mal täglich an sieben der ersten neun Tage des Protokolls.

Nachteilige Auswirkungen von Mebendazol sind wegen der geringen Absorption allgemein selten. Es kann jedoch Übelkeit, Erbrechen, Unterleibsschmerzen und Durchfall auslösen. Aber normalerweise rühren diese Wirkungen von der

Anfänglich waren wir sehr eingeschüchtert von den Einläufen, sahen aber ein, dass, wenn wir ängstlich sind, unsere sieben Jahre alte Tochter dies bemerkten würde. Wir sagten ihr, dass das, was wir machen werden, ihr helfen würde, sich besser zu fühlen. Wir gaben ihr direkt davor das iPad und ihr neues Lieblingsspielzeug (Beanie Boos), so dass sie spielte. Danach sagte sie: „Keine Wehwehchen mehr in meinem Bauch.“ Wir weinten alle. Und um uns dieses dreimonatige Abenteuer zu verkürzen und zu versüßen: Die Lehrer in der Schule konnten es kaum fassen, wie sich ihre fragmentierte Sprache mit 2-bis-3-Wort-Äußerungen zu lang gezogenen Sätzen wandelte. Ihr Ausdruck und ihre Aufnahmefähigkeit haben sich verbessert. Ihre Hörverarbeitung ist nun vier Mal schneller. Der verblüffendste Teil bisher ist die gesteigerte Sozialkompetenz oder einfach der Umstand, dass sie nun Interesse hat, sich einzubringen. In sozialer Hinsicht war sie vorher nicht anwesend und ist nun auf dem Niveau einer 4-Jährigen. Wir verbrachten gerade eine Woche mit der Familie, und sie sagte „Hallo“ und brachte sich ein, ohne angespornt zu werden! Sie hat nun eine Million Fragen, will wissen, wann und wohin wir gehen und wann etwas stattfinden wird. Und das von einem Mädchen, das vor MMS nie Fragen gestellt hat! HÖRT AUF darüber nachzudenken, ob ihr es ausprobiert - macht es einfach! Das erste Mal seit sieben Jahren kann ich die Glocken der Freiheit läuten hören! Danke dir Kerri Rivera!

Freisetzung von Toxinen durch das Absterben der Parasiten selbst. Antiparasitäre Arzneimittel können sehr effektiv angewendet werden, indem sie in Wasser aufgelöst werden. Die Lösung wird in eine kleine Gummiballspritze gefüllt und anal eingeführt. Dies bietet sich besonders im Fall von Oxyuriasis (Madenwürmern) an. Lesen Sie mehr über diese „Implantat-Methode“ auf Seite 273.
Dosierung: Die Gewichtsangaben dienen als ungefähre Orientierung.

- **Kleine Kinder (9-18 kg):** Tag 2, 3, 4, 6, 7, 8 und 9 – nur 25 mg Mebendazol zu Frühstück und Mittagessen, kein Mebendazol Blitz an Tag 9.
- **Kinder (19-31 kg):** Tag 2, 3, 4, 6, 7 und 8 – 50 mg Mebendazol zum Frühstück und Abendbrot, an Tag 9 können 50 ml, 50 ml und 25 ml genommen werden.
- **Jugendliche (32-45 kg):** Tag 2, 3, 4, 6, 7 und 8 – 100 mg Mebendazol zum Frühstück und 100 mg zum Abendbrot, an Tag 9 ist „Mebendazol-Blitz-Tag“. Es wird EINE 200 mg-Dosis zum Frühstück verabreicht, EINE 200 mg-Dosis zum Mittagessen und 100 mg zum Abendbrot.
- **Erwachsene (46 kg und mehr):** Tag 2, 3, 4, 6, 7 und 8 – 200 mg Mebendazol zum Frühstück und 200 mg zum Abendbrot, an Tag 9 ist „Mebendazol-Blitz-Tag“. Es wird EINE 500 mg-Dosis zum Frühstück verabreicht und keine Dosis zum Mittagessen oder Abendbrot für den Rest des gegenwärtigen Zyklus’.

Bezugsquelle: Mebendazol gibt es in den USA auf Rezept, in anderen Ländern ist es frei verkäuflich.

Anmerkung # 1: Einige Marken kombinieren Mebendazol mit Combantrin®. Wir wollen das reine Mebendazol!

Anmerkung # 2: Mebendazol wird überwiegend in Tablettenform verkauft, ist jedoch auch flüssig erhältlich. Kaufen Sie es NICHT in flüssiger Form – bleiben Sie bei Tabletten! Ich habe furchtbare Reaktionen auf die Trägersubstanzen in den Flüssigprodukten gesehen.

Rizinusöl (37)

Rizinusöl wird aus den Samen einer Pflanze gewonnen, die Ricinus communis („Higuera del diablo“, Feigenbaum des Teufels) heißt. Die Samen bestehen zu 50 bis 80 Prozent aus Öl, das hohe Anteile an Rizinolsäure enthält. Diese besitzt ausgezeichnete abführende und reinigende Eigenschaften. Sobald Sie mit der antiparasitären Behandlung starten, könnten einige Parasiten paralysiert werden und zusammen einen „Knoten“ aus Würmern formen, der zu einem Darmverschluss führt. Es ist wichtig, den Körper mit Rizinusöl zu unterstützen, um die Parasiten zu eliminieren. Rizinusöl sollte morgens, zwei Stunden nach dem Frühstück und anderen Medikamenten, eingenommen werden. Wenn Ihr Kind zur Schule geht, nimmt es das Rizinusöl, sobald es von der Schule kommt. Eine typische Dosierung für ein Kind lautet ein halber bis ein ganzer Teelöffel – oder je nach Verträglichkeit mehr. Die Dosierung für Erwachsene ist 15 bis 30 ml (zwei Ess-löffel) zwei Stunden nach dem Frühstück und anderen Medikamenten. Sollte Ihnen unwohl werden, können mineralische Abführmittel wie Epsom-Salz oder pflanzliche Abführmittel wie Sennesblätter verwendet werden.

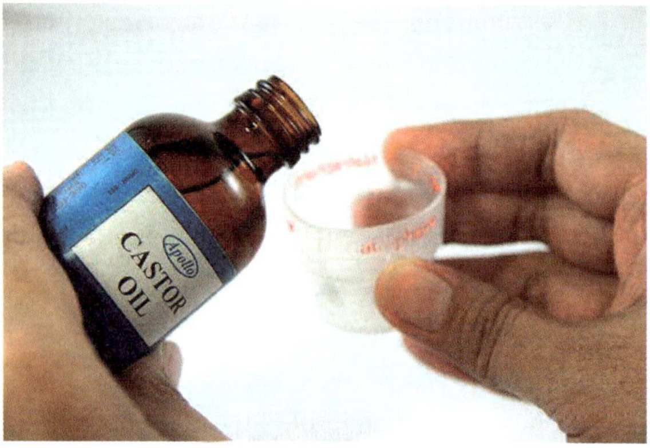

Rizinusöl ist auch in Gelkapseln erhältlich, für jene, die den Geschmack nicht mögen.

Dosierung: Die zu verabreichende Menge variiert und hängt stark von der individuellen Verträglichkeit ab. Ein guter Ausgangspunkt ist ein halber Teelöffel für kleine Kinder und bis zu zwei Esslöffel für größere Kinder sowie Erwachsene. Nur durch Ausprobieren lässt sich die richtige Menge ermitteln, ob Rizinusöl Durchfall hervorruft.

Bezugsquelle und Kosten: Gibt es quasi in jeder Apotheke bei den Abführmitteln in flüssiger Form. Normalerweise weniger als zehn Dollar [7,50 Euro] für 0,4 Liter. Auch online erhältlich.

Neem *(Azadirachta indica) Kapseln oder Tee (38, 39)*

Der Neembaum ist ein großartiges natürliches Erbe der Menschheit. Quellen in Sanskritschriften und ayurvedischen medizinischen Praktiken deuten auf eine Verwendung von Neem seit dem Altertum. Seine heilenden und medizinischen Eigenschaften wurden in der Hindu-Medizin seit jeher genutzt.

Selbst heute bezeichnen Hindus in ländlichen Gegenden den Neembaum wegen seiner Fähigkeit, diverse Krankheiten zu lindern, als „Dorfapotheke“. Und indische Behörden bestätigen dies aktuell für seine Verwendung in medizinischen Präparaten. Neem ist eine der reinigenden und entgiftenden Pflanzen mit dem größten Potenzial. Neem wurde eingesetzt, um alle Arten von äußerlichen und innerlichen Körperparasiten zu bekämpfen. Zur Zubereitung von Neem kochen Sie vier Blätter fünf Minuten in einem Liter Wasser. Trinken Sie den Aufguss über den Tag verteilt für die Dauer jedes Parasiten-Protokolls.

Dosierung: Neem gehört zu jedem Parasiten-Protokoll von Tag 10 bis Tag 18. Sie haben die Wahl zwischen Kapseln oder Tee. Ich bevorzuge die Kapseln, weil der Geschmack streng und unangenehm ist und einige Kinder bocken werden, diesen Aufguss zu trinken.

Kapseln: Angenommen, dass es jeweils 475 mg sind, nimmt ein Erwachsener sechs am Tag, drei Mal zwei zu den Mahlzeiten.

Befolgen Sie die Anweisungen auf der Flasche. Geben Sie Jugendlichen und Erwachsenen ab 45 kg Körpergewicht die volle Dosis. Kleine Kinder bekommen ¼- bis ½-Dosis.

Wenn Sie Kapseln verwenden, geben Sie eine zum Frühstück, eine zum Abendessen.

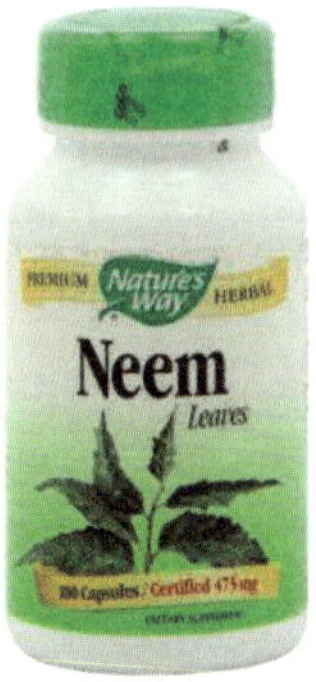

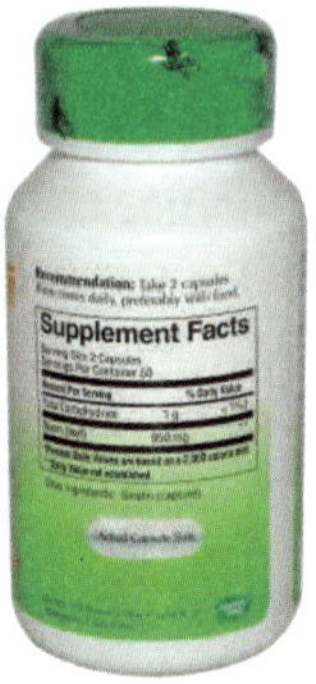

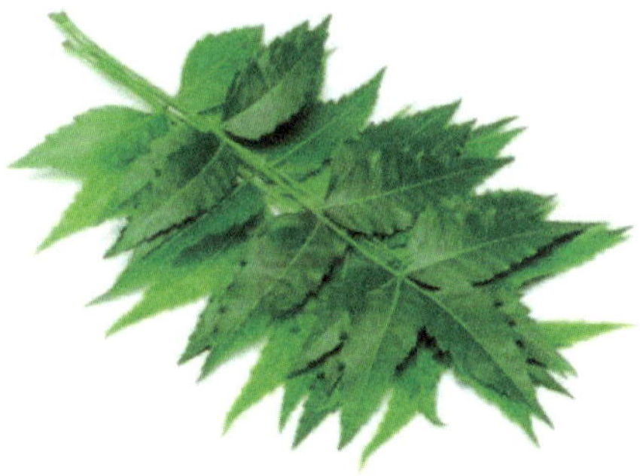

Tee: Geben Sie vier Dosen über den Tag verteilt. Bereiten Sie den Tee aus den Blättern, einen Teebeutel auf einen Liter Wasser. Geben Sie wenn nötig Stevia dazu, da Neem-Tee sehr bitter sein kann.

Ein Teebeutel enthält gewöhnlich etwa vier Blätter.

Neem-Tee-Dosierung	
Körpergewicht in kg	Tagesdosis insgesamt (aufgeteilt in vier Dosen)
9-16 kg	600 ml
16-23 kg	500 ml
23-29 kg	400 ml
29-38 kg	300 ml
38-50 kg	200 ml
50 kg und mehr	100 ml

Sollten Sie lose Blätter verwenden, machen Sie einen Aufguss aus einem Liter Wasser mit vier Neem-Blättern. Sollten Sie zerkleinerte Blätter verwenden, nehmen Sie etwa einen leicht gehäuften Teelöffel.

Bezugsquelle und Kosten: Neem-Kapseln 100 x 475 mg kosten etwa acht Dollar [sechs Euro]. Schauen Sie in ihren Naturkostladen. Eine populäre Marke in den USA ist Nature's Way®. BioPure™ vertreibt ein Produkt namens Neem Synergy, das einige weitere Kräuter enthält, die das Neem nicht beeinträchtigen.

Neem-Tee kann in Beuteln oder getrockneten Blättern gekauft werden.

THERALAC® *(Probiotikum) (40)*

THERALAC® ist ein Probiotikum, das während des Parasiten-Protokolls gegeben werden sollte, um die Wiederherstellung einer positiven Darmflora zu unterstützen. Ideal ist, es jeden zweiten Monat mit THERALAC® TrueFlora® abzuwechseln.

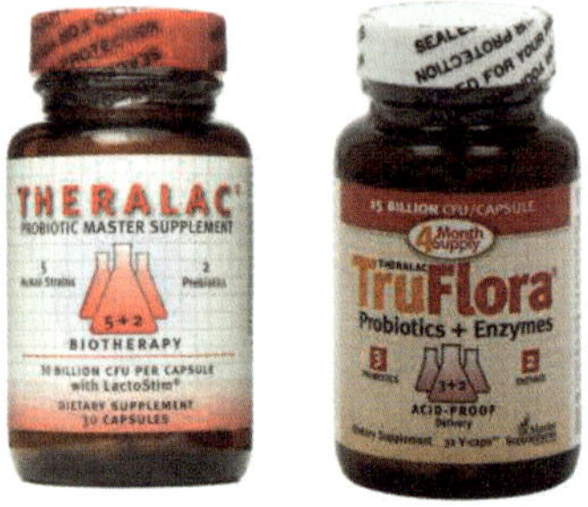

Der entscheidende Grund, THERALAC® vor anderen Probiotika zu empfehlen, ist im folgenden Absatz erläutert, der der entsprechenden Internetseite entnommen ist:

THERALAC® Probiotika überleben die Passage durch die heftige Azidität der Magensäure und erreichen den Darmtrakt lebendig.

ACID PROOF™ von THERALAC verwendet Natriumalginat aus Meeralgen in einer einzigartigen Rezeptur, die das Überleben bei einem pH-Wert von 1,6 für 90 Minuten garantiert – den unwirtlichsten Bedingungen der Magensäure. Andere Probiotika, die Säureresistenz für sich reklamieren, wurden bei einem pH-Wert zwischen 2,5 und 3,0 getestet oder einem zehn Mal geringeren Säuregehalt als bei einem pH-Wert von 1,6. Das ist kein fairer Test. Die Technologie von THERALAC ACID PROOF® genießt den Schutz der US-Patente 7122370 sowie 7229818.

Diese Technologie geht über das Widerstehen der Magensäure hinaus und umfasst das Zusammenhalten der probiotischen Zellen in einem dickflüssigen Alginat-Gel. Sie treten nicht als einzelne Zellen wie andere Probiotika auf, sondern als starke Gruppe, die tief im Darmtrakt die wichtigsten Bestandteil der Rezeptur bewahrt: LactoStim® und Natriumalginat in enger Nachbarschaft.

THERALAC® kann zur gleichen Zeit eingenommen werden wie CD, wenn Ihr Kind Kapseln schluckt. Wenn Sie allerdings THERALAC® als Pulver nutzen, sollten Sie wenigstens zehn Minuten nach Gabe der letzten CD-Dosis abwarten. Sehen Sie auf deren Internetseite nach weiteren Information zur Pulverform.

Dosierung: Unabhängig von Alter und Körpergewicht wird zur Schlafenszeit eine Kapsel THERALAC® verabreicht. Dieses Probiotikum ist auch außerhalb der 19 Tage des Parasiten-Protokolls zu geben.

Spezielle Ausnahme: Einige Menschen vertragen keine Probiotika, so dass sie keine Wahl haben und sie weglassen müssen. In einigen dieser Fälle könnten Sauerkraut und fermentiertes Gemüse helfen, eine vorteilhafte Darmflora zu kultivieren.

Bezugsquelle und Kosten: Amazon vertreibt THERALAC® 30 Kapseln von Master Supplements Inc. für 37 Dollar [etwa 27 Euro].

Beispiel für einen Tagesablauf mit dem Parasiten-Protokoll

Um Ihnen das Verständnis des Parasiten-Protokolls und wie es sich von Tag zu Tag verändert zu erleichtern, haben wir folgende Tagesübersichten zusammengestellt, die zeigen, wie sich alle Teile zusammenfügen. Als Beispiel haben wir bei der Erstellung der Tabellen folgende Zeiten angenommen:

- Ihr Kind wacht zwischen um 7:00 Uhr auf.
- Frühstück gibt es um 7:30 Uhr.
- Ihr Kind geht zur Schule, die um 9:00 Uhr beginnt.
- Etwa 14:30 Uhr ist Schulschluss.
- Um 17:00 gibt es Abendessen.

Wie schon zuvor erwähnt, wurde jeder Dosis oder Aktivität eine eigene Nummer zugeordnet. Diese Nummern beziehen sich auf Anmerkungen unter jeder Tabelle, UND sie entsprechen längeren Beschreibungen auf den nachfolgenden Seiten.

Sie können gern die leere Tabelle in Anhang 9 (Buch 2) kopieren und vergrößern, um Ihren eigenen Zeitplan auszuarbeiten, der auf diesen Beispieltabellen aufbaut.

Achten Sie auf den Mondkalender (Anhang 10, Buch 2) für die exakten Tage, denen das Protokoll folgen sollte. Außerdem erhalten Sie eine Vorstellung vom Verhalten der Parasiten, das sich an Voll- und Neumond ausrichtet.

Tag 0 (3 Tage vor Vollmond)

Zeit	Mahlzeit	CD/CDL/CDH	CD-/CDL-/CDH-Bad	CD-/CDL-/CDH-Einlauf	Meerwasser	Diatomeenerde	Lepidium latifolium (Rompepiedras/RP)	Pyrantelpamoat	Mebendazol	Rizinusöl	Neem	Probiotikum
6:00 AM		4		21	23							
6:30 AM												
7:00 AM		5										
7:30 AM	1											
8:00 AM		6										
8:30 AM												
9:00 AM		7										
9:30 AM												
10:00 AM		8										
10:30 AM												
11:00 AM		9										
11:30 AM												
12:00 PM	2											
12:30 PM												
1:00 PM		11										
1:30 PM												
2:00 PM		12										
2:30 PM												
3:00 PM		13			24							
3:30 PM												
4:00 PM		14										
4:30 PM												
5:00 PM	3											
5:30 PM												
6:00 PM		16		22								
6:30 PM												
7:00 PM		17			25							
7:30 PM												
8:00 PM		18										
8:30 PM												
9:00 PM		19	20									
9:30 PM												40

Anmerkungen Tag 0	
1, 2, 3	Frühstück, Mittag, Abendbrot
4-19	wenigstens acht CD-Dosen über den Tag, besser mehr, mindestens 30 bis 60 Minuten Abstand zum Essen
20	CD-Bad am Tagesende
21, 22	Einlauf am Morgen (optional) und am Abend (Pflicht)
23-25	drei Dosen Meerwasser, mindestens fünf Minuten Abstand zum CD
40	Probiotikum am Tagesende

Tag 1 (2 Tage vor Vollmond)

Zeit	Mahlzeit	CD/CDL/CDH	CD-/CDL-/CDH-Bad	CD-/CDL-/CDH-Einlauf	Meerwasser	Diatomeenerde	Lepidium latifolium (Rompepiedras/RP)	Pyrantelpamoat	Mebendazol	Rizinusöl	Neem	Probiotikum
6:00 AM		4		21	23							
6:30 AM												
7:00 AM		5										
7:30 AM	1					26	28	30				
8:00 AM		6										
8:30 AM										*		
9:00 AM		7										
9:30 AM												
10:00 AM		8										
10:30 AM												
11:00 AM		9										
11:30 AM												
12:00 PM	2											
12:30 PM												
1:00 PM		11										
1:30 PM												
2:00 PM		12										
2:30 PM												
3:00 PM		13			24					37		
3:30 PM												
4:00 PM		14										
4:30 PM												
5:00 PM	3					27	29					
5:30 PM												
6:00 PM		16		22								
6:30 PM												
7:00 PM		17			25							
7:30 PM												
8:00 PM		18										
8:30 PM												
9:00 PM		19	20									
9:30 PM												40

Anmerkungen Tag 1	
1, 2, 3	Frühstück, Mittag, Abendbrot
4-19	wenigstens acht CD-Dosen über den Tag, besser mehr, mindestens 30 bis 60 Minuten Abstand zum Essen
20	CD-Bad am Tagesende
21, 22	Einlauf am Morgen (optional) und am Abend (Pflicht)
23-25	drei Dosen Meerwasser, mindestens fünf Minuten Abstand zum CD
26-29	Diatomeenerde sowie Lepidium latifolium zum Frühstück und Abendbrot
30	Dosis Combantrin zum Frühstück
*37	Rizinusöl eine Stunde nach dem Frühstück oder direkt nach der Heimkehr aus der Schule
40	Probiotikum am Tagesende

Tag 2 (1 Tage vor Vollmond)

Zeit	Mahlzeit	CD/CDL/CDH	CD-/CDL-/CDH-Bad	CD-/CDL-/CDH-Einlauf	Meerwasser	Diatomeenerde	Lepidium latifolium (Rompepiedras/RP)	Pyrantelpamoat	Mebendazol	Rizinusöl	Neem	Probiotikum
6:00 AM		4		21	23							
6:30 AM												
7:00 AM		5										
7:30 AM	1					26	28		32			
8:00 AM		6										
8:30 AM												
9:00 AM		7										
9:30 AM												
10:00 AM		8										
10:30 AM												
11:00 AM		9										
11:30 AM												
12:00 PM	2											
12:30 PM												
1:00 PM		11										
1:30 PM												
2:00 PM		12										
2:30 PM												
3:00 PM		13			24							
3:30 PM												
4:00 PM		14										
4:30 PM												
5:00 PM	3					27	29		33			
5:30 PM												
6:00 PM		16		22								
6:30 PM												
7:00 PM		17			25							
7:30 PM												
8:00 PM		18										
8:30 PM												
9:00 PM		19	20									
9:30 PM												40

Anmerkungen Tag 2	
1, 2, 3	Frühstück, Mittag, Abendbrot
4-19	wenigstens acht CD-Dosen über den Tag, besser mehr, mindestens 30 bis 60 Minuten Abstand zum Essen
20	CD-Bad am Tagesende
21, 22	Einlauf am Morgen (optional) und am Abend (Pflicht)
23-25	drei Dosen Meerwasser, mindestens fünf Minuten Abstand zum CD
26-29	Diatomeenerde sowie Lepidium latifolium zum Frühstück und Abendbrot
32, 33	Dosis kleine Kinder: 100 mg zum Frühstück und Abendbrot Dosis Jugendliche/Erwachsene: 200 mg zum Frühstück und Abendbrot
40	Probiotikum am Tagesende

Tag 3 (Vollmond)

Zeit	Mahlzeit	CD/CDL/CDH	CD-/CDL-/CDH-Bad	CD-/CDL-/CDH-Einlauf	Meerwasser	Diatomeenerde	Lepidium latifolium (Rompepiedras/RP)	Pyrantelpamoat	Mebendazol	Rizinusöl	Neem	Probiotikum
6:00 AM		4		21	23							
6:30 AM												
7:00 AM		5										
7:30 AM	1					26	28		32			
8:00 AM		6										
8:30 AM										*		
9:00 AM		7										
9:30 AM												
10:00 AM		8										
10:30 AM												
11:00 AM		9										
11:30 AM												
12:00 PM	2											
12:30 PM												
1:00 PM		11										
1:30 PM												
2:00 PM		12										
2:30 PM												
3:00 PM		13			24					37		
3:30 PM												
4:00 PM		14										
4:30 PM												
5:00 PM	3					27	29		33			
5:30 PM												
6:00 PM		16		22								
6:30 PM												
7:00 PM		17			25							
7:30 PM												
8:00 PM		18										
8:30 PM												
9:00 PM		19	20									
9:30 PM												40

Anmerkungen Tag 3	
1, 2, 3	Frühstück, Mittag, Abendbrot
4-19	wenigstens acht CD-Dosen über den Tag, besser mehr, mindestens 30 bis 60 Minuten Abstand zum Essen
20	CD-Bad am Tagesende
21, 22	Einlauf am Morgen (optional) und am Abend (Pflicht)
23-25	drei Dosen Meerwasser, mindestens fünf Minuten Abstand zum CD
26-29	Diatomeenerde sowie Lepidium latifolium zum Frühstück und Abendbrot
32, 33	Dosis kleine Kinder: 100 mg zum Frühstück und Abendbrot Dosis Jugendliche/Erwachsene: 200 mg zum Frühstück und Abendbrot
*37	Rizinusöl eine Stunde nach dem Frühstück oder direkt nach der Heimkehr aus der Schule
40	Probiotikum am Tagesende

Tag 4

Zeit	Mahlzeit	CD/CDL/CDH	CD-/CDL-/CDH-Bad	CD-/CDL-/CDH-Einlauf	Meerwasser	Diatomeenerde	Lepidium latifolium (Rompepiedras/RP)	Pyrantelpamoat	Mebendazol	Rizinusöl	Neem	Probiotikum
6:00 AM		4		21	23							
6:30 AM												
7:00 AM		5										
7:30 AM	1					26	28		32			
8:00 AM		6										
8:30 AM												
9:00 AM		7										
9:30 AM												
10:00 AM		8										
10:30 AM												
11:00 AM		9										
11:30 AM												
12:00 PM	2											
12:30 PM												
1:00 PM		11										
1:30 PM												
2:00 PM		12										
2:30 PM												
3:00 PM		13			24							
3:30 PM												
4:00 PM		14										
4:30 PM												
5:00 PM	3					27	29		33			
5:30 PM												
6:00 PM		16		22								
6:30 PM												
7:00 PM		17			25							
7:30 PM												
8:00 PM		18										
8:30 PM												
9:00 PM		19	20									
9:30 PM												40

Anmerkungen Tag 4	
1, 2, 3	Frühstück, Mittag, Abendbrot
4-19	wenigstens acht CD-Dosen über den Tag, besser mehr, mindestens 30 bis 60 Minuten Abstand zum Essen
20	CD-Bad am Tagesende
21, 22	Einlauf am Morgen (optional) und am Abend (Pflicht)
23-25	drei Dosen Meerwasser, mindestens fünf Minuten Abstand zum CD
26-29	Diatomeenerde sowie Lepidium latifolium zum Frühstück und Abendbrot
32, 33	Dosis kleine Kinder: 100 mg zum Frühstück und Abendbrot Dosis Jugendliche/Erwachsene: 200 mg zum Frühstück und Abendbrot
40	Probiotikum am Tagesende

Tag 5

Zeit	Mahlzeit	CD/CDL/CDH	CD-/CDL-/CDH-Bad	CD-/CDL-/CDH-Einlauf	Meerwasser	Diatomeenerde	Lepidium latifolium (Rompepiedras/RP)	Pyrantelpamoat	Mebendazol	Rizinusöl	Neem	Probiotikum
6:00 AM		4		21	23							
6:30 AM												
7:00 AM		5										
7:30 AM	1					26	28	31				
8:00 AM		6										
8:30 AM										*		
9:00 AM		7										
9:30 AM												
10:00 AM		8										
10:30 AM												
11:00 AM		9										
11:30 AM												
12:00 PM	2											
12:30 PM												
1:00 PM		11										
1:30 PM												
2:00 PM		12										
2:30 PM												
3:00 PM		13			24					37		
3:30 PM												
4:00 PM		14										
4:30 PM												
5:00 PM	3					27	29					
5:30 PM												
6:00 PM		16		22								
6:30 PM												
7:00 PM		17			25							
7:30 PM												
8:00 PM		18										
8:30 PM												
9:00 PM		19	20									
9:30 PM												40

Anmerkungen Tag 5	
1, 2, 3	Frühstück, Mittag, Abendbrot
4-19	wenigstens acht CD-Dosen über den Tag, besser mehr, mindestens 30 bis 60 Minuten Abstand zum Essen
20	CD-Bad am Tagesende
21, 22	Einlauf am Morgen (optional) und am Abend (Pflicht)
23-25	drei Dosen Meerwasser, mindestens fünf Minuten Abstand zum CD
26-29	Diatomeenerde sowie Lepidium latifolium zum Frühstück und Abendbrot
31	Dosis Combantrin zum Frühstück (KEIN Mebendazol heute!)
*37	Rizinusöl eine Stunde nach dem Frühstück oder direkt nach der Heimkehr aus der Schule
40	Probiotikum am Tagesende

Tag 6

Zeit	Mahlzeit	CD/CDL/CDH	CD-/CDL-/CDH-Bad	CD-/CDL-/CDH-Einlauf	Meerwasser	Diatomeenerde	Lepidium latifolium (Rompepiedras/RP)	Pyrantelpamoat	Mebendazol	Rizinusöl	Neem	Probiotikum
6:00 AM		4		21	23							
6:30 AM												
7:00 AM		5										
7:30 AM	1					26	28		32			
8:00 AM		6										
8:30 AM												
9:00 AM		7										
9:30 AM												
10:00 AM		8										
10:30 AM												
11:00 AM		9										
11:30 AM												
12:00 PM	2											
12:30 PM												
1:00 PM		11										
1:30 PM												
2:00 PM		12										
2:30 PM												
3:00 PM		13			24							
3:30 PM												
4:00 PM		14										
4:30 PM												
5:00 PM	3					27	29		33			
5:30 PM												
6:00 PM		16		22								
6:30 PM												
7:00 PM		17			25							
7:30 PM												
8:00 PM		18										
8:30 PM												
9:00 PM		19	20									
9:30 PM												40

Anmerkungen Tag 6	
1, 2, 3	Frühstück, Mittag, Abendbrot
4-19	wenigstens acht CD-Dosen über den Tag, besser mehr, mindestens 30 bis 60 Minuten Abstand zum Essen
20	CD-Bad am Tagesende
21, 22	Einlauf am Morgen (optional) und am Abend (Pflicht)
23-25	drei Dosen Meerwasser, mindestens fünf Minuten Abstand zum CD
26-29	Diatomeenerde sowie Lepidium latifolium zum Frühstück und Abendbrot
32, 33	Dosis kleine Kinder: 100 mg zum Frühstück und Abendbrot Dosis Jugendliche/Erwachsene: 200 mg zum Frühstück und Abendbrot
40	Probiotikum am Tagesende

Tag 7

Zeit	Mahlzeit	CD/CDL/CDH	CD-/CDL-/CDH-Bad	CD-/CDL-/CDH-Einlauf	Meerwasser	Diatomeenerde	Lepidium latifolium (Rompepiedras/RP)	Pyrantelpamoat	Mebendazol	Rizinusöl	Neem	Probiotikum
6:00 AM		4		21	23							
6:30 AM												
7:00 AM		5										
7:30 AM	1					26	28		32			
8:00 AM		6										
8:30 AM										*		
9:00 AM		7										
9:30 AM												
10:00 AM		8										
10:30 AM												
11:00 AM		9										
11:30 AM												
12:00 PM	2											
12:30 PM												
1:00 PM		11										
1:30 PM												
2:00 PM		12										
2:30 PM												
3:00 PM		13			24					37		
3:30 PM												
4:00 PM		14										
4:30 PM												
5:00 PM	3					27	29		33			
5:30 PM												
6:00 PM		16		22								
6:30 PM												
7:00 PM		17			25							
7:30 PM												
8:00 PM		18										
8:30 PM												
9:00 PM		19	20									
9:30 PM												40

Anmerkungen Tag 7	
1, 2, 3	Frühstück, Mittag, Abendbrot
4-19	wenigstens acht CD-Dosen über den Tag, besser mehr, mindestens 30 bis 60 Minuten Abstand zum Essen
20	CD-Bad am Tagesende
21, 22	Einlauf am Morgen (optional) und am Abend (Pflicht)
23-25	drei Dosen Meerwasser, mindestens fünf Minuten Abstand zum CD
26-29	Diatomeenerde sowie Lepidium latifolium zum Frühstück und Abendbrot
32, 33	Dosis kleine Kinder: 100 mg zum Frühstück und Abendbrot Dosis Jugendliche/Erwachsene: 200 mg zum Frühstück und Abendbrot
*37	Rizinusöl eine Stunde nach dem Frühstück oder direkt nach der Heimkehr aus der Schule
40	Probiotikum am Tagesende

Tag 8

Zeit	Mahlzeit	CD/CDL/CDH	CD-/CDL-/CDH-Bad	CD-/CDL-/CDH-Einlauf	Meerwasser	Diatomeenerde	Lepidium latifolium (Rompepiedras/RP)	Pyrantelpamoat	Mebendazol	Rizinusöl	Neem	Probiotikum
6:00 AM		4		21	23							
6:30 AM												
7:00 AM		5										
7:30 AM	1					26	28		32			
8:00 AM		6										
8:30 AM												
9:00 AM		7										
9:30 AM												
10:00 AM		8										
10:30 AM												
11:00 AM		9										
11:30 AM												
12:00 PM	2											
12:30 PM												
1:00 PM		11										
1:30 PM												
2:00 PM		12										
2:30 PM												
3:00 PM		13			24							
3:30 PM												
4:00 PM		14										
4:30 PM												
5:00 PM	3					27	29		33			
5:30 PM												
6:00 PM		16		22								
6:30 PM												
7:00 PM		17			25							
7:30 PM												
8:00 PM		18										
8:30 PM												
9:00 PM		19	20									
9:30 PM												40

Anmerkungen Tag 8	
1, 2, 3	Frühstück, Mittag, Abendbrot
4-19	wenigstens acht CD-Dosen über den Tag, besser mehr, mindestens 30 bis 60 Minuten Abstand zum Essen
20	CD-Bad am Tagesende
21, 22	Einlauf am Morgen (optional) und am Abend (Pflicht)
23-25	drei Dosen Meerwasser, mindestens fünf Minuten Abstand zum CD
26-29	Diatomeenerde sowie Lepidium latifolium zum Frühstück und Abendbrot
32, 33	Dosis kleine Kinder: 100 mg zum Frühstück und Abendbrot Dosis Jugendliche/Erwachsene: 200 mg zum Frühstück und Abendbrot
40	Probiotikum am Tagesende

Tag 9 (Mebendazole Blitz-Tag)

Zeit	Mahlzeit	CD/CDL/CDH	CD-/CDL-/CDH-Bad	CD-/CDL-/CDH-Einlauf	Meerwasser	Diatomeenerde	Lepidium latifolium Extrakt (Rompepiedras/RP)	Pyrantelpamoat	Mebendazol	Rizinusöl	Neem	Probiotikum
6:00 AM		4		21	23							
6:30 AM												
7:00 AM		5										
7:30 AM	1					26	28		34			
8:00 AM		6										
8:30 AM										*		
9:00 AM		7										
9:30 AM												
10:00 AM		8										
10:30 AM												
11:00 AM		9										
11:30 AM												
12:00 PM	2											
12:30 PM												
1:00 PM		11										
1:30 PM												
2:00 PM		12										
2:30 PM									35			
3:00 PM		13			24					37		
3:30 PM												
4:00 PM		14										
4:30 PM												
5:00 PM	3					27	29		36			
5:30 PM												
6:00 PM		16		22								
6:30 PM												
7:00 PM		17			25							
7:30 PM												
8:00 PM		18										
8:30 PM												
9:00 PM		19	20									
9:30 PM												40

Anmerkungen Tag 9 - (Mebendazol-Blitz-Tag)	
1, 2, 3	Frühstück, Mittag, Abendbrot
4-19	wenigstens acht CD-Dosen über den Tag, besser mehr, mindestens 30 bis 60 Minuten Abstand zum Essen
20	CD-Bad am Tagesende
21, 22	Einlauf am Morgen (optional) und am Abend (Pflicht)
23-25	drei Dosen Meerwasser, mindestens fünf Minuten Abstand zum CD
26-29	Diatomeenerde sowie Lepidium latifolium zum Frühstück und Abendbrot
34	Dosis 1 kleine Kinder: 200 mg zum Frühstück Dosis 1 Jugendliche/Erwachsene: 500 mg zum Frühstück
35	Dosis 2 kleine Kinder: 200 mg zum Mittagbrot Dosis 2 Jugendliche/Erwachsene: Keine
36	Dosis 3 kleine Kinder: 100 mg zum Abendbrot Dosis 3 Jugendliche/Erwachsene: Keine
40	Probiotikum am Tagesende

Tag 10

Zeit	Mahlzeit	CD/CDL/CDH	CD-/CDL-/CDH-Bad	CD-/CDL-/CDH-Einlauf	Meerwasser	Diatomeenerde	Lepidium latifolium (Rompepiedras/RP)	Pyrantelpamoat	Mebendazol	Rizinusöl	Neem	Probiotikum
6:00 AM		4		21	23							
6:30 AM												
7:00 AM		5										
7:30 AM	1					26	28				38	
8:00 AM		6										
8:30 AM												
9:00 AM		7										
9:30 AM												
10:00 AM		8										
10:30 AM												
11:00 AM		9										
11:30 AM												
12:00 PM	2											
12:30 PM												
1:00 PM		11										
1:30 PM												
2:00 PM		12										
2:30 PM												
3:00 PM		13			24							
3:30 PM												
4:00 PM		14										
4:30 PM												
5:00 PM	3					27	29				39	
5:30 PM												
6:00 PM		16		22								
6:30 PM												
7:00 PM		17			25							
7:30 PM												
8:00 PM		18										
8:30 PM												
9:00 PM		19	20									
9:30 PM												40

Anmerkungen Tag 10	
1, 2, 3	Frühstück, Mittag, Abendbrot
4-19	wenigstens acht CD-Dosen über den Tag, besser mehr, mindestens 30 bis 60 Minuten Abstand zum Essen
20	CD-Bad am Tagesende
21, 22	Einlauf am Morgen (optional) und am Abend (Pflicht)
23-25	drei Dosen Meerwasser, mindestens fünf Minuten Abstand zum CD
26-29	Diatomeenerde sowie Lepidium latifolium zum Frühstück und Abendbrot
38, 39	Beginnen Sie, Neem-Kapseln zum Frühstück und Abendbrot. Wenn Sie Tee verwenden: vier Dosen über den Tag verteilt.
40	Probiotikum am Tagesende

Tag 11

Zeit	Mahlzeit	CD/CDL/CDH	CD-/CDL-/CDH-Bad	CD-/CDL-/CDH-Einlauf	Meerwasser	Diatomeenerde	Lepidium latifolium (Rompepiedras/RP)	Pyrantelpamoat	Mebendazol	Rizinusöl	Neem	Probiotikum
6:00 AM		4		21	23							
6:30 AM												
7:00 AM		5										
7:30 AM	1					26	28				38	
8:00 AM		6										
8:30 AM												
9:00 AM		7										
9:30 AM												
10:00 AM		8										
10:30 AM												
11:00 AM		9										
11:30 AM												
12:00 PM	2											
12:30 PM												
1:00 PM		11										
1:30 PM												
2:00 PM		12										
2:30 PM												
3:00 PM		13			24							
3:30 PM												
4:00 PM		14										
4:30 PM												
5:00 PM	3					27	29				39	
5:30 PM												
6:00 PM		16		22								
6:30 PM												
7:00 PM		17			25							
7:30 PM												
8:00 PM		18										
8:30 PM												
9:00 PM		19	20									
9:30 PM												40

Anmerkungen Tag 11	
1, 2, 3	Frühstück, Mittag, Abendbrot
4-19	wenigstens acht CD-Dosen über den Tag, besser mehr, mindestens 30 bis 60 Minuten Abstand zum Essen
20	CD-Bad am Tagesende
21, 22	Einlauf am Morgen (optional) und am Abend (Pflicht)
23-25	drei Dosen Meerwasser, mindestens fünf Minuten Abstand zum CD
26-29	Diatomeenerde sowie Lepidium latifolium zum Frühstück und Abendbrot
38, 39	Neem-Kapseln zum Frühstück und Abendbrot. Wenn Sie Tee verwenden: vier Dosen über den Tag verteilt.
40	Probiotikum am Tagesende

Tag 12

Zeit	Mahlzeit	CD/CDL/CDH	CD-/CDL-/CDH-Bad	CD-/CDL-/CDH-Einlauf	Meerwasser	Diatomeenerde	Lepidium latifolium (Rompepiedras/RP)	Pyrantelpamoat	Mebendazol	Rizinusöl	Neem	Probiotikum
6:00 AM		4		21	23							
6:30 AM												
7:00 AM		5										
7:30 AM	1					26	28				38	
8:00 AM		6										
8:30 AM										*		
9:00 AM		7										
9:30 AM												
10:00 AM		8										
10:30 AM												
11:00 AM		9										
11:30 AM												
12:00 PM	2											
12:30 PM												
1:00 PM		11										
1:30 PM												
2:00 PM		12										
2:30 PM												
3:00 PM		13			24					37		
3:30 PM												
4:00 PM		14										
4:30 PM												
5:00 PM	3					27	29				39	
5:30 PM												
6:00 PM		16		22								
6:30 PM												
7:00 PM		17			25							
7:30 PM												
8:00 PM		18										
8:30 PM												
9:00 PM		19	20									
9:30 PM												40

Anmerkungen Tag 12	
1, 2, 3	Frühstück, Mittag, Abendbrot
4-19	wenigstens acht CD-Dosen über den Tag, besser mehr, mindestens 30 bis 60 Minuten Abstand zum Essen
20	CD-Bad am Tagesende
21, 22	Einlauf am Morgen (optional) und am Abend (Pflicht)
23-25	drei Dosen Meerwasser, mindestens fünf Minuten Abstand zum CD
26-29	Diatomeenerde sowie Lepidium latifolium zum Frühstück und Abendbrot
*37	Rizinusöl eine Stunde nach dem Frühstück oder direkt nach der Heimkehr aus der Schule
38, 39	Neem-Kapseln zum Frühstück und Abendbrot. Wenn Sie Tee verwenden: vier Dosen über den Tag verteilt.
40	Probiotikum am Tagesende

Tag 13

Zeit	Mahlzeit	CD/CDL/CDH	CD-/CDL-/CDH-Bad	CD-/CDL-/CDH-Einlauf	Meerwasser	Diatomeenerde	Lepidium latifolium (Rompepiedras/RP)	Pyrantelpamoat	Mebendazol	Rizinusöl	Neem	Probiotikum
6:00 AM		4		21	23							
6:30 AM												
7:00 AM		5										
7:30 AM	1					26	28				38	
8:00 AM		6										
8:30 AM												
9:00 AM		7										
9:30 AM												
10:00 AM		8										
10:30 AM												
11:00 AM		9										
11:30 AM												
12:00 PM	2											
12:30 PM												
1:00 PM		11										
1:30 PM												
2:00 PM		12										
2:30 PM												
3:00 PM		13			24							
3:30 PM												
4:00 PM		14										
4:30 PM												
5:00 PM	3					27	29				39	
5:30 PM												
6:00 PM		16		22								
6:30 PM												
7:00 PM		17			25							
7:30 PM												
8:00 PM		18										
8:30 PM												
9:00 PM		19	20									
9:30 PM												40

Anmerkungen Tag 13	
1, 2, 3	Frühstück, Mittag, Abendbrot
4-19	wenigstens acht CD-Dosen über den Tag, besser mehr, mindestens 30 bis 60 Minuten Abstand zum Essen
20	CD-Bad am Tagesende
21, 22	Einlauf am Morgen (optional) und am Abend (Pflicht)
23-25	drei Dosen Meerwasser, mindestens fünf Minuten Abstand zum CD
26-29	Diatomeenerde sowie Lepidium latifolium zum Frühstück und Abendbrot
38, 39	Neem-Kapseln zum Frühstück und Abendbrot. Wenn Sie Tee verwenden: vier Dosen über den Tag verteilt.
40	Probiotikum am Tagesende

Tag 14

Zeit	Mahlzeit	CD/CDL/CDH	CD-/CDL-/CDH-Bad	CD-/CDL-/CDH-Einlauf	Meerwasser	Diatomeenerde	Lepidium latifolium (Rompepiedras/RP)	Pyrantelpamoat	Mebendazol	Rizinusöl	Neem	Probiotikum
6:00 AM		4		21	23							
6:30 AM												
7:00 AM		5										
7:30 AM	1					26	28				38	
8:00 AM		6										
8:30 AM												
9:00 AM		7										
9:30 AM												
10:00 AM		8										
10:30 AM												
11:00 AM		9										
11:30 AM												
12:00 PM	2											
12:30 PM												
1:00 PM		11										
1:30 PM												
2:00 PM		12										
2:30 PM												
3:00 PM		13			24							
3:30 PM												
4:00 PM		14										
4:30 PM												
5:00 PM	3					27	29				39	
5:30 PM												
6:00 PM		16		22								
6:30 PM												
7:00 PM		17			25							
7:30 PM												
8:00 PM		18										
8:30 PM												
9:00 PM		19	20									
9:30 PM												40

Anmerkungen Tag 14	
1, 2, 3	Frühstück, Mittag, Abendbrot
4-19	wenigstens acht CD-Dosen über den Tag, besser mehr, mindestens 30 bis 60 Minuten Abstand zum Essen
20	CD-Bad am Tagesende
21, 22	Einlauf am Morgen (optional) und am Abend (Pflicht)
23-25	drei Dosen Meerwasser, mindestens fünf Minuten Abstand zum CD
26-29	Diatomeenerde sowie Lepidium latifolium zum Frühstück und Abendbrot
38, 39	Neem-Kapseln zum Frühstück und Abendbrot. Wenn Sie Tee verwenden: vier Dosen über den Tag verteilt.
40	Probiotikum am Tagesende

Tag 15

Zeit	Mahlzeit	CD/CDL/CDH	CD-/CDL-/CDH-Bad	CD-/CDL-/CDH-Einlauf	Meerwasser	Diatomeenerde	Lepidium latifolium (Rompepiedras/RP)	Pyrantelpamoat	Mebendazol	Rizinusöl	Neem	Probiotikum
6:00 AM		4		21	23							
6:30 AM												
7:00 AM		5										
7:30 AM	1					26	28				38	
8:00 AM		6										
8:30 AM										*		
9:00 AM		7										
9:30 AM												
10:00 AM		8										
10:30 AM												
11:00 AM		9										
11:30 AM												
12:00 PM	2											
12:30 PM												
1:00 PM		11										
1:30 PM												
2:00 PM		12										
2:30 PM												
3:00 PM		13			24					37		
3:30 PM												
4:00 PM		14										
4:30 PM												
5:00 PM	3					27	29				39	
5:30 PM												
6:00 PM		16		22								
6:30 PM												
7:00 PM		17			25							
7:30 PM												
8:00 PM		18										
8:30 PM												
9:00 PM		19	20									
9:30 PM												40

Anmerkungen Tag 15	
1, 2, 3	Frühstück, Mittag, Abendbrot
4-19	wenigstens acht CD-Dosen über den Tag, besser mehr, mindestens 30 bis 60 Minuten Abstand zum Essen
20	CD-Bad am Tagesende
21, 22	Einlauf am Morgen (optional) und am Abend (Pflicht)
23-25	drei Dosen Meerwasser, mindestens fünf Minuten Abstand zum CD
26-29	Diatomeenerde sowie Lepidium latifolium zum Frühstück und Abendbrot
*37	Rizinusöl eine Stunde nach dem Frühstück oder direkt nach der Heimkehr aus der Schule
38, 39	Beginnen Sie, Neem-Kapseln zum Frühstück und Abendbrot. Wenn Sie Tee verwenden: vier Dosen über den Tag verteilt.
40	Probiotikum am Tagesende

Tag 16

Zeit	Mahlzeit	CD/CDL/CDH	CD-/CDL-/CDH-Bad	CD-/CDL-/CDH-Einlauf	Meerwasser	Diatomeenerde	Lepidium latifolium (Rompepiedras/RP)	Pyrantelpamoat	Mebendazol	Rizinusöl	Neem	Probiotikum
6:00 AM		4		21	23							
6:30 AM												
7:00 AM		5										
7:30 AM	1					26	28				38	
8:00 AM		6										
8:30 AM												
9:00 AM		7										
9:30 AM												
10:00 AM		8										
10:30 AM												
11:00 AM		9										
11:30 AM												
12:00 PM	2											
12:30 PM												
1:00 PM		11										
1:30 PM												
2:00 PM		12										
2:30 PM												
3:00 PM		13			24							
3:30 PM												
4:00 PM		14										
4:30 PM												
5:00 PM	3					27	29				39	
5:30 PM												
6:00 PM		16		22								
6:30 PM												
7:00 PM		17			25							
7:30 PM												
8:00 PM		18										
8:30 PM												
9:00 PM		19	20									
9:30 PM												40

Anmerkungen Tag 16	
1, 2, 3	Frühstück, Mittag, Abendbrot
4-19	wenigstens acht CD-Dosen über den Tag, besser mehr, mindestens 30 bis 60 Minuten Abstand zum Essen
20	CD-Bad am Tagesende
21, 22	Einlauf am Morgen (optional) und am Abend (Pflicht)
23-25	drei Dosen Meerwasser, mindestens fünf Minuten Abstand zum CD
26-29	Diatomeenerde sowie Lepidium latifolium zum Frühstück und Abendbrot
38, 39	Neem-Kapseln zum Frühstück und Abendbrot. Wenn Sie Tee verwenden: vier Dosen über den Tag verteilt.
40	Probiotikum am Tagesende

Tag 17

Zeit	Mahlzeit	CD/CDL/CDH	CD-/CDL-/CDH-Bad	CD-/CDL-/CDH-Einlauf	Meerwasser	Diatomeenerde	Lepidium latifolium (Rompepiedras/RP)	Pyrantelpamoat	Mebendazol	Rizinusöl	Neem	Probiotikum
6:00 AM		4		21	23							
6:30 AM												
7:00 AM		5										
7:30 AM	1					26	28				38	
8:00 AM		6										
8:30 AM												
9:00 AM		7										
9:30 AM												
10:00 AM		8										
10:30 AM												
11:00 AM		9										
11:30 AM												
12:00 PM	2											
12:30 PM												
1:00 PM		11										
1:30 PM												
2:00 PM		12										
2:30 PM												
3:00 PM		13			24							
3:30 PM												
4:00 PM		14										
4:30 PM												
5:00 PM	3					27	29				39	
5:30 PM												
6:00 PM		16		22								
6:30 PM												
7:00 PM		17			25							
7:30 PM												
8:00 PM		18										
8:30 PM												
9:00 PM		19	20									
9:30 PM												40

Anmerkungen Tag 17	
1, 2, 3	Frühstück, Mittag, Abendbrot
4-19	wenigstens acht CD-Dosen über den Tag, besser mehr, mindestens 30 bis 60 Minuten Abstand zum Essen
20	CD-Bad am Tagesende
21, 22	Einlauf am Morgen (optional) und am Abend (Pflicht)
23-25	drei Dosen Meerwasser, mindestens fünf Minuten Abstand zum CD
26-29	Diatomeenerde sowie Lepidium latifolium zum Frühstück und Abendbrot
38, 39	Neem-Kapseln zum Frühstück und Abendbrot. Wenn Sie Tee verwenden: vier Dosen über den Tag verteilt.
40	Probiotikum am Tagesende

Tag 18

Zeit	Mahlzeit	CD/CDL/CDH	CD-/CDL-/CDH-Bad	CD-/CDL-/CDH-Einlauf	Meerwasser	Diatomeenerde	Lepidium latifolium (Rompepiedras/RP)	Pyrantelpamoat	Mebendazol	Rizinusöl	Neem	Probiotikum
6:00 AM		4		21	23							
6:30 AM												
7:00 AM		5										
7:30 AM	1					26	28				38	
8:00 AM		6										
8:30 AM										*		
9:00 AM		7										
9:30 AM												
10:00 AM		8										
10:30 AM												
11:00 AM		9										
11:30 AM												
12:00 PM	2											
12:30 PM												
1:00 PM		11										
1:30 PM												
2:00 PM		12										
2:30 PM												
3:00 PM		13			24					37		
3:30 PM												
4:00 PM		14										
4:30 PM												
5:00 PM	3					27	29				39	
5:30 PM												
6:00 PM		16		22								
6:30 PM												
7:00 PM		17			25							
7:30 PM												
8:00 PM		18										
8:30 PM												
9:00 PM		19	20									
9:30 PM												40

Anmerkungen Tag 18	
1, 2, 3	Frühstück, Mittag, Abendbrot
4-19	wenigstens acht CD-Dosen über den Tag, besser mehr, mindestens 30 bis 60 Minuten Abstand zum Essen
20	CD-Bad am Tagesende
21, 22	Einlauf am Morgen (optional) und am Abend (Pflicht)
23-25	drei Dosen Meerwasser, mindestens fünf Minuten Abstand zum CD
26-29	Diatomeenerde sowie Lepidium latifolium zum Frühstück und Abendbrot
*37	Rizinusöl eine Stunde nach dem Frühstück oder direkt nach der Heimkehr aus der Schule
38, 39	Beginnen Sie, Neem-Kapseln zum Frühstück und Abendbrot. Wenn Sie Tee verwenden: vier Dosen über den Tag verteilt.
40	Probiotikum am Tagesende

Freie Tage des Parasiten-Protokolls

Tag 19 bis zum nächsten Tag 0 sind „freie Tage“, an denen Sie die Parasiten-Medikamente und Kräuter unterbrechen. Hier eine einfache Tabelle, die illustriert, was Sie während der „freien“ Zeit fortsetzen und was nicht.

Fortsetzen:
CD/CDL/CDH-Dosen
CD/CDL/CDH-Bäder
CD/CDL/CDH-Einläufe
Meerwasser
Probiotikum

Stoppen:
Diatomeenerde
Lepidium latifolium
Pyrantelpamoat (Combantrin®)
Mebendazol
Neem
Rizinusöl

Dies stellt natürlich einen hypothetischen Fall dar. Ihre Situation kann andere Arznei- oder Ergänzungsmittel verlangen

Das Aufspüren von Parasiten im Stuhl

Es ist notwendig, mittels direkter Überwachung des Stuhls die Würmer zu finden. Benutzen Sie dafür eine Plastikschüssel mit nicht übermäßig großem Durchmesser sowie einen Stock zur Untersuchung.

Anmerkung der Autorin: Eine der Mütter aus unserem Forum hat einen Leitfaden für den Umgang mit dem Stuhl ihres Kindes zur Identifikation der Parasiten aufgestellt. Sie nannte ihn „Alles, was du über das Durchsehen von Kot wissen wolltest“.

Hier sind ihre Vorschläge:

Zubehör:

- Gummihandschuhe
- Pappteller
- Plastikgabel (Plastikspieße, Essstäbchen)
- Stift
- Centstück
- Toiletteneinsatz

Ich benutze gern einen Toiletteneinsatz aus Plastik als Auffanghilfe, der unter der Toilettenbrille platziert wird und den Stuhl auffängt, ehe er ins Wasser plumpst. Die meisten Drogerien führen Stuhlprobenröhrchen und Einsätze für Sitzbäder, unter dem Begriff „Specimen Collection Hut“ auch bei Amazon.com erhältlich.

Das Sammeln:

Wenn mein Kind auf die Toilette geht, wird das ganze Geschäft im Toiletteneinsatz gesammelt. Nachdem ich mein Kind sauber gemacht und versorgt habe, nehme ich den Einsatz von der Toilette und lege die Stuhlprobe mit einer Plastikgabel auf den Pappteller. Ich suche alles von Interesse heraus und befördere es mit meiner Plastikgabel auf einen sauberen Teller. Alles andere spüle ich in der Toilette weg und entsorge den schmutzigen Pappteller. Zu dem verdächtigen Wurm auf dem sauberen Teller gebe ich etwas Wasser und schwenke ihn hin und her, um ihn zu säubern. Dann kommt er auf einen dritten Papteller, damit ich ein klares Bild bekomme. Ich notiere Datum und die Initialen der Person, die den Wurm ausgeschieden hat, auf dem Teller. Solltest du Hilfe benötigen, um den Wurm zu identifizieren, leg das Centstück als Größenmaßstab neben den Wurm, mach ein Foto und maile es an kerri@cdautism.org. (Kerri sammelt die Fotos zur Dokumentation, also schickt ihr die Wurmbilder.) Danach kannst du den Wurm wegspülen und Teller, Handschuhe und Gabel wegwerfen. Nun sieh nach, was dein Kind in der Zwischenzeit angestellt hat.

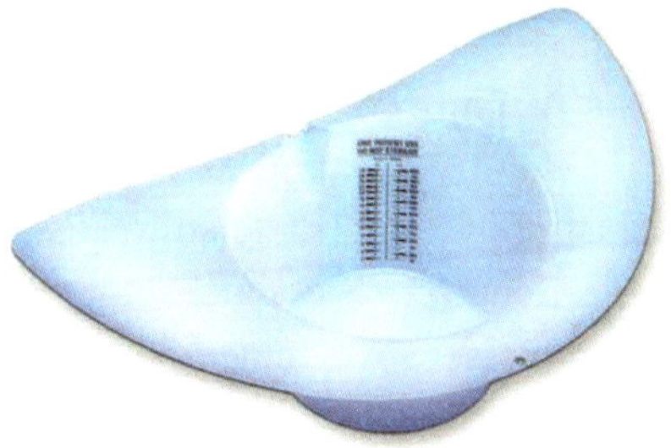

Säubern:

Verwenden Sie HEIßES Wasser (60 Grad Celsius/140 Grad Fahrenheit) und sterilisieren Sie mit 96%igem Kornbrandwein (180 Proof Everclear).

Mikroskop

Es ist von großem Vorteil, ein Mikroskop für die Analyse zu haben. Denn damit ist man in der Lage, die kleinen Parasiten, die im Blut erscheinen, und ebenso die Eier und Larven im Stuhl zu erkennen. Auf diese Weise können wir präziser bestimmen, ob die Anzahl der Parasiten abnimmt. Ein einfaches, für diesen Zweck ausreichendes Mikroskop kostet ungefähr 100 Dollar [74 Euro]. Die einfachste Methode, Ihren Fund zu bestimmen, ist der Vergleich mit Abbildungen bei Google. So erhalten Sie verschiedene Beispiele, die Sie auch vergrößern können, mehrere Ansichten, Blickwinkel, als wenn Sie ein Lehrbuch zur Hand nehmen.

Einläufe mit Gummiballspritze (auch „Implantat“ genannt)

Diese Einläufe mit Gummiballspritze wirken vorbeugend gegen Jucken am Po, verursacht durch Madenwürmer, nächtliches Aufwachen und anderes. Sie können eine Gummiballspritze oder kleine Klistierspritze mit einer Lösung von 50 mg Mebendazol in 10-15 ml Wasser für kleine Kinder verwenden. Für größere Kinder, Jugendliche und Erwachsene 100 mg Mebendazol in 15-20 ml Wasser. Am besten führen Sie die Arznei mit dem Wasser unmittelbar vor der Schlafenszeit ein und halten dies über Nacht. Wenn Sie ein „Implantat“ verwenden, ist ein Einlauf am Morgen Pflicht.

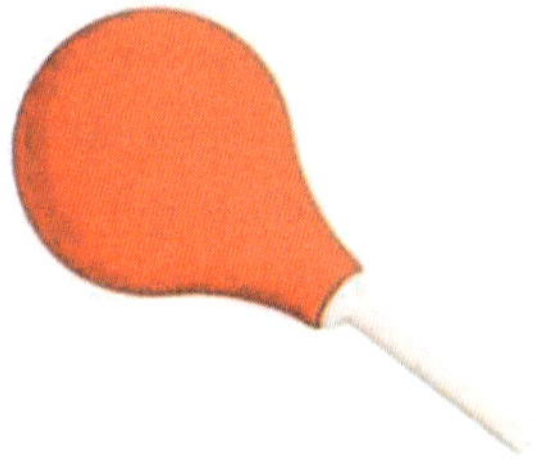

Nun haben wir es mit 100 mg Mebendazol in 20 ml Wasser gemacht. Direkt vor dem Zubettgehen, und er behielt es drin. Am nächsten Tag kamen Tonnen von Würmern raus! Und noch besser ist, dass er anfing, Lieder mit einer Melodie zu singen – drei unterschiedliche Lieder in den vergangenen zwei Tagen. Und er zählt ausgesprochen zielgerichtet mit den Fingern! Sein Helfer in der Schule sagte, dass er heute super war – keine Verhaltensauffälligkeiten, sehr konzentriert, bessere Sprachdeutlichkeit und mehr soziales Interesse.

Die Wurmflüstererin

Die folgenden goldenen Worte sind von einer Mama, die sich den Spitznamen Wurmflüstererin verdient hat – obwohl ihre Fähigkeit, Parasiten zu vernichten, den Namen Wurmninja passender erscheinen lässt. Durch ihre Hingabe und ihren Eifer verbesserte sie nicht nur die Lebensqualität ihres Sohnes, sondern auch die zahlloser anderer Kinder, die das waren, was sie „extreme Fälle“ nennt. Die hier vorgestellten Informationen könnten für ältere/aggressive Kinder die entscheidende Wendung bringen, ob sie bei ihren Familien zu Hause leben können oder in eine Pflegeeinrichtung müssen, weil ihre Familien ihnen nicht mehr die nötige Fürsorge geben können. Vielen Dank Robin, dass du ein Pionier bist und nie aufgegeben hast. Danke, dass du den Mumm, das Fachwissen und die Großzügigkeit besitzt, uns all das mitzuteilen, was du in Erfahrung gebracht hast.

Extreme Fälle von Robin Goffe

Dieser Abschnitt ist für ältere Kinder, die sich selbst verletzen können, die brutal, destruktiv, körperlich aggressiv sein können und ein hohes Risiko darstellen und oder bettlägerisch sind.

Einige Familien haben Kinder, die zu Beginn der ersten Behandlung schon etwas älter sind. Mein Sohn war 18 Jahre alt. Wir nennen uns selbst die „letzte Chance"-Gruppe. Wir sagen das so, weil unsere Kinder ihr gesamtes Leben ohne unser Wissen befallen gelebt haben. Unsere Kinder lebten als glückliche, relativ leicht handhabbare, lernbehinderte Kinder: leicht nervig mit ihrem „Scripting" von Filmdialogen oder ihrer Vorliebe für Disneyfilme, Karten oder wenig bekannte Dinge. Sie waren meistens freudlos, aber es war sehr leicht, sich um sie zu kümmern. Allerdings nahmen die Dinge mit den Hormonen in den Jugendjahren eine düstere Wendung. Vielleicht haben wir ihren Mangel an Freunden der neuentdeckten Abgeschiedenheit zugeschrieben. Sie passten einfach nicht rein, und wir hatten keine Ahnung, dass sich etwas anderes zusammenbraute. Die Hormone in ihnen fingen an, einen erbitterten Krieg mit den Parasiten zu führen, und die Folgen sollten wir bald zu spüren bekommen. Ihre geistige Verfassung verschlechterte sich beträchtlich. Wir waren mit groß gewachsenen, starken Kindern konfrontiert, die psychisch krank, gewalttätig, destruktiv sind und sich selbst verletzen. Einige wurden sogar so krank, dass sie im Bett bleiben mussten.

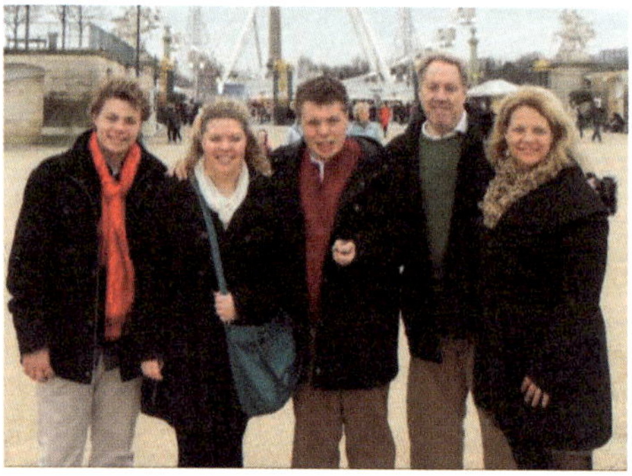

Familie Goffe

Unsere „letzte Chance" ist eine Gelegenheit, noch EINE WEITERE SACHE auszuprobieren, ehe wir sie in ein Heim schicken, sie weggeben – zu ihrer eigenen Sicherheit und die ihrer Familien.

Was ich Ihnen hier mitteile, habe, ist einzigartig in der in diesem Buch ausgeführten Standardbehandlung.

Es ist eine aggressivere Behandlung – weil es notwendig ist. Unsere Kinder sind derart befallen, dass es erschütternd ist, davon zu berichten, was wir herausfanden. Es gibt viel zu tun, aber wir haben eine Methode. Sie ist zeitraubend und aufwändig. Aber ich möchte Ihnen erläutern, was wir unternahmen, um aus unserem aggressiven, sich selbst verletzenden, zerstörerischen Sohn einen jungen Mann zu machen, der seine Ruhe wiedergewann, seine Sprache, sein Verständnis und Denken, und der vor allem bei uns zu Hause bleiben konnte. Mit fortgesetzter Behandlung hat er Hoffnung auf eine Zukunft, vielleicht eine Arbeit und sogar eine eigene Familie.

Die Behandlung für ein älteres Kind – insbesondere ein aggressives, sich selbst verletzendes, gewalttätiges und destruktives – startet „low and slow" [niedrig beginnen, langsam steigern].

ein Tag = ein Tropfen

Ich führte ein sehr detailliertes Tagebuch und erzähle Ihnen einfach, was wir taten, was wirkte und was nicht, was ich von anderen erfuhr, das bei ihnen ebenfalls wirkte. Ich bin keine Ärztin und keine Apothekerin. Ich bin eine Mutter, die ihren Sohn liebt. Und sein Wohlbefinden war mein Hauptanliegen. Mein einziges Ziel bestand darin, ihn von den Parasiten zu befreien. Ich ahnte nicht, dass all das, was ich während der neun Monate lernte, indem ich durch den Stuhl meines Sohnes wühlte, mir den Spitznamen „Würmflüstererin" einbringen würde. Obwohl es Darmparasiten schon länger gibt als Menschen und sie lebenslang im Menschen leben können, können sie auch vollkommen unentdeckt bleiben. Ich war bereit, einen Krieg gegen sie anzuzetteln. Bis zum Anfang des neunten Monats unserer Behandlung hatte ich geschätzt 16 Kilogramm solide Parasiten herausgeholt und untersucht. Schwer zu glauben? 80 Prozent habe ich fotografiert. Allein aus den letzten zwei Monaten habe ich drei Kilogramm in Gläsern, und beim Druck dieses Buches wird ihre aufsummierte Länge 200 Fuß [61 Meter] betragen. In keinem Unterrichtszimmer der Welt kann gelehrt werden, was ich Tag für Tag mit Gummihandschuhen und Krankenhausmaske in meinem Bad lernte. Ich hatte einen Ventilator an, um den Gestank zu ertragen, und bis zur dritten Woche war mein Würgreflex unter Kontrolle.

Ich untersuchte die Parasiten, die Einzelteile. Wie starben sie? Was spürte mein Sohn dabei? War er gewalttätig? In Schweiß gebadet? Schlug er sich wegen des Schmerzes der herumwandernden Parasiten, die ihn von innen her quälten, auf die Beine? Ich musste diese Würmer eliminieren, abtöten, damit sie meinem Sohn keine Schmerzen bereiten könnten. Nur da wusste ich noch nicht, mit was für Monstern ich es würde aufnehmen müssen.

Im März 2013 fingen wir an, unserem Sohn den ersten Tropfen Chlordioxid zu geben. Was Eltern von ausgewachsenen Kindern am meisten fürchten, ist der Einlauf. Es ist einfach nichts, womit die meisten von uns gewohnheitsmäßig aufgewachsen sind. Aber mein Mann und ich wussten, dass es sinnvoll und notwendig war. In unseren Kindern stecken Gifte, die rausgespült werden müssen, und der Darm ist der Weg nach draußen. Also erklärten wir unserem schwer autistischen Kind schon am allerersten Tag und den allerersten Tropfen, dass wir seinem Bauch helfen würden, sich besser zu fühlen. Zu jener Zeit war unser Sohn so schwer regressiv, dass ich ihn eigentlich am besten als nichtmenschlich beschreiben kann. Er sprach nicht mehr, konnte nicht auf uns reagieren, antwortete nicht mehr, wenn er nach seinem Namen gefragt wurde, und konnte auch nicht mehr den Speichel im Mund halten. Er lief mit 25 Zentimeter langem Sabber am Mund umher. Er aß wie ein Tier, wobei er uns zornig anstarrte. Er war oft gewalttätig, sprang auf Autos und beulte sie ein, trat gegen Zäune, zerstörte Eigentum.

Das war das Kind, dem wir Einläufe geben würden. Wenn wir das können, kann es jeder.

Jeden Tag steigerten wir um einen Tropfen: zwei Tropfen am zweiten Tag, drei am dritten und so weiter. Er war gereizt und müde. Wir gingen wie üblich spazieren, um seine Aggressionen abzubauen. Aber am siebten Tag fing seine Nase zu laufen an, und er war ziemlich erschöpft. Wir waren sehr glücklich, denn wir wussten, dass das ein Anzeichen war, auf das man achten sollte: Das Immunsystem arbeitete und wirkte wieder. Er schlief etwa 15 Stunden lang, und wir weckten ihn für seine stündliche Dosis. Am nächsten Morgen fanden sich ungefähr 25 weiße, haarige, dünne Objekte in seinem Stuhl. Wir wussten, es sind Würmer, und hatten unsere Antwort. Nach drei Wochen fingen wir an, 10 bis 15 Zentimeter lange Parasiten in allen Formen und Größen zu sehen. Dennoch setzte sich seine Aggression fort. An dem Punkt fand ich heraus, dass wir ein POWS (Pissed Off Worm Syndrome, deutsch: Syndrom verärgerter Würmer) erlebten. Wir waren zu dem Zeitpunkt bei 13 Tropfen, und während wir die kleineren Parasiten abtöteten, ärgerten wir die größeren bloß. Parasiten mögen keine Störungen ihrer Umgebung, und folglich bereiten sie ihrem Wirt Qualen. Parasiten scheiden Ammoniak (was möglicherweise zu Hyperammonämie und Krampfanfällen führt), Morphin sowie eine Meth-ähnliche Substanz aus. Wenn diese Gifte in den Körper gelangen, können sie auch Wut und Aggressionen hervorrufen. Während solcher Ausraster gingen bei uns viele Habseligkeiten zu Bruch. Wir hörten auf, materiellen Dingen eine große Bedeutung beizumessen.

An dem Punkt erfuhren wir vom doppelten Dosieren. Also auch wenn unser Sohn zwei Tropfen pro Stunde erhielt, erhöhten wir auf vier Tropfen, wenn wir gesteigerte Aggression, Zwangsstörung oder sich selbst verletzendes Verhalten beobachteten (Erläuterung des doppelt Dosierens auf Seite 146). Wenn er sich nicht beruhigte, gaben wir ihm eine weitere Dosis von vier Tropfen. Das war der perfekte Gegenangriff auf die Parasiten. Innerhalb weniger Minuten ebbte die

Aggression ab. Sein gerötetes Gesicht und die wilden Augen gingen zurück, und wir hatten eine weitere Hürde genommen.

In den folgenden Monaten wendeten wir die Doppel-Dosis-Methode Dutzende und Aberdutzende Male an. Und sie half ungemein, die von den Parasiten verursachten Aggressionen zu drosseln.

In der dritten Behandlungswoche waren wir in Sorge wegen der Nacht, wenn unser Sohn keine Dosen erhielt. Deshalb stellte unsere Familie einen Dosierplan auf, der zusätzliche CD-Gaben um Mitternacht, 2:00 Uhr und 4:00 Uhr beinhaltete und stündliche Dosen von 6:00 bis 22:00 Uhr. Nicht nur mein Mann und ich teilten uns den Plan, auch die Brüder unsere Sohnes stellten sich den Wecker, wenn sie an der Reihe waren, so dass wir unseren Schlafmangel rotieren ließen.

Im zweiten Monat bemerkte wir, dass sich das Verhalten unseres Sohnes zu Vollmond und auch Neumond veränderte. Das Standardprotokoll sieht Mebendazol zur Vollmondzeit vor. Mit älteren und aggressiveren Kinder hatten wir auch Erfolg mit Mebendazol zur Neumondphase. Diese kleinen Mebendazol-Gänge brachten ab vier Tage vor Voll- und Neumond täglich fünf bis sechs kürzere Ausbrüche. Wir erachteten es ebenfalls als notwendig an, früher in die Mondphase zu starten als bei jüngeren Kindern, weil der Befall größer war, die Parasitenbewegungen früher auftraten und schneller für Verhaltensauffälligkeiten sorgten.

Bei einem Kind, das Aggressionen hat, dürfen die Eltern nicht vergessen, dass das durch die Parasiten bedingt ist. Während der Behandlung werden Sie eine Vielzahl von Verhalten beobachten, die durch die Parasiten ausgelöst werden, die ihre Umwelt – das heißt den Wirt – kontrollieren wollen. Wir fanden, dass das Verkürzen der Abstände zwischen den Dosen die Gewalt und Aggression abschwächte. Es ist schwierig mit einem in Raserei versunkenen Kind. Sie fühlen sich verletzt und betrogen – das waren auch unsere ständigen Empfindungen. Aber das geht vorüber. Es dauert etwa vier bis fünf Monate, ehe die Wutanfälle aufhören. Sie traten überall auf, auch auf der Toilette beim Versuch, die Parasiten auszuscheiden. Man braucht einen Plan. Bei uns funktionierte Musik wunderbar, ebenso Bücher lesen. Finden Sie etwas zum Ablenken, sprechen Sie beruhigend. Wir sagten unserem Sohn oft, wie sehr wir ihn lieben, rieben seinen Kopf und Rücken. Diese Herxheimer-Reaktionen könnten eventuell durch die Verwendung der neuen CD-Zubereitungsmethode namens CDH vermieden werden (weitere Informationen über CDH in Kapitel 7, ab Seite 208).

CDH: Diese neue Zubereitungsmethode ist wirklich eine große Bereicherung für die älteren Kinder gewesen, die ihre Tropfenanzahl steigern mussten. Etwa bei 20 Tropfen wird die Menge des normalen CDs unangenehm und erzeugt bei manchen Kindern Übelkeit. Mein Sohn war einer von ihnen. Ich bin davon überzeugt, dass die älteren Kinder, die schwierigen Fälle, mit der CDH-Zubereitung mehr Erfolg haben werden, die entsprechend höheren Dosierungen zu erreichen, die nötig sind, um die größeren Parasiten auszutreiben. Ich glaube, die erforderliche Dosis für viele der älteren Kinder mit Aggression, Gewalt, SVV und Zerstörung liegt zwischen 75 und 100 Milliliter CDH täglich. Diese Menge könnte mit der benötigten Spannung in Verbindung stehen, mit der die Mitochondrien in den weißen Blutkörperchen in der Lage sind, die Parasiten zu töten und auch die Bakterien zu vernichten. Es ist eine zweifach Aufgabe, die schnell erledigt werden muss, denn kaum dass die Parasiten tot sind, wollen die Bakterien sie auffressen. Ich habe den Zustand der Parasiten täglich gesehen und kam zu dem Ergebnis, dass wenn ich die Parasiten unvorbereitet erwischen kann, ihnen die Zeit fehlt, zurückzuschlagen und eine Herxheimer-Reaktion auszulösen. Die Bakterien kommen auch ins Spiel und müssen erledigt werden. Höhere Mengen CDH töten beide ohne viel Stirnrunzeln oder besorgten Gesichtsausdruck seitens meines Sohnes.

Stevia: Die Zugabe des Süßstoffs Stevia zu CDH schien mir angenehm, ohne die Eigenschaften oder die Wirksamkeit der Dosis zu beeinträchtigen. Das beweisen LaMotte-ClO_2-Teststreifen (siehe Siehe Anhang 6, Buch 2, für Informationen zur Benutzung der Teststreifen).

Luftbefeuchter: In den ersten Monaten ist das Befallsniveau so hoch, dass nächtliche Dosen eventuell geopfert werden müssen, um langsam damit zu beginnen, den Willen der Parasiten zu brechen. Es geht nicht darum, sie jeden Tag zu sehen, sondern langsam aber sicher ihren Willen zu brechen. Die kontinuierliche aggressive Reizung der Parasiten durch CDH wird sie töten und davon abhalten, Erfolge zu erzielen. Es gibt eine andere Art der nächtlichen Behandlung – den Luftbefeuchter. Wir füllen einen Luftbefeuchter, der eine Gallone [rund vier Liter] Wasser fasst, geben 35 Tropfen aktiviertes CD hinzu (NICHT CDH) und lassen ihn die ganze Nacht in der Nähe des Kopfes unseres Sohnes laufen. Diese Methode nutzten wir weiterhin zur Eliminierung der Parasiten.

Gewürze und Kräuter: Es ist bei unseren älteren Kindern wichtig, pausenlos daran zu arbeiten, dass der Körper die Parasiten und Pathogene loswird. Wir fanden es hilfreich, den Kindern, die Pillen schlucken können, leere Gelkapseln zu geben, die mit empfohlenen Kräutern und Gewürzen gefüllt wurden (siehe in diesem Kapitel: Weitere medizinische Pflanzen, auf Seite 284). Wir erzielten großartige Resultate mit sehr verschiedenen Kräutern – Schwarznuss, Ingwer, Weinraute, Beifuß und Schafgarbe – zwei bis vier verschiedene zu jeder Mahlzeit als giftiges Essen für die Parasiten. Begrenzen Sie Ihre Auswahl nicht auf die erwähnten – nehmt alle. Es gibt keinen Plan oder kein Muster. Verwenden Sie jede Kombination.

Darmspülungen: Fachmännische Darmspülungen sind für unsere älteren Kinder ein wichtiger Beitrag bei der Heilung und Reinigung von Parasiten gewesen. Wir begannen damit einige Monate, nachdem sich unser Sohn an die Einläufe gewöhnt hatte. Es war eine wunderbare Ergänzung, und wir versuchen, wenigstens eine Darmspülung pro Woche zu machen. Mancherorts darf man es selber machen, so brachten wir unser CDH mit und hatten großen Erfolg mit 50 bis 100 Milliliter CDH.

Unerwünschtes Verhalten begrenzen

Probiotika: Wenn Sie Probiotika verwenden, und Ihr Kind ist aggressiv oder wird aggressiv nach dem Neuanfang der Probiotika, ziehen Sie in Erwägung, sie als ersten Schritt wegzulassen. Der Befall könnte so stark sein, dass der kindliche Organismus nicht zwischen guten und bösen Bakterien zu unterscheiden vermag.

Einläufe: CD-Einläufe sollten bei älteren oder aggressiven Kindern am ersten Tag der Behandlung starten. Da sie so sehr befallen sind, ist es erforderlich, Krankheitserreger von Anfang an kontinuierlich auszuschalten. Folgen Sie den Anleitungen für Einläufe ab Seite 147.

Diatomeenerde (DE): In einigen Fällen kann DE größere Parasiten regelrecht zerfetzen, worauf diese zusätzliche Toxine in den Körper des Kindes abgeben, woraus dann wieder Herxheimer-Symptome resultieren. DE für einige Monate abzusetzen kann helfen, die Bedrängnis zu lindern und sauberer zu töten.

Salzbäder: Bisweilen schafft es der Körper nicht, die Toxine schnell genug herauszubekommen. Seien Sie vorsichtig, was das zu schnelle Töten angeht (Dosieren ohne oder mit zu wenig Einläufen). Wenn Sie Einläufe gemacht haben, aber weiterhin Schmerzen auftreten, können Sie einen großen Sack reines Pool-Salz kaufen und vier Kilogramm davon in ein heißes Bad geben. Lösen Sie das Salz, ehe das Kind eine Stunde badet und einweicht. Wenn Ihr Kind dabei schwitzt, ist das ein gutes Zeichen, da es zeigt, dass Toxine abgegeben werden.

Verwenden Sie kein Bittersalz, Denn es enthält Magnesium, und Magnesium nährt Parasiten und ebenso Biofilm. Das reine Pool-Salz ist preiswert und hilft, Toxine loszuwerden.

Löwenzahn-Tee: Dies ist ebenfalls eine unglaubliche Quelle der Entgiftung. Zu manchen Zeiten war unser Sohn ständig im Salz-Bad und trank den ganzen Tag Löwenzahn-Tee, um die aufgestauten Gifte rauszubekommen. Diesen Tee gibt es fertig von Traditional Medicinals® (www.traditionalmedicinals.com).

Tipps, was Sie während der Parasitenbeseitigung erwartet

Darmparasiten leben schon länger auf der Erde als Menschen. Ihr Plan besteht darin, einen Wirt zu finden und sich dort zu vermehren. Sie haben einen Heimvorteil, da sie im Inneren Ihres Kindes leben. Während ich mit ihnen im Krieg war, habe ich viele Dinge gelernt. Sie haben einen Plan, und den sollten wir auch haben.

Situationen, auf die wir gestoßen sind

Peetox: Wenn Sie Parasiten töten, sind diese alarmiert, weil Sie ihnen ihr freudvolles Leben rauben. Als Resultat dessen tun sie dem Wirt Dinge an, um ihren Unmut zu zeigen. Eins davon ist das Ausscheiden von Toxinen, zum Beispiel eine morphinähnliche Substanz, so dass Ihr Kind nicht mehr spürt, wenn es urinieren muss oder gerade uriniert.

Das kann natürlich zu Unfällen führen, was nicht die Schuld des Kindes ist, sondern Teil des Prozesses der Parasitenbeseitigung. Unserem 18-jährigen Sohn Erwachsenenwindeln anzuziehen, war mit das Schwierigste überhaupt. Es brach uns das Herz und fühlte sich an, als gingen wir rückwärts statt vorwärts. Allerdings war es nur vorübergehend und zum Wohle seiner Würde. Für eine Weile in Windeln zu stecken, könnte die Lösung sein, besonders wenn die Kinder zur Schule gehen. Unser Sohn trug sie circa zwei Monate. Das geht vorbei.

Sleepytox: Wenn Sie zu höheren Dosen kommen, unterstützt das CD das Immunsystem bei der Vertreibung der Parasiten. Das erfordert eine Menge Energie. Bedenken Sie, Ihr Kind ist der Wirt, und es tobt ein Krieg! Bisweilen wird Ihr Kind tagelang müde sein. Unser Sohn schlief zu Beginn seiner Behandlung fast den kompletten Sommer. Gestatten Sie Ihrem Kind die Ruhe, die es sucht. Aktuell bekommt unser Sohn am Wochenende höhere CD-Dosen, und er ist sehr müde und schläft dann auch.

Am Montagmorgen finden wir für gewöhnlich einen dicken fetten Seilwurm als Belohnung für unsere Anstrengungen. Sleepytox ist prima, weil Sie viel von Ihrer Zu-erledigen-Liste schaffen.

Verhalten/Zwangsstörung/Ticks: Manche sind beunruhigt, weil ihr Kind mit Verhalten beginnt, die es vor der Behandlung nicht zeigte, oder weil sich das Verhalten verschlimmerte. Parasiten haben einen Plan, der darin besteht, am Leben zu bleiben und sich fortzupflanzen. Sie wollen ihre Eier in den Wirt zurückkehren sehen und den Zyklus wiederholen. Sie werden demzufolge Verhalten bemerken wie Spielen mit Fäkalien, Anus und Mund berühren, Finger in anderer Leute Mund stecken. Dazu Finger und Nägel kauen, Spucken. Dies alles sind von Parasiten kontrollierte Verhaltensweisen. Nach unserer Erfahrung minimieren sich diese mit der Beseitigung der Parasiten und hören schließlich ganz auf. Auch ein Mineralienmangel kann damit verbunden sein. Wir fanden, dass die Gabe von VIEL Meerwasser hilft, diese Verhaltensweisen zu zügeln. Unser heute 19-jähriger Sohn erhält mehr als 200 ml Meerwasser pro Tag, vermischt mit 400 ml Quellwasser.

POWS (Syndrom verärgerter Parasiten): POWS zeigt sich, wenn Sie dosieren und Ihr Kind dauernd umherläuft, weinerlich und/oder unglücklich erscheint. Manchmal haben Sie die Würmer echt verärgert aber nicht getötet. Fragen Sie wegen Ihrer Sorgen immer bei Kerri nach. Aber oftmals ist die Antwort das Erhöhen der Tropfenzahl, nicht das Verringern. Sie müssen sie abtöten, nicht ärgern, sonst schlagen sie zurück.

Freizone: Diese Zeitphase kann etwa fünf bis sieben Tage vor Vollmond sein, wenn der Befall nach mindestens sechs Monaten Behandlung reduziert ist. Vielleicht können Sie einen ersten flüchtigen Blick Ihres klaren Kindes erheischen. Das ist ein guter Zeitpunkt für einen ATEC-Test.

Übermäßiges Essen: Vielfach erreichen die Kinder einen Punkt, an dem sie bemerken, dass sie gehungert haben. Die Parasiten haben sich einen Großteil der Nährstoffe genommen, was geistige Defizite verursachte. Unter Umständen essen die Kinder ohne Pause den ganzen Tag. Es ist schwer, Timing und Wirksamkeit von CD mit dem ununterbrochenen Essen zu vereinbaren. Wenn Sie dem Kind das übermäßige Essen erlauben und weiter CD geben, sterben die Parasiten, aber das CD-Niveau ist nicht hoch genug, um Herxheimer-Reaktionen zu vermeiden. Obwohl die Parasiten tot sind, reicht der CD-Level nicht, um auch die Bakterien zu vernichten, die die toten Parasiten fressen. Eine Lösung, die wir herausfanden, bestand darin, unserem Sohn mehrmals selbst gemachte Fleischbrühe mit Meerwasser zu geben. Dies hilft gegen den Nährstoffmangel, zugleich wird das übermäßige Essen reduziert, so dass das Risiko von Herxheimer-Reaktionen sinkt.

Gewichtsverlust: Unser Sohn verlor während der ersten sieben Monate der Behandlung 50 Pfund [22 kg]. Mit 90 kg bei 1,75 m Körpergröße war er übergewichtig. Für Leute, die ihn lange nicht gesehen hatten, war der Gewichtsverlust Anlass zur Sorge. Zu der Zeit schätzte ich, dass Parasiten 35 der 50 Pfund ausmachten. Sein Magen war aufgebläht, wie auch sein Gesicht. Unsere Kinder stecken voller Parasiten und Krankheitserreger (Hefe, Bakterien und so weiter), und diese können sie zunehmen oder aufgedunsen sein lassen. Heute hat unser Sohn ein für seine Größe normales Gewicht und einen flachen Bauch.

Nachtangst: Während der Nacht kann Ihr Kind Schwierigkeiten haben, sich zu beruhigen. Oder es wacht auf und schreit Ihren Namen. Es kann auch auf Nachtwanderung gehen und schlafwandlerisch zur Haustür hinausspazieren. Wir erlebten diese Dinge vor einigen Jahren, als sich der Befall unseres Sohnes steigerte. Jetzt, da wir uns dem anderen Ende der Heilung nähern, kommen etliche dieser Verhalten wieder zurück – wie beim Zurückspulen. Was auftrat, als es die Leiter abwärts ging, wiederholt sich manchmal, wenn es die Leiter Richtung Genesung hinauf geht. Unser Sohn durchlebte Trennungsangst. Dazu kam die Bestätigung, dass er wieder die Kontrolle hatte. Und diese neu gewonnene Unabhängigkeit kann beängstigend sein. An einem Punkt erreichte unser Sohn die Peetox-Phase (siehe oben). Er hatte keine Gefühle oder kein Empfinden fürs Urinieren, also bekam er Erwachsenenwindeln. Mit dem Zurückgehen des Befalls kehrte auch das normale Verhalten bei unserem Sohn zurück: nachts aufwachen und den Harndrang spüren. Wenn er dann aufstand und zum Bad ging, stoppte er plötzlich, fühlte sich womöglich verloren, hatte Angst, diese Aufgabe allein fortzusetzen. Er schrie und lief wimmernd umher. Obwohl Nachtwandern etwas Verstörendes war, empfanden wir es als notwendige Phase auf dem Weg unseres Sohnes in die Realität. Damit es ihm nachts besser ging, setzten wir den CD-Luftbefeuchter wieder ein, ebenso CD-Ohren- und Nasentropfen. Vielfach wirkte auch ein CD-Bad vor dem Schlafengehen beruhigend.

Emotionale Erblindung: Weil die toxischen Substanzen, die die Parasiten ausscheiden, wie Morphin, Ammoniak und Histamin wirken, können sie emotionale Verwirrung bei Ihrem Kind auslösen. Es könnte sich irritiert zeigen von Ihrem Lachen, Ihrem Lächeln sowie Ihrer Zuneigung. Ihr positiver und liebender persönlicher Kontakt wird eher bedrohlich oder herausfordernd wahrgenommen. Ihr Lächeln bringt Wut hervor. Jedes gesprochene Wort, einerlei wie besänftigend Sie es sprechen, erscheint Ihrem Kind wie eine feindliche Konfrontation. Das ist eine knifflige Situation für beide, Eltern und Kind, da das Kind Sie als Bedrohung wahrnimmt, vielleicht auch, als würden Sie es verhöhnen. Und Sie als Eltern fühlen sich mit Ihrer Zuneigung vor den Kopf gestoßen und zurückgewiesen. Vielfach entwickeln sich die Verhaltensweisen des Kindes zu einem Verlust von Realität und Gegenwart wie bei einem Zugekifften. Das steht alles mit der Ansammlung der Gifte und der Verteidigung der Parasiten im Zusammenhang. Denn sie wollen im Wirt verbleiben und zeigen ihren Unmut über das Unbehagen, das unsere Versuche, sie zu eliminieren, verursacht haben. Wir fanden es während dieser Zeit oft am besten, Blickkontakt und Worte zu vermeiden und eher eine Doppel-Dosis anzubieten, für eine ruhige Umgebung zu sorgen, wie Kerri es dargestellt hat. Außerdem lässt sich der Giftgehalt nach unserer Erfahrung mittels Salzbäder und Löwenzahntee absenken.

Ungeachtet der Verhaltensweisen, die durch das Parasiten-Protokoll zu Tage gefördert werden können, sind die Ergebnisse erstaunlich. Unsere Familie bekommt letztendlich ihren Sohn zurück. Ich empfehle, die Sache durchzuziehen und immer den Kurs zu halten. Wie wir wissen, verschwindet diese Art von Parasitenbefall bei immungeschwächten Kindern nicht von allein. Kinder können Würmern nicht „entwachsen“. Vielmehr werden die Würmer damit fortfahren, in den Kindern zu wachsen. Die unten abgebildeten Würmer wurden von meinem älteren Sohn ausgeschieden, indem wir die offensiven, auf ältere Kinder zugeschnittenen Veränderungen am Protokoll durchführten. Mit dem Entfernen dieser Parasiten entdecken wir die ersten Phasen der Genesung. Die Einmachgläser auf der folgenden Seite zeigen sieben Pfund [3 kg] Würmer, gesammelt in weniger als zwei Monaten.

Mit heilsamen Grüßen,

Robin

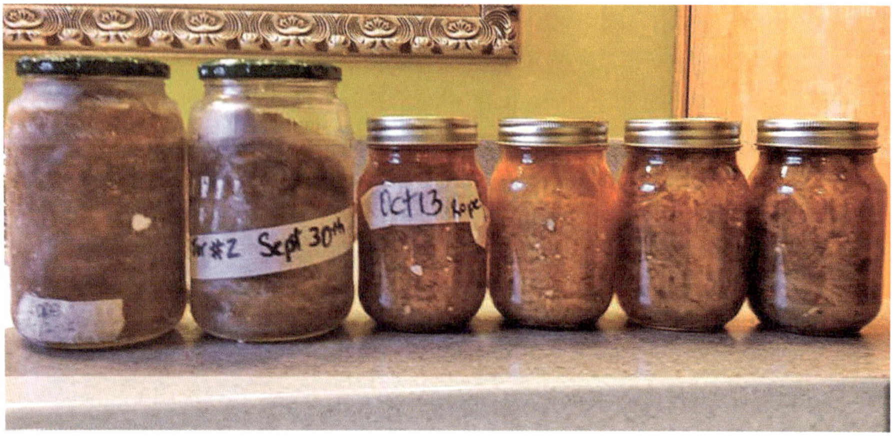

Sieben von insgesamt 35 Pfund der in neun Monaten entfernten Parasiten (etwa 50 Meter lang)

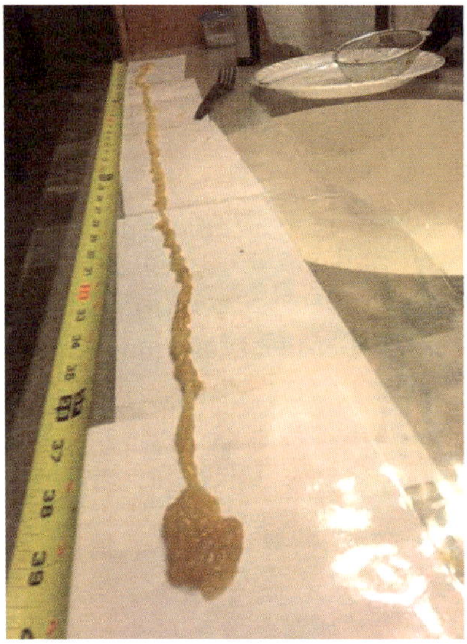

Über 39 Zoll [ein Meter] langer Wurm

Weitere medizinische Pflanzen

Anmerkung der Autorin: So überaus bedeutsam, wie die nachfolgenden Informationen für unsere Gesundheit und unser Wohlbefinden auch sind, es sind NICHT diese Pflanzen und Nahrungsmittel ALLEIN, die den Autismus heilen. Folgen Sie stattdessen dem 18-tägigen, zuvor erwähnten Entwurmungsprotokoll für zwölf bis 18 Monate (siehe Seite 239). Dies ist erwiesenermaßen ein wichtiger Bestandteil der Protokolle, der zur Genesung vieler Kinder geführt hat. Das wohl wissend, haben einige Eltern von älteren oder aggressiven, sich selbst verletzenden Kindern damit begonnen, einige der unten aufgeführten Pflanzen und Lebensmittel zusätzlich zum 18-Tage-Protokoll mit aufzunehmen und anzuwenden. In vielen Fällen haben diese Ergänzungen ihren Kindern vermehrte Erfolge durch eine gesteigerte Parasitenbeseitigung gebracht.

Es gibt noch weitere Pflanzen, die ebenfalls sehr effektiv zur Entwurmung beitragen. Wenn das Problem nach drei Monaten Behandlung anhält, können wir die Pflanzenart wechseln oder zu einer zurückkehren, die sich zuvor als nützlich erwiesen hatte. Wir können sie in Kombination anwenden, verschiedene Pflanzen mischen oder sie einzeln nehmen. Pflanzliche Rezepturen kommen als alkoholische Extrakte, Teeaufgüsse sowie in Öl in Betracht und schließen folgende Pflanzen ein:

- Gewürznelke (Syzygium aromaticum)
- Weinraute (Ruta graveolens)
- Löwenzahn (Taraxacum officinale)
- Enzianwurz (Gentiana lutea)
- Minze (Mentha sativa)
- Beifuß (Artemisia vulgaris)
- Granatapfel (Punica granatum L.)
- Eberraute (Artemisia abrotanum)
- Einjähriger Beifuß (Artemisia annua)
- Kalmus (Acorus calamus)
- Rainfarn (Tanacetum vulgare)
- Wallnussschale (Juglans)
- Diptam (Dictamnus albus)
- Gemeine Schafgarbe (Achillea millefolium)

Vorbeugende Nahrung und Ernährung

Es gibt einige Gruppen an Nahrungsmitteln, die bei einer Parasiteninfektion vermieden werden sollten.

Zum Beispiel generell Molkereiprodukte, Raffinadezucker (Rohrzucker, Fruchtzucker, Maissirup), Mehl (besonders Auszugsmehl) und süße Speisen im Allgemeinen. Die nachfolgend aufgeführte Liste an Nahrungsmitteln und Pflanzen macht sich für ein inneres Gleichgewicht des Körpers stark. Bei einer angeregten Produktion von Magensäure, einem normalen Maß gesunder Bakterien und ordentlicher Gallenproduktion ist es Parasiten unmöglich, lange zu überleben.

Würmer benötigen ein saures Milieu, das sich beim Aufspalten von Zucker ausbildet, ebenso durch die Fäulnis ungesunder oder industriell verarbeiteter Lebensmittel. Sehr wichtig ist der Verzehr von rohem Gemüse und Obstsäften, die uns mit Enzymen und anderen Elementen versorgen, die zu unserem Schutz nötig sind.

Sauerkraut (vergorener Kohl in Salz)

Viele Menschen haben zu wenig Magensäure, was die Ursache vieler Darmprobleme ist, weil der Körper sich nicht gegen Eindringlinge verteidigen kann. Sauerkrautsaft oder Kohl/Sauerkraut ist eines der stärksten Mittel, unseren Körper zur Produktion von Magensäure anzuregen. Auch unpasteurisierte vergorene Lebensmittel (Wasserkefir, Sojasauce, Miso und andere) sind zu empfehlen, da sie die gesunde bakterielle Flora stimulieren, die verantwortlich für die Kontrolle der Parasiten ist. Nehmen Sie einige Löffel Sauerkrautsaft vor den Mahlzeiten – es wird Wunder bewirken und Ihre Verdauung verbessern.

Anmerkung der Autorin: Ich rate für alle mit ASS von Soja in jeglicher Form ab.

Knoblauch

Regelmäßig verzehrt, verwandelt Knoblauch Magen und Darm in eine tödliche Umgebung für Parasiten und sichert einen dauerhaften Schutz. Knoblauch ist der Inbegriff eines Hausmittels, um Darmparasiten auf natürliche Weise auszuschalten. Es wurde von zahlreichen Kulturen genutzt, wie beispielsweise den Chinesen, Griechen, Römern, Indern und Babyloniern.

Knoblauch ist heute bei Ärzten, die offen sind für das entsprechende Gedankengut, sehr gebräuchlich. Es wird frisch oder als Öl verwendet. Die einfachste Anwendung ist, allmorgendlich drei Knoblauchzehen zu essen oder einen Teelöffel Knoblauchöl zu trinken. Als Alternative können Sie gepressten Knoblauch mit etwas kaltem Wasser mischen und sofort trinken. Laut einem anderen Rezept werden vier Zehen Knoblauch geschnitten und gepresst, in Milch eingelegt und über Nacht stehengelassen. Fasten Sie am nächsten Tag, und nehmen Sie die Mischung zu sich.

Kürbiskerne

In Kürbiskernen ist eine Substanz namens Piperazin enthalten, die bei Parasiten Lähmungen hervorruft, so dass sie leicht zu entfernen sind.

Piperazin ist Bestandteil kommerzieller Rezepturen in Apotheken. Und es kommt wie gesagt natürlich in Kürbiskernen vor. Diese traditionelle Methode des Entwurmens kommt, so lange wir denken können, weltweit zur Anwendung. Von mehreren wirksamen überlieferten Rezepten wollen wir eins beschreiben:

Nehmen Sie eine Tasse geschälter und gestampfter Kürbiskerne (etwa 80 Stück). Vermischen Sie sie mit Kokoswasser sowie zwei Esslöffeln Honig. Diese Mischung nehmen Sie über drei Stunden auf nüchternen Magen, wobei Sie währenddessen nichts anderes zu sich nehmen. Nach den drei Stunden nehmen Sie Rizinusöl, um die Parasiten zügig zu eliminieren.

Papaya und Papayakerne

Papain heißt das Verdauungsenzym der Papaya, es vermag die äußere Schicht ausgewachsener Parasiten aufzuspalten. Der milchige Saft der unreifen Papaya stellt ein extrem wirksames Mittel dar, um Spulwürmer zu zerstören. Die Dosis für Erwachsene beträgt ein Esslöffel frischen grünen Papayasaftes mit der gleichen Menge Honig sowie drei bis vier Esslöffeln heißen Wassers. Nach zwei Stunden folgt eine Dosis Rizinusöl, gemischt mit warmer Milch. Diese Anwendung sollte bei Bedarf an zwei weiteren Tagen in Folge wiederholt werden. Kinder im Alter von sieben bis zehn Jahren erhalten die halbe Dosis. Für unter 3-jährige Kinder genügt ein Teelöffel (5 ml) der Mixtur.

Auch Papayakerne eignen sich für diesen Zweck, da sie reich an Papain und Caricin sind. Geben Sie zu jedem Teelöffel frisch gepresster Samen einen Teelöffel Honig, und nehmen Sie täglich einen Teelöffel (5 ml) davon. Dies kann morgens oder abends erfolgen, in jedem Fall auf nüchternen Magen und für die Dauer von zehn Tagen. Darauf folgen fünf Tage Pause, ehe Sie die Einnahme fortsetzen und den Zyklus insgesamt drei Mal wiederholen. Wir empfehlen, ein Abführmittel zu benutzen.

Ingwer

Ingwer unterstützt uns nicht nur im Kampf gegen Darmparasiten, sondern mindert auch Übelkeit und beruhigt die Nerven. Seit Jahrhunderten hat sich Ingwer als äußerst erfolgreich beim Vernichten von Darmwürmern bewährt. Die gebräuchlichste Form, Ingwer zuzuführen, ist roh oder als Teeaufguss. Flüssiger Ingwerextrakt kann zudem auf eine Vielzahl von Speisen geträufelt werden.

Propolis [Bienenharz]

Propolis ist eine harzartige Substanz, die Bienen von der Baumrinde und den Knospen der Blätter sammeln, um ihre Bienenstöcke zu desinfizieren, zu bauen und zu erhalten. Seit mindestens 3.000 Jahren wird Propolis genutzt. Seine Verwendung reicht zurück bis zu den Ägyptern und Römern und ist weiterhin aktuell. Den Griechen verdanken wir die Begriffe „pro“, was „zuvor“ bedeutet, und „polis“, was für „Stadt“ steht. Der Name Propolis wird demnach mit „Verteidigungen vor der Stadt“ beziehungsweise „Verteidiger der Stadt“ übersetzt. Dank der antibiotischen Wirkung von Propolis, die gegen Viren und Bakterien schützt, ist ein Bienenstock einer der sterilsten bekannten Orte in der Natur.

Etliche wissenschaftliche Studien haben die antiparasitäre Wirkung von Bienenharz belegt, so dass die Anwendung gegen Giardien, Amöben, Spulwürmer und auch Darminfektionen durch grampositive Bakterien empfohlen wird. Nehmen Sie Propolis in Wasser oder Saft gelöst zur Behandlung gegen Parasiten sieben Tage lang auf nüchternen Magen. Es gibt standardisierte 30%ige Propolistinktur oder -kapseln; nehmen Sie drei Tropfen je Kilogramm Körpergewicht beziehungsweise drei Kapseln jeweils eine halbe Stunde vor dem Essen. Einem Behandlungszyklus von sieben Tagen sollten sieben Tage Pause folgen. Das Ganze ist drei bis fünf Mal zu wiederholen, um eine vollständige Vernichtung der Parasiten und Bakterien sicherzustellen. Die Wiederholung ist unerlässlich, damit der Fortpflanzungszyklus der Bakterien aufgehalten wird. Mit einer mindestens dreifachen Wiederholung ist das gewährleistet. Zu den Vorzügen von Propolis zählt, dass es keine Nebenwirkungen hat, gut verträglich und hochwirksam ist.

Granatapfelrinde

Die Rinde von Granatäpfeln enthält ein für Regenwürmer hochgiftiges Alkaloid, das unter dem Namen Punicin bekannt ist. Aus Schale, Wurzel, Stiel oder Frucht wird ein Aufguss bereitet. Die größte Menge des Alkaloids ist dabei in der Rinde der Wurzel, noch mehr als in der Rinde des Stamms. Auch für Bandwürmer ist das Alkaloid hochtoxisch. Kalter Absud der Wurzelrinde sollte am besten frisch und in Mengen von 90 bis 180 ml (für Erwachsene) drei Mal täglich mit einstündigen Pausen verabreicht werden. Nach dem letzten Glas sollte ein Abführmittel genommen werden. Die entsprechende Dosis für Kinder ist 20 bis 60 ml. Der Absud wird vorzugsweise gegen Bandwürmer (Taenia Solium) eingesetzt.

Möhren

Um Darmparasiten bei Kindern zu eliminieren, sind Möhren ein weiteres effektives Hausmittel. Die chemischen Bestandteile von Möhren greifen Schädlinge an, indem sie deren Entwicklung unterbinden. Es zählt zu den wirksamsten natürlichen Behandlungsmitteln bei Kindern, wenn man ihnen jeden Morgen eine kleine Tasse geriebene Möhren gibt, bis das Problem aufhört.

Würzmittel

Auch Gewürzpflanzen sind eine brauchbare Waffe, die wir beim täglichen Kochen im Auge haben sollten. Seit alters her wurden sie von der Menschheit benutzt, um parasitäre Erkrankungen im Zaum zu halten. Nachfolgend die wegen ihrer Wirkung interessantesten Vertreter:

- Cayenne
- Zimt
- Gewürznelken
- Paprika
- Pfeffer
- Estragon
- Thymian
- Kurkuma

Vielen Dank Andreas und Miriam, die ihr all das Wissen mit uns geteilt habt. Ich bin sicher, es wird nicht bloß für die Familien der Kinder mit Autismus erhellend sein, sondern für Menschen überall auf der Erde, die an geheimnisvollen Symptomen leiden, die mit Parasiteninfektionen einhergehen. Ehe wir zu den häufig gestellten Fragen bezüglich Parasiten und Parasiten-Protokoll kommen, möchte ich einen noch einen kleinen süffisanten Hinweis über Parasiteninfektionen loswerden.

„Wir haben ein gigantisches Parasitenproblem direkt hier in den USA. Es wurde nur noch nicht angesprochen“[5], so Doktor Peter Wina im Jahre 1991, Chef der Pathobiologie am Walter Reed Army Forschungsinstitut. Das Problem bestand bereits 1991, und durch die moderne Globalisierung ist es sicher noch weiter verbreitet, als je zuvor - aber es wird einfach nicht öffentlich ausgesprochen.

Parasiten-Protokoll – häufig gestellte Fragen

Ich zeigte unserem Hausarzt die Fotos der Würmer, die wir gefunden haben. Er behauptet, es seien keine Parasiten, sondern nur Schleim. Wie kann ich sicher sein?

Es kann durchaus knifflig sein, Parasiten zu identifizieren. Und im Allgemeinen sind praktische Ärzte nicht besonders geübt darin. Es ist erst einmal eine gute Idee, Fotos zu machen, um sie einem Spezialisten für Infektionskrankheiten vorzulegen. Einige Eltern hatten Erfolg bei ihren örtlichen Veterinärmedizinern, die die Stuhlproben in ihrer Praxis untersuchten. Als groben Test kannst du kochendes Wasser auf deine Probe gießen. Fällt sie auseinander, handelt es sich wahrscheinlich um Biofilm oder Schleim. Übersteht die Probe das Wasser, ist es wohl ein Parasit. Unglücklicherweise sind die meisten Stuhluntersuchungen dafür bekannt, fälschlicherweise negativ auszufallen.

Ist es okay, das Kalcker-Parasiten-Protokoll während der Schwangerschaft machen?

Nein, führen Sie keinerlei Entgiftung durch, wenn Sie schwanger sind oder stillen. Jede Entgiftung führt zur Freisetzung von Toxinen in den Blutkreislauf, was einen potenziell negativen Einfluss auf den sich entwickelnden Fötus oder das gestillte Baby haben kann. Wenn Sie schwanger werden wollen, wäre es ratsam, jede Form von Entgiftung oder Entwurmen vor der Schwangerschaft durchzuführen.

Wann ist es angebracht, das Parasiten-Protokoll zu unterbrechen? Mit anderen Worten: Braucht jedes Kind bei diesem Protokoll CD und die anderen Bestandteile des Parasiten-Protokolls? Oder ist für einige nur CD ausreichend? Das ist eine kritische Frage, da zwei Protokolle zusammengeführt wurden und nicht jedes Kind beides benötigt. Wir haben das Parasiten-Protokoll durchgeführt, aber nie Parasiten ausgeschieden, so dass ich unschlüssig bezüglich meines Kindes bin.

Üblicherweise wird das Parasiten-Protokoll zwölf bis 18 Monate angewendet, manchmal etwas weniger. Die Hauptsache ist, dass mit Sicherheit keine befruchteten Eier übrig bleiben, die zu einem späteren Zeitpunkt schlüpfen können. Da es extrem schwierig ist, zweifelsfrei zu wissen, ob restliche Eier existieren, sollte die Behandlung über zwölf bis 18 Monate komplettiert werden. Das Parasiten-Protokoll ist sehr gut erforscht und untersucht und erzielt beste Ergebnisse.

In Verbindung mit CD hat es sich als das effektivste Mittel herauskristallisiert, um regressiven Autismus zu heilen.

Wie sieht der Prozess der Gehirntoxifizierung durch Würmer aus?

Ascaris lumbricoides produziert beispielsweise wenigstens fünf verschiedene Gifte: Malondialdehyd, Ammoniak, Histamin, Formaldehyd und Morphium. Malondialdehyd ist verantwortlich für oxidativen Stress und verändert das Erbgut.[7] Ammoniak kann zu Hyperammoniämie führen, was für Anfälle sorgen kann, ebenso zu Zittern, Flattern, schlechter Koordination, Wachstumshemmung, Kampflust, Lethargie und weiteren Symptomen. Wenn man Hyperammoniämie mit den Symptomen vergleicht, die wir als Autismus kennen, ergeben sich signifikante Übereinstimmungen. Laborstudien haben gezeigt, dass Formaldehyd das lymphatische und das hämatopoetische [blutbildende] System beeinflussen. Morphium blockiert die Nervenreaktionen und verlangsamt die Darmperistaltik. Es hält das Immunsystem davon ab, Parasiten zu finden und etwas gegen sie zu unternehmen. Aus diesem Grund können wir oft keine Parasiten ermitteln. Wir finden sie nur, wenn die Infektion akut ist, nicht chronisch. Insofern verändert Morphium IgE- und IgM-Reaktionen. Histamin kann chronische Entzündung im Körper auslösen.

Wir beabsichtigen, als Familie für ein paar Monate das CD- und das Parasiten-Protokoll durchzuführen. Woher wissen wir, wann es Zeit ist aufzuhören? Sollten wir warten, bis wir einige Monate lang keine Symptome mehr haben?

Wir machen es, bis eine vollständige Gesundung erreicht worden ist.

Wir haben die maximale orale Dosis CD sowie das Parasiten-Protokoll gemacht. Wir konnten ganz wunderbare Veränderungen beobachten, finden jedoch keine Würmer. Machen wir etwas verkehrt?

CD wirkt gegen Parasiten unterschiedlicher Größe. Vielleicht beseitigt ihr Viren oder Bakterien, was mit bloßem Auge nicht zu erkennen ist, oder Fadenwürmer, die sehr klein und im Stuhl schwer zu entdecken sind.

Ich habe diesen Morgen Mebendazol und NICHT Pyrantel verabreicht. Was sollte ich nun tun?

Ganz ruhig. Morgen ist ein neuer Tag, und Sie können neu anfangen. Geben Sie morgens Mebendazol wie es vorgesehen ist.

Gibt es nicht auch einige Parasiten, die uns gut tun, unserem Immunsystem und der Heilung des Darms helfen?

Ein Parasit ist per Definition ein Lebewesen, dessen Überleben vom Wirt abhängt – zum Schaden **dieses Wirtes.**

Warum weist mein Kind derartige Vitamindefizite auf?

Viele von uns, besonders in den kalten Klimazonen, erhalten nicht genug Sonnenlicht, so dass wir einen Mangel an Vitamin D haben. Calcium wird von unserem Körper als ein Gegenmittel bei saurer Entzündung eingesetzt; der gesamte Säuregehalt im Körper wird durch das Calcium kompensiert. Und deshalb ist sein Spiegel bei Kindern mit ASS für gewöhnlich niedrig.

An jene unter euch, die das Parasiten-Protokoll bis einschließlich Neumond fortsetzen: Wie viele Tage haltet ihr es ein? Wir sind jetzt drei Tage über Neumond hinaus.

Einige Leute behandeln einen Monat lang. Das Kalcker-Protokoll an sich dauert 18 Tage. Jede Familie muss ein Protokoll finden, das zu ihr passt. Manche verwenden Mebendazol drei Tage vor Neumond, an Neumond sowie drei Tage danach. Andere Familien nehmen Kräutermittel an den freien Tagen. Dies wäre eine Frage an Ihren Therapeuten, falls Sie einen konsultieren. Jedes Kind ist einzigartig und entwickelt ganz unterschiedliche Bedürfnisse im Kampf gegen Parasiten.

Weshalb werden lebende Würmer nicht verdaut? Gifte?

Lebendige Helminthen sind von einem Glucosid-Schleim mit positiv geladenen Ionen geschützt. Das macht sie resistent gegen Magensäure oder Verdauungssäfte. Wenn sie absterben, trennen sich Schleim und Helminth, so dass sie angreifbar für Verdauungsenzyme werden. Häufig sehen wir den Schleim und halbverdaute Helminthen in Stuhl von Menschen, die das Protokoll befolgen.

Muss ich Neem von CD separieren?

Ja, ich gebe Neem mit dem Essen und würde wenigstens eine Stunde Abstand zum CD lassen.

Muss jedes Familienmitglied das Parasiten-Protokoll zur gleichen Zeit absolvieren? Mit oder ohne CD, Einläufe, Diatomeenerde, Rompepiedras (Pfefferkraut) und Rizinusöl? Ich frage, weil meine (neurotypi-

sche) Tochter die antiparasitären Medikamente Mebendazol und Pyrantelpamoat nimmt, nicht aber die anderen Bestandteile des Parasiten-Protokolls.

Die ganze Familie muss das Protokoll zur selben Zeit machen, ansonsten riskieren Sie eine erneute Infektion. Neurotypische Familienmitglieder sollten dem Protokoll so weit wie möglich folgen. Wenn einer nur die Arznei nimmt, dann sei es drum. Ich denke: Je mehr desto besser.

Wenn ich keine Würmer finde, bedeutet das, dass mein Kind keine Parasiten hat oder dass wir die Eier einfach übersehen?

Nur weil Sie keine Würmer entdecken, heißt das nicht zwangsläufig, dass Sie keine Würmer haben. Toxocara canis oder Toxocara cati zum Beispiel sind weit verbreitet unter unseren Haustieren und können Menschen infizieren (als Toxocariasis), ohne dass sie in den Fäkalien ausgeschieden werden.

In welchem Maße muss der Rest von uns das CD-Protokoll absolvieren? Ist es das Gleiche wie für unsere ASS-Kinder? Und ist es erforderlich, das gesamte Parasiten-Protokoll über die ganzen zwölf Monate zu machen? Gibt es Abkürzungen für gesündere Menschen?

Alle Mitglieder der Familie einschließlich der Haustiere müssen die antiparasitäre Behandlung ein Jahr lang durchführen. Und danach ist eine lebenslange Aufrechterhaltung am besten. Wie schon zuvor erwähnt, machen neurotypische Familienangehörige so viel, wie sie können, aber die antiparasitären Medikamente sind entscheidend für das Verhindern einer erneuten Infektion.

Handelt es sich bei Diatomeenerde um ein Bindemittel, das aus diesem Grund von Essen, Arznei- und Ergänzungsmitteln getrennt zu geben ist?

Nein, es ist kein Bindemittel. Es kann mit oder ohne Nahrung gegeben werden und beeinträchtigt weder Medikamente noch Ergänzungsmittel.

Muss man das Protokoll ewig weiter machen, wenn man vollständig genesen ist, oder gibt es einen Plan zur Aufrechterhaltung?

Wenn das Kind den angestrebten Zustand erreicht hat, kannst du anfangen, einzelne Sachen rauszunehmen. Es gibt auch eine CD-Dosierung zum Aufrechterhalten: eine Dosis montags und eine donnerstags. Da wir in einer Welt voller Parasiten leben, absolvieren wir das Parasiten-Protokoll alle drei Monate für je eine Woche. Es ist eine gute vorbeugende Medizin für alle. Meerwasser tut uns ebenfalls allen gut. Siehe den kompletten Plan zur Aufrechterhaltung in Kapitel 13 (Seite 385).

Tötet CD Parasiten ab?

Ja, CD tötet Amöben, Giardia lamblia und weitere kleine Parasiten ab. CD tötet nicht die großen Parasiten, weil sie gegen oxidativen Stress besser gefeit sind.

Unter welchen Umständen ist es empfehlenswert, mit dem Parasiten-Protokoll zu starten, ehe die vollständige CD-Dosis erreicht ist?

Autismus zu heilen, ist ein Marathon, kein Sprint. Das Anliegen ist, mit möglichst wenigen Verschlechterungen zu heilen. Deshalb sollten Sie auf der maximalen CD-Dosis sein, wenn Sie starten. Aber offensichtlich muss jeder seine eigenen Entscheidungen treffen.

Wo genau im Darm leben Helminthen? Können CD-Einläufe mit 300 ml diese erreichen?

Das hängt von der Art des Helminthen ab. Es gibt über 300 verschiedene Helminthen, die sich an unterschiedlichen Orten aufhalten. Allerdings leben die meisten von ihnen im Dünndarm. Einige legen ihre Eier im Rektum ab. Wie weit der Einlauf reicht, hängt auch sehr von der Größe der Person ab.

Sagt ihr euren Kindern, dass sie Würmer haben? Zeigt ihr sie ihnen? Haben sie Angst? Mein Sohn ist äußerst wissbegierig und stellt mir jeden Tag 4.000 Fragen. Was sage ich ihm?

Diese Situation und wie mit ihr umzugehen ist, ist für jeden und jede Familie anders. Es gibt keine richtige und keine falsche Antwort. Nachfolgend einige Vorschläge, die wir von Familien erhielten, die ebenfalls das Protokoll befolgen:
Nein. Mein Ehemann erzählte mir erst kürzlich eine Geschichte aus seiner Kindheit. Es ging um ein anderes Kind, das Würmer hatte und ständig damit gefoppt wurde. Er erinnert sich noch sehr lebhaft daran. Also nein, ich werde es meinen Kindern nicht sagen.

Meine Kinder (sieben und zehn Jahre) wissen über Würmer Bescheid, weil wir ausführlich über ihre Lyme-Krankheit und andere Symptome gesprochen haben. Meines Erachtens hilft es ihnen zu verstehen, weshalb sie sich mürrisch oder krank fühlen und weshalb Einläufe helfen. Aber ich denke, jedes Kind ist verschieden. Es besteht das Risiko, dass sie es ihren Freunden erzählen. Ich sage ihnen, dass das vertrauliche Informationen sind und dass so ziemlich jeder

Würmer hat, aber dass einige mehr haben und davon krank werden. Ich erzähle ihnen auch, dass selbst die meisten Ärzte das nicht wissen, dass die Leute aber langsam davon erfahren, auch von guter Ernährung und so weiter. Meine Jungs schauen sich gern die großen Würmer an und wollen neue Rekorde aufstellen, die sie ihrem Bruder zeigen. Das ist wohl eine Jungssache.

Ich habe einen 10-jährigen Sohn, dem ich sage, dass wir Parasiten haben. Ich habe sie ihm aber nicht gezeigt und bitte ihn rauszugehen, ehe ich sein Geschäft durchwühle. ☺

Mein Sohn hatte Stuhlgang VOLL mit Würmern, Madenwürmern, Hunderten von Madenwürmern. Das ist erst unser zweiter Tag mit CD (½ Tropfen auf 0,2 l), und wir sind ein bisschen ins kalte Wasser geworfen. Hatte schon jemand zuvor einen Start wie diesen? Wie geht es von nun an weiter?

Das habe ich schon einige Male erlebt und ich bin sehr gegeistert darüber. SEHR. Jeder hat Autismus ein bisschen anders. Aber, wenn wir frühzeitig Würmer vorfinden, fängt auch die Gesundung meistens schnell an. Das könnte bei Ihrem Kind der Fall sein.

Ich verstehe, dass auch Bio-Produkte gründlich gewaschen werden müssen. Wie reinige ich mein Obst und Gemüse am besten?

Ascaris-Eier sind resistent gegen UV-Licht und halten einen pH-Wert von 2,0 bis 11,5 aus. Erst beim Erhitzen auf 60 Grad Celsius werden die Eier getötet. Sprühen Sie Ihr Obst und Gemüse mit CD ein. Zehn Tropfen pro 30 Milliliter Wasser, Abspülen ist nicht nötig.

Hat jemand nach dem Beginn des Parasiten-Protokolls einen Wachstumsschub festgestellt?

Viele Eltern haben berichtet, dass ihre Kinder Wachstum und Gewichtszunahme wieder aufnahmen. Das ist aber keine große Überraschung, wenn man bedenkt, dass sie zurückbekommen, was ihnen die Parasiten genommen haben.

Müssen wir unsere Haustiere behandeln, wenn sie bereits Mittel gegen Herzwürmer nehmen?

Ja, Arznei gegen Herzwürmer spricht nicht bei Darmparasiten an, die uns und unsere Kinder infizieren können. Wir müssen die Parasiten unserer Haustiere ebenso bekämpfen wie bei uns selbst.

Wir haben Rizinusöl durch Sagrada-Faulbaum ersetzt, weil es für meinen Sohn und mich schwierig einzunehmen ist. Ist das okay?

Sagrada-Faulbaum ist nicht das gleiche wie Rizinusöl und nicht Teil des Protokolls. Eine alternative Lösung zu flüssigem Rizinusöl ist es, Rizinusöl in Weichkapseln zu kaufen. Sie werden viele davon benötigen, aber es löst das Geschmacksproblem.

Mein Sohn ist stark von Trichinella spiralis betroffen, einem Spulwurm aus halbgarem Rindfleisch oder Schweinefleisch. Er soll in den USA selten sein, so dass ich mich frage, wo mein Sohn ihn sich eingefangen haben könnte. Haben Sie eine Ahnung? Unsere Kinder verzehren kein halbgares Fleisch, und wir essen kein Schweinefleisch.

Nach derzeitigem Kenntnisstand gibt es keine Verbindung zwischen Trichinella spiralis [Trichinen] und Autismus. Es könnte sich um eine Infektion mit mehreren Parasiten oder auch eine Fehldiagnose handeln. Abgesehen vom Standardprotokoll benötigt Ihr Kind wahrscheinlich etwas mehr. Ich würde einen praktischen Arzt für eine angemessene Dosierung aufsuchen – aber nur bei einer endgültigen Trichinella spiralis-Diagnose.

Wie finden wir heraus, ob sich Parasiten im Gehirn befinden, und was können wir dagegen unternehmen?

Parasiten im Gehirn sind ausgesprochen selten. Zystizerkose ist Angaben des CDC [Centers for Disease Control and Prevention] zu Folge eine parasitäre Gewebsinfektion durch die Larvenzysten des Schweinebandwurms. Diese Larvenzysten befallen Gehirn, Muskeln oder anderes Gewebe und sind ein Hauptgrund für Krampfanfälle bei Erwachsenen in einkommensschwachen Ländern. Zystizerkose wird durch die Aufnahme der Eier erworben, die eine andere mit dem Darmbandwurm infizierte Person ausgeschieden hat.[6]) Die Larven sind auf einem Scan auszumachen. Viele Menschen nehmen an, dass ein Problem, das Verhaltensauffälligkeiten oder psychische Störungen nach sich zieht, im Gehirn lokalisert sein muss. In Wirklichkeit besteht das Problem wahrscheinlich woanders. Zum Beispiel wenn das Blut Toxine wie etwa Alkohol enthält, hat dies Auswirkungen auf das Gehirn, das Zentralnervensystem, etc. obwohl die Problemursache sich nicht im Gehirn selbst befindet. So ähnlich müssen wir uns das bei den Parasiten vorstellen. Die von ihnen produzierten und freigesetzten Chemikalien haben Folgen für das Gehirn, aber in den seltensten Fällen befinden sich die Parasiten dort.

Rufen Parasiten Autismus hervor? Wenn ja, warum hat nh icht jedes Kind mit Parasiten Autismus?

Regressiver Autismus wird unter anderem als parasitologische Vikzinose angesehen. Das ist eine Kreuzreaktion eines Kindes mit Parasiten, das bestimmte Impfungen erhält.

Warum entdeckt der normale Labortest die Parasiten nicht?

Grob gesagt müssen Laboruntersuchungen lebende Exemplare oder Eier finden. Die Eier liegen nur einige wenige Tage im Monat vor, und auch an diesen Tagen sind sie nicht notwendigerweise in der Stuhlprobe. Lebende Würmer kommen selten im Stuhl vor, da sie eher ausgeschieden werden, wenn sie bereits tot sind. Außerdem können sie nach ihrem Tod von und in unserem Körper ganz oder teilweise verdaut werden.

Sind einige Laboruntersuchungen besser als andere? Lohnt es sich, eine Stuhlprobe zum Veterinärmediziner zu bringen, wenn er diese ausbreitet oder nur wenn er sie unter dem Mikroskop betrachtet?

Wir haben kein Labor gefunden, das beständig Parasiten aufspürt. Metametrix hat Parasiten identifiziert. Aber nach unserer Erfahrung und der der Familien, denen ich zur Seite stand, gibt es kein Labor, das durchgängig gut ist. Die Stuhlprobe an einen Veterinärmediziner zu senden, lohnt sich nur, wenn sie mit dem Mikroskop angeschaut wird.

Es gibt Combantrin® in Tabletten- und flüssiger Form. Was ist besser?

Ich mag die Flüssigkeit nicht und nehme sie nie. Es könnten ihr Farb- und Geschmacksstoffe zugesetzt sein. Wenn Sie sie absolut nicht ohne Zusätze finden können, würde ich nur Mebendazol nehmen anstatt Pyrantel mit Zusätzen.

Warum tauchen im Protokoll keine systemischen Pharmaka auf?

Sie werden in diesem Protokoll nicht gebraucht. Es ist viel sicherer, Parasiten ohne systemische Medikamente zu therapieren. Die vorgeschlagenen Behandlungen mit Mebendazol und Pyrantelpamoat bringen nur eine geringe Absorption durch den Körper mit sich, was bedeutet, dass dem bereits überladenen Körper nicht noch mehr Toxine zugeführt werden müssen.

Wann benötigt ein Kind systemische Arzneimittel?

Dies ist nur bei bestimmten Parasiten wie durch Band- und Hakenwurm oder

Trichinen verursachte Zystizerkose oder andere schwierig abzutötende Helminthen erforderlich. Diese sollten mittels eines Bluttests identifiziert werden, und je nach Gegebenheiten verschreibt ein praktischer Arzt systemische Medizin.

Sollte ich zu Neumond beginnen, falls das Verhalten meines Kindes zu der Zeit abklingt?

Das 18-tägige Kalcker-Parasiten-Protokoll fängt stets vor Vollmond an. Allerdings stellten einige Eltern in den drei Tagen Parasitenbehandlung vor Neumond fest, das sie gut bzw. mit nur wenigen Problemen über die Neumond- und Vollmondzeit kommen.

Gibt es eine Phase im Mondkalender, in der normalerweise keine Würmer im Stuhl zu finden sind? Wir haben keine zu Neumond.

Um dies abschließend festzulegen, sind weitere Forschungen notwendig.

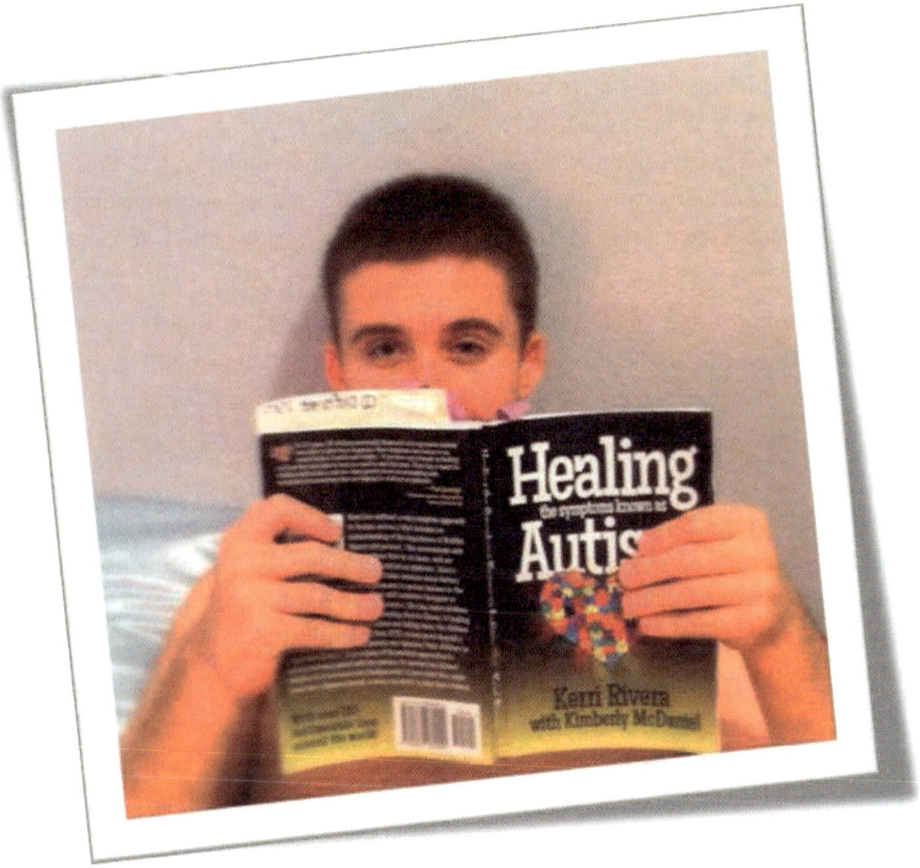
Healing
the symptoms known as
Kerri Rivera
with Kimberly McDaniel

Kapitel 9

Vierter Schritt – weitere Ergänzungsmittel

„Eine der ersten Pflichten des Arztes ist es, der breiten Masse beizubringen, keine Medizin einzunehmen."

- William Osler

Die Mehrheit der Familien, die diesem Protokoll folgte und ihre Kinder heilte, verwendete zusammen mit dem Chlordioxid-Protokoll eine Kombination von Ergänzungsmitteln. Jede dieser Kombinationen ist absolut individuell und hängt davon ab, welche Symptome das Kind hat und wie es auf die jeweiligen Anwendungen reagiert. Sollten wir es nach der Diät, dem kompletten CD-Protokoll sowie drei Kalcker-Parasiten-Protokollen weiterhin mit einer Autismusdiagnose zu tun haben, fangen die Familien an, Nahrungsergänzungsmittel hinzuzunehmen.

Dieser Abschnitt dreht sich ums „unerledigte Geschäft". Ich finde es gut, drei Kalcker-Parasiten-Protokolle durchzuführen, ehe Ergänzungsmittel dazukommen, denn Parasiten lieben Ergänzungsmittel, ganz besonders Vitamin B_{12} und Eisen.

Ich habe das Gefühl, wenn wir Mängel bei Kindern mit darunterliegenden Parasiteninfektionen ausgleichen, könnte dies zu resistenten Parasiten führen. Wir machen nicht das Kind gesünder, sondern die Parasiten. Falls erhebliche Ergänzungsmittelzufuhr in Bezug auf anschließende Laborwerte aus Blut-, Urin- und Stuhltests nichts oder fast nichts bringt, ist es gerechtfertigt, von einem Fehler in unserer Vorgehensweise auszugehen.

Krankheitserreger und Parasiten können Vitamin- und Mineralienmangel hervorrufen. Indem wir sie abtöten, anstatt mit einer Zusatzzufuhr zu füttern, konzentrieren wir uns auf die zugrunde liegende Ursache der Symptome, die wir Autismus nennen.

Als ich von unserem ersten Treffen der „Defeat Autism Now!-Ärzte" heimkam, hatte ich Nahrungsergänzungsmittel für Tausende Dollar im Gepäck, von denen ich keinen Schimmer hatte, wie ich sie anwenden sollte. Wir liefen weiter zu verschiedenen Ärzten, in der Hoffnung, den einen zu finden, der die Antwort wüsste.

Irgendwann folgte Patrick dem Protokoll und war gleichzeitig unter der Aufsicht eines Arztes, der über 70 unterschiedliche Ergänzungsmittel am Tag verlangte.

Patrick sah während der gesamten neun Monate, die wir dem Protokoll folgten, immer schlechter aus. Im Rückblick haben es all die Jahre der Ergänzungsmittelzufuhr schwieriger gemacht, Patricks Pathogene loszuwerden.

Genau aus diesem Grund legt dieses Protokoll das Hauptaugenmerk nicht auf die Mängel, sondern auf die Überschüsse und Exzesse bei Kindern mit einer Autismusdiagnose. Wenn wir das Übermaß von Viren, Bakterien, Candida, Parasiten und Schwermetallen ausschalten, können wir einen Rückgang der Symptome beobachten, die wir als Autismus kennen. Dann können wir im Endeffekt eine vollständige Gesundung erreichen.

Wenn mich eine neue Familie kontaktiert, lassen sie mir in der Regel eine Liste all der Ergänzungsmittel zukommen, die ihr Kind zu sich nimmt. Oftmals bekomme ich Auflistungen mit mehr als 30 Ergänzungsmitteln zu Gesicht. In ihrer Kombination und Einnahme heben sich bisweilen ihre beabsichtigten Effekte auf. Zum Beispiel wenn probiotische Ergänzungsmittel morgens zum Frühstück und GABA zum Mittagessen gegeben werden. Beides ist nicht korrekt: Probiotische Ergänzungsmittel sind abends kurz vor dem Schlafengehen dran, GABA ist stets ohne Nahrung zu nehmen.

Wenn ein plausibler Grund für ein bestimmtes Ergänzungsmittel vorliegt, muss es dennoch absolut korrekt angewendet werden. Ansonsten bedeutet es nur mehr Überschuss im Körper und mehr Stress für die Entgiftungsorgane. Die nachfolgende Übersicht von Ergänzungsmitteln kann nach Diät, Meerwasser, Chlordioxid und drei Monaten Kalcker-Parasiten-Protokoll in Erwägung gezogen werden – mit Ausnahme der Probiotika und Enzyme, die am ersten Tag starten können. Nehmen Sie dieses Kapitel als Ausgangspunkt für Ihre eigene Recherche zu den Ergänzungsmitteln. Die Liste enthält Verweise, Quellen und Internetseiten mit zusätzlichen sachdienlichen Informationen über all die Produkte.

Sie sollen wissen, dass ich keinerlei Geld durch den Verkauf irgendeiner dieser speziellen Ergänzungsmittel-Marken erhalte. Sie sind, gemessen an den erzielten Resultaten, einfach die wirksamsten.

Probiotische Ergänzungsmittel

Die überwiegende Mehrzahl der Familien, denen eine Heilung ihrer Kinder mit diesem Protokoll gelang, hat Theralac® Probiotic benutzt. Dies ist ein präbiotisches und probiotisches Ergänzungsmittel in einer Kapsel. Diese hält der Magensäure stand, so dass sie bis in den Dünndarm gelangt, wo die nützlichen Bakterien gebraucht werden. Theralac® enthält drei Laktobazillen- sowie zwei Bifidobakterienstämme.

Der folgende Absatz ist leicht modifiziert der Internetseite theralac.com entnommen, wo noch mehr Informationen zu finden sind. Besuchen Sie diese Website für detaillierte Quellenangaben.[1] Die Absätze danach stammen aus zwei weiteren Quellen und erläutern die Vorzüge von Theralac®, insbesondere für Kinder mit ASS.

> Probiotika sind definiert als „lebende Mikroorganismen, die dem Wirt einen gesundheitlichen Vorteil verschaffen, wenn sie in angemessenen Mengen eingenommen werden", so die Weltgesundheitsorganisation 2001. Laut der Internationalen Probiotika Gesellschaft (IPA) umfassen die therapeutischen Wirkungen von Probiotika die Behandlung von antibiotika- und rotavirusbedingtem Durchfall, Linderung der Symptome von Laktoseintoleranz, Abschwächung der Symptome von Lebensmittel- und Hautallergien bei Kindern, Reduzierung von wiederkehrenden Ohren- und Blaseninfektionen und weitere positive Indikationen.

Wie fördert Theralac® mein Immunsystem?

> Die fünf probiotischen Stämme von Theralac® arbeiten gemeinsam, um das Immunsystem der Darmschleimhaut zu unterstützen. Dann werden Aktivierungssignale an das systemische Immunsystem des Körpers gesandt. Dieser Ablauf erfolgt recht sanft und behutsam. Im Wesentlichen wird das Immunsystem in Alarmbereitschaft versetzt, damit es bereit ist, auf das Erscheinen pathogener Mikroorganismen schnell zu reagieren.[2]
>
> Etliche Kinder mit Autismus haben chronische Verdauungsprobleme. Genau genommen treten erste Magen-Darm-Symptome bei autistischen Kindern oft in Verbindung mit beginnenden emotionalen und verhaltensmäßigen Veränderungen auf – also während die autistische Erkrankung beginnt. Das veranlasst Forscher dazu, einen Darm-Gehirn-Zusammenhang zu vermuten.[3]

Im Normalfall werden Eiweiße von Enzymen in Etappen verdaut: zuerst zu Peptiden und dann zu kleineren Bestandteilen von Aminosäuren, die in den Blutkapillaren der Darmschleimhaut umgewandelt werden. Die großen Peptide sind allgemein nicht in der Lage, diese Grenzmembrane zu durchqueren. Wenn sie es allerdings doch tun, verhalten sie sich wie Opioide, die auf die Neurotransmitter im Gehirn [Botenstoffe des Nervensystems] wirken und abnormales Verhalten beziehungsweise Handlungen verursachen. Solche unvollständig verdauten Peptide – bekannt als Exorphine, Casomorphine und Gluteomorphine – stammen von Milchproteinen wie Kasein oder vom Gluten aus Weizen. Ihre Struktur ähnelt Morphium. Die Bildung überschüssiger Peptide im Darm steht möglicherweise mit beeinträchtigter Enzymaktivität oder unzureichender Versorgung mit Enzymen für das Aufspalten dieser Peptide in Zusammenhang. Wenn wir also das Ungleichgewicht der nützlichen Bakterien in Darm und Darmschleimhaut beheben und zugleich die Pathogene abtöten, die die Dysbiose verursachen, haben wir eine Chance, Kinder mit Autismus zu heilen. Probiotika können eingesetzt werden, um die Qualität der Darmschleimhaut zu verbessern.[2]

Zusätzlich zur Reparatur der Darmschleimhaut und der Verbesserung der Verdauung gibt es Beweise, dass Probiotika bei der Entgiftung von Schwermetallen behilflich sein können, zum Beispiel von toxischem Quecksilber.

Der nächste Absatz gehört zum Vortrag „Biologie und Behandlung des Darms" von Doktor Anju Usman:

> Die Fachliteratur berichtet von einer vorteilhaften Wirkung oraler Probiotika auf Stimmung und Angstsymptome. In einer Doppelblindstudie mit zufälliger paralleler Kontrollgruppe reduzierte die tägliche Einnahme von Probiotika die psychische Belastung.[5] Eine Reihe von Untersuchungen hat bei Patienten mit medizinischen Leiden gezeigt, dass Probiotika positiv gegen Angstzustände wirken.[6]
>
> Doktor Vincent Young von der Universität Michigan, 2009: „Das Ökosystem des Darms muss erhalten bleiben, und Belastungen wie Antibiotika könnten es irreversibel mit gesundheitsschädlichen Auswirkungen verändern." Young erforschte die Wirkungen von Antibiotika auf die Mikroben in unserem Darm. Bei Mäusen hatte die Gabe von besonders starken Antibiotika zur Folge, dass all ihre normalen Darmmikroben ausgerottet wurden. Noch bemerkenswerter: Clostridien [Sporen bildende Bakterien] und Pilze konnten ohne die Bakterien, die sie sonst abwehren, alles überwuchern.

Meiner Ansicht nach besteht kein Zweifel, dass Probiotika halfen, den Darm meines Sohnes wieder in Ordnung zu bringen. Sie halfen mir, meine eigene Gesundheit zu verbessern, wie auch Tausenden Familien mit autistischen Kindern. Probiotische Ergänzungsmittel sollten ohne Nahrung und unmittelbar vor dem Schlafengehen gegeben werden. Somit haben sie die ganze Nacht, um sich im Dünndarm auszubreiten, wo sie gebraucht werden.

Spezielle Anmerkung für jene mit PANDAS/PANS: Wir haben einige Berichte erhalten, die besagen, dass PANDAS/PANS- und/oder ältere Kinder gewalttätig wurden und mehr SVV zeigten, während sie Probiotika einnahmen. Seien Sie aufmerksam und achten Sie auf Verhaltensveränderungen beim Integrieren von Probiotika. Außerdem sollte Ihnen bewusst sein, dass wir sie unter Umständen für eine Weile weglassen müssen!

Omega-3- und Omega-6-Fettsäuren

Bei Omega-3- und Omega-6-Fettsäuren handelt es sich um mehrfach ungesättigte Fettsäuren, die als essenziell gelten. Denn essenzielle Fettsäuren müssen über die Nahrung zugeführt werden, da der Körper sie nicht selbst herstellen kann. Sie sind wichtig für die Entwicklung des Gehirns, des Immunsystems, die Funktion der Herzkranzgefäße sowie einen normalen Stoffwechsel. Omega-3- und Omega-6-Fettsäuren kommen hauptsächlich in Fisch und Pflanzenölen vor. Eine gesunde Ernährung kann oft für eine angemessene Zufuhr sorgen, manchmal sind jedoch Ergänzungsmittel erforderlich.

Omega-3-Fettsäuren tragen auch zur Regulierung des Energieniveaus und zur Normalisierung des Blutzuckerspiegels bei. Sie verbessern die Konzentration sowie die geistige Frische. Die Anwendung von Ergänzungsmitteln mit Omega-3-Fettsäuren hilft bei Angstzuständen, Stimmungsschwankungen und Depressionen. Bei der Behandlung von Autismus sind sie von besonderer Bedeutung. Von der Einnahme von Omega-3-Fettsäuren profitiert der gesamte Körper – physische Entwicklung, Entspannung bei Angst und Angespanntheit, Entfaltung der Gehirnzellen – all diese Aspekte können bei der Behandlung von Autismus behilflich sein.[6]

Omega-6-Fettsäuren fördern eine gesunde Hirntätigkeit, helfen bei Wachstum von Haut und Haaren, Knochenentwicklung sowie Stoffwechsel. Eine gesunde Balance von Omega-3- und Omega-6-Fettsäuren sorgt für ein gesundes Herz und minimiert Entzündungen. Omega-6-Fettsäuren können auch bei der Behandlung von Allergien, Ekzemen, Osteoporose und prämenstruellem Syndrom zum Einsatz kommen.[7]

Im Gegensatz zu Omega-3-Fettsäuren kann die übermäßige Zufuhr von Omega-6-Fettsäuren negative Folgen zeitigen. Daher muss ihr Konsum überwacht werden. In großen Mengen können Omega-6-Fettsäuren Entzündungen hervorrufen, wodurch eventuell Ekzeme, Akne, Schmerzen und Arthritisbeschwerden aufflackern. Es empfiehlt sich, ein Verhältnis von 4:1 bei Omega-6- zu Omega-3-Fettsäuren einzuhalten.

Erhalten autistische Kinder eine EFA-Nahrungsergänzung (Essenzielle Fettsäure), deuten Forschungen auf Verbesserungen des allgemeinen Gesundheitszustandes, der Kognition, des Schlafverhaltens, der sozialen Interaktion und des Blickkontaktes hin.[8] Außerdem belegt eine andere Studie positive Auswirkungen von EFA auf Dyspraxie (motorische Störung, oft mit Folgen für Kognition und Verhalten). Die Testteilnehmer zeigten während der Behandlungsphase Fortschritte beim Lesen, in der Rechtschreibung und im Verhalten.[9]

Ich persönlich mag Omegas von YES™ Supplements. Doktor Brian Peskin diskutiert in höchst informativen Videos auf YouTube die Vorzüge veganer Omega-Quellen gegenüber tierischen. Ich empfehle Ihnen sehr, sich das anzusehen und ein eigenes Urteil zu bilden. Mein Sohn und viele andere Kinder haben ihre Einnahme bis zu einem Esslöffel zwei Mal täglich gesteigert.

L-Carnitin

L-Carnitin ist eine lebenswichtige Aminosäure. Sie bewirkt ein gesundes neurales Maß an Acetylcholin, einem bedeutsamen Neurotransmitter, der Gedächtnis und Gehirnfunktion unterstützt. Die einschlägige Forschung legt nahe, dass eine Unterversorgung mit L-Carnitin bei einigen Leiden eine Rolle spielt, zum Beispiel CFS (Chronisches Erschöpfungssyndrom), Diabetes, Alzheimer, Demenz und Autismus.

L-Carnitin setzt sich aus zwei essenziellen Aminosäuren zusammen – Lysin sowie Methionin. Es wird in Leber und Nieren hergestellt und ist in den meisten Körperzellen vorhanden. Es wird für einen geregelten Fettstoffwechsel benötigt, hilft bei Konzentration und Energiegewinnung. Dabei transportiert es lange Fettsäureketten durch die Membran der Mitochondrien, damit sie zum Zwecke der Energieproduktion verbrannt werden können.

Ein klinischer Versuch beleuchtete die Verwendung von L-Carnitin als mögliche Therapie bei Autismus und demonstrierte, dass bei den Kindern, die es einnahmen, einige Verbesserungen zu beobachten waren: die Fähigkeit, eine Beziehung zu anderen herzustellen; Nutzung des eigenen Körpers; Anpassung an Veränderung; Zuhören und Reaktion darauf; verbale Kommunikation; Geselligkeit; sensorische und kognitive Wahrnehmung; Gesundheit sowie körperliches Verhalten. Um die Bedeutung dieser Aminosäure noch besser zu verstehen, könnten einige Artikel hilfreich sein: Henke Schultz „L-Carnitin hilft Kindern mit Autismus, Untersuchungsergebnisse“ und Emily Singer „Fehler beim Carnitin-Stoffwechsel könnten Autismus zu Grunde liegen“.

Die durchschnittliche Dosis L-Carnitin liegt zwischen 250 und 1.000 mg täglich zum Essen. Sie hängt vom Körpergewicht und den jeweiligen Reaktionen ab.

GABA

GABA (γ-Aminobuttersäure) ist eine Aminosäure und ein Neurotransmitter (biochemischer Botenstoff, der Informationen von Zelle zu Zelle überträgt). Es wird von Natur aus im Körper produziert, ist jedoch auch in großer Auswahl als Ergänzungsmittel verfügbar. Die Hersteller behaupten, GABA-Ergänzungsmittel erhöhen den GABA-Spiegel im Gehirn und behandeln gleichzeitig Angst, Stress, Depression und Schlafprobleme.

Das GABA-System verhält sich in etwa wie ein Informationsfilter, um eine Überstimulierung der Nerven zu verhindern. Es wurde schon lange angenommen, dass dieses Filtersystem bei zahlreichen autistischen Kindern geschwächt ist. Bei einer Schädigung des GABA-Systems kann das Gehirn von der sensorischen Informationsfülle überschüttet werden, was zu vielen der Verhaltensmerkmale führt, die mit Autismus verbunden werden. Es wird davon ausgegangen, dass GABA zudem eine Schlüsselrolle bei der frühkindlichen Entwicklung des Gehirns spielt.[10]

GABA ist außerdem an der Herstellung von Endorphinen in unserem Hirn beteiligt, durch die wir uns optimistisch und fröhlich fühlen. GABA vermag Stress zu vermindern, Angst abzuschwächen und die Aufmerksamkeit zu steigern. GABA ist hilfreich bezüglich Verhalten, Sprache und möglicherweise sogar Anfällen.

GABA kommt bei der Kontrolle von Anfällen zum Einsatz und geht an dieselben Rezeptoren wie das Arzneimittel Keppra. GABA ist nützlich für das Sprechen, es hilft, die Sprache bei nonverbalen Kindern zu ermöglichen und die Sprache bei den Kindern zu verbessern, die mit dem Sprechen anfangen.

Wenn Sie sich anschicken, Ihrem Kind GABA zu geben, ist das tägliche Maximum 5.000 mg. Es wird aufgeteilt in zwei Dosen, eine morgens und eine abends, stets auf nüchternen Magen. Am Abend können Sie GABA 15 Minuten nach der letzten CD-Dosis zusammen mit dem probiotischen Ergänzungsmittel verabreichen. Ich fange mit zwei Mal täglich 250 mg an und steigere die Dosis täglich beziehungsweise jeden zweiten Tag, wenn alles in Ordnung ist. Sollten Sie Schläfrigkeit oder Erregbarkeit feststellen, ist es ratsam, die Dosis wieder zurückzuschrauben.

5-HTP (5-Hydroxytryptophan)

5-HTP, auch unter dem Namen Oxitriptan bekannt, ist eine Aminosäure, die auch in der Natur vorkommt. Es ist eine chemische Vorstufe für die Neurotransmitter Serotonin und Melatonin. Ausgangsstoff dieser Synthese ist Tryptophan. 5-HTP sorgt in Gehirn und Zentralnervensystem für eine gesteigerte Produktion von Serotonin. Serotonin hat seinerseits Auswirkungen auf Schlaf, Appetit, Körpertemperatur, Sexualverhalten und Schmerzempfinden.

Zitiert aus „Saving Eli: One Family's Struggle with Autism" [Elis Rettung: Der Kampf einer Familie mit Autismus] – von einer Internetseite über Ernährung und Vitamine:

> *Während die genauen Zusammenhänge noch nicht vollständig ergründet sind – wissen Forscher zumindest, dass die Wege des Seratonins bei Autismus gestört sind, was zu Schlafstörungen und Stimmungsschwankungen beiträgt. Tryptophan zeigte positive Wirkungen, wurde jedoch 1989 von der FDA verboten. Wir fanden, dass 5-HTP enorm hilfreich war, es besänftigte Wutanfälle und steigerte die Kommunikation mit unserem Sohn.*[11]

5-HTP wird in Tagesmengen zwischen 50 mg und 200 mg verwendet, ebenfalls in zwei Dosen geteilt, morgens und abends, jeweils zum Essen. Ich kann bestätigen, dass es Kindern mit Autismus dabei half, aufmerksam zu sein, sich besser zu konzentrieren, besser zu schlafen und die Begierden besser zu kontrollieren.

L-Theanin

L-Theanin oder γ-Glutamylethylamid oder 5-N-Ethyl-Glutamin ist eine Aminosäure, die üblicherweise in Tee vorkommt. Theanin vermag, die Blut-Hirn-Schranke zu passieren. Und es wird berichtet, es habe positive Auswirkungen auf Stimmung, Stress und Kognition.

Das Folgende ist der L-Theanin-Internetseite entnommen:[12]

> *Viele Menschen erfahren Tag für Tag Stress und suchen nach natürlichen und sicheren Möglichkeiten, damit fertig zu werden. Seit Tausenden von Jahren wird gesagt, Grünen Tee zu trinken, würde entspannen. Kürzlich wurde dieser Entspannungseffekt bestätigt – verantwortlich ist die Aminosäure L-Theanin im Tee. Klinische Forschung zeigt, dass die Zufuhr von bis zu 200 mg L-Theanin die Herstellung des äußerst wichtigen „Anti-Stress"-Neurotransmitters Gamma-Aminobuttersäure (GABA) im Gehirn begünstigt. Das Resultat ist ein entspannter, klarer und wacher Geisteszustand.*
>
> *In den korrekten Mengen als Ergänzungsmittel zu sich genommen, kann L-Theanin:*
>
> - Stress reduzieren
> - Zeitweilige Nervenanspannung verringern
> - Entspannung fördern ohne Benommenheit
> - Geistige Schärfe begünstigen

- Positive Stimmung unterstützen
- Aufmerksamkeit verbessern
- Lernvermögen und Gedächtnis ankurbeln
- Zittern in Folge Koffein verhindern

Nach meiner Erfahrung können wir Sprache, Lernen, Aufmerksamkeit, Konzentration bei Menschen mit ASS verbessern, wenn es uns gelingt, die oben genannten Symptome zu verringern. L-Theanin wird zusammen mit GABA nach dem Aufwachen verabreicht, wenn erforderlich zusätzlich beim Zubettgehen, aber stets ohne Essen. Sie können die Gabe bis zu 200 mg oder 250 mg je Tag steigern.

Pycnogenol®

Pycnogenol®, Rindenextrakt der französischen Meerkiefer, verhält sich wie eine potente Mischung von Antioxidationsmitteln und ist ein natürlicher Entzündungshemmer. Es stimuliert Collagen und Hyaluronsäure und hilft bei der natürlichen Erweiterung der Blutgefäße, indem es die Produktion von Stickoxid anregt.[13]

Pycnogenol® zählt nicht zu den Ergänzungsmitteln, die ich sehr oft verwende, da es ein Antioxidationsmittel ist, das nicht mit Chlordioxid kombiniert werden darf. Nichtsdestoweniger hat es sich für einige Menschen als notwendig und hilfreich für das Sprachvermögen und die Verminderung von Anfällen herausgestellt. Es sollte am Morgen zum Essen genommen werden, bei einer Tagesdosis zwischen 25 mg und 400 mg je nach Bedarf. Pycnogenol ist nicht für Kinder geeignet, die empfindlich auf Phenole reagieren.

L-Carnosin

L-Carnosin ist ein Dipeptid der Aminosäuren β-Alanin sowie Histidin. Es liegt in hoher Konzentration in Muskeln und Gehirngewebe vor.

Man glaubt, dass L-Carnosin die frontalen Hirnbereiche stimuliert und somit für ein allgemein verbessertes Funktionieren sorgt. Die Forschung bestätigt immer mehr, dass Frontal- und Temporallappen des Gehirns Emotion, epileptische Vorgänge, sprachlichen Ausdruck sowie abstraktes Denken steuern. Studien ergaben, dass Carnosin Sprache, Sozialisation sowie Funktionsabläufe allumfassend bei Individuen verbessert, die vom autistischen Spektrum betroffen sind. Außerdem zeigten sich Eigenschaften, die gegen Anfälle gerichtet sind und nicht die Nebenwirkungen der entsprechenden verschreibungspflichtigen Medikamente mit sich bringen.

Die Forschung deutet an, dass es der Ansammlung von β-Amyloid-Plaque vorbeugt, welcher nicht nur bei neurologischen Leiden wie Alzheimer, Parkinson und Autismus vorgefunden wird, sondern auch bei degenerativen Augenerkrankungen in den Augen und bei Diabetes in der Bauchspeicheldrüse. L-Carnosin ist ein Neuroprotektor, von dem eine Untersuchung nahe legt, dass er das Ausmaß der Schädigungen bei Schlaganfallpatienten verringert.[14]

Laut Michael Chez und seinen Kollegen zeigten Kinder statistisch signifikante Verbesserungen auf der Gilliam-Autismus-Bewertungsskala, nachdem sie acht Wochen L-Carnosin eingenommen hatten. Sie bringen dies mit der wahrscheinlichen Fähigkeit des L-Carnosins in Zusammenhang, neurologische Abläufe zu verstärken – womöglich im entorhinalen oder im temporalen Kortex.[15] Diese gesteigerten neurologischen Funktionen führten bei vielen Kindern von Familien, mit denen ich gearbeitet habe, zum Sprechen.

Ich habe auch miterlebt, wie L-Carnosin half, bei einigen Kindern die Neigung zu Anfällen zu reduzieren. Es wird zwei Mal täglich gegeben, zum Frühstück und zum Abendbrot. Die Dosis beträgt jeweils 200-400 mg. Bei auftretender Hyperaktivität beenden Sie die Einnahme.

Taurin

Eine weitere Aminosäure ist Taurin, die für den Aufbau von Proteinblöcken benötigt wird. Taurin kommt in großen Mengen in Gehirn, Netzhaut, Herz und Blutplättchen [Thrombozyten] vor. Es kann durch den Verzehr von Fleisch und Fisch zugeführt werden.

Autismus und zu wenig Taurin

„Haben Sie ein gefährliches Taurindefizit?“[16] ergründet mögliche Probleme, die sich aus einem Taurinmangel ergeben können – darunter auch Autismus. In dem Artikel schreibt Leonard Smith über die Vorzüge von Taurin, die für Menschen, die mit ASS zu tun haben, von Interesse sein dürften:

- Funktion von Gehirn und Nervensystem
- Eliminierung von Toxinen
- Stabilisierung des Gehirns (wirksam bei der Behandlung von Anfällen)

Wie alle Aminosäuren, ist Taurin ohne Essen einzunehmen. Die maximale Dosis liegt zwischen 500 mg und 1.500 mg.

DMG

Dimethylglycin (DMG) ist eine Aminosäure, die sich in vielen üblichen Nahrungsbestandteilen findet, zum Beispiel im Fleisch, insbesondere Leber, in diversen Getreidearten und Bohnen. Laut seiner Klassifizierung ist DMG eng mit Vitamin B verbunden.

Für die Verwendung von DMG bei Kindern mit Autismus haben sich interessante Entwicklungen ergeben. Weil zahlreiche autistische Kinder keinen Blickkontakt vertragen und Schwierigkeiten haben, vollständige Sätze und Gedanken zu formen, untersuchten einige Studien, ob die Einnahme von DMG einige dieser Probleme verringern könnte. Und tatsächlich ergab diese Untersuchung, dass Kinder mit Autismus weniger frustriert erscheinen und eine merkliche Verbesserung beim Sprechen und in ihren kognitiven Fähigkeiten auftreten, wenn ihnen DMG verabreicht wird.[17] Gegenwärtig ist dieser Forschungsansatz noch neu, und es sind weitere Untersuchungen notwendig, um die Langzeitwirkungen von DMG-Zufuhr bei Kindern mit ASS zu bestätigen.

Der folgende Absatz stammt von „Defeat Autism Now!“[18]

Dimethylglycin (DMG) bei Autismus

Seit mehr als 20 Jahren hört das ARI [Autism Research Institut, Autismus-Forschungsinstitut] von Eltern, die DMG bei ihren autistischen Kindern ausprobiert haben. In vielen Fällen wurden bemerkenswert gute Ergebnisse erzielt, vor allem bei der Verbesserung des Sprechens.

In einigen Fällen konnte DMG arzneimittelresistente Anfälle aufhalten (siehe „New England Journal of Medicine“, 10-21-82, Seiten 1081-82).

Es liegt eine umfangreiche Forschungsliteratur zur Sicherheit und den gesundheitlichen Vorteilen von DMG vor. Etliche Studien belegen, dass DMG die Effektivität des Immunsystems steigert, die körperliche Leistung bei Menschen und Tieren (zum Beispiel Rennpferden) erhöht.

Es bringt alles in allem eine breite Palette vorteilhafter Effekte mit sich. Und es ist sehr sicher. Mir ist kein Beweis über irgendwelche toxischen oder ungünstigen Wirkungen bekannt.

Von vielen Eltern kommen Berichte, dass sich das Verhalten ihrer Kinder mit der Einnahme von DMG binnen weniger Tage spürbar verbesserte. Sie beobachteten einen besseren Augenkontakt, eine höhere Frustrationstoleranz, ein verbessertes Sprachvermögen des Kindes sowie auch ein gewachsenes Interesse zu sprechen.

Die Tageshöchstdosis beträgt 900 mg, einzunehmen ohne Essen nach dem Aufwachen. Es ist allerdings von Vorteil, mit einer niedrigeren Dosis zu beginnen und diese langsam zu steigern. Sollte – was selten der Fall ist – eine zunehmende Hyperaktivität auftreten, reduzieren Sie die Dosis. Sollte sich andererseits innerhalb eines Monats keine Verbesserung abzeichnen, wechseln Sie zu TMG.

TMG – Trimethylglycin (Betain anhydrous)

TMG (Betain anhydrous) ist eine von Natur aus im Körper auftretende Chemikalie. Sie ist auch in der Nahrung enthalten, beispielsweise in Roter Beete, Spinat, Getreide, Meerestieren und Wein.

Wie funktioniert es?

Eine Art des Betains, das so genannte Betain anhydrous [wasserfreies Betain], ist von Nutzen beim Stoffwechsel von Homocystein, einer Chemikalie, die in die Funktion verschiedenster Körperteile wie Blut, Knochen, Augen, Herz, Nerven und Gehirn involviert ist. Betain anhydrous beugt der Anhäufung von Homocystein vor. Dies gilt für Menschen, die seit Geburt Schwierigkeiten mit dem Homocystein-Stoffwechsel haben.[19]

Der folgende Auszug ist von der kanadischen Autismus-Stiftung.[20] Besuchen Sie bitte deren Internetseite

www.autism.org

Die Vorteile der Einnahme von DMG oder TMG reichen von Verhaltensveränderungen, Abnahme von Anfällen, Rückgang obsessiv zwanghaften Verhaltens bis zu Fortschritten bei der Sprache. Tausende Familien berichten, wie günstig DMG und TMG sich für etliche Menschen mit Autismus auswirken.

Forschung an Menschen und Labortieren zeigt, dass sich die Effektivität des Immunsystems dank DMG und TMG erhöht. Einige Kinder und Erwachsene mit Autismus sind von Anfällen betroffen – es gibt veröffentlichte Berichte, dass sich die Aktivität der Anfälle in Folge von DMG verringerte. Eine Doppelblindstudie mit 84 Teilnehmern inklusive Placebo-Kontrollgruppe von Shin-siung Jung, Bernard Rimland und Stephen M. Edelson dokumentierte eine maßgebliche Abnahme von Verhaltensproblemen.

Es bleibt darauf hinzuweisen, dass einige Kinder DMG vertragen, jedoch nicht TMG. TMG wird in einer Dosis von 500 mg ohne Essen nach dem Aufwachen gegeben. Ergibt DMG keine Fortschritte in der Sprache, wechseln Sie zu TMG.

Häufig gestellte Fragen

Es gibt Zeiten, da finde ich unverdautes Essen im Stuhl meines Sohnes. Das bereitet mir Sorgen. Er beschwert sich nie über Magenschmerzen. Aber bisweilen entdecke ich einige Reste, speziell Cashewnüsse. Sollte ich mich mit Enzymen abgeben? Oder ist es besser ohne? Wenn doch, welche Marke?

Ich bin begeistert von Enzymen. Kirkman bietet eins mit Isogest®. Seine Nummer lautet 851/180, und es ist ein Breitbandmittel. Auch Biofilm Defense macht sich großartig, um Biofilm aufzulösen. Eine gewisse Anzahl von Eltern hat auch „Ness® Enzymes Gastric Comfort Formula #601" sehr erfolgreich benutzt.

Wie sollte ich Theralac® verabreichen?

Die Schlafenszeit ist der beste Zeitpunkt, probiotische Nahrungsergänzungsmittel zu geben. Theralac® für Kinder ist eine granulierte Rezeptur, so dass es auf Joghurt gestreut oder in Smoothies gemischt werden kann und man doch die gleichen Vorteile erzielt. Also wie ist es einzunehmen? Wir empfehlen einen Viertel Teelöffel in Joghurt, Apfelmus oder anderes Essen mit ähnlicher Konsistenz. Lassen Sie es eine Minute einwirken. Damit sollen die Körnchen so dicht wie möglich zusammen bleiben, so dass sich unsere säurebeständige gelige Schutzschicht darum ausbilden kann. Besuchen Sie die Internetseite von Theralac® für weitere Informationen:

www.theralac.com/childrens-theralac.aspx

Dosierung der Ergänzungsmittel im Überblick nüchterner Magen (NM), mit Essen (ME)			
Ergänzungsmittel	**Dosis**	**Zeitpunkt**	**NM /ME**
Probiotika	1 Kapsel	vor dem Schlafen	NM
Omega-3/Omega-6	1 Esslöffel	zu einer Mahlzeit 1-3 x täglich	ME
L-Carnitin	250-1.000 mg	1-3 x täglich	ME
GABA	**bis zu 5.000 mg täglich**	beim Aufwachen und vor dem Schlafen	NM
5-HTP	50-200 mg	morgens und abends	ME
L-Theanin	bis 200-250 mg, täglich steigern	morgens, abends	NM
Pycnogenol	25-40 mg täglich, je nach Bedarf	morgens	ME
L-Carnosin	200-400 mg täglich	morgens und abends	ME
Taurin	500-1.500 mg täg-lich	morgens, abends und nachts	NM
DMG	900 mg täglich	morgens	NM
TMG	500 mg täglich	morgens	NM
Enzyme	1 Kapsel zur Mahl-zeit	morgens, mittags und nachts	ME

Kapitel 10

Fünfter Schritt – Chelat-Therapie

Angenommen wir hangeln uns voran: die volle Diät, CD, Kalcker-Parasiten-Protokoll. Wir haben je nach den individuellen Bedürfnissen des Kindes Ergänzungsmittel gegeben, und das Kind hat weiterhin Autismus. Genesung ist immer noch nicht Realität geworden. An dieser Stelle ist es Zeit, sich der Chelat-Therapie zuzuwenden.

Warum eine Chelat-Therapie bei Autismus?

Vor rund zehn Jahren kam die Chelat-Therapie in die Welt des Autismus' und wurde ausgesprochen populär, als die Verbindung zwischen Thiomersal und Autismus immer höhere Wellen schlug. Heutzutage stecken in unseren Kindern immer noch metallische Gifte. Bei jedem beliebigen Kind von den Tausenden, denen ich helfen durfte, zeigen die Urinuntersuchungen die gleichen Ergebnisse: extrem hohe Konzentrationen von Quecksilber, Blei, Aluminium, manchmal auch Zinn, Cadmium und weitere Metalle.

Diese Schwermetalle können aus unterschiedlichen Quellen stammen:

Kohlekraftwerke in den USA stoßen laut US-Umweltschutzbehörde jährlich 48 Tonnen Quecksilber aus. Mehr als die Hälfte davon fällt in einem Radius von acht Kilometern um das Kraftwerk an. Sobald es ins Wasser gelangt, wird es von Mikroorganismen aufgenommen und in eine Substanz namens Methylquecksilber umgewandelt.

- Trinkwasser
- Nahrungsmittelversorgung
- Kochgeschirr
- Deodorant
- Schönheitsprodukte
- Zahnfüllungen aus Amalgam
- Impfungen und so weiter.

Schwermetalle sind dafür bekannt, sich in verschiedenen Teilen des Körpers anzusammeln, zum Beispiel Organen, Knochen, Gelenken und Gehirn. Die Toxizität kann Entzündungen auslösen, Neuronen sterben lassen, Verhaltensveränderungen verursachen, Schilddrüsen und andere Drüsen angreifen, T-Zellen verringern und unzählige weitere Symptome bewirken. Neue Forschungen zeigen außerdem, dass in unsere Körper gelangtes Aluminium durch Fluorid im Trinkwasser bio-verfügbarer wird. Wie bereits das Magazin „Brain Research" [Gehirnforschung] berichtete, verursacht die Kombination von Aluminium und Fluorid im Gehirngewebe einige pathologische Veränderungen, wie sie Alzheimerpatienten aufweisen.[1]

Auch viele autistische Kinder haben einen gestörten Methylierungszyklus. Aus dieser Beeinträchtigung resultiert das Unvermögen des Körpers, sich überschüssiger Metalle zu entledigen, wodurch sich chronische Krankheiten ausbreiten.

Was genau ist Methylierung?

Die Methylierung umfasst die Reaktionen, bei denen Methylgruppen von einer Verbindung zur nächsten überführt werden. Methylierungszyklus ist der Oberbegriff für diese biochemischen Abläufe, die an einer Reihe äußerst wichtiger Körperfunktionen beteiligt sind:

- Entgiftung
- Immunfunktion
- Erhaltung der DNS
- Energiegewinnung
- Ausbalancieren von Stimmungen
- Kontrolle von Entzündung

Beeinträchtigungen oder Mutationen des Methylierungszyklus' können folgende Probleme nach sich ziehen:

- ASS
- Alzheimer
- Diabetes
- Allergien und Asthma

Eine Überlastung mit Toxinen – neben Giften vor allem Schwermetalle – kann eine solche Beeinträchtigung des Methylierungszyklus' bewirken. Und wenn der Methylierungszyklus gestört ist, kann der Organismus die notwendige Entgiftung nicht mehr durchführen – ein Teufelskreis ist entstanden.

So müssen wir unserem Körper unter die Arme greifen, um den Überschuss an Metallen als Teil des Heilungsprozesses loszuwerden. Doktor Anju Usman hat uns bewiesen, dass Schwermetalle im Biofilm vorliegen. Und Doktor Dietrich Klinghardt zeigte, dass das Ausleiten von Quecksilber direkt mit der Abnahme von chronischen Infektionen in Zusammenhang steht.[2]

Lasst uns diese Metalle rausschmeißen!

Was genau läuft bei der Chelat-Therapie ab?

Die Chelat-Therapie ist als chemischer Prozess zu beschreiben, bei dem die Schwermetalle aus dem Körper ausgeleitet werden. Dabei wird eine Substanz, ein so genannter Chelator, auch Chelatbildner, eingesetzt, um die Moleküle der Metalle oder Mineralstoffe zu binden, so dass sie danach aus dem Körper entfernt werden können.

Einige der üblichsten Chelatoren in der Welt des Autismus sind:

1. **EDTA**

   Diese Aminosäure zieht Blei, weitere Metalle und einige Mineralstoffe aus der Blutbahn an und befördert diese Gifte über den Urin nach draußen. EDTA kann überschüssiges Blei aus dem Körper entfernen, aber nicht Quecksilber oder Methylquecksilber, wie es DMSA sowie DMPS tun. EDTA kann oral eingenommen werden, als Stuhlzäpfchen oder mittels IV [Infusion].

2. **DMSA**

   Dies ist eine von der FDA anerkannte Arznei, die bei Kindern mit einer vermuteten Bleivergiftung Anwendung finden kann. Aber DMSA kann darüber hinaus auch andere Schwermetalle ausleiten, einschließlich Quecksilber und Arsen. Eingenommen wird es entweder oral, transdermal [über ein Hautpflaster] oder als Zäpfchen.

3. **DMPS**

   DMPS wird verabreicht, um Quecksilber aus dem Körper hinauszubefördern. Üblich sind Infusion, Injektion (in den Muskel oder unter die Haut), Hautpflaster oder Zäpfchen.

Patrick wurden all diese Varianten zu verschiedenen Zeitpunkten seines Lebens verordnet. Ich kann nicht behaupten, dass ich während der jeweiligen Anwendungen Zeuge von Wunderdingen wurde. Aber andere Familien erzielten sehr wohl Resultate. Und das ist etwas, was Sie vielleicht mit Ihrem Arzt besprechen sollten. Nach jahrelanger Anwendung von Chelatoren, auch durch andere Familien, habe ich mich für eine sanfte Option entschieden und bevorzuge zwei Produkte: Bäder mit Bentonit-Ton und Bio-Chelat. Beide sind wirksam genug, den Körper von Schwermetallen zu befreien, stellen jedoch keine Belastung der Leber dar und riefen nie unerwünschte Entgiftungssymptome hervor.

Da mir mittlerweile bewusst ist, dass sich Metalle im Biofilm befinden, erscheint es mir etwas kurzsichtig, sich einzig auf Metalle oder Schwermetalle zu konzentrieren, anstatt auf alle Krankheitserreger im Biofilm.

4. Bäder mit Bentonit-Ton

Bentonit-Ton ist ein sedimentärer Ton, der sich aus verwitterter vulkanischer und erhärteter Asche zusammensetzt. Als Heilerde, die zum Entgiften, Reinigen und Entfernen von Unreinheiten verwendet wird, ist Bentonit wesentlich bekannter. Bentonite kommen in diversen alltäglichen Produkten wie Zahnpasta, Magensäuremittel sowie Kosmetika vor.

Naturvölker haben Bentonit-Ton jahrhundertelang verwendet. So berichtete Doktor Weston A. Price in seinem Buch „Nutrition an Physical Degeneration" [Ernährung und körperliche Rückentwicklung] von seinem Studium der Naturvölker und ihren Ernährungsgewohnheiten und dass er ihre Gefäße untersuchte. Bei den Eingeborenenstämmen in den südamerikanischen Anden, in Zentralafrika sowie den Aborigines in Australien fand er stets einige Gefäße mit Tonklumpen aus vulkanischer Asche, wovon ein wenig in Wasser aufgelöst war.

Bentonit gilt als „quellender Ton". Wenn Bentonit-Ton nämlich Wasser aufnimmt und anschwillt, dehnt er sich wie ein Schwamm. In die Zwischenräume werden Toxine durch elektrische Anziehung hineingezogen und festgehalten. Das „Canadian Journal of Microbiology" [Kanadische Zeitschrift der Mikrobiologie] berichtet, dass Bentonit-Ton pathogene Viren, Herbizide und Pestizide zu absorbieren vermag.[5]

Einer meiner Favoriten wird von „Even Better Now®" produziert. Ich zitiere von deren Internetseite: **www.evenbetternow.com:**

> EBN® Reinigungston ist hundert Prozent reiner Natriumbentonitton mit der höchsten Kationen-Austausch-Kapazität (CEC 98-107 meq/100 g) aller getesteten Badetone, die auf dem Markt sind. Dieser Ton ist als Natriumbentonitton höchster Reinheit klassifiziert, ausgewählt abgebaut worden und besteht aus feins-

ten gemahlenen Partikeln, die ein rieselfähiges Pulver ergeben. EBN® Reinigungston ist 100%ig rein, hypoallergen, frei von Viren, Bakterien, Hefe und Schimmel und besitzt eine hohe Kationen-Austausch-Kapazität.

Es gibt auch andere Qualitätstone auf dem Markt. Aber Even Better Now testet jede ankommende Charge auf Schwermetalle. Nein, ich bekomme wirklich keine finanzielle Zuwendung von der Firma.

5. **Bio-Chelat™**

   Dies ist ein weiteres Produkt, das ich wirklich mag, weil es für eine sanfte Chelat-Therapie sorgt, das heißt „low and slow". Bio-Chelat™ ist ein deutsches Erzeugnis, das eine geringe Menge EDTA enthält und von der FDA für die Nahrung zugelassen wurde. Ein klinischer Test in Deutschland kam zu folgendem Schluss:

   > Der therapeutische Wert von Bio-Chelat™, verglichen mit anderen gegenwärtig erhältlichen Chelatoren, wird wie folgt eingeschätzt: Chelatoren wirken oft relativ schnell und sind sehr stark. Sie erzielen eine recht hohe Ausschwemmung von Spurenelementen sowie ein hohes Maß an spezifischen Nebeneffekten. Bio-Chelat™ wirkt deutlich sanfter als die meisten üblichen Chelatoren.

   Obwohl im Laufe der Behandlung ein wesentlicher Rückgang der Belastung des Körpers durch Schwermetall-Ionen festzustellen ist, wird dies ohne gravierende Störungen der Beziehungen zwischen Spurenelementen und Mineralstoffen erreicht. Die Reduzierung von Zink sollte aufmerksam verfolgt und möglicherweise während der Therapie korrigiert werden.[5]

Ich konnte sehr erfreuliche Veränderungen an vielen Kindern mit ansehen, die entweder Bentonit-Ton-Bäder oder Bio-Chelat oder beides angewendet haben. Wie bei jeder anderen Behandlung sollten Sie die Chelatoren einzeln anfangen und Ihr Kind genau beobachten. Führen Sie Aufzeichnungen über alle Veränderungen, Fortschritte oder Reaktionen, die Ihnen auffallen. Selbst wenn sich nicht umgehend etwas bewegt, würde ich die Chelatoren beziehungsweise Produkte mindestens drei Monate nehmen. Da sie langsam wirken – LOW and SLOW –, sind die Veränderungen vielleicht nicht äußerlich sichtbar. Das bedeutet aber nicht, dass sie bei der Heilung des Körpers Ihres Kindes nicht helfen würden.

Ich mache jeden zweiten Tag die CD-Bäder und zwei Mal in der Woche ein Bad mit Bentonit-Ton. Dabei vermeide ich zwei Bäder an einem Tag, und die mit Chelator verteile ich gut in der Woche.

Ungefähr drei Tage später kommt das Bio-Chelat™ dazu. Beachten Sie die Anweisungen auf der Packungsbeilage, starten Sie niedrig, und steigern Sie die Dosis behutsam. Da Bio-Chelat™ das CD nicht tangiert, können die Tropfen zu einer einzelnen Dosis CD hinzugefügt werden. Andererseits ist Bio-Chelat geschmacklos, so dass Sie die Tropfen ebenso gut ins Wasser oder ein anderes Getränk geben können, das Ihr Kind über den Tag trinkt.

Häufige Fehler bei der Chelat-Therapie

Urinanalyse ohne Provokation

Viele Familien lassen den Urin auf enthaltene Schwermetalle untersuchen. Wenn Sie noch keine Chelat-Therapie gemacht haben – oral oder intravenös –, bekommen Sie kein aussagekräftiges Bild darüber, welche Metalle im Körper vorliegen. Und bloß, weil sie sich nicht im Urin nachweisen lassen, heißt das nicht, dass sie nicht in den Knochen, im Darmtrakt, im Gehirn und in den Organen stecken. Wenn wir die Metalle nicht herausfordern mit einer Provokation, bekommen wir letztendlich nur falsch negative Ergebnisse, glauben, unser Kind sei frei von giftigen Metallen, obwohl es nicht so ist. Bentonit-Ton-Bäder und Bio-Chelat™ sind definitiv sanft genug, um dem Kind keinerlei Schaden zuzufügen, egal ob viele Schwermetalle in ihm sind oder nicht. Aber beide Präparate sind eine großartige Hilfe bei der Senkung der Schwermetallbelastung, ebenso anderer Toxine im Körper.

Den Darm heilen, ehe die Chelat-Therapie anfängt

Mir erzählte mal ein Arzt, dass wir zuerst den Darm gesunden müssten, bevor wir eine Chelat-Therapie starten. Allerdings war der Darm bei den Kindern, deren Genesung ich erlebte, noch bis zu einem Monat vor ihrer Heilung immer noch nicht vollkommen wiederhergestellt. Ich denke zum Beispiel an ein kleines Mädchen, das gesund wurde, aber 30 Tage bevor sie ihre Autismusdiagnose loswurde, weiterhin an Verstopfung litt. An dem Punkt schien irgendein Schalter umgelegt zu werden. Sie hatte langsam wieder gesunden Stuhlgang, und 30 Tage später war der Autismus für sie Geschichte.

Im Grunde genommen heilen wir den Darm, während und indem wir mit Chelat-Therapie entgiften und auch alles andere heilen. Das sind alles Teile des Puzzles. Ich würde sicherlich nie die Chelat-Therapie vor CD und Parasiten-Protokoll durchführen. Aber sie gehört definitiv zu unserem Weg dazu, wenn die Kinder nach den vorigen Ansätzen noch nicht gesund geworden sind. Irgendwann nach CD, Meerwasser, Parasiten-Protokoll und ausgesuchten Ergänzungsmitteln ist es Zeit, mit Chelatoren zu beginnen. Und darüber sollten wir sicher nicht erst in ein paar Jahren reden und nachdenken. Wir wollen unsere Kinder in kürzerer Zeit heilen. Trotzdem ist es wie ein Marathon: Wir halten die Geschwindigkeit, verlieren nicht unseren Kopf oder fangen an zu sprinten.

Keine Chelat-Therapie bei Verstopfung

Wenn ein Kind an Verstopfung leidet, ist es von großer Bedeutung, den Darm in Bewegung zu bekommen, wenn wir gerade Chelatoren einsetzen. Dafür stehen uns einige Möglichkeiten zur Verfügung. Nach meiner Erfahrung ist der Einsatz von CD-Einläufen am wirkungsvollsten. Wenn Ihr Kind keinen täglichen Stuhlgang hat, würde ich jeden Tag einen Einlauf machen. Sollten Einläufe absolut nicht machbar sein, setzen Sie Ihr Kind in ein CD-Bad. Wir fanden heraus, dass 50 bis 100 Tropfen in der Badewanne Kindern mit Verstopfung zu Stuhlgang verhelfen.

Es gibt einige wenige Kinder und Erwachsene beziehungsweise Eltern, die das Protokoll ohne CD-Einläufe machen. Wie auch immer deren Situation aussieht – wir müssen einen ordentlichen Stuhlgang wieder in die Wege leiten. In diesem Fall kommen zur täglichen maximalen oralen CD-Dosis 50 bis 100 Tropfen ins Badewasser. Als Ergebnis kehrt die erforderliche Darmtätigkeit zurück, und Sie können mit der Chelat-Therapie fortfahren. Stuhlgang ist enorm wichtig bei jeder Art von Chelat-Therapie, denn andernfalls werden die Toxine – Schwermetalle, Gifte oder Pathogene gleichermaßen – durch die Darmwand erneut absorbiert.

Chelat-Therapie per Infusion (IV Chelation) ist nicht das einzige Mittel, um Autismus zu heilen

Es war glaube ich zwischen 2006 und 2008, als wir alle von den Schwermetallen als das größte Problem in der Welt des Autismus' wie gebannt waren, weil Impfstoffe Quecksilber und Thiomersal enthielten. Das Quecksilber sollte raus aus unseren Kindern. Nur leider ist es ein Teil des Problems, dass sie nicht wirklich entgiften. Wie bereits erwähnt, sind die Methylierungszyklen bei Kindern mit ASS geschädigt. Eine eindrucksvolle Illustration ist ein kleines Mädchen, dessen Eltern beide allopathische Ärzte waren und die zu diesem Zeitpunkt fest davon überzeugt waren, so wie wir es fast alle glaubten, dass Schwermetalle das Grundproblem von Autismus seien. Könnten wir die ausleiten, stünde der Genesung unserer Kinder nichts im Wege. Die Eltern machten 122 IV Chelationen, aber ihre kleine Tochter machte keine Anzeichen einer Verbesserung. Wir verloren uns dann aus den Augen. Aber das sind die Dinge, die man auf dem langen Weg zu lernen hat. Heute weiß ich, dass es sich NICHT nur um Chelat-Therapie dreht und weshalb Schwermetalle NICHT das einzig bedeutsame Puzzleteil sind. Alle Teile spielen eine Rolle, gehören zusammen und interagieren miteinander, so dass sie bei unseren Kindern Autismus verursachen. Es besteht eine symbiotische Beziehung zwischen Viren, Bakterien, Candida und Parasiten, die zusammen im Biofilm existieren. Aber seit CD Biofilm aufbrechen, die darin lebenden Pathogene vernichten und die Schwermetalle neutralisieren kann, halten wir ein mächtiges Mittel in unseren Händen.

Bluttests auf der Suche nach Schwermetallen machen

Grob gesagt lagert der menschliche Körper die Schwermetalle binnen drei Tage, nachdem sie in den Blutkreislauf gelangten, in Gewebe, Organen und Knochen ab. Aus diesem Grund ist ein Bluttest nur bedingt ein geeignetes Mittel, die Schwermetalle in autistischen Kindern zu suchen. Wenn das Kind nicht gerade kürzlich Schwermetallen ausgesetzt war, wird eine Blutanalyse wahrscheinlich keine erhöhten Schwermetallwerte ergeben.

Am Ende dieses Buches liefern einige Artikel weitere Einblicke, weshalb Chelat-Therapie für unsere Kinder mit ASS so wichtig sein kann.

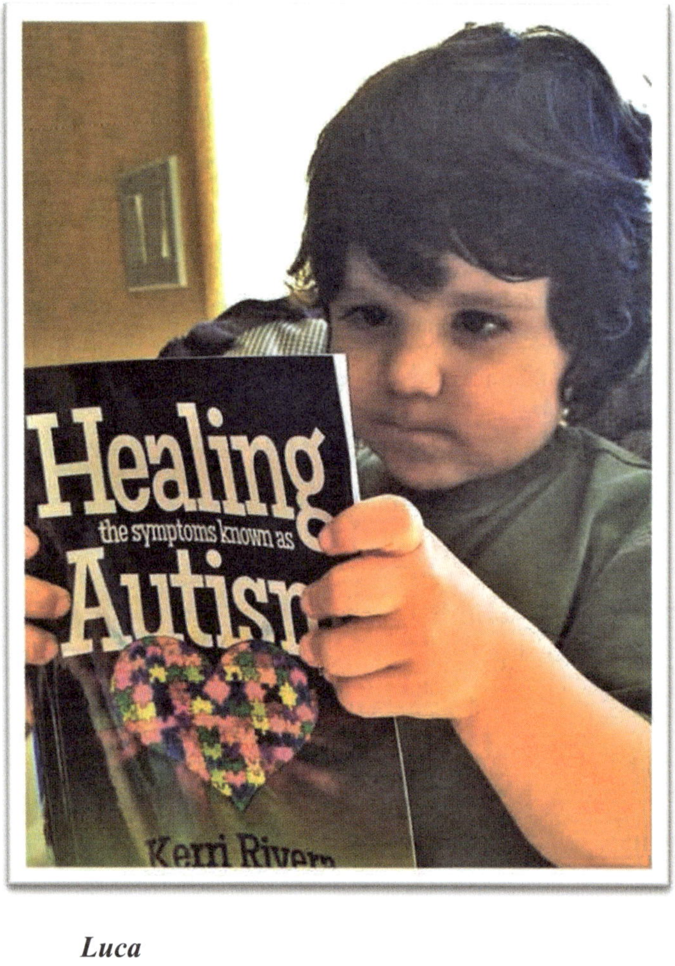

Luca

Kapitel 11

Sechster Schritt – Überdruck-Therapie

„Der Sauerstoff ist für die Lungen, wie die Hoffnung für den Sinn des Lebens.“

- Emil Brunner

Wir sind glücklich darüber, dass uns Bob Sands dieses Kapitel zum Überdruck geschrieben und dabei dessen Bedeutung bei der Heilung von Autismus dargelegt hat.

Anmerkung: Der Autor Robert Lyne-Sands verwendet in diesem Kapitel die Namen von Menschen, mit denen er in Kontakt gekommen ist. In einigen Fällen mit deren Erlaubnis, in anderen ohne. Die Genauigkeit der Zitate und der formulierten Meinungen sowie die verwendeten Namen liegen einzig in der Verantwortung von Robert Lyne-Sands. Es wurde große Sorgfalt darauf verwandt, die Normen seriöser journalistischer Arbeit einzuhalten. In Kürze wird Robert Lyne-Sands sein eigenes Buch veröffentlichen. „OXYGEN: The First Medicine, Volume I Cancer“ [Sauerstoff: Die erste Medizin, Band I Krebs]

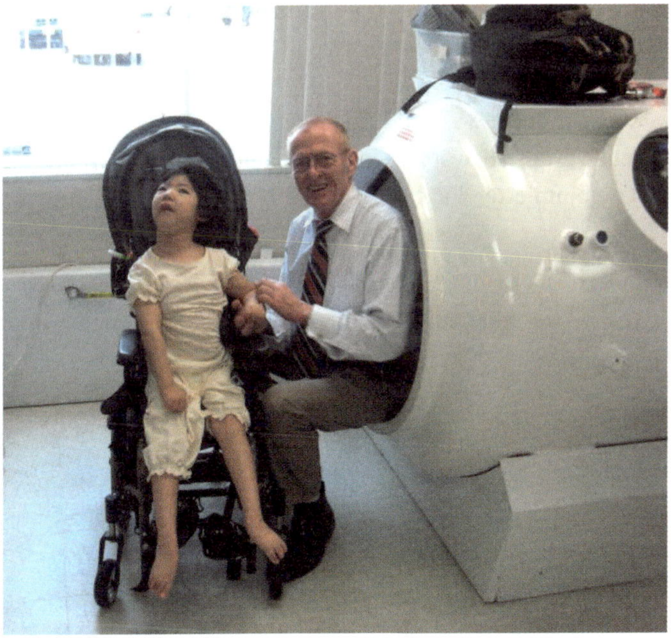

Robert Lyne-Sands, Autor des Überdruck-Kapitels dieses Buches, mit einem seiner jungen Patienten bei der Vorbereitung einer Behandlung

Robert Lyne-Sands ist einer von nur etwa fünf in den USA zugelassenen Herstellern der Maschinen für die Überdruck-Sauerstoff-Therapie (HBOT, Hyperbaric Oxygen Therapy). Er verfügt über ausgedehnte Erfahrungen in der klinischen Überdruck-Behandlung, dessen Fachkenntnis eine außergewöhnliche Bereicherung für dieses Projekt sein wird. Er hat HBOT-Maschinen für die USA, Australien, Großbritannien, Thailand und zahlreiche andere Länder entworfen und gebaut – für eine militärische, zivile und auch medizinische Nutzung. Er besitzt das theoretische Verständnis der HBO-Therapie, weil er im Prozess der Planung und Konstruktion eng mit eingebunden ist. Er hat auch fundierte praktische Erfahrungen durch den Betrieb einiger HBOT-Zentren und die persönliche Überwachung von mehr als 20.000 Stunden HBOT-Behandlungen in 35 Jahren

Doktor Beatrice Golomb,
Professorin für Medizin, UCSD 2011.

Dr. med. Beatrice Alexandra Golomb allein ist qualifiziert, diese Studie zu führen. Sie hat sich enorme Fachkenntnisse über GWI (das Golfkriegssyndrom) erworben, ist Autorin von vier RAND-Berichten und ist darüber hinaus wissenschaftlich tätig. Seit seiner Gründung gehört sie dem wissenschaftlichen Beirat über das Golfkriegssyndrom am US-Ministerium für Veteranenangelegenheiten an und diente als wissenschaftliche Direktorin dieses Komitees. Als zugelassene Internistin ist sie Hausärztin für 280 Kriegsveteranen, auch Golfkriegsveteranen, am VA Gesundheitszentrum San Diego.

Neulich suchte ich nach Antwort auf etwas, was mich verwirrte. Wenn irgendjemand die Antwort kennen würde, so wäre es mein Freund Doktor Bernard Gunter, ein verehrter und renommierter Psychologe und bereits über 80 Jahre alt.

„Gibt dir Gott, der Große Geist im Himmel, das Universum oder irgendein unsichtbares göttliches Wesen, das du anbetest, die Freiheit der eigenen Wahl, oder ist alles vorbestimmt?“

Bernards Augen zwinkerten. Nie überstürzte er die Antwort auf eine Frage. Meiner Meinung nach ist er eine amerikanische Version des Dalai Lama.

Er dachte eine Weile nach, wählte seine Worte mit Bedacht und entgegnete dann: *„Lustig, dass du das fragst – erst kürzlich sprach ich mit Eckhart Tolle und stellte ihm exakt dieselbe Frage. Tolle antwortete: ‚Gott gestattet dir zu glauben, du hättest einen freien Willen und eine freie Wahl – und danach han-*

delst du im Großen und Ganzen – je nachdem wie der Fahrplan aussieht, der im Voraus für dich ausgebreitet wurde.'"

Genau wie ich es erwartet hatte.

Doktor Bernard Rimland, Kerri Rivera und die Hand Gottes

Am 20. Januar 2006 spazierte eine groß gewachsene, bezaubernde Frau in meine Klinik in San Diego. Ihr Name war Kerri Rivera. Sie brachte ihren kleinen, fünfeinhalbjährigen Sohn Patrick den weiten Weg von Mexiko für eine Überdruck-Sauerstoff-Therapie. Der kleine Kerl war ganz hinreißend, hatte jedoch einen ausdruckslosen starren Blick und wich jedem Blickkontakt mit jedem Erwachsenen aus. Er schaute selbst seiner Mutter kaum in die Augen. Tag für Tag verbrachte Patrick Zeit in der Kammer.

Kerri erklärte mir, dass sich Patrick in den ersten beiden Jahren seines Lebens absolut normal entwickelt hatte. Aber dann, um den Impfvorschriften zu entsprechen, erhielt Patrick die so genannte Pentavalenta an einem Tag – eine Fünffachimpfung gegen Diphtherie, Tetanus, Keuchhusten, Hepatitis B sowie Grippe B. Nach den Injektionen verfiel Patrick in einen zombieähnlichen Zustand. Zu dem Zeitpunkt, da Kerri in Sand Diego eintraf, hatte sie längst ihre Hausaufgaben erledigt. Sie gab den Impfungen die Schuld, hatte aber zugleich die Aufgabe übernommen, ihren Sohn zu heilen.

Durch ihre eigene Erfahrung mit Autismus beabsichtigte Kerri, anderen Betroffenen zu helfen. Sie hatte bereits das DAN!-Protokoll gemacht, da Doktor Rimland ausgesprochen viel für die Kinder getan hatte und sie voller Respekt und Bewunderung für ihn und seine Arbeit war.

Eines Tages kam ich in die Klinik und sagte ihr: „Wir essen morgen mit Bernie zu Mittag. Besorg dir einen Babysitter.*"Sie war absolut fassungslos und erwiderte nur: „Oh mein Gott, ja, aber ich habe doch gar nichts anzuziehen!"*

„Vertrau mir, was du gerade jetzt trägst, wäre absolut in Ordnung." Eine aufgeregte Kerri stürmte los, um sich elegante Sachen zu kaufen. Sie war schließlich eine Frau, die ursprünglich aus Chicago stammte. Am darauffolgenden Tag saßen wir mit Bernie und seine Frau Gloria in einem idyllischen kleinen Restaurant – der Grünen Tomate.

Während des Essens wurden Bernie und Kerri auf Anhieb warm miteinander. Niemandem am Tisch war klar, dass Bernie an Krebs litt und nur noch weniger als ein Jahr zu leben hatte. Auf der kurzen Fahrt zurück in die Klinik äußerte ich Kerri gegenüber meine Annahme, dass sie im Begriff sei, eine Forscherin zu werden und nicht länger nur eine Vorzeigefrau. „Sieh dich vor", warnte ich sie,

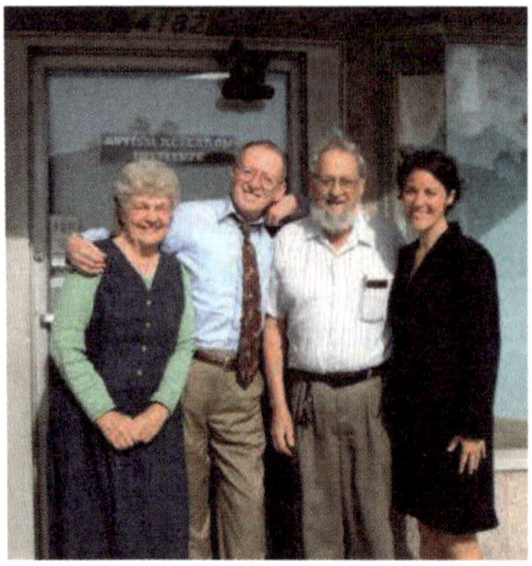

„Bernie Rimlands Mantel wird schwer auf deinen Schultern lasten.“

Kerri drehte ihr Gesicht zu mir und entgegnete: „Ich werde diesen Mantel bereitwillig tragen, und es wird mir eine Ehre sein.“

Einige Tage darauf offenbarte mir Bernie, dass er der Ansicht sein, Kerri hätte alles, was es braucht, um die Fackel weiter zu tragen und Familien zu helfen, ihre autistischen Kinder zu heilen. In den kommenden neun Monaten sah ich Bernie ständig. Er kam für Überdruck-Behandlungen in die Klinik, da sie die Beschwerden in Folge seines Krebses linderten. Kurz vor seinem Tod sagte er mir: „Ich werde nicht sterben, bevor ich nicht den Grund für Autismus herausgefunden und ihn besiegt habe.“ Aber am 21. November 2006 starb er im Alter von 78 Jahren.

Als ich zu Bernies Grab fuhr, erwartete ich viele, viele Menschen, die den Weg säumten, und Hunderte, vielleicht Tausende, die in den Memorial Park drängen. Ähnlich dem Begräbnis von Guiseppe Verdi 1901, als sich 200.000 Menschen versammelten. An Verdis Grabstelle begannen Tausende von Trauergästen spontan, den Gefangenenchor aus seiner Oper Nabucco zu singen.

Ich war völlig perplex, als ich eintraf. Wohl weniger als 30 weinende Pflegekräfte und Eltern autistischer Kinder waren zur Beerdigung gekommen, dazu Gloria und Bernies drei Kinder. WO WAREN ALL DIE MENSCHEN, MÜTTER UND VÄTER, FORSCHER UND WISSENSCHAFTLER? fragte ich mich. Es war meine erste jüdische Beerdigung, und ich glaube, das dröhnende Geräusch der Schaufel Erde, die ich auf seinen schlichten Sarg warf, ließ mich fragend zum Himmel blicken. „Lieber Gott, wo steckst du?“

Ich fuhr heim, schweren Herzens, unkoordiniert, mit Tränen in den Augen und hielt nur kurz an, um zwei gute Flaschen Wein zu kaufen, die ich auf Bernies Wohl trinken wollte. Mir war klar, dass eine nicht reichen würde. Daheim fand ich den Kristallkelch, den mir meine Mutter hinterlassen hatte, füllte ihn und legte Neil Diamonds „Morningside“ auf. Ich spielte es immer und immer wieder, und jedes Mal erhob ich erneut das Glas auf Bernie.

Morgenlicht

Der alte Mann starb
Und niemand weinte
Sie haben sich nur abgewandt

Und als er starb
Hinterließ er einen aus Nägeln und
Stolz gemachten Tisch
Und mit seinen Händen
Schnitzte er diese Worte hinein:
„Für meine Kinder“

Morgenlicht
Heller Morgen
Ich verbrachte die Nacht
Mit Träumen, die einen
zum Weinen bringen
Morgenzeit
wasche die Traurigkeit aus meinen Augen
Denn ich erinnere mich an die Worte,
die ein alter Mann zeichnete:
„Für meine Kinder“

Die Beine wurden von seinen Händen geformt
Und die Platte ist aus Eichenholz
Und die Kinder
Die um diesen großen Tisch saßen
Berührten ihn mit ihrem Lachen
Ah, und das war gut

Morgenlicht
Ein alter Mann starb
Und niemand weinte
Er starb sicherlich alleine
Die Wahrheit ist traurig
Denn kein Kind würde das Geschenk
haben wollen, das er hinterließ
Die Worte, die er schnitzte, wurden seine Grabinschrift:
„Für meine Kinder“

Genau genommen spiele ich die Melodie von Neil Diamond auch jetzt, da ich hier sitze und diese Zeilen verfasse, und das Zuhören lässt mein Herz schwellen und meine Augen feucht werden.

Am Morgen danach, verkatert und unglücklich, grübelte ich darüber nach, ob mein geliebter Freund Bernie tatsächlich mit dem Gefühl gestorben war, gescheitert zu sein. Ich bezweifelte es, da er seinen Mantel weitergereicht hatte, um die Suche nach der Heilung fortzusetzen – furchtlos, rechtschaffend und ohne ein Bedürfnis nach Auszeichnungen und Anerkennungen. Ich wusste es nicht, aber vor seinem Ableben hatten sich Bernie und Kerri ausgetauscht. Bernie hatte ihr neben anderen Aufgaben die Erlaubnis gegeben, sein DAN!-Protokoll ins Spanische, Kerris zweiter Sprache, zu übersetzen.

Im Rückblick sehe ich heute das Werk von Gottes Hand – es begann an einem Nachmittag in der Grünen Tomate. Daher meine Frage an meinen Freund zum freien Willen versus Vorbestimmung eingangs dieses Kapitels.

Der Kopf überfrachtet, die Finger starr.

Als mich Kerri bat, dieses Kapitel ihres Buches über die Überdruck-Sauerstoff-Therapie und die Behandlung behinderter Kinder zu schreiben, war ich schlicht überfordert. Warum? Aus meiner Sicht und der vieler anderer war Kerri eine der effektivsten und besten Gesundheitsforscher mit einer beachtlichen Normalisierungsrate bei gehandicapten Kindern (Autismus etc.). Durch ihr eigenes HBOT-Zentrum auf Klinikstandard verfügte Kerri aus erster Hand über die Erfahrung und das Wissen, dass die Normalisierung von so heimgesuchten Menschen einiges mehr erforderte als einige Sitzungen in der Sauerstoff-Kammer oder eine Patentlösung einer Pharmafirma als Wunderwaffe.

Mein Kopf pfiff wie ein Schnellzug, der durch einen Tunnel rast. Ich dachte an Dutzende Kinder, denen HBOT in meinen verschiedenen Zentren geholfen hatte. Einige der Kinder waren so schwer geschädigt, dass sie wiederholt den Kopf gegen die Wand schlugen oder in ihre Handgelenke bissen. Da ich dies jetzt niederschreibe, denke ich an Marco. Er stößt und schlägt sich auch noch nach zehn Jahren. Marco ist ein Opfer einer Thiomersal-Impfung – üblich bis drei – seine Eltern gewannen ein Gerichtsverfahren über mehrere Millionen Dollar gegen Big PHARMA. Kleine Fortschritte gab es im Laufe der Jahre bei Marco zu verzeichnen, aber es wird eine Sache unablässiger Aufmerksamkeit und Behandlung bleiben.

Ich erinnere mich auch an einen anderen kleinen Kerl namens Chase: ein gut aussehender, deutlich lächelnder Junge von zwölf Jahren. Wenn man ihn und seine Eltern kennen lernte, käme man nie auf die Idee, dass er Autismus oder ADHS hatte. Chase war ein „Renner". Sobald seine Behandlung in der Kammer vorüber war, verschwand er sofort durch den Klinikeingang nach draußen. Im Endeffekt karrte ihn eine der Krankenschwestern zurück. „Chase" [deutsch: Verfolgungsjagd] vom Namen her, chased [getrieben] von Natur aus.

Nach einer dieser Sitzungen in der Kammer stürmte er hinaus und zur Toilette der Klinik. Als er zurückkam, saß ich am Steuerungspult. Chase kletterte hoch auf meine Knie und sagte *„Ich liebe dich Bob"*, ehe er mit seinen Händen über mein Gesicht rieb. Durch den furchtbaren Gestank wusste ich augenblicklich, was überall in meinem Gesicht und auf meinen Lippen war. Chase hatte seine Hände statt Toilettenpapier benutzt und auf seinem Weg nach draußen auch einen Bogen um das Waschbecken gemacht.

„Ach du meine Güte!", entfuhr es seiner entsetzten Mutter. *„Er hat Sie erwischt. Es tut mir schrecklich Leid. Das ist einer seiner Lieblingsspäße."*

„Keine Sorge", beruhigte ich sie, *„das habe ich in einer Vielzahl von Formen fast mein ganzes Leben gegessen und geschmeckt."* Jedenfalls, wann immer mich jemand auf den Arm nimmt und meint *„Sands ist kein Arzt, der kann Sch…e nicht von Schuhcreme unterscheiden"*, denke ich an Chase.

Kinder wiederherzustellen, ist eine dankbare Aufgabe, aber man muss Sch…e eine Chance geben.

Meine Finger waren nicht bereit, aber ich versuchte, mich durch Dutzende Erfahrungsberichte mit diesen Kindern zu arbeiten. Es waren meine eigenen Erfahrungen plus hinzugefügte Beiträge von Experten auf dem Gebiet der pädiatrischen Abnormalitäten. (Mit der Zeit wurden viele dieser Fachleute meine engen persönlichen Freunde.)

Für alle Eltern oder Betreuungspersonen, die sich in all die Ansichten und Schlussfolgerungen der so genannten Experten vertiefen, ist es eine befremdliche Fahrt durch eine Unmenge widersprüchlicher, eigennütziger Vermutungen und fehlerhafter Mutmaßungen. Um zu etwas zu gelangen, womit sich der Leser identifiziert und woran er glauben kann, muss ich weit zurückgehen. Nach 70 Jahren auf diesem Planeten bin ich zu einigen Ergebnissen in Bezug auf die Behandlung von Kindern kommen, so dass ich in der Lage bin, dieses Kapitel zu verfassen. Wohlgemerkt stecke ich nicht in meinen Denkschablonen fest und bin offen und bereit, meine Überlegungen und Rückschlüsse umzuwerfen, wenn sich die Wissenschaft bei der Behandlung von Kindern mit Autismus verbessert.

Haben klein Patrick Rivera und klein Bobby Sands etwas gemeinsam?

Hier ist etwas, von dem ich bezweifele, dass es meine eigenen erwachsenen Kinder wissen. 1947 wütete die Kinderlähmung in Australien. Ich war gerade sieben Jahre und hatte Halsschmerzen und Fieber. Mein Vater, ein wohlhabender Mann, rief den besten Arzt an mein Bett – ja, zu der Zeit machten Ärzte Hausbesuche. Ich erinnere mich noch genau an den Namen des Doktors – Doktor Bradfield. Sein Vater hatte als Ingenieur die Sydney Harbour Bridge entworfen. Mein Vater mit all seinem Geld konnte damals fast alles bekommen, was er wollte. Bradfield kam zu uns und untersuchte mich kurz, schließlich hatte er noch mehr Hausbesuche an dem Abend vor sich.

Bradfield erklärte meiner Mutter und meinem Vater, dass er nicht denke, dass ich Polio hätte, aber eventuell Diphtherie. Also sollte ich einige Zeit in Isolation im Krankenhaus für Infektionskrankheiten verbringen, welches Botany Bay überblickte. „*Nur für den Fall.*" Am nächsten Morgen kam der Krankenwagen, und trotz meiner Angst, Kummer, Flehen und Tränen schafften sie mich weg. Aus der Drei-Stunden-Fahrt wurde eine Sechs-Stunden-Fahrt. Der Krankenwagen hatte eine Panne ganz in der Nähe des Flughafens von Sydney. Ich erinnere mich, wie ich durch das regenbespritzte Fenster und über den Zaun hinweg die Flugzeuge betrachtete. Wir saßen fast zwei Stunden am Straßenrand, ehe der Ersatzkrankenwagen eintraf und mich weitertransportierte. Es ging zu einem großen Gebäudekomplex im Kolonialstil, erbaut von Strafgefangenen auf einer hügeligen grünen Rasenfläche, die zum Pazifik hinunterblickte. Der Komplex war bekannt unter dem Namen „Coast Infectious Disease Hospital", das später das „Prince Henry Hospital" wurde. Ich war voller Angst und umklammerte meinen Teddybär Threadbare unter der Decke. Threadbare wurde für die nächsten vier Monate mein einziger Freund, und der flüchtige Blick auf die Flugzeuge wurde zu einer bleibenden Erinnerung an diese Fahrt.

Meine Eltern waren bereits angekommen und hatten offenbar den ganzen Papierkram ausgefüllt. Aber da es sich um ein Krankenhaus für ansteckende Krankheiten handelte, konnte ich ihnen noch nicht einmal „Auf Wiedersehen" sagen. Als sie an dem großen Klappfenster vorüber liefen, hielten sie für einen Moment an und meine Mutter winkte durch das Fenster. In den kommenden vier Monaten sah ich sie etwa drei Mal. Die Krankenschwestern schoben mein Bett an das Fenster, das in Richtung Korridor ging. Meine Eltern klopften gegen die Scheibe und lächelten mir zu. Aber da meinem Vater schnell langweilig wurde, winkten sie mir nach etwa fünf Minuten zu und waren wieder weg für weitere lange Wochen. Sie hatten einen weiten Weg zu fahren.

Am Abend meiner Ankunft kam ein Team Ärzte und Schwestern und rollte mich auf die Seite. Auf der Ablage befanden sich volle Spritzen. Zu der Zeit waren sie aus Glas mit kleinen Ausbuchtungen für Daumen und Zeigefinger an der Seite, und jede Nadel wurde wieder verwendet und vor dem nächsten Einsatz neu geschärft. Das heißt die Nadeln waren dick und lang. Eine Nadel nach der anderen wurde in meinen linken Oberschenkel gestochen. Es war ein quälender Schmerz, und ich bin mir sicher, dass ich schrie und schrie. Ich entsinne mich an mindestens drei Schwestern, die mich niederhielten. Ich war ein kleiner Kerl von sieben Jahren. Es müssen mindestens 20 dieser echt langen Spritzen gewesen sein. Nachdem ich einige Geschichtsbücher überprüfte, gehe ich davon aus, dass es hauptsächlich Penizillin und Sulfa-Medikamente [Sulfonamide] waren. Ich sollte hinzufügen, dass es Doktor Bradford bekannt war, dass ich extrem allergisch auf Sulfa war und dies für den Rest meines Lebens blieb.

Als ich am nächsten Morgen aufwachte, stellte ich fest, dass ich von den Füßen bis kurz unterhalb meiner Arme gelähmt war. Threadbare war für die nächsten vier Monate mein einziger Freund. Die Tage verschwammen ineinander. Nur an eines kann ich mich lebhaft erinnern: Ich gewöhnte es mir an, vorsätzlich das Bett nass zu machen. Ich tat es ausschließlich, wenn eine liebliche rothaarige Schwester mit Sommersprossen auf der Nase Dienst hatte. Sie war freundlich und sanft, wahrscheinlich in ihren Zwanzigern. Nachdem sie das Bettzeug gewechselt hatte, strich sie mir über die Wange und sagte mir, dass alles gut werden würde und ich mir keine Sorgen machen müsste wegen des Bettnässens. Die anderen älteren Schwestern schimpften die anderen Kinder nur aus, wenn sie einen Unfall hatten. Irgendwann später erklärte mir meine freundliche Krankenschwester, dass ich wirklich nicht einnässen müsste, um ihre Aufmerksamkeit zu bekommen. Bald darauf hörte ich tatsächlich damit auf, erfuhr aber weiterhin ihre Liebkosungen. Solche Art Sorge und Zuwendung kannte ich nicht von meinen Eltern.

Nach diesem Aufenthalt im Krankenhaus war ich nicht mehr derselbe. Ich weiß, dass es in meiner Familie eine anhaltende Diskussion darüber gab, dass ich in eine Art Anstalt eingewiesen werden sollte, weil mein Verhalten „widerspenstig und dickköpfig“ sei. Ich redete entweder das Blaue vom Himmel herunter in der Absicht, dass meine Familie mich liebte. Oder ich war distanziert, dann hieß es, ich sei „unkooperativ“. Einige Zeit später wurde ich auf ein Internat ähnlich Hogwarts geschickt.

Kann es sein, dass diese kindliche Erfahrung mich zu dem gemacht hat, was ich heute bin: immer allein, aber nie einsam? Die Jahre zogen ins Land, und zu meiner Überraschung – ich denke auch zu der von allen anderen – fanden die

Schulberater heraus, dass ich einen genialen IQ hatte. Unter den 1200 Jungs war ich der zweitbeste.

Nach 17 Jahren, in denen ich so genannte gehandicapte Kinder behandelte, habe ich immer noch einen zu finden, der so speziell brillant war.

Denn ich brachte es fertig, in dem Internat jede soziale Brücke niederzubrennen und aus jedem Geselligkeitsverein in Newington hinausgeschmissen zu werden. An den sonnabendlichen Nachmittagen nach dem obligatorischen Sport wie Cricket oder Rugby konnten die anderen Internatsschüler einen Kurs nach ihrer Wahl und ihren Vorlieben machen, zum Beispiel Billard, Fotografie oder Gartenbau. Dafür musste man sich bewerben und beitreten. Da ich aber aus allen rausgeflogen war, schlenderte ich alleine umher und knackte schließlich das Schloss von einem Käfig, so groß wie ein Zimmer und voller Gelbwangenkakadus und anderer australischer Papageien. Ich saß allein mit ihnen und wurde von den anderen Jungs, die im Gartenklub pflanzten und jäteten, verspottet. Innerhalb einiger Wochen kletterten die Vögel auf mir herum und genossen meine Gesellschaft. Die Vögel liebten mich, aber die Jungen und die Lehrer nicht. Für mich war das eine ambivalente Erfahrung: Tiere waren mir die besseren Freunde als die Menschen um mich herum. Am Ende kamen einige der anderen Jungs und bettelten, mich in den Käfig begleiten und das gleiche Privileg genießen zu dürfen.

Aber bekommen Sie keinen falschen Eindruck von meinem geliebten Newington College im australischen Sydney. Heute noch träume ich von dieser Zufluchtsstätte. Es war dort besser als zu Hause mit meiner Familie.

Das wirklich Seltsame ist, dass mein Kopf meinen Krankenhausaufenthalt ausgelöscht hat – oder in einem schwarzen Schrank in meinem Gehirn verborgen hat, wo die echt schlimmen Dinge aufbewahrt werden –, damit ich mit der Realität im Hier und Jetzt fortfahren kann. An die Krankheit und die Isolation erinnerte ich mich erst wieder, als mich Kerri fragte, ob ich dieses Kapitel schreiben könnte. Plötzlich kehrten die Details klar und deutlich zurück: die alten Eisenbetten, das lächelnde Gesicht und die Sommersprossen meiner Lieblingskrankenschwester, wie kalt es nachts wurde, die Farben an der Wand, der entfernte Blick auf den Ozean durch das Fenster auf der anderen Seite des großen Krankensaals, der Fensterrahmen so weit weg, dass er wie ein dort hängendes Gemälde aussah. Wenn ich jetzt beim Schreiben die Augen schließe, kann ich es sehen.

Dabei frage ich mich: *„Fühlen Kinder mit Autismus so?“*

Ich weiß es nicht. Was ich weiß ist, dass mein alter Freund und Vertrauter Teddybär auf dem Schreibtisch neben mir sitzt. Ich strecke meine Hand aus und streichele seinen Kopf, und eine große Gelassenheit überkommt mich. Der kleine Kerl ist nun 64 Jahre alt, und es herrscht ein beachtlicher Wettstreit zwischen meinen erwachsenen Kindern, wer ihn bekommen wird, wenn ich gestorben bin.

Verpfuschte Diagnose

Die falsche Pharmazeutische Antwort

Nach nunmehr 40 Jahren Berufserfahrung auf dem Gebiet der Medizin und nun im Ruhestand weiß ich, dass weder Diphtherie noch Polio das Problem waren. Der erstickende „Stiernacken" oder der „Erdrosselnde Engel der Kinder", die Diphtherie, war mir nicht widerfahren, auch setzten nach der Lähmung nicht die verwelkten Gliedmaßen der Poliomyelitis ein.

Einfach ausgedrückt baute Doktor Bradfield Mist, indem er riet, sich nicht genug Zeit nahm und bei seiner Visite zur falschen medizinischen Antwort kam. Der unerbitterliche Angriff mit Sulfa-Medikamenten auf mich verursachte die Lähmung. Dabei handelte es sich wahrscheinlich um das, was heute allgemein als Guillain-Barré-Syndrom bekannt ist, eine Störung, die das periphere Nervensystem betrifft. Aufsteigende Paralyse, eine in Füßen und Händen beginnende Kraftlosigkeit, die zum Rumpf wandert, das ist die typische Symptomatik. Gewöhnlich wird die Krankheit durch eine Infektion ausgelöst.

Das klingt ähnlich dem, was dem kleinen Patrick zustieß, und womöglich auch den gehandicapten Kindern einiger Leser.

1990 die Auswanderung nach Amerika mit meiner Sippe von Nachkommen

Ich kam vor mehr als 20 Jahren in den Vereinigten Staaten an. Auf YouTube ist eine lustige aber feine Vorführung dazu, wenn es Sie interessiert. Suchen Sie einfach „Robert Lyne-Sands" auf YouTube.

Nachdem ich das Projekt der Entwicklung einer transportablen Druckkammer für die US-Marine abgeschlossen hatte, kam ich in Pacific Palisades, einem protzigen Vorort von Los Angeles an und lebte inmitten all der Hollywood-Größen. Ich drehte durch vor lauter Langeweile und wurde der „Bob Clampett" der Gegend. Ich joggte durch die grünen Straßen und sagte zu jedem Promi „Guten Tag". An ihre Namen erinnerte ich mich kaum, aber ich kannte ihre Gesichter. Sie antworteten nie bei der ersten Begegnung. (Die großen Stars wie Madonna liefen immer mit einer Gruppe Bodyguards.) Ich hätte zurück rennen, neben ihnen herlaufen und schreien können: „Ich sagte Guten Tag. Mein Gott, Ihre Manieren sind entsetzlich.“ Ich sollte hinzufügen, dass das nicht nur bei mir so war – sie nickten sich auch nicht untereinander zu, nie im Leben, wenn sich ihre Wege kreuzten.

Zu jener Zeit eröffnete ich das allererste freistehende Überdruck-Sauerstoff-Therapie-Zentrum. Es lag einigermaßen versteckt auf der 6. Straße in Santa Monica. Versteckt in einem vormaligen Motel, konnte man es beinahe als „Flüsterzentrum“ bezeichnen, ähnlich den illegalen „Flüsterkneipen“ aus der Zeit des Alkoholverbots, als man drei Mal an die Tür klopfen musste, ehe man eingelassen wurde. Ich behandelte nur Patienten, die von anderen Patienten hergeschickt wurden. Die meisten waren aus der Unterhaltungsindustrie von Hollywood, viele mit HIV oder chronischem Erschöpfungssyndrom.

Hollywood ist berühmt für seine viele Kranken. Überdruck-Sauerstoff-Therapie funktioniert so prima, dass es sich herumsprach und ich von Patienten überschwemmt wurde – einige bekannt und berühmt, andere hart arbeitende aus der Filmindustrie. Das führte dazu, dass ich einige Jahre lang als „Mister Sauerstoff“ bekannt war. Und wegen der bemerkenswerten Wirkungen von HBOT freundete ich mich mit einigen dieser Promis an und wurde von ihnen daraufhin als ihr Gast zu zahlreichen großen Hollywood-Feierlichkeiten eingeladen. (Die einzige, die ich verpasste, war die Oscar-Verleihung.)

Harold Michelson war einer der ersten dieser begabten Menschen, der mein enger Freund wurde. Harold arbeitete als preisgekrönter künstlerischer Leiter bei DreamWorks. Er litt an den Folgen eines leichten Schlaganfalls. Seine Frau Lillian erzählte mir, dass ihr Harold Kreuzworträtsel liebte, aber er seit dem Schlaganfall die waagerechten Antworten senkrecht eintrug. Das frustrierte ihn über alle Maßen, denn für gewöhnlich waren seine Antworten korrekt, nur eben falsch eingetragen. Es bedurfte nur fünf Behandlungen in der kleinen Druckkammer, damit Harold die Waagerechten und Senkrechten wieder auf die Reihe bekam. Das große Ding war: Er stellte fest, dass sich sein Blutdruck normalisierte, seine Lungenprobleme nachließen und er weniger Arznei für seinen Diabetes brauchte.

Obwohl vom Alter gebeugt, ist Harold immer noch über 1,80 Meter groß. Wir verstanden uns auf Anhieb prächtig, denn Harold hatte eine schnelle Auffassungsgabe und war gern für einen guten Spaß zu haben. Wir tauschten unaufhörlich Geschichten und Scherze aus. Harold war außerordentlich begabt, aber auch zurückhaltend. Und er war ein Held im wahrsten Sinne des Wortes. Als junger Mann flog er 40-mal über den Englischen Kanal, um Deutschland mit zu bombardieren. Als Navigator saß er in der Spitze einer B-17 und fror entweder wegen der Kälte auf dem Flug oder erstarrte vor Angst bei einem niedrigen Bombenabwurf. „Bob, ich fürchtete mich sehr vor der deutschen Flakabwehr am Boden. Wenn die Rauchwolken ringsum vor dem Flugzeug auftauchten, hätten Granatsplitter die Plexiglasscheibe vor mir durchbohren können. Ich hielt die Navigationskarte vor mich und versuchte zu glauben, dass das dünne Papier die tödlichen Splitter aufhalten würde."

Emily – das erste gehandicapte Kind, das in der Überdruckkammer behandelt wurde

Nun muss ich in der Zeit nach vorne springen, bevor ich zu Harold Michelson und seiner Frau Lillian zurückkehre. Nachdem mir klar wurde, wie groß der öffentliche Bedarf ist, Sauerstoff in Krankenhausqualität zu verteilen, wandte ich mich wieder der Herstellung von Überdruckkammern zu. Es existierten keinerlei Regulierungen, die mich davon abhielten, obgleich ich kein Mediziner bin. Meine Patienten benötigten lediglich eine Verschreibung von einem amtlich zugelassenen Arzt – das war einfach. Mein erstes Zentrum war in San Diego.

In den ersten Monaten, in denen wir Patienten behandelten, erhielten wir einen Anruf von einem Vater aus Kanada. Seine Tochter Emily hatte Zerebralparese [zerebrale Kinderlähmung]. Der Vater hatte gelesen, dass HBOT seinem kleinen Mädchen eventuell helfen könnte sich zu normalisieren. Also fragte er mich nach meiner Meinung, und ich gab ihm meine Standardantwort: „Ich weiß es nicht. Ich bin kein Arzt." Dann fügte ich noch hinzu: „Aber ich würde es grässlich finden, wenn Sie Ihr Geld für eine Fahrt von Kanada nach San Diego verschwenden und es nichts bringt."

„Ich habe zwei Möglichkeiten", entgegnete der Vater, *„ich kann nach England fahren, wo Schnee liegt, oder nach San Diego kommen. Das ist eine leichte Entscheidung."*

Also kamen Vater und Tochter zu uns. Emily war ein ganz entzückendes Kind. Als sie zur Tür rein kam, trug sie einen Sturzhelm, Knieschützer sowie Handgelenkschoner, damit sie sich nicht ernsthaft verletzte, wenn sie auf den Boden stürzen würde. In den ersten zehn Tagen von Emilys Behandlung lernten wir eine Menge. Zuerst den Umstand, dass ein Vater wohl nie hilfreich ist, wenn es um die Frisur seiner Tochter geht. Ich konnte es ihm nachfühlen, da Emily sehr lange Haare hatte und nicht einen Augenblick stillstand. (Ich habe selbst auch einige Töchter.) Emily sah aus wie eine Flickenpuppe, ihr kleiner blonder Kopf war übersäht mit Nadeln, Schleifen und Bändern. Also bestand die erste Aufgabe für unsere Krankenschwestern darin, Emily festzuhalten, die für gewöhnlich durch die Klinik düste, und ihr Haar durchzukämmen, damit sie wieder vorzeigbar war. Aber die wirklich große Sache, die uns auffiel, war, als sie am zehnten Tag ohne irgendeinen Körperschutz hereinkam. Sicher, sie lief noch auf Zehenspitzen, da ihre Hacken nicht den Boden berührten. Als Ausgleich drückte sie ihre kleinen Fäuste an die Brust und die Ellenboden nach außen, um ihren Schwerpunkt zu halten und sauste durch die Klinik. Am elften Tag verbrachten Vater und Tochter ohne Körperschutz fünf Stunden im Zoo von San Diego. Emily verlor nie das Gleichgewicht und fiel nicht ein Mal. Nachfolgende Visiten im Laufe der letzten 17 Jahren ergaben, dass Emily ein normales Leben führt. Sie hat einige Schwierigkeiten beim Laufen, musste jedoch nie den verstümmelnden chirurgischen Eingriff über sich ergehen lassen, wie er ihr von den kanadischen Ärzten nahe gelegt worden war. Während der 20 Tage HBOT in San Diego hatte sich etwas verändert in Emilys Gehirn.

Die wahrscheinlich wichtigste Vorstellung meines Lebens – die Hand des Großen Geistes im Himmel (Gott) bei der Arbeit

Als Harold Michelson von den Fortschritten erfuhr, die klein Emily gemacht hatte, war er zugleich entzückt und aufgeregt.

„Wusstest du, dass Lillian und ich einen autistischen Sohn haben? Wir müssen dich in San Diego einigen Leuten vorstellen. Doktor Eric Courchesne, der das Autismus-Forschungszentrum an der Universität San Diego leitet, auch bekannt als Autismus Kompetenzzentrum oder ACE."

Lillian stimmte ihm zu und meinte: *„Ich muss dort unbedingt anrufen und ihnen von dir erzählen. Eric ist ein Schatz, und seine Frau Rachel ist ebenfalls forschende Medizinerin. Sie arbeiten Seite an Seite und werden bestimmt hilfreich sein."*

Mit Emilys erfreulichen Ergebnissen und weiteren Kindern, die Fortschritte machten, rief ich das Ehepaar Courchesne am ACE an und bot ihnen die Nutzung einer 150.000-Dollar-Überdruckkammer in Krankenhausqualität für ein ganzes Jahr an. Ich erhielt keine Antwort auf mein Angebot.

Sie stellen sich das ACE Forschungszentrum der Uni San Diego vielleicht in einem erhabenen Lehrgebäude vor, dabei ist es in einer herrlichen Siedlung für Millionäre gelegen, bekannt als La Jolla in Südkalifornien. Es ist nur etwa einen Steinwurf vom Pafizik entfernt. In der obersten Etage des dreistöckigen Hauses verläuft ein eleganter Balkon über die gesamte Breite der vorderen Fassade. Und rote und weiße Schirme und Tische lassen es mehr wie ein vornehmes Restaurant als ein Forschungsinstitut erscheinen.

Ich wartete ungefähr einen Monat, rief erneut an und wiederholte mein Angebot, dem ACE kostenlos eine Überdruckkammer zur Verfügung zu stellen, inklusive Bedienung durch ausgebildete Techniker für ein Jahr oder so lange, wie es eben dauern würde, sich ein aussagekräftiges Bild von seiner Effizienz zu machen. Etwa eine Stunde nach meinem zweiten Anruf sagte mir meine Sekretärin, dass sie eine Doktor Rachel Courchesne am Apparat hätte, die dringend mit mir sprechen wollte. In Erwartung einer netten Unterhaltung griff ich zum Hörer, aber es prasselte nur in eine Richtung, auf mich, hernieder. Doktor Rachel war ganz schön wütend. Im Rückblick scheint mir, dass die einzige Möglichkeit, auch nur ein Wort einzuwerfen, darin bestanden hätte, dieses Wort platt zu falten und seitlich an ihren Tiraden vorbei zu schieben. Sie erklärte mir, dass es Amateure wie ich seien, die die wissenschaftlichen Gewässer der Autismusforschung trübten und verschmutzten und dass ich unbedingt zurückkriechen sollte in das Loch, aus dem ich gekommen war.

Sie machte deutlich, dass der Zweck des ACE in einer Forschung bestünde, die eine Heilung mittels Pharmazeutika anstrebe. Genau genommen erhalte das ACE finanzielle Förderung von Arzneimittelfirmen, und ich sollte sie nicht weiter belästigen. Ich war gelinde gesagt sprachlos.

Ein Jahrzehnt später liefert Doktor Eric anscheinend gute Arbeit ab. Zum Beispiel ergab seine neueste, viel zitierte Forschung, dass die Frontallappen in den Gehirnen autistischer Kinder unnormal groß seien. Diese Beobachtung könnte in der Zukunft von Wert sein. Kommt Zeit, kommt Rat. Aber spielt das für Sie, liebe Leser, irgendeine Rolle, ob dem so ist? Vielleicht ja, vielleicht nein. Also halten wir uns von solchen Dingen fern, bis wir den wissenschaftlichen Teil dieses Buches erreichen.

Kehren wir zu Doktor Rachels Ansprache an mich zurück. Meiner Meinung nach gibt es keinen Zweifel, dass sich zumindest für sie alles ums Geld und ein potenzielles, patentiertes Wundermittel für Big PHARMA dreht. Wenn das Erfolg hat, könnte eine Pharmafirma Ihnen eine Riesensumme Geld in Rechnung stellen, um Ihr Kind mit Autismus zu heilen. Im schlechtesten Fall bliebe die Möglichkeit, mehr Forschungsmittel zu akquirieren, obschon die Beweislage in Form von klinischen Ergebnissen bei Kindern dürftig wäre.

Ein Beispiel für die Fähigkeit, auf einem potenziellen medizinischen Markt Geld zu beschaffen, ist der Umstand, dass das Nationale Gesundheitsinstitut (NIH) 2012 mehreren ACEs in den USA 100 Millionen Dollar über fünf Jahre zugewiesen hat. So viel zu Lillians glühender Anerkennung von Doktor Rachel. Wie dem auch sei – Michelsons andere Vorstellung stellte sich als echtes Glied in der Kette heraus.

Autismusforschung mit Integrität – Doktor Bernie Rimland

„Ein guter Freund von uns, Doktor Bernard Rimland, hat ebenfalls ein Forschungszentrum in San Diego, das er ‚Autismus jetzt besiegen!' oder ‚DAN!' in Kurzform nennt. Bernies Sohn Marc ist ein echter autistischer Gelehrter. Rain Man, der Film mit Dustin Hoffman und Tom Cruise, wurde über den Sohn von Bernie und Gloria gedreht. Bernie war fachlicher Berater bei dem Film. Du musst Bernie kennen lernen."

Besonders Lillian war sehr dankbar und hatte Bernie und seine Frau Gloria wirklich gern. In den frühen 1950er Jahren wurden autistische Kinder auf kalte, strenge, herzlose Mütter zurückgeführt. Viele Psychologen und Psychiater stimmten der These der „Gefühlskälte" zu, die die Verantwortung für den Autismus den Müttern anlastete. Zahlreiche Kinder in den USA wurden ihren Eltern gewaltsam entrissen und in abgeschotteten Einrichtungen untergebracht, um sie vor ihren Eltern zu „schützen". Bernie Rimland war lange Zeit der einzige Gegner dieser These. Immerhin hatte Bernie einige Abschlüsse in Psychologie einschließlich eines Doktortitels. Genau genommen war es Bernie, der viele liebenswerte Eltern von dem Vorwurf, der Schande und der Schuld befreite. Denn diese Eltern wurden schikaniert; man hatte ihnen Etiketten aufgedrückt, an die sie selbst glaubten.

Die treibenden Kräfte hinter den Autismus-Forschungszentren

Im Gegensatz zum ACE in La Jolla lag Bernies Autismus-Forschungsinstitut (ARI) nur fünf Fahrminuten von meiner Überdruck-Sauerstoff-Apotheke in San Diego entfernt: zwei Minuten Schnellstraße, eine schnelle Kurve in die Adams Avenue und ich war angekommen. Allerdings erneut mit einer falschen Annahme. Ich dachte irgendwie, dass Bernies ARI ähnlich dem ACE in La Jolle wäre.

Tatsächlich fuhr ich drei Mal an Bernies Domizil vorbei, ehe ich es endlich fand: eine bescheidene, lehmfarbene, umgewandelte Ladenfront mit einem kleinen Schild ARI an der Eingangstür. Ich klopfte und trat ein. Sofort überwältigte und verzauberte mich ein Geruch nach Antiquitäten und alten Büchern wie in einem Harry Potter-Film. Papier stapelte sich etwas planlos auf dem Boden.

Ein Gentleman in einem karierten Hemd kam auf mich zu. „Bob Sands? Die Michelsons sagten, ich solle Sie erwarten." Er blickte mich prüfend über seine Brille und den grauen Bart an. Mit diesem flüchtigen Blick begann eine Freundschaft, die länger als ein Jahrzehnt währte. Wenigstens ein oder zwei Mal im Monat gingen wir zusammen mit seiner Frau Gloria zu Mittag essen – stets zwei Straßen von seinem Zentrum entfernt ins „Bleu Boheme". Bernie und Gloria studierten dann aufmerksam die Karte, suchten aus und empfahlen: „Wollen wir nicht alle die gebratenen grünen Tomaten bestellen?"

Bernie legte Wert auf klinische Resultate. Dafür ging er dem kleinsten Hinweis nach, der unter Umständen das Mysterium des Autismus' enträtseln könnte. Als ich Bernie zum ersten Mal traf, war eins von 850 in den USA geborenen Kindern von dieser rätselhaften und entsetzlichen Krankheit betroffen. Während ich diese Zeilen schreibe, betreffen Autismus-Spektrum-Störungen bereits eins von 88 Kindern. Wenn also das Telefon im ARI klingelte, ging oftmals Bernie ran und stellte viele Fragen, und ging dem kleinsten Hinweis nach. Im starken Kontrast zu meinem Zusammenstoß mit Doktor Rachel am ACE in La Jolle verwarf er nie etwas. Einmal wurde ich Zeuge, wie er mit einer Dame sprach, die davon überzeugt war, dass man Autismus heilen könnte, indem man Kristallgläser unterschiedlich füllte und mit dem Finger den Glasrand rieb, um reine Töne zu erzeugen.

Bernie legte den Hörer beiseite und meinte: „Es könnte sich lohnen, das zu überprüfen. Musik erzeugt bei kleinen Kindern neue neurologische Verbindungen, ebenso wenn eine Mutter ihrem Kind etwas vorsingt." Ich hatte ihm gegenüber etwas Ähnliches erwähnt. Wenn ich einem autistischen Kind in der Druckkammer unvertraute Klänge vorspielte, etwa Walgesänge oder Dudelsackmusik, würde ein an sich unempfängliches Kind sich oft aufhellen und umher schauen.

„Vielleicht werden neue neurologische Verbindungen hergestellt", grübelte Bernie, wobei er über seinen Bart strich.

Zu der Zeit arbeitete ich am Wochenende. Wollte ich mit Bernie plaudern, war Sonntag der beste Tag – kein Mitarbeiter ging ans Telefon, sondern immer Bernie. Ich fragte ihn einmal, ob er einen Tag frei nehmen würde. Seine lapidare Antwort lautete:

„Sobald Autismus einen Tag frei nimmt, werde ich es auch tun."

Bernie, eine 2,6-Millionen-Dollar-Spende und sein ARI

Am deutlichsten werden Bernies Beweggründe, wenigstens aus meiner Sicht, wohl durch die folgende Geschichte und sie hat nichts mit Geldmacherei und Ego zu tun.

Damals war ich auch noch mit einem anderen Bernie befreundet, dem renommierten Anthropologen Doktor Bernard Aginsky. Um keine Verwirrung aufkommen zu lassen, nenne ich ihn hier Doktor Aginsky. Er war schon weit über 90 und ein richtiger Krösus. Seit Jahren hatte er ein Penthouse im La Jolla Shores Hotel gemietet, direkt am Strand, einer der begehrtesten Gegenden in Südkalifornien. Wie die meisten meiner Freunde war auch Doktor Aginsky ein bescheidener Mensch, der seinen Wohlstand als nichts anderes ansah als ein Mittel, um etwas zu bewirken. Eines Tages in meinem Büro schaute er mich nachdenklich an und fragte mich dann völlig überraschend: *„Ich habe 2,6 Millionen Dollar und möchte sie jemandem geben, der damit etwas bewegen würde. Kann ich sie dir geben?"*

Ich dachte sofort an Bernie und die Kinder mit Autismus sowie den gemeinnützigen Status des ARI. *„Merk dir, wo wir stehen geblieben sind. Ich werde dir in ein paar Tagen eine Antwort geben."*

Wenige Tage darauf reiste ich mit Bernie zu einem medizinischen Untersuchungsausschuss. Ich trug ein Hemd mit französischen Manschetten und eine Seidenkrawatte. Bernie hatte sein übliches kariertes Hemd an. Er hatte mir mal anvertraut, dass er sich bei der schwierigen Wahl, eine Krawatte zu tragen oder seinen Weihnachtsmannbart zu pflegen, immer wieder für den Bart entscheiden würde. Da ich mich über seine Hemden wunderte, fragte ich ihn respektvoll, ob er vom ARI jemals ein Gehalt bekommen hatte.

„Grundgütiger! Ich könnte mir selbst ein Gehalt zahlen aus Mitteln oder Spenden des ARI. Erinnere dich, dass ich eine volle Rente von der Marine beziehe, also wäre es falsch, doppelt abzuschöpfen."

Als wir nach dem Treffen auf der 1-405 nach San Diego zurückfuhren, schnitt ich das Thema der von Doktor Aginski angebotenen 2,6-Millionen-Dollar-Spende für das ARI an. Bernie schaute einige Augenblicke aus dem Fenster und fummelte an seinem Bart. Ich konnte sehen, wie er in seinem Kopf kalkulierte. Dann drehte er sich zu mir und meinte: *„Im Moment haben wir genug Geld durch Spenden und Ähnliches im ARI, so dass ich denke, diese Geldsumme könnte anderswo dringender gebraucht werden. Du musst einen anderen Empfänger ausfindig machen."*

Doktor Bernard Aginsky starb im Januar 2000. Ich habe keine Ahnung, wo seine Spende am Ende landete. Ich weiß nur, dass Bernie Rimland starb. Er ging nie wieder auf unsere Unterhaltung dazu ein.

DAN! wandelt sich, um sich für andere Autismusforschungen zu öffnen

Forschung kostet Geld. Bernie setzte seine Ressourcen klug ein und hatte kein Interesse daran, ein Imperium zu schaffen. Er wollte einfach Ursachen und Antworten finden. Bernie heilte Kinder.

An seinem Todestag ging ich in sein ARI-Zentrum in Kensington. Mit dabei hatte ich zwei Flaschen guten Wein, eine Handvoll Weingläser sowie eine ganze

Menge Schokolade. Ich trat ein und war erstaunt. Das gesamte Ambiente war wie verwandelt. Der Durcheinander war verschwunden, die Bücherregale gepflegt und akkurat sortiert, der besondere Geruch von Gelehrsamkeit und Interesse an alten Schriften und Büchern war verflogen. Es schien, als hätte sich der Geist von Bernard Rimland vollständig an einen anderen Ort begeben. Die Mitarbeiter freuten sich mich zu sehen und mampften die leckere Schokolade, die ich ihnen mitgebracht hatte. Ich machte eine Bemerkung über die enormen Veränderungen und die Reinlichkeit, die mir aufgefallen war. Eine Mitarbeiterin zuckte nur mit den Schultern, verzog das Gesicht und sagte:

„Du hast ja keine Ahnung, was für Veränderungen stattgefunden haben und was uns unmittelbar bevorsteht."

Der Wandel in der Einstellung lässt sich gut an Hand eines Angebots über aufblasbare weiche Druckkammern für DAN! veranschaulichen, als Bernie noch unter uns weilte. Eines Tages rief er mich an und erklärte mir, dass eine Gruppe vorbeikommen und eine Präsentation dieser weichen Druckkammern machen würde. Er schlug vor, dass ich einen meiner Mitarbeiter ins ARI einschleusen sollte, damit er sich den Werbetext des Herstellers Oxyheal anhören könnte. Meine Sekretärin Crystal erwartete, unter die Mitarbeiter von Bernie gemischt, die Fachleute, Ärzte und auch den Eigentümer der Firma. Sie kamen im ARI an, errichteten ihre aufblasbare Druckkammer, gaben ihr Verkaufsangebot ab und priesen die Vorzüge von Überdruck mit geringem Druck und geringen Kosten. Crystal berichtete mir, dass Bernie während der Präsentation mürrisch dreingeschaut und die Frage aufgeworfen hätte: *„Was wäre wohl, wenn ich mit einer Rasierklinge daranginge?"* Als Bernie das nächste Mal bei mir im Zentrum war und seine Behandlung in der Kammer beendet hatte, diskutierten wir das Konzept der aufblasbaren Überdruckkammern. Er war nicht davon überzeugt.

„Mich beunruhigt, dass die von ihnen zitierten wissenschaftlichen Daten allesamt von Überdruckkammern in Krankenhausqualität stammen. Ich denke, du hast Recht Bob, die Physik lässt sich nicht einfach unter Wert verscherbeln. Ich könnte diesen Apparat den Eltern für ihre Kinder nicht empfehlen."

Gesegnete Menschen in der Person von Bernie Rimland und Kerri Rivera.

Die ganze Menschheitsgeschichte hindurch wurde die Luft als etwas Selbstverständliches hingenommen. Man hat sie ein- und ausgeatmet, und das wars. Käfer und Vögel flogen in ihr. Sie war und ist nützlich, um unsere Fußböden und Zimmerdecken auf Distanz zu halten. Selbst in unserer Zeit denken viele Leute genau so darüber.

Lassen Sie uns ins Zeitalter der Aufklärung, in das 17. und 18. Jahrhundert, zurückgehen: etwa 1774, der freundliche und leise sprechende Geistliche/Wissenschaftler Joseph Priestly und sein enger Freund Benjamin Franklin. Ein Mal wöchentlich tranken sie zusammen mit anderen Wissenschaftlern Kaffee in einem Londoner Kaffeehaus. Gemeinsam erforschten Sie, dass Luft tatsächlich ein Gasgemisch war, hauptsächlich Stickstoff und Sauerstoff. Priestly und Franklin konnten eine Maus in einem Glasgefäß binnen fünf Minuten töten, indem sie ihr eines dieser Gase vorenthielten. Steckte man die Maus zusammen mit einer brennenden Kerze (die Sauerstoff verbrauchte) in das Glasgefäß, erlosch die Flamme des Lebens zur gleichen Zeit, wie die Kerze erlosch.

Mit Hilfe exakter Waagen wiesen Joseph Priestly und der französische Chemiker Antoine Lavoisier den Sauerstoff nach und gaben ihm seinen Namen. Er ließ sich auf der Waage wiegen, wie man eine Tasse Reis wiegen würde. Jedes unsichtbare Gas hat ein Gewicht. Baros ist das griechische Wort für Gewicht. Uns sehr vertraute Wörter leiten sich davon ab: Barometer, Barometerdruck und Überdruck [Englisch: hyperbaric]. Im Begriff „hyperbaric oxygen therapy“ steht „hyper“ für „mehr als“, und „baric“ bedeutet „Gewicht des Gases“.

Sauerstoff wiegen?

Das Gewicht von Luft (vermischter Sauerstoff und Stickstoff) beträgt 1,03 kg/cm^2 auf Meereshöhe. Die meisten Menschen würden wie ich sicher den Begriff Druck vorziehen, aber die Berechnung ist leichter, wenn wir die Maßeinheit der Doktoren verwenden. (So wird auch der Blutdruck gemessen – Millimeter Quecksilber oder mmHg.) Betrachten wir es so: Wenn Luft auf Meeresspiegel 760 mmHg ist, dann sind 20 % der Luft (Sauerstoff) 20 % von diesem Betrag. Also multiplizieren wir 760 mit 0,2, und uns wird klar, dass der unverzichtbare, Leben spendende Sauerstoff, der unsere Lungen füllt, 150 mmHg ist.

Sauerstoff – du kannst ihn weder sehen noch riechen, aber du musst jeden Tag ein Kilogramm davon „essen“, um am Leben zu bleiben

Täuschen Sie sich nicht. Wenn Sie Ihrem Körper eine Substanz zuführen, hat das Auswirkungen auf ALLE 60 bis 90 Billionen Körperzellen. Schniefen, kauen oder schlucken Sie es, atmen Sie es ein oder injizieren Sie sich die Substanz – es wird sich positiv oder negativ auf Ihren Körper auswirken. Zellen „konsumieren“ die Substanz. Ein anderes Wort für „konsumieren“ ist „essen“. Diesem auch als oxidativen Stoffwechsel bezeichneten Prozess werden wir uns in Kürze zuwenden, vor allem wie Vorläuferzellen hergestellt werden.

Sauerstoff essen?

Sauerstoff ist Nahrung für die Zellen. Ein erwachsener Mensch konsumiert jeden Tag ungefähr 0,6 kg Sauerstoff. Wir können rund drei Wochen ohne feste Nahrung auskommen, die wir kauen und schlucken. Wir überleben drei Tage ohne Wasser, aber wir können bloß etwa drei Minuten ohne Sauerstoff leben. Die Körperzellen fangen an abzusterben– das Gehirn ist das am meisten gefährdete Organ. Schon eine Minute ohne Sauerstoff kann ihm dauerhaften Schaden zufügen.

Machen Sie sich keine Sorgen, dass der Sauerstoff auf der Erde ausgehen könnte. Ben Franklin und Joe Priestly entdeckten im 18. Jahrhundert noch ein weiteres Faktum: Wenn Sonnenlicht auf grüne Pflanzen fällt, bewirkt das die Bildung von Sauerstoff - ein als Photosynthese bezeichneter Prozess. Sie bewiesen dies mit der Maus und der Kerze im Glasgefäß. Wenn die Flamme flackerte und kurz davor war auszugehen und die Maus allem Anschein nach tot auf dem Boden lag, musste nur der Zweig einer grünen Pflanze dazukommen, um Maus und Kerze wieder zum Leben zu erwecken. Der gesamte Sauerstoff, den Sie in den kommenden 24 Stunden essen werden, wird von nur einem Quadratmeter Rasen ersetzt, der im gleichen Zeitraum mittels Photosynthese Sauerstoff erzeugt. In dicht besiedelten Gebieten, in denen weniger Grün vorhanden ist, ist der Wind ein lebenserhaltender Faktor, indem er Sauerstoff über die Meere und Berge zu allen Menschen und Tieren transportiert.

Kapitän Cook, Joseph Priestly, Bernie Rimland und Kerri Rivera – Entdecker

Bevor wir uns von Joseph Priestly verabschieden, sei erwähnt, dass er noch eine weitere Beobachtung zum Verhalten von Gas machte, und die betrifft Autismus, Bernie und Kerri.

Priestly, der gleich neben einer Brauerei wohnte, war fasziniert von dem Gas, das bei der Gärung des Bieres in den Fässern entstand. Er stellte eine Schüssel Wasser unter das Entlüftungsrohr, das aus einem Fass herausragte. Als er das Wasser später kostete, war es voller erfrischender Blasen, die wir heutzutage Sprudel nennen. 1767 fand Priestly heraus, wie man eine Flüssigkeit mit Kohlensäure versetzt, das heißt den Sprudel hineinbekommt. Er unterrichtete den Seefahrer Kapitän Cook darin, wie es hergestellt wird. Dieser dachte, das Trinken von Sprudelwasser könne Skorbut vorbeugen und stach 1772 in See. Nun, es verhinderte den Skorbut nicht. Aber wie bei Bernie und Kerri gilt natürlich: es lohnt sich, alles zu untersuchen und zu erforschen.

Heute wissen wir, dass jedes Gas löslich wird, wenn es konzentriert ist oder verdichtet wird. In unserem Beispiel ist es das sehr leichte Gas Kohlendioxid – ja genau das, was wir ausatmen und das im Gegensatz zu den 21 % Sauerstoff nur 0,33 % der Luft ausmacht. Wie dem auch sei, wenn man es auf 100 % konzentriert, schmilzt es zum Teil in Wasser und wird Kohlensäure wie bei Limonade. Macht man den Deckel auf, verwandelt sich die Kohlensäure wieder in Kohlendioxid und bildet die kleinen Bläschen in der Flüssigkeit. Joseph Priestly hätte sich diese Beobachtung patentieren lassen sollen. Zehn Jahre später meldete Joseph Schweppes dieses Verfahren in Deutschland als Patent an. Und die meisten Leute denken an ihn statt an Priestly, wenn sie einen Gin Tonic bestellen.

Dadurch ergibt sich ein anderes Newtonsches Gesetz zu Gas, das nicht verändert werden kann. „Ein Gas wird je nach seiner Dichte unter Druck löslich" so das Henry-Gesetz.

Und so funktioniert Sauerstoff in einer Überdruckkammer – das dritte Newtonsche Gesetz zu idealem Gas

Bleiben wir bei dem Gedanken mit der Getränkedose und dem verdichteten Gas, mit dem ein Zuckergetränk versetzt wird. Wenn ein Mensch in die Überdruck-Sauerstoff-Kammer geht, tauschen wir Sauerstoff gegen Kohlendioxid aus. Ob Sie es glauben oder nicht, anders als beim nötigen Druckausgleich der Ohren, fühlt man sich unter diesem Druck nicht gequetscht. Menschen bestehen hauptsächlich aus Wasser und anderen Flüssigkeiten, die nicht komprimiert werden können wie ein Gas. In der Kammer wird der Sauerstoff – es sollte 100 % Sauerstoff sein – verdichtet beziehungsweise konzentriert. Genau wie beim Sprudelwasser kommt das Henry-Gesetz ins Spiel. Der Sauerstoff schmilzt, und der Körper wird mit Sauerstoff übersättigt.

Ein weiterer interessanter Umstand ist, dass ein gut mit Sauerstoff angereicherter Körper leicht basisch wird. Der pH-Wert entspricht in etwa Meerwasser, das wegen des darin gelösten Sauerstoffs basisch ist. Ja, sogar Fische brauchen ihre tägliche Sauerstoffmahlzeit!

Das Wort „sättigen" kommt aus dem Lateinischen „sich komplett füllen". Da ausschließlich unsere roten Blutkörperchen (RBC) Sauerstoff transportieren, sind sie bei einem gesunden Menschen fast immer ganz mit Sauerstoff angefüllt. Das kleine Blutsauerstoffmessgerät am Finger (Pulsoximeter) im Krankenhaus zeigt eigentlich stets 99 %, es sei denn, Sie sind anämisch.

Jedes RBC benötigt für eine neue Fuhre Sauerstoff zwischen einer und drei Minuten, um das Herz zu verlassen, seinen vollständigen Kreislauf zu absolvieren und zu den Lungen zu gelangen. Erneut gilt das Henry-Gesetz: Sauerstoff kommt als Gas in Ihre Lungen, aber verwandelt sich in molekularen Sauerstoff, wenn er in Ihre Körperflüssigkeiten eintritt. Das ist derart komplex, dass dafür kein chemisches Symbol existiert. Aber seien Sie beruhigt, Ihre Körperzellen schwelgen begierig darin. (Mehr zum oxidativen Zellstoffwechsel in Kürze.)

Übersättigen?

Wenn Sie ein Glas bis zum Rand füllen, ist es voll oder gesättigt. Richtig? Ja. Hält man es unter den Wasserhahn und lässt mehr Wasser hineinfließen, bedeutet das lediglich, dass das Wasser überlaufen wird. Das Glas ist unverändert voll. Bei Gasen verhält es sich anders, insbesondere bei dem von Menschen eingeatmeten Sauerstoff. Auch hier gilt zwar: wie beim Glas Wasser kann das Volumen des Sauerstoffs bestimmt werden, aber es gibt reichlich Platz, um unsere Körper mit Sauerstoff zu überfüllen – zu übersättigen.

Lassen Sie uns ein einfaches Bild zeichnen, um diesen komplexen Vorgang zu illustrieren. Sagen wir ein U-Bahn-System.

Stellen wir uns unsere Lungen als U-Bahn-Station vor. Passagiere verlassen die Wagen, andere steigen ein. Erinnern wir uns, dass die Atemluft aus 80 % Stickstoff und 20 % Sauerstoff besteht. Also entspricht jedes Gasmolekül der zwei Arten einer „Gas-Person" in der U-Bahn-Station.

Der Körper ist bereits voll mit Stickstoff auf Meereshöhe. Und da er momentan inaktiv ist, kommen die „Stickstoff-Personen" einfach so in unsere Lungen hinein und steigen wieder aus. Die „Sauerstoff-Personen" hingegen sind dynamisch, drängen sich übereifrig in die Wagen hinein. Diese Wagen stehen für die roten Blutkörperchen, mit einem Eisenmolekül als Magnet für die „Sauerstoff-Personen". Schließlich saust der RBC-Wagen mit den „Sauerstoff-Personen" los, die sich bereithalten, bei den hungrigsten Körperzellen auszusteigen.

Da laut dem Henry-Gesetz ein Gas in klaren Flüssigkeiten schmelzen kann und unser Körper enthält reichlich klare Flüssigkeiten gibt es reichlich Platz für weitere „Sauerstoff-Personen". Wenn wir beispielsweise „Stickstoff-Personen" den Zugang zu unseren Lungen versperrten (wir müssten ja nur über eine Maske aus der Sauerstoffflasche atmen), passten in unsere U-Bahn-Station fünf Mal mehr „Sauerstoff-Personen". Das heißt, dass wir die „Sauerstoff-Personen" mit jedem Atemzug von 160 mmHg auf 760 mmHg steigern. Wir müssen uns vergegenwärtigen, wie dynamisch die „Sauerstoff-Personen" sind und dass jeder RBC-Wagen einen Sauerstoffmagneten besitzt. Die zusammengedrückte Menge der

„Sauerstoff-Personen" tut also alles, um in den Zug zu hetzen, zu drängeln gelangen – wie durch die feuchte, seifige Oberfläche der Lungenwand, auch wenn schon alles voll besetzt ist.

Im Grunde genommen füllen die „Sauerstoff-Personen" die RBC-Wagen und das Plasma, wo sie augenblicklich von der klaren Plasmaflüssigkeit fortgerissen werden. Wenn dann immer noch mehr „Sauerstoff-Personen" in die U-Bahn-Station drängen, muss das Plasma, das normalerweise keine „Sauerstoff-Personen" (molekularen Sauerstoff) befördert, den Sauerstoffüberschuss irgendwo lassen. Von dem Punkt an werden die „Sauerstoff-Personen" die U-Bahn-Tunnel (Blutkreislauf) benutzen und zu den klaren Flüssigkeiten vordringen, in denen unsere Körperzellen baden (interstitielle Gewebeflüssigkeit). Wenn sich diese Flüssigkeit mit Sauerstoff füllt, versenkt sie ihn im größten Wasserreservoir des Körpers – den Körperzellen. Diesen Zellen steht nun Sauerstoff für ein wahres Festessen zur Verfügung.

Ungefähr 90 Minuten, nachdem Sie angefangen haben, 100%igen Sauerstoff einzuatmen, sind Sie, verglichen mit dem Normalwert, fünffach übersättigt mit molekularem Sauerstoff. Sie schwellen deshalb nicht an, denn wir reden ja von Molekülen in bestehender Körperflüssigkeit, nicht von zusätzlicher Flüssigkeit. Wenn Sie jetzt das Pulsoximeter anlegen, zeigt es kurioserweise immer noch 99 %, weil es nur den Sauerstoff in den RBC misst. Wenn man jedoch ein hochwertiges Sauerstoffmessgerät (transkutanes Oximeter) verwendet, lässt sich sogar der molekulare Sauerstoff in Urin, Speichel und Tränen bestimmen – was früher für unmöglich gehalten wurde.

Nun kommt also die Überdruckkammer. Sie steigen ein, die Tür ist verschlossen, 100%iger Sauerstoff strömt ein. Je nach der Verschreibung des Arztes regulieren die Techniker die Gaskonzentration in der Kammer. Bei doppelter Konzentration (Gewicht oder Druck) auf 1520 mmHg steigen Sie nach 90 Minuten mit der zehnfachen Anzahl von „Sauerstoff-Personen" (molekularem Sauerstoff) im Körper aus der Kammer. Oder anders ausgedrückt: Da Ihre Körperzellen den zusätzlichen Sauerstoff konsumieren („essen") werden, ist dies die einzige Möglichkeit, das Gewicht der verfügbaren Sauerstoff-Nahrung für eine Spanne von 24 Stunden zu steigern. Bei hundert Prozent reinem Sauerstoff auf Meeresspiegel werden Sie zwischen einem knappen halben Kilogramm bis etwas über einem Kilogramm Sauerstoff „essen".

Je konzentrierter der Sauerstoff in der Kammer ist, desto mehr bekommen Sie. Laut Daltons universellem Gasgesetz steigern Sie mittels verdoppelten Drucks ihr tägliches Sauerstoff-Essen auf beinahe zwei Kilogramm.

Jetzt das Raffinierte an Sauerstoffübersättigung

Anders als bei vielen Arzneimitteln, die vom Gewicht abhängen, kann sich bei HBOT niemand eine „Überdosis" Sauerstoff verabreichen – egal ob der Patient eine Maus, ein Hase, ein Pferd oder ein Mensch ist. Alle steigen mit dem gleichen Gehalt an molekularem Sauerstoff in ihrem Körper aus der Kammer. Dieser hängt für alle gleich von der Sauerstoffkonzentration beziehungsweise -druck ab, mit dem sie behandelt werden. Eine „Überdosis" Sauerstoff erleidet keiner. Bei anderen Arzneimitteln kann eine Überdosis kleinere Patienten schädigen oder gar töten, während eine Unterdosierung keine therapeutische Wirkung erzielt.

Unsere Sauerstoff-Apotheke hat gemäß den ärztlichen Verschreibungen kleine Babys, ältere Menschen und alle dazwischen behandelt. Wir haben nie eine negative Nebenwirkung registriert. Wir stellen im Gegenteil bei allen positive klinische Effekte fest.

Was geschieht, wenn wir Menschen eine Extramahlzeit Sauerstoff zukommen lassen, indem wir sie in die Kammer schicken? Für die Antwort muss erneut ein komplizierter Prozess vereinfacht dargestellt werden. Aber zuvor müssen wir uns der Wissenschaft zuwenden. Das Prinzip von La Châtelier [Prinzip des kleinsten Zwangs] sagt den Effekt einer Veränderung der Bedingungen auf ein chemisches Gleichgewicht voraus. Es ist nach Henry Louis Le Châtelier benannt, der seinerzeit beobachtete, dass wenn ein chemisches System im Gleichgewicht eine Veränderung der Konzentration, der Temperatur, des Volumens oder eines Teildrucks erfährt, es entgegenwirkt, sich verschiebt, so dass sich ein neuer Gleichgewichtszustand einstellt. Jede Änderung des Status Quo veranlasst eine Gegenreaktion des chemischen Systems.

Ersetzen wir einige Wörter zum besseren Verständnis. Sagen wir statt Gleichgewicht „so wie es war", statt entgegenwirken/Gegenreaktion „zurückdrängen". Die Kernaussage lautet, dass wenn wir etwas in irgendeiner chemischen Umgebung verändern, wir es zurückdrängen, um so zu sein, wie es war. Jetzt ist es Zeit, die Dinge noch einfacher zu machen.

Wir alle sind chemische Systeme

Die Coladose haben wir bereits erwähnt und von ihren Genuss wegen der enthaltenen Säure abgeraten. Aber es gibt einen noch triftigeren Grund – den Zucker. 39 Gramm Zucker, also zehn Teelöffel stecken in einer Dose. Würden Sie Ihrem Kind derart viel Zucker in trockener Form geben?

„Ach komm schon“, könnten Sie jetzt vielleicht denken, *„kann nicht sein. So süß schmeckt es gar nicht.“* Das stimmt. Die Hersteller verwenden reichlich Phosphorsäure, um die eklige Süße des Getränks zu verbergen. Sollten Sie immer noch zweifeln, nehmen Sie ein Centstück oder ein Ei und legen Sie es über Nacht in ein Glas Cola. Spätestens innerhalb weniger Tage werden alle Flecken und Schatten von der Münze verschwunden sein, der Cent wird glänzen. Und die Eierschale wird weich und nachgiebig werden, da sich ihr gesamtes Protein aufgelöst hat.

Malen Sie sich mal bildlich aus, was passiert, wenn Sie Ihrem Kind eine Cola oder eine andere Limonade geben. Ihr kleines Kind wird aufgeladen sein. Und für einige Zeit werden Sie es nicht schaffen, dass es still sitzt. Es ist überzuckert. Zu viel Zucker – egal ob Fruchtzucker, Rübenzucker, Rohrzucker, Maissirup – wird nach dem Prinzip von La Châtelier zum gleichen Ergebnis führen. Wir alle sind chemische Systeme. Und durch das Hinzufügen von Zucker, zumal in einem kleinen Kinderkörper, werden alle Zellen zurückdrängen, um zu dem Zustand zurückzukehren, wie es vor dem zusätzlichen Zucker war. Der effektivste Weg ist die Steigerung der körperlichen Aktivität, was bewirkt, dass die Körperzellen den Zucker verbrauchen.

Lauf, Baby, lauf!

Ein anderer Weg ist natürlich, auf den Körper zu vertrauen und seinen Einsatz eigener Chemikalien, um den Zucker zu verbrennen. Dies ist überwiegend die Aufgabe des Hormons Insulin. Wenn ein Erwachsener täglich viel Cola, Limonade oder Gin Tonic (mit nur halb so viel Zucker) trinkt und seine körperliche Aktivität nicht steigert, wird es letztendlich zu Diabetes führen, weil der Körper alles Insulin aufbraucht und nicht in der Lage ist, noch mehr zu produzieren. Damit können im Alter Risiken wie Erblindung, Amputationen und weitere schreckliche Konsequenzen Realität werden.

Nutzen Zellen die Nährstoffe, die wir zu uns nehmen, so nennt man diesen Prozess Zellstoffwechsel. Überladen wir unsere Zellen mit Nährstoffen, die wir nicht benötigen, zum Beispiel Zucker (oder Nahrung, die der Körper in Glukose umwandelt) und Fett, führt dies zu Fettleibigkeit, und das Gehirn wird träge und langsam. Führen wir nun Extrasauerstoff zu, wird der Körper diesen bestimmt verbrauchen. Dieser Vorgang wird oxidativer Stoffwechsel genannt. Der zugefügte Sauerstoff drängt alle Zellen in den Schnellgang, Reparaturzellen werden härter arbeiten, um den Zustand vor dem Eintreten in die Überdruckkammer wiederherzustellen. Reparaturzellen helfen, um Toxine, Säuren und überschüssigen Zucker auszuschalten.

Gesunde Erwachsene berichten, dass ihr Gehirn nach einem Aufenthalt in der Druckkammer deutlich besser arbeitet. Probleme werden leichter gelöst, Erinnerung wird anschaulicher. Dieser Zustand ist allgemein als „Cappuccino-Effekt“ oder „Brain Brightening“ [Gehirnaufhellung] bekannt.

Was kleine Kinder mit Autismus angeht, so haben fast alle von ihnen ein Problem mit dem neuronalen Sauerstofftransport. Die Extramahlzeit Sauerstoff lässt die Reparaturzellen wie gesagt härter arbeiten. Der Anstieg des oxidativen Stoffwechsels verflüchtigt sich einige Stunden nach der Behandlung. Aber ein kleines bisschen Verbesserung hat Bestand: Hirnzellen schalten sich zu komplexen Schaltkreisen, Blutgefäße im Gehirn werden robuster, und Stammzellen werden hergestellt (dazu gleich mehr).

Deshalb sollten alle Sauerstoff-Therapien über mehrere aufeinander folgende Tage stattfinden. Es ist nicht sinnvoll, nach einer Überdruckbehandlung eine mehrtägige Pause bis zur nächtens Behandlung einzulegen. Es ist vergleichbar mit einem Samen, der aus der Erde sprießt: Mit jeder Behandlung wachsen die positiven Effekte an, sammeln sich an und werden mit den Tagen sichtbar.

Kann Sauerstoff-Therapie allein Autismus heilen?

Die knappe Antwort lautet: nein, kann sie nicht. Diese Aussage mache ich auf der Grundlage der Behandlungen und Bewertungen gehandicapter Kinder, die überall aus Amerika und anderen Teilen der Welt in meine Zentren kamen. Es bedarf vielmehr eines interdisziplinären Ansatzes.

Wie viele Behandlungen in der Überdruckkammer benötigt ein Kind, um Teil des Gesundungsprogramms zu sein?

Wie schon berichtet, behandelten wir Emily als erstes gehandicaptes Kind in einem unserer Zentren. Nur eine Behandlung täglich mit 2 atü (3 bar), so die Entscheidung des Kinderarztes, bewirkten bei klein Emily eine deutliche Verbesserung. Und dann ist da der Arzt Doktor Paul Harch, ein ungewöhnlich weitsichtiger Wissenschaftler in Sachen Gesundheit. Er kam vor 15 Jahren zu dem Schluss, dass zwei 60-minütige Behandlungen am Tag mit 1,75 atü und über eine Dauer von 20 Tagen Kinder mit Autismus heilen könnten. Er war derart sicher, dass er sich dieses Protokoll patentieren ließ.

Ich war perplex und verwundert. Ich hatte nicht gedacht, dass man natürliche Phänomene wie die Auswirkungen der Gravitation oder HBOT patentieren lassen kann. Interessanterweise kam der Oberste Gerichtshof 2012 in der „Prometheusentscheidung“ zu dem gleichen Schluss. In Folge dessen beseitigte das

Gericht alle eventuell einklagbaren Passsagen aus dem Harch-Protokoll. Damit ist aber nicht gesagt oder impliziert, dass die Behandlung nutzlos sei oder Doktor Harch die Wissenschaft des Überdrucks ignoriert hätte. In meinen Zentren nahmen wir all das zur Kenntnis. Harch blieb vor allem ein Mediziner, und zumindest für eine Weile hatten wir das Harch-Protokoll bei Kindern angewendet.

Unsere kleinen Patienten konnten sich nach dieser 20-tägigen Behandlung über nützliche und positive Ergebnisse freuen, aber nicht über eine Gesundung. Das enttäuschte viele Eltern. Manche waren sehr verärgert über die vielversprechenden Behauptungen zur Wirkung von HBOT, und das zu Recht.

Daher ist es bedeutsam hinzuzufügen, dass Doktor Harch und andere Klinikärzte dieses Protokoll nicht länger anwenden und er auch nicht mehr behauptet, dass eine Heilung in nur 20 Tagen möglich sei.

Aber nun zu unserer wundervollen Jennifer, der Balletttänzerin und Eiskunstlaufmeisterin. Ihre Mama Vickie, eine hochintelligente Frau mit einem wachen Verstand - was übrigens für die ganze Familie zutraf -, kam unabhängig zu der Schlussfolgerung, dass die Ernährung der wichtigste Teil im Normalisierungsprogramm sei. In zwölf Jahren hatte Jennifer insgesamt 135 Behandlungen in der Überdruckkammer. Sie lief früh um zwei Uhr auf den Eis, wenn es leer war, und konzentrierte sich auf die Diät. Kurz gesagt: Während einerseits der Extrasauerstoff in 20 Behandlungen nacheinander den Zellstoffwechsel anregte, erhielten Jennifers Zellen andererseits die richtige Menge an Nährstoffen. Alle ihre Zellen gaben die richtige Menge Wärme und Energie ab, insbesondere ihre Reparaturzellen.

> Bernie und Kerri bewiesen wissenschaftlich, dass die Zufuhr der richtigen Nährstoffe, kombiniert mit dem Weglassen falscher beziehungsweise toxischer Nahrung, für Kinder und junge Erwachsene mit ASS wahrscheinlich wichtiger ist als HBOT. Natürlich unterstützt und verstärkt Sauerstoff den Gesundungsprozess, bringt die Patienten der "Normalität" ein Stück näher. Aber Ernährungsumstellungen sind dabei der Raketentreibstoff. Es ist ein langer Weg, nicht immer teuer, aber bestimmt lohnenswert.

Wenn eine Überdruckkammer keine Überdruckkammer ist.

Zum Schluss noch eine äußerst wichtige Anmerkung zur Behandlung neuronaler Störungen mit 1,75 atü: Für dieses Protokoll sind 100 % Sauerstoff unerlässlich. Seit Doktor Harch dieses Terrain für sich eroberte, wurden Tausende aufblasbare Kammern, so genannte milde Überdruckkammern, in den USA und rund um den Globus verkauft. Diese sind mit hartwandigen Kammern in Krankenhausqualität nicht zu vergleichen. Sie liefern nicht den benötigen 100%igen Sauerstoff. Meiner Meinung nach könnte man sie allerhöchstens auf 34%igen Sauerstoff bringen, wenn man sie gegen die Regeln der FDA modifiziert.

Was haben wir bislang gelernt? Zeit für eine Zusammenfassung, bevor das GROßE GEHEIMNIS GELÜFTET WIRD!

- Sauerstoff kann nicht betrachtet aber gewogen werden.
- Unser Körper "isst" täglich Sauerstoff, denn es ist Nahrung für unsere Zellen.
- Der einzige Weg, zusätzlichen Sauerstoff zu bekommen, führt in die Überdruckkammer.
- Denn jedes Gas wird löslich und schmilzt unter den entsprechenden Bedingungen in eine Flüssigkeit (vgl. Henry-Gesetz). Nach diesem Prinzip können wir Sprudel in Limonaden erzeugen.
- In einer einzelnen Behandlung der HBOT ist eine Überdosis unmöglich. Ich wurde nie Zeuge irgendeiner negativen Nebenwirkung.
- Durch den Extrasauerstoff, der unsere Zellen füttert, erhält unser Körper einen Energieschub, speziell die Reparaturzellen.
- Damit Sauerstoff in der Überdruckkammer effektiv ist, muss er 100%ig sein. Aufblasbare Kammern schaffen keinen 100%igen Sauerstoff.

HBOT allein wird Autismus nicht heilen, aber die Methode bewirkt etwas Positives.

Es gibt nicht *die* Standardbehandlung beziehungsweise das Protokoll, das bei allen Patienten funktioniert. Zwei tägliche Behandlungen über 20 Tage bewirken beispielsweise bei einem gehandicapten Kind eine deutliche Verbesserung, aber noch lange nicht dessen Normalisierung.

Haben Sie erkannt, worin das große Geheimnis liegt?

Es wurde nämlich schon erwähnt, vor etwa einer Seite, die Entdeckungen von Bernie und Kerri. Also wiederholen wir das Geheimnis, ehe wir eine wirklich erstaunliche Entdeckung durch neueste Forschung untermauern.

Bernie und Kerri bewiesen wissenschaftlich, dass die Zufuhr der richtigen Nährstoffe, kombiniert mit dem Weglassen falscher beziehungsweise toxischer Nahrung, für Kinder und junge Erwachsene mit ASS wahrscheinlich wichtiger ist als HBOT. Natürlich unterstützt und verstärkt Sauerstoff den Gesundungsprozess, und leistet dabei einen wichtigen Beitrag auf dem Weg zur „Normalität". Aber ein ganz entscheidender Faktor - gewissermaßen der

Raketentreibstoff - ist die Ernährungsumstellung. Ganz abgesehen davon, dass sich auf diese Weise der Körper von angreifenden Pathogenen/Parasiten befreit, die sich verheerend auf seinen Organismus auswirken. Es ist ein langer Weg, nicht immer teuer, aber bestimmt lohnenswert.

„Ernährungspolster". HBOT und die Herstellung von Vorläuferzellen und Stammzellen

Wenn ein Baby in seiner Mutter heranwächst, hat es Progenitorzellen (Vorläuferzellen) und Stammzellen. Die Funktion dieser Zellen wird als noch unentschieden angesehen. Obwohl Studien sehr exakt die Mechanismen erläutern, die daran beteiligt sind, das künftige Schicksal dieser Zellen zu bestimmen, ist es doch allgemein anerkannt, dass die umgebenden Zellen deren Entwicklung vorschreiben.

Zum Beispiel beschließen die großen Arterien, die kreuz und quer im Brustbereich verlaufen, sich in ein Herz mit all seinen Kammern zu verwandeln. Wenn dann die Entwicklung voranschreitet, tauchen unterschiedliche „Bauteile" des Babys auf. Diese werden Vorläuferzellen und Stammzellen genannt.

Es existieren unterschiedliche Schätzungen, wie viele verschiedene Arten von Zellen ein ausgewachsener Mensch insgesamt aufweist. Die Annahmen schwanken zwischen 210 und 300. Wenn das Baby allerdings seinen ersten Atemzug macht, stellen bis auf etwa vier Zellgruppen alle anderen ihre Reproduktion ein. Nehmen wir das Gehirn mit all seinen neuronalen Schaltungen: Es bedarf ungefähr 20 Jahre Stimulation, um alle Schaltungen ordentlich verbunden zu haben. Überraschenderweise werden viele Neuronen abgestoßen oder „gestutzt", da sie beim Erwachsenen gar nicht eingesetzt werden. Indes gestattet die Neuroplastizität, das im Laufe des Lebens neue Fähigkeiten hinzukommen oder Reparaturen am Gehirn vorgenommen werden.

Medizinische Wissenschaftler haben mittlerweile den großen Bedarf an Vorläuferzellen oder Stammzellen realisiert. Diese Zellen können entscheiden, ob eine verschlissene oder beschädigte Körperzelle ersetzt wird.

Nun ist die Suche nach diesen Entscheidungs-Zellen eröffnet. Viele Wissenschaftler suchen etwas, was sie patentieren lassen können. Dadurch entgeht ihnen, dass es bereits da ist. Oder sie ignorieren es, weil sie es nicht patentieren lassen können.

Es ist die Überdruck-Sauerstoff-Therapie.

Penn-Studie ergibt: HOBT mobilisiert Stammzellen

„Science Daily" – Laut einer im „Amerikanischen Journal für Physiologie – Herz- und Kreislaufphysiologie" veröffentlichten Studie steigert eine durchschnittliche Überdruck-Sauerstoff-Behandlungsreihe die Anzahl der Stammzellen, die im Körper des Patienten zirkulieren, um das Achtfache. Stammzellen, auch Progenitorzellen genannt, sind entscheidend, wenn es darum geht, Verletzungen zu beheben. Die Studie erschien kürzlich online und wird in der Ausgabe April 2006 des Amerikanischen Journals veröffentlicht werden.

Stammzellen befinden sich im Knochenmark von Menschen und Tieren und sind in der Lage, ihre Beschaffenheit zu verändern und Teil vieler verschiedener Organe und Körpergewebe zu werden. Als Reaktion auf eine Verletzung bewegen sie sich aus dem Knochenmark zur betroffenen Körperstelle, wo sie sich in Zellen ausdifferenzieren, die beim Heilungsprozess behilflich sind. Diese Bewegung oder Mobilisierung kann von einer Vielzahl von Stimuli ausgelöst werden, einschließlich pharmazeutischer Wirkstoffe sowie Überdruck-Sauerstoff-Therapie. Während Arzneimittel mit einer Reihe von Nebenwirkungen verbunden sind, bringt HBOT ein signifikant geringeres Risiko solcher Folgen mit sich.

> *„Hierbei handelt es sich um den klinisch sichersten Weg, um die Stammzellenzirkulation zu erhöhen, weitaus sicherer als jede andere pharmazeutische Möglichkeit"*, erklärte Dr. med. Stephen Thom, Professor für Notfallmedizin an der medizinischen Fakultät der Universität von Pennsylvania und Hauptautor der Studie. *„Diese Untersuchung liefert Informationen zu den grundlegenden Mechanismen für Überdruck-Sauerstoff und bietet eine neue theoretische Therapieoption, um Stammzellen zu mobilisieren."*
>
> *„Wir haben diese Beobachtungen bei Tieren nachvollzogen, damit wir die Mechanismen für die Wirkung von Überdruck-Sauerstoff bestimmen konnten."*, ergänzte Thom. *„Wir fanden heraus, dass HBOT Stamm-/ Progenitorzellen mobilisiert, weil es die Synthese von Stickoxid-Molekülen im Knochenmark steigert. Man glaubt, dass diese Synthese Enzyme triggert, die die Freisetzung der Stamm-/ Progenitorzellen vermittelt."*[1]

„Ernährungspolster": Es ist seit langem bekannt, dass mit der Anwendung der HBOT die bestehenden Zellen – die guten, die Reparaturzellen – den Körper in seine eigene Pharmafirma verwandeln, die zur richtigen Zeit die richtigen Chemikalien bereitstellt. Aber in erster Linie ist ein enormer Produktionsanstieg von Stickoxidmolekülen durch das Knochenmark zu verzeichnen. Die Aufnahme von HBOT in die Gesamtbehandlung lässt sich am besten als Assistent für eine korrekte Ernährung beschreiben, der dem bereits vorhandenen schwelenden Feuer auflodern lässt. Aus dem Glimmen von Asche und Rauch geht schließlich eine kraftvolle Flamme hervor.

Nun stellen Sie sich weitere Zutaten vor, die noch als vorteilhaft zu entdecken sind. Beispielsweise Stammzellen, die das beschädigte Gehirn von Menschen mit Autismus reparieren. Es könnte sein, dass sich durch das Hinzufügen externer Stammzellen der Prozess, der durch Ernährung und HBOT eingeleitet würde, deutlich beschleunigt also ein schnellerer Weg, um das zu erreichen, was sich alle Eltern für ihre Kinder wünschen – dass sie letztendlich voll funktionstüchtige und eigenständige Erwachsene werden.

All das mit nur ein bisschen Ernährung und Unterstützung des Körpers im Bemühen, sich von den Krankheitserregern und Parasiten zu befreien.

Jetzt ist es an der Zeit, den Stab wieder an Kerri zurückzugeben. Damit sie Ihnen berichtet, was sie beobachten konnte, wenn sich HBOT zur richtigen Ernährung und dem CD gesellt, das Pathogene an die kurze Leine nimmt. Darin liegt das große Geheimnis, wie Sie Ihrem Kind durch die Herausforderungen helfen, mit denen das Leben in diesem Jahrhundert es heimgesucht hat.

Kommentar von Kerri Revira

Genau wie Bob sagte, habe ich Wunder geschehen sehen, wenn HBOT bei einem Kind angewendet wurde, das dafür bereit ist. Ich denke da besonders an zwei Mädchen, für die der Aufenthalt in der Kammer der Abschluss der gesamten Behandlung war, und die binnen weniger Wochen ihre Autismusdiagnose loswurden. Und wie schon erwähnt, gab HBOT meinem eigenen Sohn die Sprache zurück. Vor seinen ersten 40 Gängen waren es einsilbige Töne, aber danach begann er, Wörter aneinander zu fügen, um seine Lieblingsspeisen zu fordern.

Heute wissen wir, dass ein Gang am Tag bei 1,75 atü über 90 Minuten besser ist als zwei 60-minütige Gänge, wie sie Patrick vor sieben Jahren anfänglich verschrieben wurden. Nach der ersten Behandlung mit 20 Sitzungen machen Sie alle drei Monate zehn Sitzungen bei 1,75 atü über 90 Minuten, bis Ihr Kind wiederhergestellt ist.

Nun fragen viele Eltern, wann eine gute Zeit für HBOT ist. Ich kann nur sagen, als erstes müssen wir Diät und CD vollständig im Griff haben und dazu mindestens drei Monate Parasiten-Protokoll hinter uns haben. Erst dann sollten Sie anfangen, sich nach einer Überdruckkammer umzusehen.

Machen Sie unbedingt einen ATEC, bevor die Behandlungen mit der Überdruck-Sauerstoff-Therapie beginnen, und wiederholen Sie den Test zwei Monate nach deren Ende. Die Ergebnisse dürften eindeutig sein.

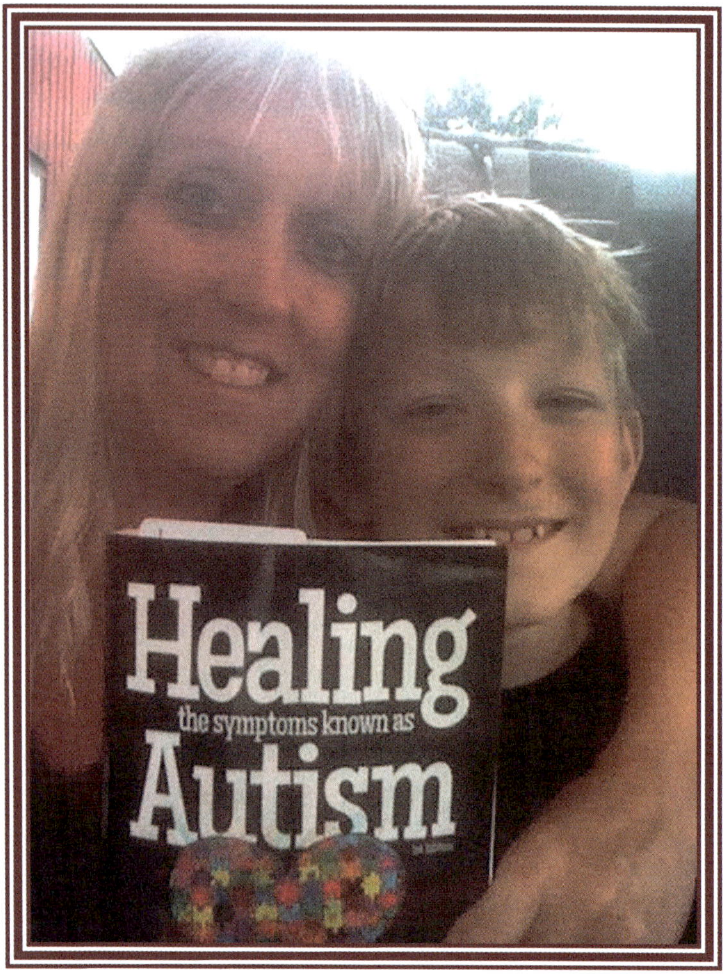

Das sind mein Asperger-Sohn Tobias, zehn Jahre alt, und ich, als wir diesen Sommer das Buch erhielten.

Kapitel 12

GcMAF und Autismus

Stand der Forschung und zukünftige Perspektiven einer Naturheilmethode

von Dr. med. Marco Ruggiero, Spezialist für diagnostische Radiologie, Professor für Molekularbiologie, Bereich experimentelle und klinische biomedizinische Wissenschaften, Universität Florenz, Italien

Eine Entdeckungsreise besteht nicht darin, neue Landschaften zu suchen, sondern neue Augen zu haben.

- Marcel Proust

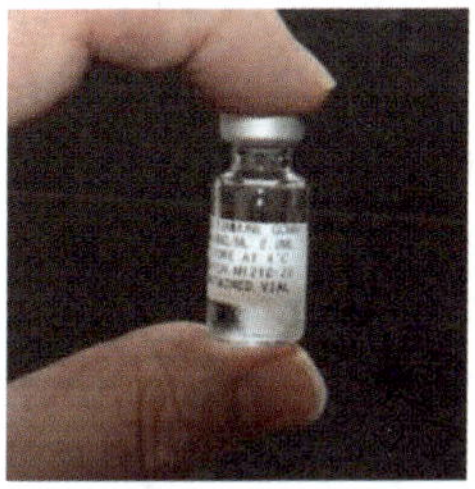

Meine Familie und ich machen schon so lange Biomed, dass es nicht allzu viele Behandlungen gibt, die wir noch nicht schon ausprobiert hätten. Vor ein paar Jahren erwähnte Doktor Usman mir gegenüber, dass GcMAF gut sein könnte für Patrick. Sie erklärte, dass GcMAF ein menschliches Eiweiß sei, das in einem gesunden Körper natürlich vorkomme. Es sei ein spezielles Ergänzungsmittel, das den fehlenden Teil des Immunsystems ersetze und als körpereigene innere Medizin agiere.

Aufgrund dieser Empfehlung bestellten wir eine Ampulle und wendeten es etwa 2,5 Monate lang an. Ich beobachtete weniger obsessives triebhaftes Essverhalten. Als die Ampulle jedoch zu Ende ging und ich keine wirklich überzeugenden Resultate verzeichnen konnte, war ich nicht übermäßig motiviert, die Behandlung fortzusetzen. Hinzu kam, dass das Geld knapp war, also kam eine Fortsetzung nicht wirklich in Frage.

Zwei Jahre gingen ins Land, bis ich erneut mit Dr. Usmann sprach. Sie meinte, dass wir GcMAF unbedingt vier bis fünf Monate geben sollten, ehe wir eine endgültige Entscheidung treffen. Im November 2012 begannen wir erneut und erreichten am 26. Dezember 2012 die volle Dosis. Im Laufe der Zeit fing Patrick ganz offensichtlich an, neue Sachen zu machen.

Im Frühjahr 2013 sagte mir die Mama seines besten Freundes, wie gut sich Patrick mache und dass er verglichen mit dem vorigen Monat jetzt neue Dinge könne. Im Oktober 2013, jetzt da ich das schreibe, stecke ich mein Geld in GcMAF.

Ein Grund, der GcMAF für mich so spannend macht, ist die Tatsache, dass es binnen weniger Stunden nach der Injektion für ein erneutes Wachsen der Dendriten [Zellfortsätze von Nervenzellen] sorgt. Dendriten werden als erstes beziehungsweise besonders heimgesucht, wenn Quecksilber in den kindlichen Körper gelangt. Mit der Unterstützung von GcMAF sind wir nun in der Lage, das Verlorene wiederherzustellen. Ganz abgesehen davon, dass GcMAF das Immunsystem ankurbelt, das nach unserer Erfahrung bei Menschen mit ASS oft schlimme Mängel aufweist.

Ich werde von vielen Leuten gefragt, ob GcMAF nun ein offizieller Bestandteil des Protokolls ist. Wenn wir auf die Gesundung hinwirken, müssen wir alles versuchen – natürlich in der richtigen Reihenfolge –, was uns zur Verfügung steht und erwiesenermaßen Autismus heilt. Diese Beschreibung passt auf GcMAF. „Allein in der amerikanischen Nationalbibliothek für Medizin haben 142 angesehene Wissenschaftler aus acht Nationen 59 bedeutende Forschungsberichte veröffentlicht, Stand Februar 2013, die über das Pubmed-System der US-Regierung eingesehen werden können", heißt es auf www.gcmaf.eu. Es liegt nun ausreichend Forschungsmaterial vor, um zu belegen, dass sich GcMAF einen Platz unter den wirksamsten biomedizinischen Behandlungen gegen Autismus erobert hat. Deshalb ist es nach drei Monaten Kalcker-Parasiten-Protokoll an der Zeit, über die Aufnahme von HBOT und GcMAF nachzudenken.

Wir sind überglücklich, dass Doktor Marco Ruggiero als führender Forscher zu GcMAF den Hauptteil dieses Kapitels zu dieser Substanz, ihren Vorzügen und Anwendungen bei Autismus und darüber hinaus verfasst hat.

Die von ihm präsentierten Informationen sind äußerst bedeutsam, denn ich habe heute das Gefühl, dass GcMAF die Zukunft der Medizin ist. Welche andere Behandlung weist eine 80%ige Genesungsrate bei Krebs auf? Keine! Doktor Bradstreet berichtet von 85 Prozent, die auf GcMAF ansprechen, sowie 15 Prozent Genesungen bei Autismus.[1]

Ich stelle mir vor: Wenn GcMAF zum richtigen Zeitpunkt zu dem in diesem Buch soweit erläuterten Protokoll dazukommt (nachdem die Belastung mit Krankheitserregern nach unten gedrückt wurde), müssten wir noch höhere Gesundungsraten als 15 Prozent erreichen können. Ich freue mich darauf, zu verfolgen, was im Laufe des Jahres passiert, wenn mehr Familien GcMAF dem Protokoll für ihre Kinder hinzufügen. Ich freue mich über immer mehr Menschen, die ihre Autismusdiagnose loswerden.

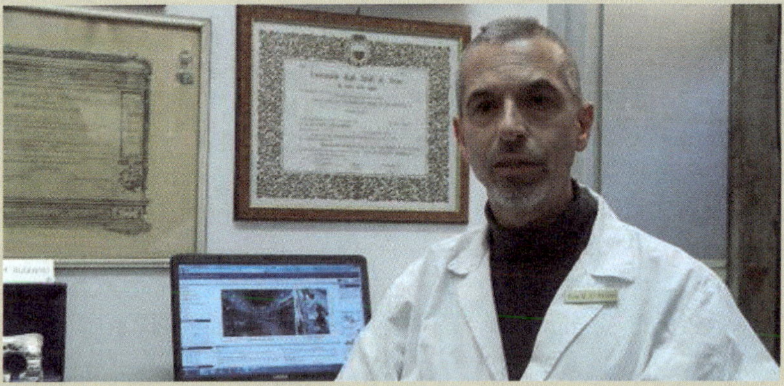

Seit 20 Jahren hat Doktor Marco Ruggiero an der Vitamin D-Achse gearbeitet, einem Stoffwechselweg einschließlich GcMAF (Gc = Vitamin D-bindendes Eiweiß, MAF = Makrophagen Aktivierungsfaktor). In den zurückliegenedn drei Jahren veröffentlichte er Studien über die immuntherapeutischen Wirkungen von GcMAF bei Krebs, HIV/AIDS, chronischem Erschöpfungssyndrom sowie neurologischen Leiden.

Marco Ruggiero hat einen Doktor in Molekularbiologie, ist in klinischer Radiologie spezialisierter Arzt sowie Professor für Molekularbiologie im Bereich experimenteller und klinischer biomedizinischer Wissenschaften an der Universität Florenz, Italien.

Er diente als Arzt im Rang eines Leutnants in der Armee mit Spezialausbildung in chemischer, biologischer und nuklearer Kriegsführung. Er arbeitete bei Burroughs Welcome Co., North Carolina, USA, veröffentlichte dort eine bahnbrechende Arbeit mit Nobelpreisträger Sir John Vane und arbeitete später am Nationalen Krebsinstitut in Bethesda mit Doktor Stuart A. Aaronson und Doktor Peter Duesberg.

Seit 1992 hält er den Lehrstuhl für Molekularbiologie an der Universität Florenz, wo er eine Forschungsgruppe mit etwa zehn Wissenschaftlern leitet. Er hat über 150 von Experten begutachtete wissenschaftliche Arbeiten zu Signalübertragungen in einer Vielzahl experimenteller und spontaner pathologischer Systeme veröffentlicht, die mit Krebs, chronischer Nierenerkrankung, chronischem Erschöpfungssyndrom und neurologischen Leiden in Verbindung stehen.

Die Rolle der Ernährung bei der Behandlung und Beseitigung der Symptome von Autismus ist fest etabliert und wurde in anderen Kapiteln diese Buches detailliert behandelt. Weit weniger bekannt ist der Fakt, dass bestimmte natürliche Komponenten der Ernährung, bestimmte Nährstoffe tiefgreifende Wirkungen auf alle Systeme haben, die bei Autismus betroffen sind, insbesondere Gehirn und Immunsystem. Ihre Wirkungen sind derart spektakulär, dass diese natürlichen Bestandteile rund 20 Jahre lang als „Drogen" bezeichnet wurden, obwohl sie essenziell in unseren Körper gehören wie Hormone oder Neurotransmitter. Ich beziehe mich hier auf eine Familie von Molekülen, die als GcMAF bekannt ist, die Abkürzung für Gc-protein-derived Macrophage Activating Faktor [Gc von Protein stammender Makrophagen Aktivierungsfaktor].

GcMAF ist in den vergangenen 20 Jahren wegen seiner therapeutischen Rolle bei Krebs, Autoimmunerkrankungen und HIV-Infektion Gegenstand intensiver Forschung gewesen (vgl.: Anticancer Res. 2012 Jan; 32(1): 45-52). Aber erst 2012, vor einem Jahr, wurden seine dramatischen Wirkungen bezüglich der Ausmerzung der Symptome von Autismus in einem renommierten wissenschaftlichen Fachmagazin veröffentlicht (Autism Insights 2012: 31-38).

In diesem Kapitel werde ich einen Überblick zu GcMAF mit speziellen Verweisen auf seine therapeutische Rolle bei Autismus geben, außerdem die Aussichten, die sich für die Zukunft aus der Grundlagen- und angewandten Forschung ergeben, die sich um dieses faszinierende Molekül dreht.

Eine kurze Geschichte von GcMAF

Die erste Veröffentlichung über GcMAF in einem Fachjournal, welche in der amerikanischen Nationalbibliothek für Medizin gelistet ist, datiert von 1994 (J Immunol. 15. Mai 1994: 152(10): 5100-7). In diesem Artikel beschreibt eine Gruppe Wissenschaftler vom Fachbereich Biochemie der medizinischen Fakultät der Temple Universität Philadelphia, USA, die Wirkungen eines Proteins (definiert als GcMAF) auf Makrophagen von Ratten. Makrophagen sind Schlüsselelemente der Immunantwort. Und die Forschungsgruppe unter Leitung von Doktor Nobuto Yamamoto, Erstautor der Arbeit, zeigte, dass GcMAF diese Zellen aktiviert. Die zentrale Rolle der Makrophagen bei der Kontrolle aller Immunantworten vorausgesetzt, wurde GcMAF als mächtiger Regulator der Immunsystems angesehen. Und die Forschung zu GcMAF konzentrierte sich anfänglich auf seine immunstimulierenden Eigenschaften. Genau genommen verfasste Doktor Yamamoto, der inzwischen zum Laboratorium der Krebsimmunologie und Molekularbiologie des Albert Einstein Krebszentrums in Philadelphia gewechelt war, ein Jahr nach der ursprünglichen Beobachtung bei

Ratten eine Arbeit, in der er vorschlägt, dass der Defekt endogener GcMAF-Produktion zur Immunschwäche bei AIDS-Patienten beiträgt (AIDS Res Hum Retroviruses. Nov 1995; 11(11): 1373-8). Konsequenterweise lieferte er GcMAF an Ärzte, die HIV-Patienten behandelten, und 14 Jahre darauf, nach sieben Jahren Nachbetrachtung, veröffentlichte er eine herausragende Arbeit, die den erfolgreichen Kampf gegen die HIV-Infektion durch GcMAF-Anwendung beschrieb (J Med Virol. 2009 Jan; 81(1): 16-26).

Allerdings ist Immunschwäche nicht allein auf HIV/AIDS beschränkt, und 1996 vermuteten Yamamoto und seine Kollegen, dass die defizitäre Produktion endogenen GcMAFs für die relative Immunschwäche verantwortlich ist, die typischerweise bei Krebspatienten zu beobachten ist (Cancer Res. 15. Juni 1996; 56(12): 2827-31). Folgerichtig führte diese Beobachtung vor 18 Jahren zu dem Vorhaben, GcMAF Krebspatienten mit dem Ziel zu geben, das Immunsystem aufzurichten, das seinerseits das Krebswachstum bekämpfen würde. Dieser Ansatz ist als Immuntherapie bekannt und um einiges älter als GcMAF. Er stammt von den Beobachtungen von Doktor William Coley aus dem Jahr 1891. Wie dem auch sei, es könnte auch argumentiert werden, dass die Idee, das Immunsystem zu stimulieren, damit es Krankheiten bekämpft, sogar noch älter ist, wie dieser jüngste Artikel aussagt: „... Krebs geht zurück, wenn er von akuten bakteriellen, viralen, pilzlichen oder protozoonen Infektionen begleitet wird. Akute Infektionen sind seit der Zeit des Hippokrates dafür bekannt, chronische Erkrankungen zu heilen.“ (Indian J Cancer. 2011 Apr-Jun; 48(2): 246-51).

Auf jeden Fall erwies sich die Anwendung von GcMAF bei Patienten mit fortgeschrittenem metastasischem Krebs als wirksam. Und mittlerweile werden viele Abhandlungen in der Fachliteratur veröffentlicht, die die spektakulären therapeutischen Wirkungen von GcMAF bei allen Arten experimenteller oder spontaner Tumore beschreiben. Heutzutage ist das Interesse an GcMAF in der Immuntherapie bei Krebs derart hoch, dass die angesehene wissenschaftliche Zeitschrift „OncoImmunology“ sich entschied, die Titelseite ihrer Augustausgabe 2013 GcMAF zu widmen. Links auf dem Cover ist das GcMAF-Molekül modellhaft abgebildet mit einer Schlagzeile, die die Verbindung zu einem Beitrag von Thyer und Kollegen herstellt, der in der selben Ausgabe erschien und die erfolgreiche Behandlung von Krebspatienten im fortgeschrittenen Stadium beschreibt (Abbildung 1).

Der Aufstieg von GcMAF in den Olymp der Wissenschaften wurde einige Tage später wahr, am 14. September 2013, als ein weiterer Artikel von Thyer und Kollegen in „Nutrients“ veröffentlicht wurde – einem internationalen Expertenforum mit offenem Zugang für Studien, die mit der menschlichen Ernährung in

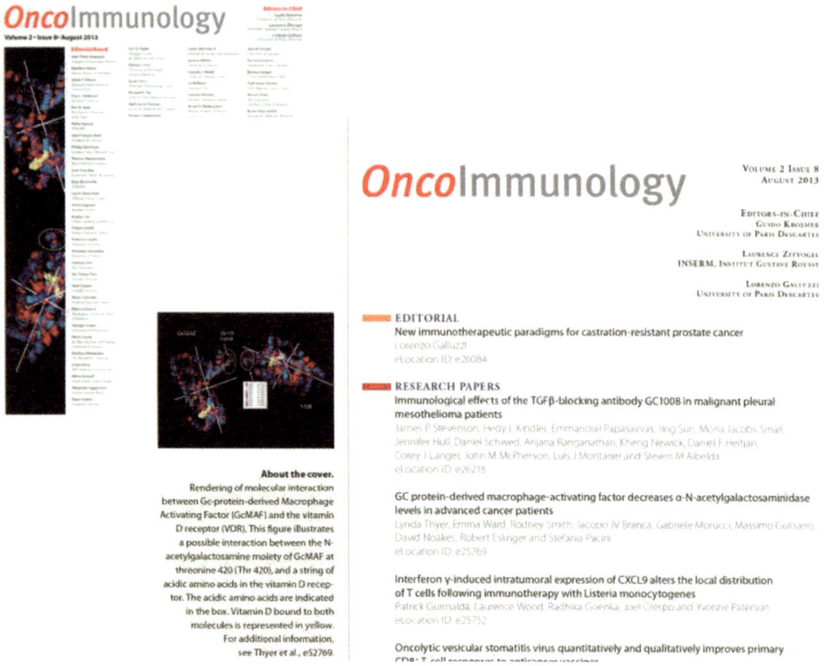
OncoImmunology

Volume 2 • Issue 8 • August 2013

About the cover.
Rendering of molecular interaction between Gc-protein-derived Macrophage Activating Factor (GcMAF) and the vitamin D receptor (VDR). This figure illustrates a possible interaction between the N-acetylgalactosamine moiety of GcMAF at threonine 420 (Thr 420), and a string of acidic amino acids in the vitamin D receptor. The acidic amino acids are indicated in the box. Vitamin D bound to both molecules is represented in yellow. For additional information, see Thyer et al., e52769.

OncoImmunology

Volume 2 Issue 8
August 2013

Editors-in-Chief
Guido Kroemer
University of Paris Descartes

Laurence Zitvogel
INSERM, Institut Gustave Roussy

Lorenzo Galluzzi
University of Paris Descartes

EDITORIAL
New immunotherapeutic paradigms for castration-resistant prostate cancer
Lorenzo Galluzzi
eLocation ID: e26084

RESEARCH PAPERS
Immunological effects of the TGFβ-blocking antibody GC1008 in malignant pleural mesothelioma patients
James P Stevenson, Hedy L Kindler, Emmanouil Papasavvas, Jing Sun, Mona Jacobs Small, Jennifer Hull, Daniel Schwed, Anjana Ranganathan, Kheng Newick, Daniel F Heitjan, Corey J Langer, John M McPherson, Luis J Montaner and Steven M Albelda
eLocation ID: e26218

GC protein-derived macrophage-activating factor decreases α-N-acetylgalactosaminidase levels in advanced cancer patients
Lynda Thyer, Emma Ward, Rodney Smith, Jacopo JV Branca, Gabriele Morucci, Massimo Gulisano, David Noakes, Robert Eslinger and Stefania Pacini
eLocation ID: e25769

Interferon γ-induced intratumoral expression of CXCL9 alters the local distribution of T cells following immunotherapy with Listeria monocytogenes
Patrick Guirnalda, Laurence Wood, Radhika Goenka, Joel Crespo and Yvonne Paterson
eLocation ID: e25752

Oncolytic vesicular stomatitis virus quantitatively and qualitatively improves primary

Quelle: https://www.landesbioscience.com/journals/oncoimmunology/oncoimmunology_2-8.pdf

Verbindung stehen (Nutrients. 8. Juli 2013; 5(7): 2577-89). Genau genommen schaffte es dieser Beitrag, der die Wirkungen von GcMAF auf menschliche Brustkrebszellen beschrieb, in die obersten fünf Prozent aller jemals von Altmetric verfolgten Artikel. Altmetric ist ein allgemeines Maß der Beachtung, die ein Artikel, Buch oder Datensatz online erfährt. Es erfasst sowohl die Menge als auch die Qualität der erhaltenen Aufmerksamkeit. Zu dem Zeitpunkt, als GcMAF in den Top fünf Prozent aller bis dahin verfolgten Fachartikel gelistet war, hatte Altmetric 1.510.524 Beiträge in sämtlichen Fachzeitschriften ausgewertet. Damit können wir sicher behaupten, das dieses Kapitel eines der spannendsten Gebiete der gegenwärtigen Wissenschaft in unserer Welt darstellt (Abbildung 2).

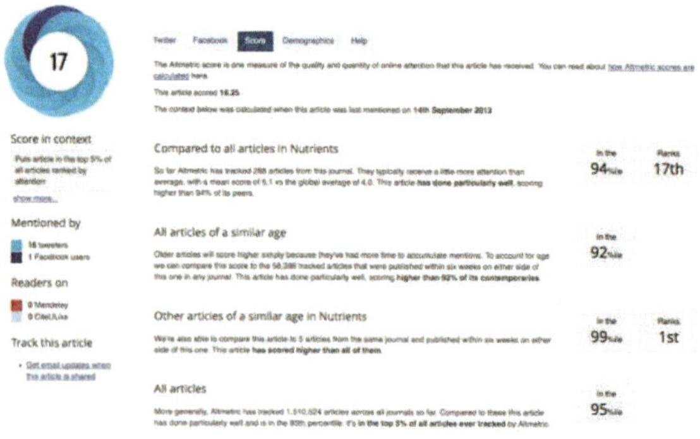

Das Interesse an den therapeutischen Wirkungen von GcMAF bei einer Vielzahl von Leiden rührt von den frühen Beobachtungen durch Yamamoto und Kollegen 1995, die ein gesteigertes Niveau an α-N-Acetylgalactosaminidase (Nagalase) im Serum von AIDS-Patienten zeigten. Bei Nagalase handelt es sich um ein Enzym, das die Vorstufe von GcMAF deglykosyliert (abbaut). Diese Vorstufe ist das zirkulierende Gc-Eiweiß, auch als Vitamin D-bindendes Eiweiß bekannt (AIDS Res Hum Retroviruses. Nov 1995; 11(11): 1373-8). Daraus resultiert ein Rückgang der GcMAF-Vorstufe und folgerichtig eine Fehlfunktion des Immunsystems. Eine Steigerung der Nagalaseaktivität ist allerdings nicht nur bei AIDS-Patienten zu verzeichnen. Beispielsweise wurde gezeigt, dass die Zunahme der Nagalaseaktivität im Serum von Krebspatienten dem Umstand geschuldet ist, dass Krebszellen Nagalase freisetzen. Somit spiegelt die Nagalaseaktivität die Tumorlast, die Aggressivität und den Fortschritt der Krankheit wider. Folglich gilt das Bestimmen der Nagalaseaktivität gegenwärtig als zuverlässige Möglichkeit, die Schwere der Krebserkrankung zu evaluieren.

Kurzgesagt baut erhöhtes Serum Nagalase bei Krebs, HIV/AIDS und vielen anderen chronischen Leiden Gc-Eiweiß ab, das die Vorstufe von GcMAF ist. Somit wird GcMAF nicht in ausreichendem Maße im Körper produziert und führt zu Immunschwäche. Serum Nagalase baut allerdings nicht GcMAF ab. Und somit ist die Anwendung von exogenem GcMAF bei all diesen Erkrankungen gerechtfertigt, bei denen die endogene Produktion wegen erhöhter Akvität von Nagalase nicht ausreichend ist.

Bis 2002 wurde angenommen, dass GcMAF seine Wirkungen nur auf Makrophagen ausübt und seine therapeutische Wirksamkeit auf der Stimulierung der Makrophagen beruht, die ihrerseits Krebs- und weitere virusinfizierte Zellen angreifen und zerstören. Aber 2002 wurde ein neuer Effekt von GcMAF beschrieben. Kanda und Kollegen, die im Bereich Molekularbiologie und Immunologie in der Abteilung für Endothelzellbiologie der medizinischen Fakultät an der Universität Nagasaki, Japan arbeiteten, veröffentlichen mit dem Co-Autor Yamamoto eine Arbeit, die die hemmenden Wirkungen von GcMAF auf Angiogenese beschreibt (J Natl Cancer Inst. 4. Sept 2002; 94(17): 1311-9). Angiogenese ist ein Prozess, bei dem neue Blutgefäße gebildet werden, die die Tumormasse mit der erforderlichen Zufuhr an Blut und Nährstoffen versorgen, die für Wachstum und Metastasieren benötigt werden. Deshalb wird seit 1971 angenommen, dass die Hemmung der Angiogenese eine erfolgreiche Strategie sein könnte, der wachsenden Tumormasse die Zufuhr von Blut und Nährstoffen zu entziehen (N Engl J Med. 18. Nov 1971; 285(21): 1182-6). Während es eine Reihe von Angiogenesehemmern gibt, von denen einige in der Krebstherapie eingesetzt werden, bietet GcMAF den Vorteil, mehr als nur einen Antikrebseffekt auszuüben. Genau genommen hemmt es nicht nur die tumorbedingte Angiogenese (Cancer Immunol Immunother. Apr 2006; 60(4): 479-85), sondern stimuliert außerdem die Makrophagen, die die Krebszellen angreifen und zerstören (Nutirents. 8. Jul 2013; 5(7): 2577-89).

Als wären diese kombinierten Antikrebseffekte nicht ausreichend, demonstrierten 2010 Gregory und Kollegen vom Bereich Ophthalmologie [Augenheilkunde] und visuelle Wissenschaften der Universität Kentucky in Lexington, USA, dass GcMAF die Wucherung und das metastasische Potenzial menschlicher Prostatakrebszellen direkt hemmt (PLoS One. 18. Okt 2010; 5(10): e13428). Ein gutes Jahr später waren wir in der Lage aufzuzeigen, dass GcMAF nicht bloß die Wucherung und das metastasische Potenzial menschlicher Brustkrebszellen hemmt, sondern auch ihren neoplastischen Phänotyp rückgängig macht, mit anderen Worten: Mit GcMAF behandelte Krebszellen werden normal (Anticancer Res. Jan 2012; 32(1): 45-52).

Auf Grundlage der oben zitierten wissenschaftlichen Fachliteratur können wir feststellen, dass GcMAF mehrere Effekte ausübt, die für seine Wirksamkeit in der Antikrebstherapie verantwortlich sind:

1. Es stimuliert die Makrophagen, die Krebszellen attackieren und vernichten, wie ursprünglich von Yamamoto und Kollegen postuliert.
2. Es hemmt die tumorbedingte Angiogenese, wodurch der wachsenden Tumormasse Blut und Nährstoffe vorenthalten werden.
3. Es hemmt direkt die Wucherung und das metastasische Potenzial von Krebszellen und transformiert sie zurück in normale gesunde Zellen.

Bedenkt man die Fülle der Effekte auf Krebs, verwundert es nicht, dass die GcMAF-Forschung sich in ihrer Mehrzahl auf die Antikrebseigenschaften konzentriert. Es gibt allerdings auch einige Forschungsberichte, die nahe legen, dass GcMAF auch andere biologische Prozesse mit therapeutischen Auswirkungen ausübt. Zusätzlich zu den oben erwähnten Studien über HIV und AIDS erhielt GcMAF einige Aufmerksamkeit ob seiner potenziellen Rolle bei der Therapie von Knochenerkrankungen (Blood. 15. Okt 1996; 88(8): 2898-905) sowie Autoimmunkrankheiten wie Lupus Erythematodes (Clin Immunol Immunopathol. Mär 1997; 82(3): 290-8).

Ungeachtet dieser dürftigen Beweise bezüglich der möglichen Rolle von GcMAF bei anderen Krankheiten als Krebs und AIDS konnte GcMAF 2012 seine dramatische Wirksamkeit bei der Autismustherapie beweisen.

GcMAF und Autismus

Das vom Gc-Eiweiß stammende GcMAF ist auch als Vitamin D-bindendes Eiweiß bekannt, das zur so genannten Vitamin D-Achse zählt, einem kürzlich in einem Bericht (European Nephrology, 2011; 5(1): 15-9) detailliert beschriebenen Stoffwechselweg von Nährstoffen. Meine Forschungsgruppe hat seit 1996, also seit dem Anfang der GcMAF-Forschung, an der Vitamin D-Achse gearbeitet (Epidemiol Prev. Apr-Sep 1996; 20(2-3): 140-1). Genau wie unsere Kollegen in den USA und Japan waren wir hauptsächlich an der Rolle der Vitamin D-Achse bei Knochenstoffwechsel und Krebs interessiert (Radiol Med. Nov 1996; 92(5): 520-4). Daher war es eine Überraschung, als Doktor Nobuto Yamamoto mir gegenüber erstmals die Wirkungen von GcMAF auf neurodegenerative Erkrankungen wie Parkinson und Alzheimer erwähnte.

Im heißen Sommer 2010 besuchten wir Doktor Yamamoto in seiner Heimatstadt Philadelphia und hatten die Ehre und das Vergnügen, zwei sehr intensive Tage mit diesem hervorragenden Gentleman der alten Schule zu verbringen. Doktor Yamamoto teilte uns nicht nur die Geschichte seiner jahrzehntelangen Forschungsaktivitäten mit, sondern auch des gesamten Feldes der Immuntherapie, angefangen mit der Pionierarbeit von Doktor William Coley am Ende des 19. Jahrhunderts. Während dieser angeregten und fruchtbaren Unterhaltungen erwähnte Doktor Yamamoto die dramatischen Effekte, die er bei der Anwendung von GcMAF bei einem an Parkinson leidenden Patienten persönlich beobachten konnte. Ihmzufolge traten diese Wirkungen beinahe augenblicklich ein und in einem Ausmaß, das ihn selbst erstaunte. Bedauerlicheweise konnte er den Fall nicht klinisch dokumentieren, so dass es eine Anekdote blieb. Aber ausgehend von dieser Anekdote würde sich das gesamte Feld der GcMAF-Forschung erheben – dies ist die Studie über die Rolle und die Implikationen von GcMAF bei der Behandlung neurologischer und neurodegenerativer Erkrankungen.

Die ersten soliden Belege zur Rolle von GcMAF bei der Behandlung neurodegenerativer Erkrankungen wurden zugleich von Doktor Paul Cheney sowie Professor Kenny de Meirleir auf einem Treffen der Internationalen Vereinigung für chronisches Erschöpfungssyndrom und myalgische Enzyephalomyelitis (CFS/ME) im September 2011 in Ottawa vorgestellt. Einige Tage darauf präsentierten wir in Zusammenarbeit mit Doktor Paul Cheney im italienischen Padova (dt. Padua) eine Studie, welche darlegte, dass GcMAF in der Nahrung die Symptome von CFS/ME spektakulär verbesserte. Diese Arbeit erschien im offiziellen Journal der italienischen Gesellschaft für Anatomie und Histologie, einer der ältesten und respektabelsten wissenschaftlichen Gesellschaften Europas, die zu Beginn des 20. Jahrhunderts gegründet wurde (It. J. Anat. Embryol. Vol. 116, No 1, 2011).

CFS/ME ist eine komplexe Störung, die etliche Merkmale von Autismus teilt. Genau genommen ist es durch eine Fehlfunktion des Immunsystems weit verbreitete Entzündung sowie multisystemische Neuropathologie charakterisiert (J Med. Okt 2011: 270(4): 327-38 sowie In Vivo. Mär-Apr 2013; 27(2): 177-87). Fehlfunktion des Immunsystems schließt abnormale Funktionen und Verteilungen von T-Lymphozyten, B-Lymphozyten, natürlichen Killerzellen sowie Monozyten/Makrophagen ein (Nihon Rinsho. Nov 1992; 50(11): 2625-9 und Brain Behav Immun. Jan 2012; 26(1): 24-31). Die Ätiologie [Ursache] von CFS/ME, ganz genau wie dic von Autismus, ist weiterhin unbekannt. Mehrere Faktoren werden für den Ausbruch und das Fortschreiten verantwortlich gemacht, was die Annahme stärkt, dass Ätiologie sowie Pathogenese beide multifaktoriell sind (J Intern Med. Okt 2011; 270(2): 327-38). Schwermetallbelastung und Virusinfektionen sind unter den Faktoren, die zu Ursache und Krankheitsentwicklung von CFS/ME beitragen, und eine Rolle menschlicher endogener Retroviren wurde kürzlich angenommen (In Vivo. Mär-Apr 2013; 27(2): 177-87). Schwermetallbelastung und Virusinfektionen werden beide verantwortlich gemacht für die Fehlfunktion des Immunsystems sowie die für CFS/ME typische Neuropathologie (Med Hypotheses. Sep 2012; 79(3): 403-7 und In Vivo. Mär-Apr 2013; 27(2): 177-87).

Zusätzlich zu diesen Überlappungsgebieten haben Ärzte, die Autismus und oder CFS/ME behandeln, angemerkt, dass die zwei Erkrankungen in etlichen Familien oftmals mit Eltern autistischer Kinder in Verbindung stehen, die an CFS/ME leiden. Interessanterweise geschieht das auch bei Familien mit adoptierten autistischen Kindern, was die Annahme stärkt, dass infektionelle oder Umweltfaktoren zu beiden Erkrankungen beitragen.

In jedem Fall ist beobachtet worden, dass CFS/ME-Patienten ein erhöhtes Niveau des Serums Nagalase zusammen mit einer Anzahl immunologischer Veränderungen aufwiesen, und es wurde angenommen, dass sie von einer Behandlung mit GcMAF profitieren könnten. Die in Ottawa und Padova vorgestellten Ergebnisse bestätigten diese Vermutung, und seither ist Immuntherapie mit GcMAF eine Hochburg der CFS/ME-Behandlung.

Etwa zur gleichen Zeit fing Doktor Bradstreet, eine führende Autorität auf dem Gebiet des Autismus', an, die Nagalasespiegel bei autistischen Kindern und ihre Antwort auf die GcMAF-Behandlung zu untersuchen. Die Ergebnisse aus der ersten Kohorte von 40 Fällen wurden in einem bahnbrechenden Aufsatz 2012 veröffentlicht (Autism Insights 2012: 4, 31-38). Dieser Artikel markiert den

Wendepunkt im Verständnis der Krankheitsentwicklung und Behandlung von Autismus.

Die erste wesentliche Erkenntnis ist die Beobachtung, dass das durchschnittliche Niveau von Nagalase bei autistischen Personen mehr als zwei Mal höher als das normale Niveau war, womit die Hypothese gestärkt wurde, dass Immunschwäche oder ein dysfunktionales Immunsystem ein Kennzeichen von Autismus sind. Die zweite Erkenntnis, möglicherweise die bedeutendste in den zurückliegenden Jahren, ist die Beobachtung, dass GcMAF-Behandlung die Symptome von Autismus signifikant verbessert und dass diese Verbesserung mit dem Rückgang des Nagalasespiegels zusammenhängt.

Die therapeutische Antwort auf GcMAF schlug statistisch signifikant durch und zeigte die typische Glockenkurve, wie sie zu erwarten ist, wenn eine biologisch wirksame Behandlung im Einsatz ist. Etwa 15 Prozent der Personen zeigten keine Antwort, das heißt ihre Symptome wurden durch die GcMAF-Behandlung nicht verbessert. Allerdings reagierten mehr als 15 Prozent der Kinder derart dramatisch, das alle Autismussymptome binnen einiger Wochen bis zu dem Punkt ausradiert wurden, dass die Kinder nicht länger als „autistisch" bezeichnet werden konnten. Mit den Worten der Autoren: „Diese Antwort zeigte sich in der Schule, während der Therapien, zu Hause und außerhalb als beträchtliche Verbesserung bis zu dem Punkt, dass viele oder die meisten der Autismuskriterien nicht länger zutreffend waren."

Die übrigen 70 Prozent der Kinder verteilten sich gemäß der so genannten Gaußschen Verteilung in Gruppen mit leichter, moderater und beachtlicher Verbesserung.

Der Aufsatz zeigte zum ersten Mal, dass GcMAF-Behandlung in der Lage ist, Autismussymptome innerhalb von Wochen zu beseitigen, und verstärkte damit die in vielen Kapiteln dieses Buches vorgebrachte Idee, dass Autismus in der Tat ein heilbares Leiden ist.

Selbstverständlich blieben die von Doktor Bradstreet erzielten spektakulären Resultate nicht unbemerkt, und im April 2013 stellte er auf der ersten GcMAF Immunologiekonferenz in Frankfurt/Main, Deutschland, weitere Ergebnisse vor. Laut Doktor Bradstreet konnte mit zunehmender Nachbetrachtungszeit und vermehrter Anzahl von Testpersonen eine Verschiebung zum rechten (das ist der beste) Teil der Kurve registriert werden. Das bedeutet, der Prozentsatz jener, die eine beachtliche oder sehr beachtliche Verbesserung zeigten, stieg an.

Vom Standpunkt der Allgemeinmediziner könnte das Problem abgehakt werden: GcMAF heilt einen wesentlichen Teil autistischer Kinder – jetzt –, und dieser Wert steigt.

Da ich allerdings Arzt und zusätzlich Forscher bin, liegen die Behandlungserfolge von Doktor Bradstreet bei Autismus sowie die von Immuno Biotech Laboratories veröffentlichten Forschungsarbeiten mittendrin in einer spannenden Reihe von Beobachtungen, die zu einem vollkommen veränderten Verständnis darüber führen, wie GcMAF wirkt und was Autismus tatsächlich ist.

Genau genommen wirft die unbestrittene Wirksamkeit von GcMAF bei der Autismusbehandlung eine Reihe von Fragen bezüglich der beteiligten Mechanismen auf zellularer sowie molekularer Ebene auf. Die wichtigsten Fragen lauten:

1. Hängt die Wirksamkeit von GcMAF bei der Autismusheilung ausschließlich von seinem immunstimulierenden Effekt ab?
2. Oder wirkt GcMAF auch direkt auf Neuronen, wie es das bei Krebszellen tut?
3. Kehrt GcMAF die neuroanatomischen Veränderungen um, die typisch für das autistische Gehirn sind?
4. Weshalb spricht eine bestimmte Anzahl autistischer Versuchspersonen nicht auf GcMAF an?
5. Lässt sich eine Strategie entwickeln, damit diese Non-Responder auch ansprechen?
6. Können wir eine Strategie ausarbeiten, um den bereits spektakulären therapeutischen Effekt weiter zu verbessern?

Die Auswirkungen von GcMAF auf menschliche Neuronen

GcMAF ist ein Eiweiß, und man dachte, dass es Zellen von außerhalb stimulieren würde. Mit anderen Worten: Bis 2013 wurde vermutet, dass Zellen auf ihrer Außenoberfläche Rezeptoren hätten, um GcMAF zu binden und Signale in das Zellinnere und letztendlich zum Kern und zur DNS zu übermitteln, auf dass diese das Verhalten der Zelle modifizieren. Allerdings wurde ein solcher Rezeptor trotz 20 Jahre Forschung nicht gefunden. Das mag wirklich sonderbar erscheinen, wenn man bedenkt, dass das gesamte menschliche Erbgut vor über zehn Jahren sequenziert und in jeder Einzelheit untersucht wurde.

In unserer ersten Veröffentlichung mit Doktor Yamamato, vorgestellt auf der XVIII. internationalen AIDS-Konferenz 2010 in Wien, hatten wir dargelegt, dass die Reaktion auf GcMAF in mononukleären menschlichen Zellen (Makrophagen) von Polymorphismen (individuelle Unterschiede unter Menschen) des Vitamin D-Rezeptor-Gens (VDR) abhängt. Diese Beobachtung kam wenig überraschend, wenn man sich vor Augen hält, dass Vitamin D, sein Rezeptor sowie GcMAF alle zur Vitamin D-Achse gehören.

Um die Beziehung zwischen GcMAF und VDR weiter zu erforschen, fingen wir an, den molekularen Verband von GcMAF zu untersuchen – das heißt die Form, die die Moleküle in ihrer physiologischen Konformation annehmen. Als das getan war, suchten wir nach sich ergänzenden Bereichen bei GcMAF- und VDR-Molekülen und – voilà! Die zwei Moleküle ergänzten sich wie zwei Teile eines Puzzles.

Wir veröffentlichten diese Beobachtung in dem Artikel „Nutrients" [Nährstoffe], der nun zu den top fünf Prozent aller verfolgten Artikel zählt. Und das Bild der zwei miteinander interagierenden Moleküle ist das Titelbild der Augustausgabe von „OncoImmunology". Der molekulare Mechanismus, durch den GcMAF und VDR interagieren, sowie das nachfolgende komplexe Netz intrazellulärer Signalübertragung sind Gegenstand für Spezialisten und recht schwer zu enthüllen. Der grundlegende Punkt ist jedoch, dass wir zeigten, wie es möglich ist, dass GcMAF so verschiedene Effekte mit sich bringt, die ausgenutzt werden können, um eine Anzahl von Krankheiten zu behandeln, die sehr verschieden voneinander sind.

Von dieser Beobachtung schlussfolgerten wir, dass alle Zellen mit VDR auf GcMAF reagiert hätten. Angesichts unseres Interesses an den Wirkungen von GcMAF bei neurologischen Erkrankungen wie Autismus und CFS/ME begannen wir unsere Studie über menschliche Neuronen. Genau genommen exprimieren (ausdrücken der genetischen Information) menschliche Neuronen die VDR und deshalb kommen sie in Frage, von GcMAF stimuliert zu werden.

GcMAF und Autismus

Wir kultivierten menschliche Neuronen in Petrischalen und forderten sie mit ultrareinem GcMAF heraus. Bei dieser Art von Experiment gibt es keine anderen Variablen. Da sind nur die Neuronen und GcMAF; Zellen des Immunsystems oder weitere Moleküle waren nicht involviert. Auf diese Weise wären wir absolut sicher, dass egal welcher Effekt eintritt, dieser einzig und allein auf GcMAF zurückzuführen ist.

Wie ich auf dem Kongress „Curando el Autismo" in San Juan de Puerto Rico im August 2013 zeigte, erhöht GcMAF in sehr geringer Konzentration signifikant die neuronale Zellviabilität und Stoffwechselaktivität. Diese Auswirkungen auf die Zellviabilität werden mit der von der Dosierung abhängigen intrazellulären cAMP-Produktion assoziiert (cAMP ist ein intrazellulärer sekundärer Botenstoff). Das bedeutet, GcMAF steigert die Energieerzeugung in menschlichen Neuronen und macht sie aktiver und lebensfähiger. Mit der erhöhten Viabilität und Stoffwechselaktivität in Folge der Stimulierung durch GcMAF, ebenso der cAMP-Bildung, gehen morphologische Veränderungen einher, das heißt die angeregten Neuronen wechseln ihre Gestalt.

Bei Abwesenheit von GcMAF erscheinen menschliche neuronale Zellen unter dem Mikroskop als kleine, relativ undifferenzierte Zellen mit großen Kernen. Nach 24 Stunden Stimulierung mit GcMAF weisen die Neuronen wesentliche Veränderungen in der Morphologie auf, was im Einklang mit dem Einsetzen der neuronalen Differenzierung und gesteigerten Verschaltung steht. Das Zytoplasma vergrößert sich, zytoplasmatische Verlängung kann beobachtet werden. Nach 72 Stunden Inkubation mit GcMAF werden die morphologischen Veränderungen offensichtlicher, und gut ausdifferenzierte Zellen können beobachtet werden.

Nach der Inkubation mit GcMAF scheinen die Zellen Kontakte untereinander einzurichten. Diese Resultate zusammengenommen legen nahe, dass GcMAF die Zellviabilität, Stoffwechselaktivität und Differenzierung steigert, mit den ersten feststellbaren Ergebnissen nach 24 Stunden. Es ist anzumerken, dass das von uns verwendete Nachweisverfahren zur Bestimmung der Zellviabilität die Mitochondrienaktivität misst. Und Mitochondriendysfunktion ist als Kennzeichen von CFS/ME (Int J Clin Exp Med. 2012; 5(3): 208-20) und womöglich auch Autismus bekannt. Damit erklären die von uns beobachteten Wirkungen des GcMAF den Grund, warum GcMAF so effektiv bei CFS/ME und Autismus ist: Es wirkt den molekularen Veränderungen entgegen, welche die pathogenetische Grundlage beider Erkrankungen darstellen.

Ich möchte noch ein paar Worte zu den Auswirkungen von GcMAF auf die neuronale Verschaltung sagen. Es ist sorgfältig beurteilt, dass dies eine der grundlegenden krankhaften Veränderungen im Gehirn von autistischen Personen ist. Neuronen stellen keine Verbindungen miteinander her, somit kann das neurologische Signal nicht von einer Gehirnregion in eine andere übertragen werden, was somit eine „Diskonnektion“ [Unterbrechung] bewirkt (Rev Neurol. 29. Februar 2012; 54 Suppl 1: S31-9). GcMAF stellt die neuronale Verschaltung wieder her, indem es die Bildung der so genannten „zytoplasmatischen Verlängerungen“ stimuliert, die kleinen „Armen“ ähneln, die von den Neuronen abstehen und den Kontakt miteinander herstellen – als würden sich die „Arme“ der Neuronen zueinander neigen, sich „anfassen“ und Informationen austauschen.

Abbildung 3A zeigt menschliche nicht stimulierte Neuronen in Kultur: Sie sind klein und rundlich. Nach der Stimulierung durch GcMAF (Abbildung 3B) sind sie deutlich größer, weil die gesteigerte Energieproduktion zu erhöhter Eiweißsynthese in ihrem Zytoplasma führt. Aber vielleicht noch wichtiger ist, dass sie eine sehr unregelmäßige, verlängerte, dreieckige Form aufweisen mit Zacken, die einander berühren. Die Kontaktbereiche zwischen den Neuronen, wo sie Verbindungsbrücken aufbauen, können im mittleren Teil eindeutig ausgemacht werden. Bitte beachten Sie, dass beide Fotos mit der gleichen Vergrößerung gemacht wurden.

Abbildung 3: Foto A + B

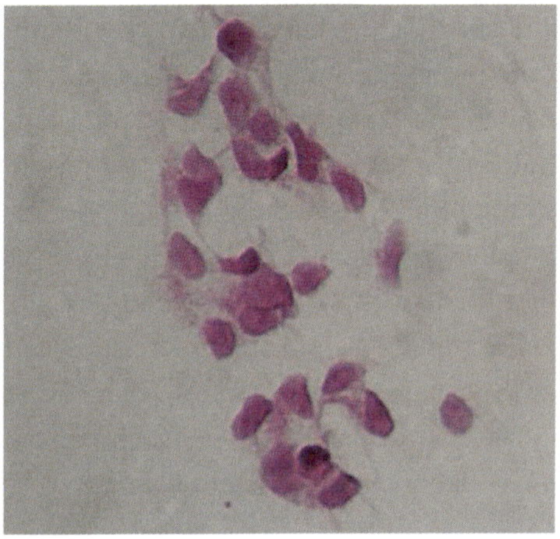

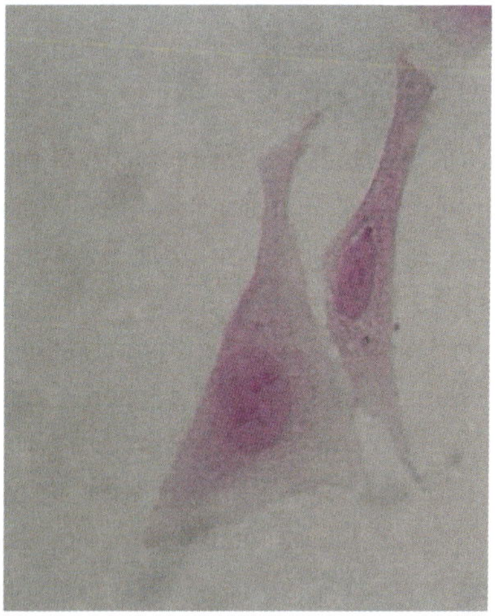

Diese Beobachtungen liefern die Antwort auf die ersten beiden im Artikel von Doktor Bradstreet aufgeworfenen Fragen: Die therapeutischen Wirkungen von GcMAF bei Autismus können mindestens zwei verschiedenen Aktionen zugeschrieben werden: Auf der einen Seite bringt es das Immunsystem wieder ins Gleichgewicht, das bei autistischen Personen normalerweise funktionsgestört ist. Auf der anderen Seite regt es menschliche Neuronen direkt an, was ihre Stoffwechselaktivität und Verschaltung erhöht. Aber wie so häufig in der Forschung führen diese „Antworten" zu neuen „Fragen": Überwindet GcMAF die Blut-Hirn-Schranke? Gelangt es zu den Neuronen des Zentralen Nervensystems? Ehe wir diese Frage weiter strapazieren, lassen Sie uns der Reihe nach Antworten auf die anderen Fragen aus Bradstreets Arbeit finden.

GcMAF und die neuroanatomischen Veränderungen des autistischen Gehirns

Wenn sich auch die Ursache von Autismus weiterhin nicht genau benennen lässt, so besteht für die Krankheitsentwicklung sowie die mit Autismus verbundenen Veränderungen im Gehirn doch inzwischen ein besseres Verständnis. Diverse Untersuchungen, die ausgeklügelte bildgebende Verfahren nutzen, zeigen, dass eine atypische strukturelle Verschaltung in der weißen und grauen Substanz der Hirnrinde vorliegt. Und es wird postuliert, dass eine solche veränderte Hirnverschaltung eine der wichtigsten neuralen Substrate verkörpert, die den autistischen Symptomen zugrunde liegen (PLoS One. 18. Jun 2013; 8(6): e67329 und Proc Natl Acad Sci U SA. 22. Jul 2013).

Die beobachtete atypische Hirnverschaltung ist örtlich begrenzt auf bestimmte Bereiche des Gehirns. Und die Veränderungen in den frontotemporalen Regionen sind verbunden mit der Schwere sozialer und repetitiver [sich wiederholender] Autismussymptome (Proc Natl Acad Sci U SA. 22. Jul 2013). Atypische Hirnverschaltung bei Autismus geht auch mit einer Volumenreduktion der grauen Substanz in verschiedenen Gehirnbereichen einher (Cerebellum. 10. Apr 2013). Die im oberen Schläfengyrus signifikant zurückgegangene funktionale Konnektivität (Verbindung von Nervenzellen) fällt zusammen mit dem stärksten Trend zur Volumenabnahme der grauen Substanz (PLoS One. 18. Jun 2013; 8(6): e67329), womit die Hypothese bestärkt wird, dass die Untersuchung der grauen Substanz Anzeichen einer funktionale Konnektivität liefern kann.

Die oben zitierten Untersuchungen der Hirnverschaltung und der Volumenabnahme der grauen Substanz wurden mit einer hochentwickelten Magnetresonanzbildgebung (MRI) durchgeführt – eine Ausrüstung, die komplizierte Software verwendet. Wegen ihrer Kosten und Komplexizität sind diese Techniken nicht für Routineuntersuchungen geeignet. Das steht in Gegensatz zum Bedürfnis der praktischen Ärzte nach Mitteln und Wegen, den Autismus zu studieren. Genau genommen ist es angesichts des gegenwärtigen epidemiologischen Trends höchst wahrscheinlich, dass selbst die ärztliche Erstversorgung mit zunehmender Häufigkeit von Patienten mit Autismus-Spektrum-Störungen aufgesucht werden wird (Curr Probl Pediatr Adolesc Health Care. Jan 2013; 43(1): 2-11). Diese Überlegung drängte uns, nach zugänglichen Untersuchungsmethoden der Gehirnveränderungen bei Autismus zu suchen und die Reaktionen auf unterschiedliche Behandlungen einschließlich GcMAF zu studieren.

Zu diesem Zweck entwickelten wir eine solche zugängliche Methode zur Untersuchung der Hirnrinde, indem wir uns der transkraniellen Ultraschalluntersuchung bedienten. Diese Technik wurde zuerst bei der Diagnose und Behandlung von CFS/ME angewendet, eine Krankheit die wie wir wissen neuropathologische Ähnlichkeiten mit Autismus aufweist (Toxicology. 2. Mai 2008; 247(1): 61-72). Insbesondere schlugen wir vor, Ultraschall zum Untersuchen der grauen Substanz im Temporallappen zu nutzen und Anzeichen von Desorganisation der neuronalen Ebenen sowie von Gehirnentzündung zu beurteilen (Med Hypotheses. Sep 2012; 79(3): 403-7). Es sollte erwähnt werden, dass die gleichen neurologischen Veränderungen – zum Beispiel strukturelle Änderungen (Minisäulen) und Entzündungen – häufig bei Autismus festgestellt werden (Front Immunol. 10. Jun 2013; 4: 140. doi: 10.3389/fimmu.2013.00140.Print 2013). Aus diesem Grund nahmen wir an, dass Ultraschall bei Autismus genutzt werden kann, um die beschriebenen Gehirnveränderungen mit besserer und leichter zugänglicher Technik zu untersuchen.

Zuerst beurteilten wir die Sicherheit der Technik mittels subthermischer Ultraschallwellen. Diese werden von Hause aus als sicher angesehen und eingesetzt, um Bilder des Fötus' in der Gebärmutter, von praktisch jedem Körperteil, auch vom Gehirn Neugeborener durch die Fontanellen zu machen. Diese charakteristische Sicherheit und das Fehlen jeder Korrelation mit dem Ausbruch von Autismus konnte durch die Metaanalyse Tausender Fälle bestätigt werden. Eine kürzliche Stichprobenkontrolluntersuchung bei über 1.400 Fällen belegte ohne jeglichen begründeten Zweifel, dass zwischen pränatalen Ultraschalluntersuchungen und dem Autismusphänotyp keine Verbindung besteht (J Autism Dev Disord. Dez 2012; 42(12): 2693-701).

In Zusammenarbeit mit Doktor Bradstreet entschieden wir uns, unsere Aufmerksamkeit auf den Temporallappen zu fokussieren, um unsere Ergebnisse mit den bereits veröffentlichten von Hameroff und Kollegen zu vergleichen, und diese Technik zu nutzen (Med Hypotheses. Sep 2012; 79(3): 403-7). Außerdem, da wir eine spezielle Hirnregion für die Anfangsstudie auswählen mussten, war der Temporallappen wegen seiner Erreichbarkeit für Ultraschall und seine Beteiligung an der Krankheitsentwicklung von Autismus von besonderem Interesse (PLoS One. 18. Jun 2013; 8(6): e67329).

Bei einem typischen erwachsenen Probanden erschienen die Hirnhäute als gut organisierte Anordnung von Schichten mit etwa 2,6 mm Dicke. Die Hirnhäute waren vom Cortex durch eine Struktur getrennt, die echogene und morphologische Eigenschaften in Einklang mit dem Subarachnoidalspalt aufwiesen. Der Cortex erschien als gut organisierte Anordnung von alternierenden, hyperechogenen/hypoechogenen Schichten. Die Dicke des Cortex betrug 5,0 mm. Dieser Wert sowie die anatomische Positionierung ließen uns annehmen, dass wir

Schläfenbereiche betrachteten, die von Economo als TG und TE bezeichnet hat – die Bereiche, die für die Augenbewegung, das Gleichgewicht im Stehen (TE), Sozialverhalten, Stimmung und Entscheidungsfindung (TG) verantwortlich sind (von Economo, C.: Temporal lobe. In: Triarhou, L.C. Herausgeber: Cellular structure of the human cerebral cortex. Basel, 2009, Seiten 114-132). Es sollte erwähnt werden, dass die Ebenen in der säulenartigen Struktur bei einer gesunden Person gut organisiert und parallel zueinander erschienen.

Allerdings zeigten die Aufnahmen von einer repräsentativen autistischen Testperson eine signifikant reduzierte Dicke des Cortex' des Temporallappens so wie mit MRI (PLoS One. 18. Jun 2013; 8(6): e67329. Print 2013). Andere Bilder zeigten eine damit einhergehende Zunahme der Rückenmarksflüssigkeit im Subarachnoidalraum: zwei Mal so viel wie bei einer gesunden Versuchsperson. Diese Befunde stimmen mit einer erst kürzlich gemachten Beobachtung überein, dass Kleinkinder, die ASS entwickelten, auch wesentlich mehr Axialflüssigkeit aufwiesen, charakterisiert von überschüssiger Rückenmarksflüssigkeit im Subarachnoidalraum (Brain. 9. Jul 2013).

Die Ergebnisse bei autistischen Probanden zusammengefasst zeigen, dass unsere Technik den Überschuss an Axialflüssigkeit in einer dem MRI vergleichbaren Art visualisieren konnte. Abweichend vom MRI war das Beobachten mit Ultraschall unmittelbar und intuitiv und konnte ohne Unannehmlichkeiten während der Routineuntersuchung leicht durchgeführt werden.

Ein weiterer von uns festgestellter Befund war die relative Desorganisation in der Anordnung der neuronalen Ebenen im temporalen Cortex bei autistischen Versuchspersonen. Es ließ sich beobachten, dass die neuronalen Ebenen eine abweichende Ausrichtung hatten. Dazu schwarze Areale von etwa 0,4 mm, die Bereiche mit schlechter Verschaltung darstellen könnten.

Da diese Technik erst in jüngster Zeit bei der Erforschung von Autismus zur Anwendung kam, gibt es keine statistische Analyse, die anzeigt, ob GcMAF oder eine andere wirksame Behandlung im Stande ist, die im Gehirn von autistischen Probanden gefundenen anatomischen Veränderungen umzukehren. Deshalb gibt es keine aussagekräftige wissenschaftliche Antwort auf diese Frage – nur anekdotische Beweise, die nahe legen, dass dies tatsächlich der Fall sein könnte. Autistische Testpersonen, die mit GcMAF behandelt wurden und beträchtliche klinische Verbesserungen zeigten, wiesen eine normale Hirnanatomie auf. Künftige Beobachtungen werden uns sagen, ob die anekdotischen Belege eine statistische Bedeutung haben.

Ultraschallwellen könnten zusätzlich zu ihrer Rolle bei Frühdiagnose und Nachbeobachtung auch eine Funktion bei der Autismustherapie haben, besonders beim Verbessern der Antwort von Versuchspersonen, die scheinbar nicht von der GcMAF-Behandlung profitieren.

GcMAF Non-Responder

So seltsam es für Laien klingen mag – die Anwesenheit von Non-Respondern ist oft die beste Versicherung, dass wir es mit einem echten biologischen Phänomen und keinem Placebo-Effekt oder Schlimmerem zu tun haben. Eigentlich ist die Glockenkurve aus dem Beitrag von Bradstreet und Kollegen typisch für jede wirksame Behandlung und bestätigt die Gültigkeit der Ergebnisse. Allerdings müssen wir noch eine Antwort für jene liefern, die nicht auf die Behandlung ansprechen. Mit dem Bemühen darum werden im Endeffekt Verbesserungen der generellen Wirksamkeit der Behandlung für alle folgen.

Im Moment existieren zwei Hypothesen, weshalb bestimmte Probanden in Bezug auf die Verbesserung der Autismussymptome nicht auf GcMAF ansprechen.

Die erste Hypothese ist mit dem VDR-Gen-Polymorphismus verbunden. Wie wir auf der AIDS-Konferenz 2010 in Wien vorschlugen und später 2012 veröffentlichten (J Nephrol. Jul-Aug 2012; 25(4): 577-81), hängt die individuelle Antwort auf GcMAF von den individuellen Variationen (Polymorphismen) der VDR-Gene ab. Anders ausgedrückt, gibt es Versuchspersonen, die Varianten in sich tragen, die mit wenig oder keiner Antwort verbunden sind. Andererseits ist das Fehlen einer Antwort relativ und nicht absolut. Tatsächlich wurde bei Vitamin D beobachtet, dass diese Probanden auf höhere Dosen des Vitamins ansprechen, somit anzeigend, dass VDR „weniger“ antwortet aber durchaus funktioniert. Das bedeutet, die so genannten Non-Responder benötigen vielleicht nur eine höhere Dosis oder eine längere Behandlungszeit mit GcMAF, um in den Genuss der erwünschten therapeutischen Effekte zu kommen. Eine länger andauernde Beobachtung einer größeren Anzahl von Fällen wird zeigen, ob die Hypothese korrekt ist.

Die zweite Hypothese hängt eng mit der ersten zusammen, wie auch mit der kurz umrissenen Frage in einem vorigen Absatz „*Überwindet GcMAF die Blut-Hirn-Schranke?*“ In einer kürzlich vorgelegten Abhandlung schlagen wir vor, dass die gegenseitige Verbindung zwischen GcMAF und VDR-Signalübertragung für den Transport von GcMAF über die Blut-Hirn-Schranke verantwortlich ist. Ein Transport von Makromolekülen über die Blut-Hirn-Schranke erfordert sowohl spezifische als auch nichtspezifische Interaktionen zwischen Makromolekülen und Eiweißen/Rezeptoren, ausgedrückt auf der luminalen und oder abluminalen Oberfläche der Endothelzellen der Hirnkapillaren (Int J Cell Biol. 2013; 2013: 703545. doi: 10.1155/2013/703545). Da VDR-Signalübertragung durch sowohl genomische als auch nichtgenomische Aktionen anscheindend den Transport vom Gehirn zum Blut an der Blut-Hirn-Schranke steigert, darf angenommen werden, dass das Zusammenspiel zwischen GcMAF und VDR (Nutrients. 8. Juli 2013; 5(7): 2577-89. doi: 10.3390/nu5072577) den GcMAF-Transport zum Gehirn begünstigen könnte. Das bedeutet, Testpersonen mit weniger antwortender VDR wegen ungünstiger genetischer Varianten hätten auch einen nicht so effizienten GcMAF-Transport zum Gehirn.

Diese letzte Überlegung eröffnet einen Weg zu einer möglichen Lösung, die auch dazu beitragen könntc, die Wirksamkeit von GcMAF bei jenen zu steigern, die bereits darauf ansprechen.

Da wir nun die physiologische Molekülanordnung von GcMAF kennen, können wir spezielle GcMAF-Moleküle entwerfen, welche die Blut-Hirn-Schranke besser passieren und somit auch effizienter neurologische Erkrankungen wie CFS/ME und Autismus behandeln können. Diese Moleküle nutzen die Bindungsstelle für Fettsäure am GcMAF-Molekül und verwenden eine der vorteilhaftesten Fettsäuren, Oleinsäure – Basiskomponente von Olivenöl –, um Gehirnzellen anzupeilen.

GcMAF/Oleinsäure-Moleküle stimulieren nicht nur menschlische Neuronen mit deutlich höherer Effektivität als GcMAF, sie regulieren hochinteressanterweise auch den Gliazellstoffwechsel. Gliazellen sind das Bindegewebe des Gehirns, und eine Funktionsstörung der Gliazellen ist an der Pathogenese von Autismus beteiligt. Insbesondere scheint die Dysfunktion der Gliazellen für die verminderte neuronale Verschaltung verantwortlich zu sein, wie sie für das autistische Gehrin typisch ist (Neuron Glia Biol. Mai 2011; 7(2-4): 205-13). Kurz gefasst können wir annehmen, dass die Entwicklung dieser neuartigen GcMAF/Oleinsäure-Moleküle sich nicht bloß als vorteilhaft für die GcMAF Non-Responder herausstellen wird, sondern auch für verbesserte therapeutische Wirksamkeit von GcMAF bei allen neurologischen Leiden, bei denen eine Behandlung mit GcMAF angezeigt ist.

Zusätzlich zu diesen neuartigen, physiologischeren, das Gehirn anpeilenden Molekülen existieren weitere Strategien, die den Transport von GcMAF zum Gehirn verbessern können, was folglich die therapeutische Wirksamkeit steigert. Gerade vor wenigen Tagen erschien in einem Journal für moderne Radiologieforschung ein Bericht, der darlegt, dass Ultraschallwellen – wie jene im vorigen Abschnitt beschriebenen – vorübergehend die Blut-Hirn-Schranke öffnen. Dieses Phänomen wird zu Gunsten des Transports von chemotherapeutischen Medikamenten in das Gehirn von Patienten mit Hirntumoren ausgenutzt und hat sich nach ausgedehnten Tests als sicher und effektiv erwiesen.

Auf der Grundlage dieser Beobachtung ließe sich ein einfaches Behandlungsprotokoll entwickeln – unter Verwendung des gleichen Ultraschallsystems, das gegenwärtig für transkranielle Ultraschalluntersuchung eingesetzt wird. In Analogie zur Beförderung chemotherapeutischer Medikamente zu Gehirntumoren könnten Ultraschallwellen eingesetzt werden, um den Transport von GcMAF durch die Blut-Hirn-Schranke zu ermöglichen und seine Anlieferung auf jene Hirnareale zu konzentrieren, die bei Autismus bekanntermaßen verändert werden.

Auf diese Weise und bei regelmäßiger Untersuchung kann ein Behandler unsere Technik nutzen, um die neuroanatomischen Veränderungen im autistischen Gehirn zu beurteilen und GcMAF in diese Bereiche zu bringen. Die Anwendung der physiologischeren, das Gehirn anpeilenden GcMAF-Moleküle, die sublingual [unter der Zunge] verabreicht werden, würde die Wirksamkeit der Behandlung wesentlich erhöhen und höchstwahrscheinlich den Anteil der so genannten Non-Responder verkleinern.

Wie oben angemerkt ist der Einsatz von Ultraschallwellen zur Behandlung neurologischer Leiden nicht vollkommen neu. In der Tat haben wir und andere gezeigt, dass nichtthermische Ultraschallwellen signifikante Auswirkungen auf den Geisteszustand (Brain Stimul. Mai 2013; 6(3): 409-15), die Herzfrequenz und den Blutdruck haben und die Skelettmuskelkraft steigern (The Journal of liME, Vol. 6 (1), S. 23-28, 2012). Diese Auswirkungen können allein mit Ultraschallwellen festgestellt werden, in Abwesenheit anderer Behandlungen.

In einem Protokoll zur Behandlung von Autismus und CFS/ME schlagen wir vor, unsere Ultraschalltechnik zusammen mit der sublingualen Gabe von GcMAF/Oleinsäure-Molekülen zu verwenden. So können wir uns die direkten Effekte von Ultraschallwellen auf neuronale Mikrotubuli (Brain Stimul. Mai 2013; 6(3): 409-15) zunutze machen, zusammen mit der Fähigkeit der Ultraschallwellen, den Transport von GcMAF/Oleinsäure zum Gehirn und genauer gesagt in die von neuroanatomischen Veränderungen betroffenen Bereiche zu begünstigen.

Was ist GcMAF?
Ein Arzneimittel, Hormon, ein natürlicher Baustein oder ein Nährstoff?

Wie soll man ein Molekül definieren, das jedes Mal gebildet wird, wenn zum Beispiel eine Wunde geleckt wird? Es handelt sich um eines der evolutionär am meisten konservierten Schutzverhalten von Säugetieren, einschließlich Menschen. Die Enzyme im Speichel wandeln das Gc-Protein im Blut an der Wunde in aktives GcMAF, das einer Infektion der Wunde vorbeugt und die Heilung unterstützt (PLoS One. 18. Jul 2013; 8(7): e69059).

Viele Jahre lang sahen Wissenschaftler im GcMAF wegen seiner Aktivität bei Makrophagen nur einen entscheidenden Regulator des Immunsystems, und seine Bezeichnung spiegelt diese frühe Annahme wider. Aber wie so oft in der Wissenschaft stellte sich die ursprüngliche Hypothese zu einem Molekül mit Ansammlung wissenschaftlicher Beweise im Laufe der Zeit als falsch heraus. Vitamin D ist ein deutliches Beispiel: Es ist kein Vitamin und enthält keine Amingruppe (obschon die Vorsilbe „Vita" zutrifft – es ist unverzichtbar für das Leben). Heute wird es richtigerweise als Hormon angesehen, das im Körper produziert wird, und noch präziser als Secosteroidhormon, das einen den klassischen Steroidhormonen ähnlichen Mechanismus aufweist. GcMAF als Teil der Vitamin D-Achse könnte schon bald ein weiteres Beispiel für fehlerhafte wissenschaftliche Kennzeichnung werden. Tatsächlich wissen wir bereits, dass es seine Aktivitäten in vielen anderen Zelltypen außer den Makrophagen ausübt.

Auch wenn keine Zweifel daran bestehen, dass es ein mächtiger Stimulator des Immunsystems ist, wäre es nicht überraschend festzustellen, dass dies nicht seine relevanteste physiologische Rolle ist. Diesbezüglich teilt GcMAF das Schicksal seiner Vorstufe, dem Gc-Protein. Gc-Protein ist ein Serum-Alpha-2-Glycoprotein, zusammengesetzt aus einer einzelnen Polypeptidkette, strukturell verwandt mit Serumalbumin, das eine Vielzahl von Aktivitäten in diversen Zelltypen ausführt. Es wird in der Leber synthetisiert und wurde auf der Oberfläche verschiedener Zelltypen aufgespürt: endodermale Zellen des Dottersacks sowie einige T-Lymphozyten. Bei B-Zellen beteiligt es sich an der Verknüpfung von Immunoglobulinen an der Oberfläche. Zusätzlich zu Vitamin D bindet es Aktin und agiert als Aktinscavenger [„Aasfresser"]. Diese Charakteristika sind bei der menschlichen Pathologie von höchster Bedeutung, da Aktin das häufigste Protein eukaryotischer Zellen [mit Zellkern] und das bei Zellnekrose hauptsächlich freigesetzte Zellprotein ist, das die fatale Bildung von aktinhaltigen Thromben im Blutkreislauf hervorrufen kann, wenn die Kapazität des Gc-Proteins Aktins, zu fressen, überschritten wird. Deshalb deuten diverse Studien wenig überraschend eine Verbindung zwischen Gc-Protein und Resistenz oder Anfälligkeit für chronisch obstruktive Lungenerkrankung, Schilddrüsenerkrankungen, Diabetes, Multiple Sklerose sowie Sarkoidose an (für eine Betrachtung zu Gc-Protein und Vitamin D-Achse vergleiche: European Nephrology, 2011; 5(1): 15-9).

Aus diesen Betrachtungen leitet sich ab, dass die potenziellen Indikationen für eine GcMAF-Behandlung viel zahlreicher sein könnten als die momentan vorgesehenen. Das gleicht ebenfalls dem Schicksal von Vitamin D: Einst nur zur Vorbeugung von Rachitits angedacht, ist es nun an beinahe allen Aspekten der menschlichen Physiologie und Pathologie beteiligt, bis hin zu einem (ernsthaften) wissenschaftlichen Beitrag zum Thema mit der Überschrift „Sorgt Vitamin D dafür, dass sich die Erde dreht?" (Breastfeed Med 2008; 3: 2392-50).

Abgesehen von den Problemen biomedizinischer Terminologie taucht nun die Auffassung auf, GcMAF sei ein essenzieller Bestandteil des Ernährungsverlaufs – der Vitamin D-Achse. Es ist kein Zufall, dass der Artikel über GcMAF mit der größten Beachtung in einer Fachzeitschrift namens „Nutrients" [Nährstoffe] erschien. Mit der fortgesetzten Forschung wird es offensichtlich, dass GcMAF an derart vielen physiologischen Vorgängen beteiligt ist, dass jede vorgeschlagene Definition begrenzt ist.

Wenn wir jedoch die Auffassung annehmen, dass GcMAF ein natürlicher Nährstoff ist, unverzichtbar für Gehirn- und Immunsystem-Entwicklung und -Funktion (und möglicherweise viele weitere essenzielle physiologische Vorgänge), tauchen spontan zwei Fragen auf: Wo kann ich es in Natur finden? Wie kann ich es zu mir nehmen?

Die zweite Frage ist bereits beantwortet: Jetzt, da die physiologische Gestalt des GcMAF-Moleküls bekannt ist, sind diverse GcMAF-Produkte auf dem Markt, die sublingual genommen oder einfach verzehrt werden können. Moderne Biotechnologie hat die physiologische Konformation [Form] von GcMAF reproduziert, so dass es ohne wiederkehrende intravenöse oder intramuskuläre Injektionen natürlich absorbiert werden kann. GcMAF-Injektionen sind beschränkt auf Fälle, in denen eine starke oder schnelle Stimulation erforderlich ist.

Die andere Frage ist etwas verwickelter und führt zum letzten Abschnitt dieses Kapitels.

Meine persönliche Erfahrung mit GcMAF

Wie es vielen Leuten meines Alters ging, die der Strahlung vom Tschernobyl-Störfall ausgesetzt waren, habe ich einige Schilddrüsenknoten. Als Radiologe war es mir ein Leichtes, eine Ultraschalluntersuchung meiner Schilddrüse vorzunehmen. Was ich sah, war nichts Gutes. Zusätzlich zu kleinen Läsionen in meinem rechten Hirnlappen entdeckte ich in meinem linken Hirnlappen einen massiven gemischten (fest und zystisch) hervorstehenden Knoten, der das meiste des Hirnlappens ersetzte. Der Durchmesser von vorn nach hinten betrug etwa 3 cm, während der Längsdurchmesser größer war als der Messbereich (4 cm). Die Struktur war extrem inhomogen mit zystischen Bereichen und hyporeflektierenden Bereichen, im Wechsel mit iso- und hyperreflektierenden Bereichen. Die Ränder, die das verbleibende Schilddrüsengewebe begrenzten, erschienen gut definiert mit einem Ödem (Entzündung) um den Knoten. Die Blutgefäße befanden sich um und im Knoten, und einige wenige waren in den großen hyporeflektierenden Bereichen zu erkennen, was auf die Anwesenheit von metabolisch inaktivem Tumorgewebe hindeutete. Labortests zeigten in Einklang mit diesen Ergebnissen Anzeichen von Immunschwäche sowie Blutarmut. Und es war berichtet worden, dass Blutarmut zu den voraussagenden Elementen von Bösartigkeit bei Schilddrüsenknoten zählt (Tunis Med. Sep 2012; 80(9): 536-41).

Mir war auf der Stelle klar, dass ich eines kräftigen Stimulans' des Immunsystems bedurfte, ebenso eines Krebstherapeutikums, und GcMAF war mein erster Gedanke. Allerdings wurde GcMAF zu jener Zeit ausschließlich in akademischen Forschungslaboren synthetisiert und war nicht als reines, hoch aktives, qualitätsüberprüftes Produkt frei erhältlich, wie wir das heute kennen. Deshalb entschieden wir uns, nach natürlichen Quellen von GcMAF Ausschau zu halten.

Wir wussten bereits, dass GcMAF natürlich gebildet wird, wenn eine Wunde geleckt wird, weil der Speichel die Enzyme enthält, die Gc-Eiweiß aus dem Blut in aktives GcMAF umwandeln. Nun war das Lecken meiner Schilddrüse offensichtlich keine Option.

Wegen dieser Hindernisse nahmen wir an, dass GcMAF durch natürliche Lebensmittelfermentation zu gewinnen sein müsste, wobei die Eigenschaft bestimmter mikrobieller Stämme auszunutzen wäre, die Enzyme erzeugen, die Gc-Eiweiß aus Lebensmitteln in GcMAF umwandeln (Hollis und Draper, 1979). Entsprechend unserer Hypothese würde GcMAF aus Lebensmittelfermentation die Makrophagen aktivieren, die sich weit zerstreut in den Wänden des Magen-Darm-Traktes und ganz besonders im lymphatischen Rachenring (Waldeyer Rachenring der Rachenmandel) befanden. Unser erstes Ziel bestand darin, die Machbarkeit abzuschätzen, natürliches GcMAF aus hausgemachter Lebensmittelverarbeitung zu gewinnen. Dafür stellten wir eine Strategie auf, um ein Fermentationsprodukt mit Hilfe von Mikroben zu erhalten. Diese Mikroben sind der Menschheit seit Jahrtausenden wegen ihrer gesunden Eigenschaften bekannt, was die an der GcMAF-Synthese beteiligten Enzyme ausdrückt (Hollis und Draper, 1979). Ich begann damit, das selbstgemachte fermentierte Essen jeden Tag zu mir zu nehmen.

Da auch wir zu jener Zeit GcMAF vor allem wegen seiner immunstimulierenden Eigenschaften untersuchten, hatten wir zuerst die Effektivität des Prozederes an einigen Markern der Immunschwäche, den so genannten CD4-Lymphozyten, zu evaluieren. Die allgemeine Öffentlichkeit wurde mit CD4-Lymphozyten bekannt wegen ihrer Beteiligung bei HIV-Infektion und AIDS. Und die Anzahl der CD4-Zellen gilt als verlässlicher Marker der Funktion des Immunsystems. Die Rolle der CD4-Zellen im Immunsystem wurde in großem Maßstab bekannt gemacht. Das ging so weit, dass die AIDS-Behörde der US-Regierung auf ihrer Internetseite schrieb: „CD4-Zellen oder T-Zellen sind die ‚Generäle' des menschlichen Immunsystems. Es sind jene Zellen, die Signale aussenden, um die Immunantwort des Körpers zu aktivieren, wenn sie ‚Eindringlinge' wie Viren oder Bakterien bemerken. Wegen der bedeutenden Rolle, die diese Zellen dabei spielen, wie unser Körper Infektionen abwehrt, ist es wichtig, ihre Anzahl im Normalbereich zu halten …"

Für unser Referenzlabor lag der normale Wert der CD4-Zellen zwischen 500 und 1.500 Zellen/µL. Vor der Einnahme ergab meine CD4-Zählung einen niedrigen Wert, dicht an der Schwelle der AIDS-Definition (372 Zellen/µL). Nach drei Wochen, in denen ich das fermentierte Essen zu mir nahm, stieg der CD4-Wert von seinem abnormalen Wert von 372 auf einen Normalwert von 609 Zellen/µL. Dieser Anstieg setzte sich fort und erreichte nach acht Wochen 853 Zellen/µL. Nach vielen Jahren liegt er weiterhin im Normalbereich.

Die Tendenz zur Normalisierung der Blutwerte wurde auch bei anderen abnormalen hämatologischen Werten festgestellt. Meine Werte veränderten sich wie folgt:

	Vor dem Verzehr	**nach drei Wochen**	**Normalwerte**
Rote Blutkörperchen			
(x106/µL)	4,55	4,85	4,6-6,2
Hämatokrit (%)	42,9	45,9	40-52
Hämoglobin (g/dL)	14,8	15,6	13-18
Blutplättchen/µL	165.000	206.000	140.000-440.000

Die Zählung der neutrophilen Zellen sank binnen zwölf Wochen von 77 % auf 55 %, was auf eine Normalisierung der Parameter hindeutet, die einen entzündungsfördernden Zustand andeuten. Insgesamt stimmten die beobachteten Veränderungen der hämatologischen Parameter mit den positiv modifizierten Immunantworten überein. Das sollte den potenziellen Mechanismus darstellen, bei dem durch probiotische Bakterien fermentierte Lebensmittel Vorteile für die Gesundheit mit sich bringen.

Als Wissenschaftler bin ich mir im klaren, dass dieser Bericht bloß eine Anekdote darstellt, die in einer Ära der auf Beweisen basierenden Medizin wenig Wert besitzt und nicht einmal als medizinischer Beleg gilt. Eine jüngere Studie zur Evaluation der klinischen Praxis hinterfragt die Missbilligung von Geschichten wie dieser. Demnach ist allgemein bekannt, dass einige Untersuchungen umfangreiche und beeindruckende Statistiken präsentieren, die von zahlreichen Beobachtungen gewonnen wurden, während andere von einer geringen Anzahl bemerkenswerter Vorfälle berichten, wie wir dies in dieser Studie taten. Diesem maßgeblich erkenntniskritischen Ansatz zufolge „werden alle diese Geschichten zu Beweisen, was in der Medizin funktioniert“ (J Eval Clin Pract. Okt 2011; 17(5): 920-6).

Schlussfolgerungen

Im August 2013 berichtete ein im sehr renommierten American Journal of Immunology veröffentlicher Beitrag von einer Serie erfolgreich mit GcMAF behandelter klinischer Fälle (Am. J. Immunol., 9: 78-84. 2013). Unter ihnen waren Pathologien, von denen bereits bekannt war, dass sie auf GcMAF-Behandlung ansprechen, zum Beispiel Krebs, Autismus sowie CFS/ME. Andere neurodegenerative Erkrankungen wie Multiple Sklerose and amyotrophe Lateralsklerose waren zuvor allerdings nicht mit GcMAF behandelt worden, so dass dies der erste Bericht über eine solche erfolgreiche Therapie ist. Dieser Aufsatz, zusammen mit all den anderen bestätigenden Berichten von oben, platziert GcMAF als eines der wirkungsvollsten Hilfsmittel, um Krankheiten zu bekämpfen, die bis vor Kurzem als unheilbar angesehen wurden.

In anderen Kapiteln dieses Buches wird deutlich zum Ausdruck gebracht, dass Autismus heilbat IST, und die Erfolge von GcMAF bei der Heilung von Autismus stellen eine weitere Stärkung dieses Konzeptes dar. Was daraus hervorgeht und was ich hoffe, vermittelt zu haben, ist, dass GcMAF kein exogenes Medikament ist, das ein Problem behebt, sondern vielmehr ein sehr natürlicher Baustein unseres Körpers, der mindestens für Gehirn- und Immunsystem-Entwicklung und -Funktion essenziell ist. Bei etlichen Leiden einschließlich

Autismus wird GcMAF nicht in ausreichendem Maß produziert und muss demzufolge von außen zugeführt werden. Mit dem Aufstieg einer beherzten kleinen Biotech-Firma, die die Synthese von natürlichen, voll physiologischen GcMAF-Molekülen, die man essen kann, perfektioniert hat, wird die Behandlung mit GcMAF zunehmen, sie wird flexibler werden und den individuellen Bedürfnissen angepasst. Voraussichtlich wird GcMAF Teil eines integrierten Ernährungsplans werden, wie es während der Evolution von der Natur vorgesehen war.

Passend zu diesem Konzept möchte ich mit einem Beispiel aus dem Reich der Natur schließen.

Laut dem Genetic Science Learning Center der Universität von Utah „verbringen einige Rattenmütter viel Zeit damit, ihre Jungen zu lecken, zu pflegen und zu säugen. Andere scheinen ihre Jungen zu ignorieren. Gut genährte Rattenjungen neigen dazu, zu ruhigen Erwachsenen heranzuwachsen, während Rattenjungen, die wenig Fürsorge erfuhren, dazu tendieren, ängstlich aufzuwachsen. Es stellt sich heraus, dass der Unterschied zwischen einer gelassenen und einer ängstlichen Ratte nicht genetisch ist – er ist epigenetisch [nachträglich entstanden]. Das Pflegeverhalten der Rattenmutter während der ersten Lebenswoche prägt das Epigenom ihrer Jungen. Und dieses von der Mutter etablierte epigenetische Muster tendiert dazu, bestehen zu bleibe, selbst wenn die Jungen erwachsen sind.“

Es scheint, dass das Lecken der Jungen beim Stillen in der ersten Lebenswoche der ausschlaggebende Faktor ist. Im Speichel befinden sich die Enzyme, die das Gc-Protein der Milch in GcMAF umwandeln. Was ist natürlicher als das?

Subkutanes GcMAF ist seit einigen Jahren bei FIRSTiMMUNE erhältlich. Ihre Internetseite lautet:

www.gcmaf.eu

Sie stellen nun auch eine sublinguale Version von GcMAF mit dem Namen GOleic her. Sie bieten auch Bravo Probiotika und mehr an. Besuchen Sie bitte deren Website für weitere Informationen.

„Wenn du nicht hartnäckig bist, gibst du
bei Experimenten zu früh auf. Und wenn du
nicht flexibel bist, rennst du mit dem Kopf
gegen die Wand und siehst keine Alternativlösung
für das Problem, das dich gerade beschäftigt."

- Jeff Bezos,
Gründer von Amazon

Kapitel 13

Jenseits von Autismus – Aufrechterhaltungsplan

„Erfolg ist nicht endgültig, Scheitern ist nicht fatal. Die Courage weiterzumachen ist das, worauf es ankommt."

- Winston Churchill

Von Zeit zu Zeit sehen wir diese Fragen an unserer Tafel:

Wird mein Sohn für den Rest seines Lebens CD nehmen müssen?

Oder

Werden wir ewig mit diese Sch… konfrontiert sein?

Die Antwort ist Nein!

Sobald Ihr Kind genesen ist, können Sie zur Aufrechterhaltungsphase übergehen. Da wir in einer toxischen Welt leben, ist es wichtig, den Organismus kontinuierlich zu entgiften und von Parasiten freizuhalten. Dies kann sich für jedes Kind und jede Familie unterschiedlich gestalten. Nachfolgend einige allgemeine Richtlinien, um unsere Kinder gesund zu erhalten, wenn sie genesen sind.

Diät

Vermutlich werden einige Familien in ihre alten Muster zurückfallen und ihrem Kind wieder Lebensmittel geben, die im Diätplan nicht erlaubt sind. Aber die meisten werden das sicher nicht tun. Weizen, Milchprodukte und Soja sind keine „gesunden" Lebensmittel, für niemanden von uns. Ich gehe davon aus, dass es Ihnen nach der Lektüre des Kapitels über Gluten von Olive Kaiser nicht mehr in den Sinn kommt, ihrem Kind jemals wieder Brot zu geben. Abgesehen davon, sollte der Darm, wenn er einmal geheilt ist, viele dieser Lebensmittel wieder vertragen, in dem Maß, wie es ein „gesunder" Mensch tut.

CD

Sogar nach der Heilung von Autismus setzen viele Familien die Einnahme von CD fort (oral, Bäder, Einläufe), um einen ATEC von null zu erreichen oder so lange, bis keinerlei Anzeichen mehr von autistischen Verhaltensweisen übrig sind. Sobald dies erreicht ist, genügt der Aufrechterhaltungsplan mit einer oralen Dosis montags und einer oralen Dosis donnerstags. Typischerweise beträgt solch eine Dosis drei Tropfen für Kinder und sechs Tropfen für Erwachsene – alle in einer Dosis an jedem dieser zwei Tage. Allerdings macht jede Familie dies in Abhängigkeit vom Körpergewicht und der Optimaldosis während des vollen Protokolls etwas anders.

Je mehr ich darüber lerne, wie giftig unser Planet ist – zum Beispiel GVO [genetisch veränderte Organismen], Toxine in Luft, Trinkwasser, Parasiten in der Umwelt –, desto mehr wird mir klar, wie ausschlaggebend es ist, wenigstens ein vermindertes langfristiges Entgiftungsprogramm zu befolgen. Dies gilt besonders für jemanden, der immungeschwächt war oder ist. Ich glaube, sobald ein Kind vom Autismus genesen ist, ist sein Immunsystem in der Lage, die Aufgabe zu meistern, für die es bestimmt ist. Andererseits dauert Heilung lange, und jeder Fall ist anders. Manchmal werde ich gefragt, ob geheilte Kinder weiterhin CD einnehmen, wenn sie gesund sind – und um ehrlich zu sein – viele tun es nicht.

Parasiten-Protokoll

In unserer Welt ist es unmöglich, Parasiten zu vermeiden. Wie Andreas und Miriam uns erklärten, sind ihre Larven in der Natur beinahe unzerstörbar und können jahrelang überleben. Ein starkes Immunsystem und ausreichende Magensäure könnten eine Parasiteninfektion davon abhalten, sich im Körper festzusetzen. Um sicher zu gehen, ist es am besten, alle drei Monate ein Mini-Protokoll zu absolvieren. Sie können jeden dritten Monat die vollen 18 Tage oder eine einwöchige Miniversion machen – ganz wie Sie möchten.

Andere Ergänzungsmittel

Nicht nur beim Entgiften mit CD kommt den Meerwasser eine gewichtige Rolle zu, es wäre darüber hinaus für alle Menschen sehr wertvoll, weil unsere Ackerböden fast gar keine Nährstoffe mehr enthalten, sondern stattdessen mit Schwermetallen und Toxinen belastet sind. Außerdem fehlt es auch den meisten GVO-Nutzpflanzen an Nährstoffen, sodass 90 bioverfügbare Nährstoffe, wie sie im Meerwasser enthalten sind, sehr viel zu unserer Gesundheit beitragen können. Besonders überzeugend finde ich das Argument, dass Meerwasser die Leitfähigkeit im Gehirn stärkt und auch beim Sprechvermögen und den kognitiven Funktionen förderlich ist. Je nach den individuellen Bedürfnissen könnte es sich empfehlen, weiter MCT-Öl oder Vegan 3-, 6-, 9-Omegas zu geben. Bestimmte Ergänzungsmittel könnten weiterhin erforderlich sein, wenn eine Krankengeschichte mit Anfällen vorliegt.

Chelat-Therapie

Sanfte Chelatoren wie Bio-Chelat™ können auch nach der Genesung weiterhin eingenommen werden, da Schwermetalle in Luft und Wasser vorhanden sind.

Überdruck-Therapie

Nichts bewirkt bei einer Entzündung auch nur annähernd so viel wie eine feste Überdruckkammer. Allerdings können zehn bis 20 Sitzungen die finanziellen Möglichkeiten mancher Familien übersteigen, was es zu einer sehr persönlichen Entscheidung macht, ob die Sauerstoff-Überdruck-Therapie nach der Gesundung fortgeführt wird oder nicht.

GcMAF

Ich habe mich nie besser gefühlt als während meiner eigenen Kur mit GcMAF-Injektionen. Meine Tatkraft nahm zu, ebenso mein Konzentrationsvermögen. GcMAF ist allerdings eine recht kostspielige Angelegenheit, was in die Entscheidung jeder Familie mit hineinspielen wird, ob sie es weiter nimmt oder nicht.

Kurz gesagt würde ich vorsorglich mindestens zwei Mal wöchentlich mit CD fortfahren, dazu das Mini-Parasiten-Protokoll alle drei Monate. Gesund zu bleiben ist ebenso wichtig, wie gesund zu werden.

> JA, ich habe gerade einen ATEC gemacht. Wir befolgen nun seit zwölf Monaten das Protokoll und haben unser elftes PP durchgeführt. Ein ATEC von DREI! Von 57 auf drei in zwölf Monaten. Henrys Sprache hält uns noch von einem Ergebnis "null" ab. Er führt schon tolle Unterhaltungen mit Leuten, die geduldig sind und ihn nicht unterbrechen. Das heißt wir sind dicht an einer GROßEN NULL! Von 57 auf drei in zwölf Monaten! Nur ein Schrei aus der Ferne, als er im Alter von 25 Jahren eine Diagnose über schweren Autismus erhielt. Das hier ist für den Arzt, der mir offenbarte, mein Sohn solle mit Medikamenten behandelt werden, würde nie sprechen und müsste wahrscheinlich in eine Anstalt eingewiesen werden. Ich hoffe, SIE sagen so etwas nie wieder zu einem Menschen! Alles, was es braucht, ist Hoffnung, Entschlossenheit und Liebe.

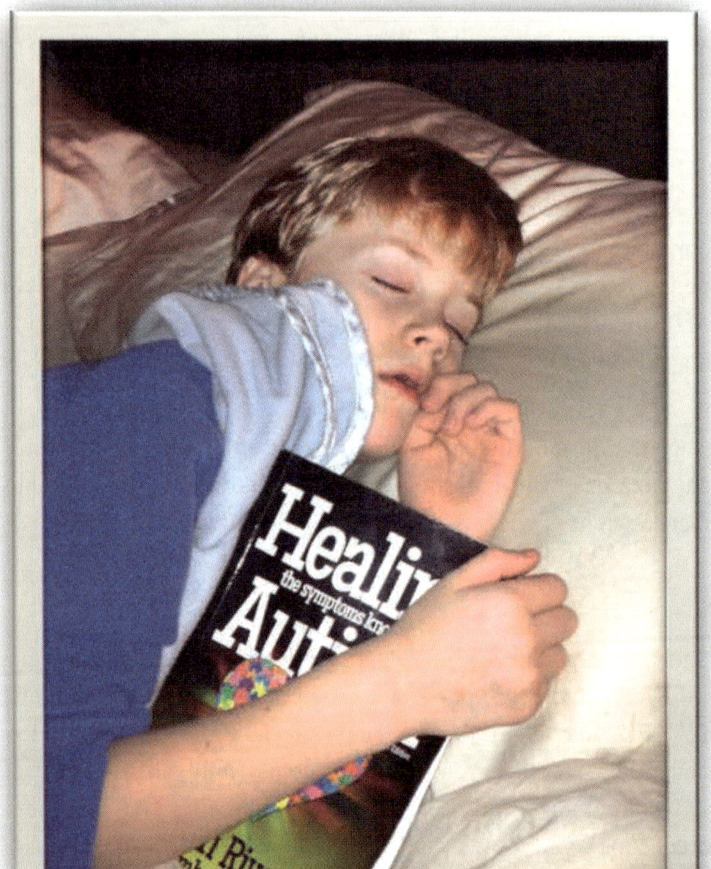
Heali
the symptoms kno
Auti
Rivera

Über die Autorin

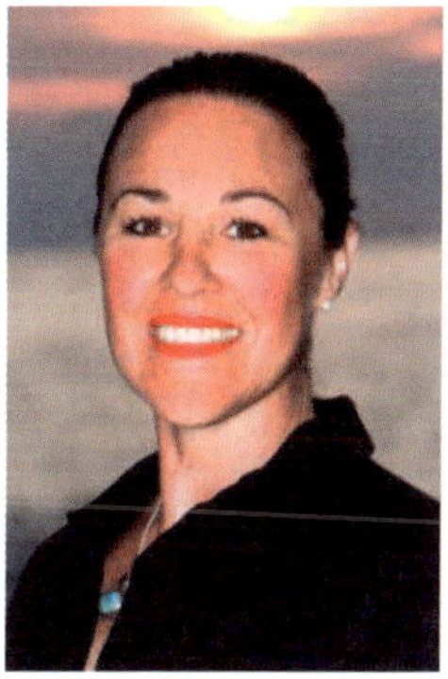

Kerri Rivera stammt aus Chicago, lebt jedoch mit ihrem Ehemann seit 18 Jahren in Puerto Vallarta, Mexiko. Hier kamen ihre beiden Söhne zur Welt, und der 12-jährige Patrick gesundet gegenwärtig von Autismus. Kerri ist die Gründerin von AutismO2, einer gemeinnützigen Autismus-Klinik, die auf dem basiert, was früher als DAN!-Ansatz bekannt war. Die in Puerto Vallarta angesiedelte Klinik eröffnete 2006. Kerri ist die biomedizinische Fachberaterin der Klinik, ebenso für Curando El Autismo (Lateinamerika) sowie Venciendo el Autismo (Venezuela).

Auf Bitte von Doktor Bernard Rimland war sie verantwortlich für das Übersetzen des DAN!-Protokolls ins Spanische und die Spende der Übersetzung an das Autismus-Forschungsinstitut, so dass seine Anwendung in ganz Lateinamerika möglich wurde. Seither hat sie mehr als 3.500 Familien in über 58 Ländern geholfen, das Leben ihrer Kinder mit Autismus-Spektrum-Störung zu verbessern. Sie ist die führende Expertin bei der Anwendung von CD (Chlordioxid) bei Autismus-Spektrum-Störungen. Nachdem CD zum biomedizinischen Protokoll hinzugefügt wurde, hat sie in den vergangenen 2,5 Jahren 115 Kinder sich von Autismus erholen sehen.

Seit 2007 hat Kerri im In- und Ausland Vorlesungen gehalten über das biomedizinische Protokoll bei Autismus sowie CD gegen Autismus. Sie hatte Auftritte in der Mother Club Show, Thought for Food, Enlightened Health Radio, Voice America sowie der Robert Scott Bell Show. Sie ist die mexikanische Kontaktperson für AutismOne. Kerri hat im Juni 2013 ihren Abschluss als zertifizierte Homöopathin gemacht.

Empfohlene Internetseiten

Allgemein:

- Unsere Website enthält die neuesten Forschungsinformationen, Videos, Foren und so weiter: **www.cdautism.org**
- Die spanische Version der Website: **www.autismO2.com**
- Curando el Autismo ist eine Organisation aus Puerto Rico, die von drei Müttern ins Leben gerufen wurde, deren Kinder von Autismus genesen sind und die daran interessiert sind, ihre Ansichten der Gemeinschaft mitzuteilen: **www.curandoelautismo.com**
- Autismus besiegen – eine Non-Profit-Organisation aus Venezuela, die Kerris Protokoll einsetzt: **www.fundacionvenciendoelautismo.blogspot.mx**
- Autismus-Forschungsinstitut [ARI], ursprünglich von Doktor Bernard Rimland gegründet, das zu Hause der ATEC-Untersuchung: **www.autism.com**
- Unsere öffentliche Facebook-Gruppe: **www.facebook.com/groups/AutismCD**
- CD Health – Facebook-Gruppe, die sich der Verwendung des Protokolls für andere Leiden als Autismus verschrieben hat: **www.facebook.com/groups/mojoother**

Ernährung:

- Website, die sich auf die Spezielle Kohlenhydrat-Diät™ (SCD) konzentriert; auf Englisch: **www.pecanbread.com**
- Top 10 der häufig gestellten Fragen bezüglich der Speziellen Kohlenhydrat-Diät™ (SCD); auf Spanisch: **www.pecanbread.com/pandenuez/10preguntas.html**
- Autismus-Netzwerk für diätische Intervention: **www.autismandi.com**
- Glutenfreie/kaseinfreie Ernährung: **www.gfcfdiet.com**
- Darmgesundheit durch Ernährung gemäß der Speziellen Kohlenhydrat-Diät™: **www.breakingtheviciouscycle.com**

- Fundgrube für natürliches Heilen von Verdauungskrankheiten, Stressabbau sowie ein langes gesundes Leben: **www.scdlifestyle.com**

- Die Feingold® Association ist eine Non-Profit-Organisation, die beim diätischen Behandlungsmanagement hilft und die Öffentlichkeit für die Rolle von Nahrung und künstlichen Zusätzen bei Verhaltens-, Lern- und Gesundheitsproblemen sensibilisiert: **www.feingold.com**

CD:

- Jim Humbles Website zu MMS (CD): **www.jimhumble.org**

- Weitere populäre Website über MMS (CD): **www.mmswiki.org**

- Spanische Internetseite, die diverse Bücher über MMS (CD) verkauft: **www.voedia.com**

- Website von Andreas Kalcker; auf Englisch: **www.andreaskalcker.com**

- Internetseite zur CD-Forschung von Andreas Kalcker; auf Spanisch: **www.medicasalud.com**

- Großes öffentliches Gesundheitsforum mit Tausenden Diskussionen über jeden erdenklichen Gesundheitsbereich, einschließlich Umfragen zu verschiedenen Gebieten: **www.curezone.com**

- Gute Bezugsquelle von CD und anderem verwandten Zubehör: **www.wps4sale.com, www.mightguts.com**

- Die neuesten Informationen zu CDH: **www.mmsinfo.org/infosheets/infosheet_cdh.pdf**

Überdruck-Therapie:

- Gute Quelle für Informationen zur Überdruck-Sauerstoff-Therapie: **www.hyperbaric-oxygen-info.com**

Weitere wertvolle Informationsquellen:

- PubMed enthält über 23 Millionen Zitate biomedizinischer Literatur von MEDLINE, biowissenschaftlichen Magazinen und Online-Büchern: **www.ncbi.nlm.nih.gov/pubmed**

- Eltern helfen Eltern – PANDAS-Netzwerk, eine Datenbank medizinischer Studien und Anamnesen: **www.pandasnetwork.org**

- Internationale OCD-Stiftung: **www.ocdfoundation.org/PANDAS**

Interessante Videos/Audios:

- Video-Testimonials, der Link enthält diverse Genesungsberichte zu MMS und viele weitere zu Autismus: **www.youtube.com/mmstestimonials**

- AutismOne 2012: 38 von Kerri Rivera mit MMS binnen 20 Monaten kurierte Kinder: **www.autismone.org/content/38-children-recovered-20-months-mms-0**

- Film über Kerri von Daniel Bender, 2012: **www.youtubc.com/watch?v=HnCiX5bll-Y**

- Kerri spricht 2013 in Bulgarien; in Englisch, Dias auf Bulgarisch: **www.youtube.com/watch?v=4OxNGIEWzds**

- Kerri in der Robert Scott Bell Show: **www.youtube.com/watch?v=-lzJhr5VhxE**

- MMS-Autismus-Webinar: **www.ustream.tv/channel/mms-autism-webinar%20**

- Patrick Timpone interviewt Kerri Rivera, 15. August 2013: **http://oneradionetwork.com/health/kerri-rivera-healing-the-symptoms-known-as-autism-children-are-not-born-with-autism-so-they-should-not-die-with-it-august-15-2013/**

- Patrick Timpone interviewt Kerri Rivera, 18. November 2013: **http://oneradionetwork.com/health/kerri-rivera-encore-interview-healing-the-symptoms-known-as-autism-using-parasite-protocols-and-chlorine-dioxide-november-18-2013/**

- Bulletproof Executive Radio mit Dave Asprey, 27. November 2013: **www.youtube.com/watch?v=R7s7IYj2SCs**

Direkte Hilfe von Kerri Rivera

Beratungen

Seit dem Erscheinen der ersten Auflage dieses Buches haben wir festgestellt, dass einige Familien, die sich entschließen, das Protokoll umzusetzen, keine weitere Unterstützung brauchen. Sie erschließen sich die Informationen in diesem Buch, nutzen unsere Online-Selbsthilfegruppen und YouTube-Videos, besuchen Konferenzen. Aber es gibt auch andere, die einen persönlicheren Zugang sowie Hilfe benötigen, um sich in den Informationen zurechtzufinden oder Anregungen zu Dosierung oder Timing zu erhalten.

Für jene von uns, die zusätzliche Unterstützung wünschen oder benötigen, ist eine Beratung ideal. Wir können zusammenarbeiten, um einen Plan für die Eltern/Familie und das Kind zu erstellen, eine Ideenfindung zu Herausforderungen zu machen oder um das Gefühl und Wissen aufzubauen, dass niemand diesen Weg allein zu beschreiten hat. In jedem erdenklichen Fall werde ich für Sie da sein, wenn Sie mich brauchen. Ich spreche fließend Englisch und Spanisch, und wir können Übersetzer für andere Sprachen nutzen. Wir können am Telefon oder über Skype kommunizieren.

Mit der Zeit werden mehr und mehr praktische Ärzte in der Lage sein, Familien bei der Durchführung des Protokolls zur Seite zu stehen. Bis dahin klicken Sie auf den Button „Consult Kerri" auf der Internetseite:

www.CDAutism.org

… und folgen die Instruktionen hierunten auf.

> Kerri Riveras ungeteilte Aufmerksamkeit + alles rund um unser Kind besprechen + 100 US-Dollar = unbezahlbar. Anstatt das Leben in Mexiko zu genießen, verbrachte Kerri den heutigen Abend am Telefon und führte eine Beratung für mich durch. Die Konsultation war nicht nur informativ, sondern auch sehr unterhaltsam. Kerris Elan ist ansteckend, ihr Weitblick grenzenlos und ihr Sinn für Humor ausgefallen (genau, wie ich es mag). Vielen Dank Kerri, dass du unsere Welt bewegt hast. Du bist eine wunderbare Frau, und meine Familie ist unendlich dankbar für deine Liebe zu unseren Kindern. Leute, wenn ihr neu seid, feststeckt, verwirrt oder ein besseres Verständnis des Protokolls braucht – BITTE BITTE BITTE – nutzt diese Möglichkeit.

Anmerkung: Eine Konsultation bei Kerri stellt weder einen ärztlichen Rat dar, noch ersetzt es einen Besuch beim Arzt oder Gesundheitsdienstleister. Wie immer sind Sie für Ihre Gesundheit und die Ihrer Kinder verantwortlich.

Quellen

Kapitel 3 – Ernährung

1. Ken Siri und Tony Lyons: „Cutting-Edge Therapies for Autism 2011-2012" New York: Skyhorse, 2011.

2. A. M. Knivsberg, K. L. Reichelt, T. Høien, and M. Nødland: „A randomized, controlled study of dietary intervention in autistic syndromes"

Nutritional Neuroscience 5 (2002): 251-261.

3. „Frequently Asked Questions."

The GFCF Diet Intervention – Autism Diet. www.TheGFCDiet.com, 19. März 2013.

4. Karl L. Reichelt, Dag Tveiten, Anne-Mari Mari Knivsberg und Gunnar Brønstad: „Peptides' role in autism with emphasis on exorphins"

Microbial Ecology in Health & Disease 23 (2012). Internet, 11. Mai 2013.

5. Paul Shattock und Paul Whiteley: „Biochemical aspects in autism spectrum disorders: updating the opioid-excess theory and presenting new opportunities for biomedical internvention"
Expert Opinions on Therapeutic Targets 6 (2002): 175–183.

6. A. Fasano: „Dr. Fasano on Leaky Gut Syndrome and Gluten Sensitivity" Gluten Free Society, Internet, 11. Mai 2013.

7. „How does gluten and casein relate to the problem of autism?"
University of Florida, Department of Pediatrics Division of Genetics and Metabolism. Internet, 11. Mai 2013.

8. Nancy Appleton,und G. N. Jacobs: „Suicide by Sugar A Startling Look at Our #1 National Addiction"
New York: Square One, 2009.

9. J. K.Tobacman: „Review of harmful gastrointestinal effects of carrageenan in animal experiments" Environmental Health Perspectives 109.10 (2001): 983-994.

10. Tricia McMillan: „Does Splenda sugar substitute have chlorine in it?" www.ivestrong.com, Demand Media, 11. Juni 2011. Internet, 11. Mai 2013.

11. „Food and Drugs"
21 CFR 102.22, 2012. Internet, 11. Mai 2013.

12. David Wallinga, Janelle Sorensen, Pooja Mottl und Brian Yablon: „Not So Sweet: Missing Mercury and High Fructose Corn Syrup"
Institute for Agriculture and Trade Policy, 2009. Internet, 11. Mai 2013.

13. Elaine Gottschall: „About the Diet“
Breaking the Vicious Cycle, Internet, 11. Mai 2013.

14. Elaine Gottschall: „Autism & GI Problems“
Breaking the Vicious Cycle, Internet, 11. Mai 2013.

15. Jordan Reasoner: „Phenols and Salicylates: What They Are and Why it Matters“
SFK. 2010. Internet, 11. Mai 2013.

16. Natasha Campbell-McBride: „Gut and Psychology Syndrome: Natural Treatment for Autism, Dyspraxia, A.D.D., Dyslexia, A.D.H.D., Depression, Schizophrenia“
Cambridge UK: Medinform, 2. Auflage 2010.

17. Sarah: „Don't Waste Your Time: Why the Candida Diet Doesn't Work“
The Healthy Home Economist. Austus Foods. 15. November 2012. Internet, 11. Mai 2013.

Kapitel 4 – Einführung zu Chlordioxid

1. Tami Port: „Gram Negative (Gram-)Bacteria“
Suite101, 27. Juli 2007. Internet, 11. Mai 2013.

2. „Toxicological Profile for Chlorine Dioxide and Chlorite“
U.S. Department of Health and Human Services. Public Health Service. Agency for Toxic Substances and Disease Registry. September 2004. Seite 25. 3.2.2 Oral Exposure. 3.2.2.1 Death. Internet, 11. Mai 2013.

3. Bajpai Pratima: „Environmentally Benign Approaches for Pulp Bleaching“
Amsterdam: Elsevier Science, 2. Auflage 2005.

Kapitel 5 – Chlordioxid (CD)

1. United States. Department of Health and Human Services, Food and Drug Administration: „Code of Federal Regulations“
2012 ed. Title 21, Pt. 173, Volume 3. Internet, 11. Mai 2013.

2. Judith R. Lubbers, Sudha Chauan und Joseph R. Bianchin: „Controlled Clinical Evaluation of Chlorine Dioxide, Chlorite and Chlorate in Man“
Environmental Health Perspectives 46 (1982): 57-62.

3. Coco Ballantyne: „Strange but True: Drinking Too Much Water Can Kill You“
Scientific American. 21. Juni 2007. Internet, 11. Mai 2013.

4. „Woman died from too much water“
BBC News. 12. Dezember 2008. Internet, 11. Mai 2013.

5. Jim Humble: „The Master Mineral Solution of the Third Millennium“
Jim V. Humble 5. Auflage 2011.

6. D. Harman: „Aging: a theory based on free radical and radiation chemistry“ Journal of Gerontology 11.3 (1956): 298-300.

7. D. Harman: „The biologic clock: the mitochondria? “
Journal of the American Geriatrics Society 20 (1973): 145-147.

8. J. Watson: „Oxidants, antioxidants and the current incurability of metastatic cancers“
Open Biology. 12. April 2013. Internet, 11. Mai 2013.

9. Peter Tarr: „Nobel laureate James Watson publishes novel hypothesis on curing late-stage cancers“
Cold Spring Harbor Laboratory. 7. Januar 2013. Internet, 11. Mai 2013.

10. Eser Kilic, Süleyman Yazar, Recep Saraymen und Hatice Ozbilge: „Serum malondialdehyde level in patients infected with Ascaris lumbricoides“
World Journal of Gastroenterology 9 (2003): 2332-2334.

11. Elena Kosenko, Yuri Kaminski, Oksana Lopata, Nikolay Muravyov und Vicente Felipo: „Blocking NMDA receptors prevents the oxidative stress induced by acute ammonia intoxication“
Free Radical Biology & Medicine 26 (1999): 1369-1374.

12. J. K. Lee, E. H. Choi, K. G. Lee und H. S. Chun: „Alleviation of aflatoxin B1-induced oxidative stress in HepG2 cells by volatile extract from Allii Fistulosi Bulbus“
Life Science 77 (2005): 2896-2910.

13. F. Nielsen, B. B. Mikkelsen, J. B. Nielsen, H. R. Andersen und P. Grandjean: „Plasma malondialdehyde as biomarker for oxidative stress: reference interval and effects of life-style factors“ Clinical Chemistry 43 (1997): 1209-1214.

14. H. Anwar, M. K. Dasgupta und J. W. Costerton: „Testing the susceptibility of bacteria in biofilms to antibacterial agents“
Antimicrobial Agents and Chemotherapy 34.11. (1990): 2043-2046.

15. Anju Usman: „AutismPedia“
12. Mai 2010. Internet, 11. Mai 2013.

16. Mary Budinger: „Lyme-Induced Autism Conference Focuses on Biofilm and Toxicity“
Public Health Alert. 4.8. www.Publichealthalert.org. August 2009. Internet, 11. Mai 2013.

17. „Children With Autism Have Mitochondrial Dysfunction, Study Finds“
Science News. 30. November 2010. Internet, 11. Mai 2013.

18. MMS Autism Webinar – 10. Mai 2012, Andreas Kalcker & Kerri Rivera.

Kapitel 8 – Kalcker-Parasiten-Protokoll

1. Alex Volinsky, A. Nikolai, V. Gubarev, Galina M. Orlovskaya und Elena V. Marchenko: „Developmental stages of the rope' human intestinal parasite" Submitted to arxiv.org 13. Januar 2013. Internet, 11. Mai 2013.

2. United States. Department of Health and Human Services, Food and Drug Administration, Centre for Food Safety and Applied Nutrition: „Fish and Fishery Products Hazards and Controls Guidance"
Florida: Government Printing Office, 4. Auflage 2011. Internet, 11. Mai 2013.

3. S. G. Zam, W. E. Martin und L. J. Thomas junior: „In Vitro uptake of Co^{60}-vitamin B_{12} by Ascarias suum."
The Journal of Parasitology 49 (1963): 190-196.

4. D. M. Vasudevan, S. Sreekumari und K. Vaidyanathan: „Textbook of Biochemistry for Medical Students", Section D: Nutrition. 6. Auflage, Neu Delhi, 2011: 404.

5. WHO: „Water related diseases; Ascariasis"
Water Sanitation Health. 2013. Internet, 11. Mai 2013.

6. „Mebendazole Dosage"
www.Drugs.com, 11. Mai 2013.

7. Peter Wina: „Clay Uses – Parasite Removal – Yes, You Do Have Worms!"
www.aboutclay.com, 13. Mai 2013.

8. „Parasites – Cysticercosis"
Centers for Disease Control and Prevention. Internet, 11. Mai 2013.

9. F. Nielsen, B. B. Mikkelsen, J. B. Nielsen, H. R. Andersen und P. Grandjean: „Plasma malondialdehyde as biomarker for oxidative stress: reference interval and effects of life-style factors"
Clinical Chemistry 43 (1997): 1209-1214.

Kapitel 9 – Weitere Ergänzungsmittel

1. „What are probiotics?"
Theralac. Master Supplements. Internet, 11 Mai 2013.

2. „Frequently Asked Questions About Theralac"
Purest Colloids. 2013. Internet, 11. Mai 2013.

3. „Autism"
The Probiotic Revolution. Freedom. Internet, 11. Mai 2013.

4. Michaël Messaoudi, Robert Lalonde, Nicolas Violle, Hervé Javelot, Didier Desor, Amine Nejdi, Jean-François Bisson, Catherine Rougeot, Matthieu Pichelin, Murielle Cazaubiel und Jean-Marc Cazaubiel: „Assessment of psychotropic-like properties of a probiotic formulation (Lactobacillus helveticus R0052 and Bifidobacterium longum R0175) in rats and human subjects"

British Journal of Nutrition 105 (2011): 755-764.

5. D. B. A. Silk, A. Davis, J. Vulevic, G. Tzortzis uand G. R. GIBSON: „Clinical trial: the effects of a trans-galactooligosaccharide prebiotic on faecal microbiota and symptoms in irritable bowel syndrome“ Alimentary Pharmacology & Therapeutics 29. (2009): 508-518.

6. „Omega-3 fatty acids“
University of Maryland Medical Center. A.D.A.M. 2011. Internet, 11. Mai 2013.

7. „Omega-6 fatty acids“
University of Maryland Medical Center. A.D.A.M. 2011. Internet, 11. Mai 2013.

8. J. G. Bell, E. E. MacKinlay, J. R. Dick, D. J. MacDonald, R. M. Boyle und A. C. A. Glen: „Essential Fatty Acids and Phospholipase A2 in Autistic Spectrum Disorders“
Prostaglandins Leukotrienes and Essential Fatty Acids 71.4. (2004): 201-204.

9. A. J. Richardson und P. Montgomery: „The Oxford-Durham Study: A Randomized, Controlled Trial of Dietary Supplementation with Fatty Acids in Children with Developmental Coordination Disorder“ Pediatrics 115.5 (2005): 1360-1366.

10. „GABA“
Healing Autism & ADHD. n.p. Internet, 11. Mai 2013.

11. Jim English: „Saving Eli: One Family's Struggle with Autism“
Jim English. 2012. Internet, 11. Mai 2013.

12. „L-Theanine Information“
L-Theanine. Internet, 11. Mai 2013.

13. „Pycnogenol“
Horphag. Internet, 11. Mai 2013.

14. „1 in 50 US-Kids Have Autism“
Autism Coach. Internet, 11. Mai 2013.

15. Michael G. Chez, Cathleen P. Buchanan, Mary C. Aimonovitch, Marina Becker, Karla Schaefer, Carter Black und Jamie Komen: „Double-Blind, Placebo-Controlled Study of L-Carnosine Supplementation in Children With Autistic Spectrum Disorders“
Journal of Child Neurology 17. (2002): 833-837.

16. Leonard Smith: „Are You Dangerously Deficient in Taurine?“
drlwilson. Internet, 11. Mai 2013.

17. „DMG supplement“
Healthcare Information Directory. iHealth Directory. Internet, 11. Mai 2013.

18. „Dimethylglycine (DMG) for Autism“
Autism Research Institute. Internet, 11. Mai 2013.

19. „Find a Vitamin or Supplement Betaine Anyhydrous“
WebMD. Therapuetic Research Faculty. 2009. Internet, 11. Mai 2013.

20. „
undation. Nutritional DMG/TMG Treatment Overview“
Autism Canada Fo2011. Internet, 11. Mai 2013.

Kapitel 10 – Chelat-Therapie

1. „Why Cleanse Metals.”
Baseline of Health Foundation. Internet, 11. Mai 2013.

2. Dietrich Klinghardt: „Amalgam/mercury detox as a treatment for chronic viral, bacterial and fungal illnesses“
Explore 8 (1997): 13-16.

3. Weston A. Price: „Nutrition and Physical Degeneration“
Lemon Grove, CA: Price Pottenger Nutrition, 8. Auflage 2008.

4. „Bentonite clay for internal healing“
Healing Daily. 2005. Internet, 11. Mai 2013.

5. „Clinical Evaluation of Bio-Chelate™“
Bio-Chelat™. 9. Dezember 1987. Internet, 11. Mai 2013.

Kapitel 11 – Überdruck-Therapie

1. University of Pennsylvania School of Medicine: „Penn Study Finds Hyperbaric Oxygen Treatments Mobilize Stem Cells“
ScienceDaily. 28. Dezember 2005. Internet, 11. Mai 2013.

Kapitel 12 – GcMAF und Autismus

1. James Jeffrey Bradstreet, Emar Vogelaar und Lynda Thyer: „Initial Observations of Elevated Alpha-N-Acetylgalactosaminidase Activity Associated with Autism and Observed Reductions from GC Protein-Macrophage Activating Factor Injections.“
Original Research. Autism Insights 4 (2012): 31-38.

Im Aufgeben liegt unsere größte
Schwäche. Der sicherste Weg zum
Erfolg ist stets, es nur noch ein Mal zu versuchen.

Thomas Edison

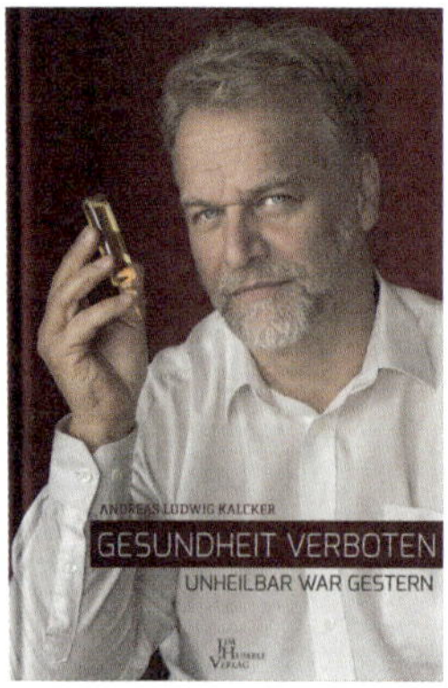

Gesundheit verboten

Unheilbar war Gestern

Andreas Ludwig Kalcker

"Gesundheit verboten" bietet einen klaren und verständlichen Ansatz für Laien und Fachleute gleichermaßen. Kalcker präsentiert eine umfangreiche Sammlung von Daten, Protokollen und Fallbeispielen, die alternative Heilmethoden für eine Vielzahl von Krankheiten und Beschwerden aufzeigen. Die Medizinwelt wird von mutigen Stimmen wie Kalcker bereichert, die sich nicht scheuen, konventionelle Denkmuster herauszufordern und neue Wege zur Gesundheit zu erforschen. Die zahlreichen positiven Aussagen von Medizinern, die Kalckers Ansatz unterstützen, verdeutlichen seine Glaubwürdigkeit und den Wert seiner Arbeit.
Eine Welt jenseits konventioneller Grenzen

Andreas Kalcker hat es gewagt, den Status quo in Frage zu stellen und alternative Wege zur Gesundheit zu erforschen. Sein zweites Buch "Gesundheit verboten" ist ein Weckruf für alle, die bereit sind, herkömmliche medizinische Ansätze zu überdenken. Trotz Kontroversen und Anfeindungen von Teilen der konventionellen Wissenschaftsgemeinschaft ist Kalckers Werk ein Symbol der Hoffnung für diejenigen, die nach neuen Lösungen suchen. Sein Fokus auf die therapeutische Verwendung von Chlordioxid (CLO2) hat zu ermutigenden Ergebnissen geführt und ermöglicht es Menschen weltweit, über herkömmliche Grenzen hinauszublicken.
Chlordioxid als mögliche Lösung

Andreas Kalckers jahrelange Forschung hat zu einem bemerkenswerten Durchbruch geführt: Chlordioxid in wässriger Form oder CDS könnte die Lösung für viele Gesundheitsprobleme sein, einschließlich des Coronavirus. Internationale klinische Studien und die Unterstützung von Ärzten weltweit stützen diese Idee. Andreas Kalcker, der auch als Ehrenmitglied und Mitbegründer der internationalen Organisation COMUSAV agiert, hat mit seiner Forschung einen bemerkenswerten Fortschritt erzielt.

ISBN 9789088791567 * Softcover * 486 Seiten

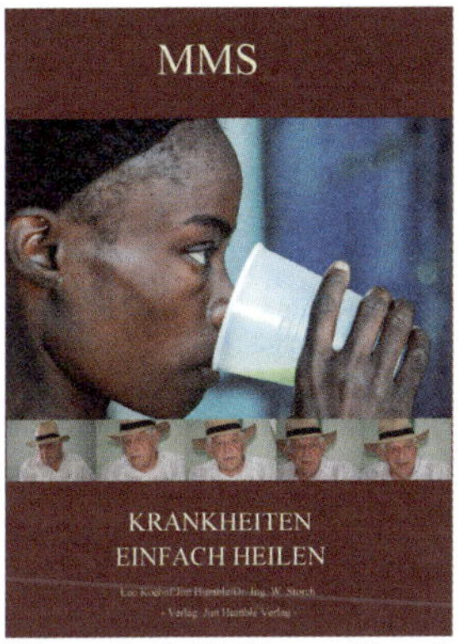

MMS –

KRANKHEITEN

EINFACH HEILEN

Leo Koehof

Unser MMS-Bestseller: Mehr als 20.000 verkaufte Exemplare innerhalb eines Jahres.

Nach der ersten Auflage von Jim Humbles Buch „MMS – Der Durchbruch" im Jahre 2007 hat Jim Humble nicht still gesessen, sondern die Anleitungen von MMS weiterentwickelt. In diesem Buch, in dem Jim Humble als Co-Autor mit gearbeitet hat, finden Sie die neusten Anleitungen und Anwendungsverfahren mit MMS, einfach und detailliert beschrieben und mit vielen Fotos illustriert.

Jim Humble sagt zu diesem Buch:
Leo Koehof, der Autor dieses Buches, hat viel Zeit mit mir in verschiedenen Ländern dieser Erde verbracht. Zunächst besuchte er mich für eine Woche in Malawi, Ostafrika, wo er Zeuge wurde, wie wir dort in einer Klinik viele Menschen mit MMS von Krankheiten wie HIV/AIDS und ihren vielen Begleiterkrankungen heilten. Obwohl er in Mozambique schon viele Menschen mit MMS behandelt hatte, besuchte er mich in der Dominikanischen Republik, um an meinem ersten Seminar über MMS teilzunehmen.

Obwohl MMS einfach in der Anwendung ist, ist dennoch ein solides Wissen notwendig, Leo hat in diesem Buch die verschiedenen Anwendungsbereiche und Anleitungen von MMS in einer einfachen aber präzisen Sprache verfasst, die auch für Laien verständlich ist….
Jim Humble

ISBN 9789088790027 * Hardcover * 178 Seiten

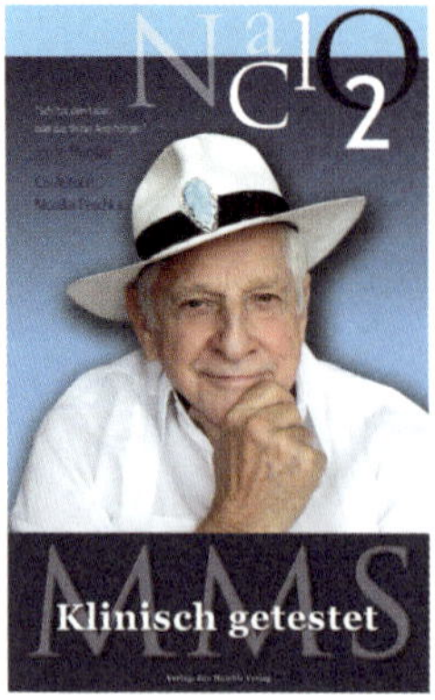

MMS KLINISCH GETESTET

Jim Humble,
Co-Autorin Monika Peschka

Unangefochten ist Jim Humble die große Persönlichkeit hinter MMS. Alles, was heute an Wissen über MMS im Internet und in Büchern vorhanden ist, entsprang seinem Forschungsgeist. MMS ist mehr als nur ein Mittel, mit dem man den Körper von Krankheitserregern reinigt.

Was 1997 als „zufällige" Entdeckung begann, wurde in den darauf folgenden Jahren zu einem letzten Strohhalm für viele kranke Menschen. Tausende von Erfolgsberichten aus allen Teilen dieser Erde zeugen heutzutage nicht nur von der Wirksamkeit, sondern auch von der Ungefährlichkeit der Anwendung von MMS.

Im ersten Teil des Buches erklärt Jim Humble noch mal alles, was Sie über MMS wissen sollten. Teil zwei ist einer privaten Forschungs-Initiative der in Aschaffenburg arbeitenden Heilpraktikerin Monika Peschka gewidmet.

Im Dezember 2012 führte Monika Peschka unter den Namen „Projekt Mensch" einen MMS-Test mit 28 ihrer Patienten durch. Die Ergebnisse waren verblüffend und stehen stellvertretend für alles, was Jim Humble den Menschen schon seit Jahren erzählt.

Lesen Sie in dem Buch „MMS – Klinisch getestet" alles, was Sie über MMS wissen sollten und lassen Sie sich von Frau Peschkas Ergebnissen zeigen was therapeutisch möglich ist, wenn MMS in der Praxis eingesetzt wird.

ISBN 9789088790720 * Hardcover * 316 Seiten

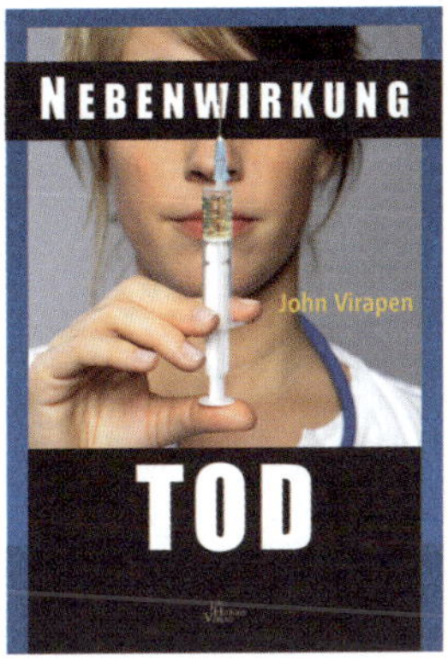

NEBENWIRKUNG - TOD

John Virapen

Seine Bücher stehen für Wahrheit, Spannung, Sensation, Aufdeckung und Aufklärung. Mit seiner Lebensgeschichte deckt ein Ex-Pharma-Manager die Scheinwissenschaft, Korruption, Bestechung und Manipulation der Pharma-industrie auf.

Wussten Sie beispielsweise, dass ...

- die Pharma-Industrie bis zu 35.000 Euro jährlich pro niedergelassenem Arzt ausgibt, um diese dazu zu bringen, ihre Produkte zu verschreiben?
- sie Krankheiten erfindet, um ihren Absatzmarkt zu vergrößern?
- bereits die Medizinstudenten durch die Pharma-Industrie instruiert und gesponsert werden?
- zunehmend Kinder als Zielgruppe dazugezogen werden?

Das Buch „Nebenwirkung Tod" ist in vielerlei Hinsicht eine wertvolle Dokumentation aus erster Hand eines „Insiders", die nicht nur die wahren Hintergründe und Absichten einiger Mächtiger zeigt, sondern auch das, was sich hinter den Kulissen der Pharma-Industrie, dem Medizinwesen und der Politik wirklich abspielt.

ISBN 9789088790362 * Softcover * 270 Seiten

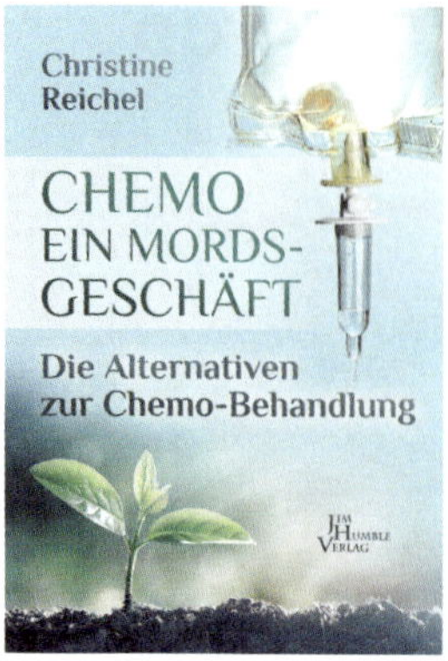

CHEMOTHERAPIE EIN MORDSGESCHÄFT

Die Alternativen zur Chemo-Behandlung

Christine Reichel

Bei einer Krebserkrankung steht der Patient oft alleine, „Doktor, wodurch konnte sich der Krebs bei mir entwickeln?" „Doktor, gibt es neben der Chemo- und der Strahlentherapie noch andere Möglichkeiten der Krebstherapie?"

Gibt es Alternativen?
Auf diese Fragen bekommt der Patient von den Ärzten nur selten eine befriedigende Antwort. Fragt er weiter nach, wird er im günstigsten Fall belächelt, im schlimmsten Fall angebrüllt. Die Krebsbehörden sind allesamt nicht an einem Heilmittel gegen Krebs interessiert, denn sie müssten all ihre Geschäfte einstellen. Allein der finanzielle Gewinn der amerikanischen Krebshilfe beträgt jährlich 400 Millionen Dollar. Von dem Geld, das die amerikanische Krebshilfe angeblich dafür ausgibt, um den Krebs zu bekämpfen, fließen 61% in Personalgehälter, Geschäftsreisen leitender Angestellter, Bürobedarf und andere Ausgaben. Tatsächlich kommen nur weniger als 5% wirklich der Patientenhilfe zugute.

Sogenannten alternativen Therapien wird konsequent vorgeworfen, sie würden falsche Hoffnungen wecken. Auf der anderen Seite ist jedoch bekannt, dass seitens der Regierung die meisten falschen Hoffnungen geschürt werden. Denn bei konventionellen Therapien besteht lediglich eine Langzeit-Überlebensrate von winzigen 3%.

Christine Reichel hat in diesem Kompendium viele alternative Heilmethoden zusammengetragen, so dass der Leser/Patient sich einen verständlichen Überblick verschaffen kann über die Vielfalt an alternativen Therapien, die bei einer Krebserkrankung in Frage kommen können. Der Patient kann sich aus diesem Angebot das heraussuchen, was für ihn passend und anwendbar ist. Hierbei können viele Therapien auch gleichzeitig oder in Kombination durchgeführt werden.

Dieses Buch ist ein Muss für Ärzte, Heilpraktiker und letztendlich auch für die Betroffenen selbst, die oft allein gelassen werden und nicht wissen, was sie selbst tun und wie sie sich selbst helfen können, den Krebs zu besiegen.

ISBN 9789088791680 * Hardcover * 258 Seiten

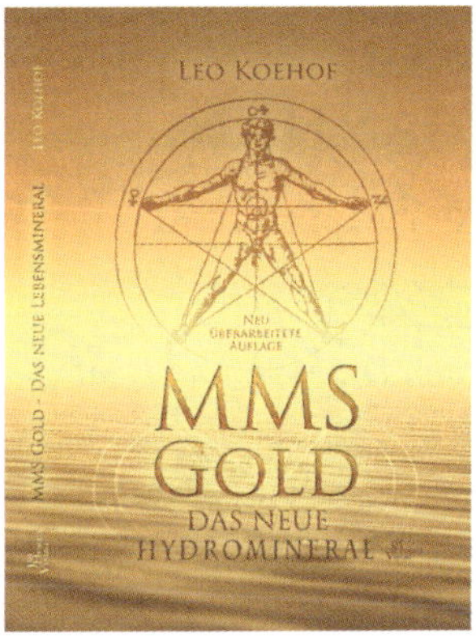

MMS Gold

Das neue
Hydromineral

Leo Koehof

Mineralstoffe spielen eine essenzielle Rolle in zahlreichen lebenswichtigen Prozessen im Organismus. MMS-Gold® präsentiert eine vielseitige Kombination von über 60 Mineralstoffen und Spurenelementen in flüssiger, ionischer Form. Diese spezielle Form ermöglicht es dem Körper, die Mineralstoffe direkt über die Haut aufzunehmen.
Unterstützung des Stoffwechsels und Prävention

Die in MMS-Gold® enthaltenen Mineralstoffe sind entscheidend für die Förderung eines reibungslosen Stoffwechsels. Sie dienen als Grundlage für optimale Körperfunktionen und können dazu beitragen, möglichen ernährungsbedingten Defiziten vorzubeugen, die in Verbindung mit bestimmten gesundheitlichen Leiden stehen könnten.
Die Vorteile von MMS-Gold®

- Unterstützung der Zellaktivität
- Ausscheidung unerwünschter Stoffe
- Wasseroptimierung: MMS-Gold® fördert die Restrukturierung und Optimierung von Wasser
- Vollständige Spurenelement-Palette
- Positive Effekte auf den Körper
- Steigerung der Sauerstoffzufuhr und Nährstoffaufnahme
- Anregung der Zellaktivität
- Bei oxidativem Stress
- Tiefgreifender Wasserwechsel
- Verbesserung enzymatischer Funktionen
- Positiver Einfluss auf Hormone

Bitte beachten Sie, dass es sich bei MMS-Gold® um ein Produkt handelt, das zur Förderung des allgemeinen Wohlbefindens entwickelt wurde. Die beschriebenen Vorteile basieren auf der Bedeutung von Mineralien für den Körper, das Produkt selbst ist nicht als Heilmittel zu verstehen.

ISBN 9789088790348 * Hardcover * 170 Seiten

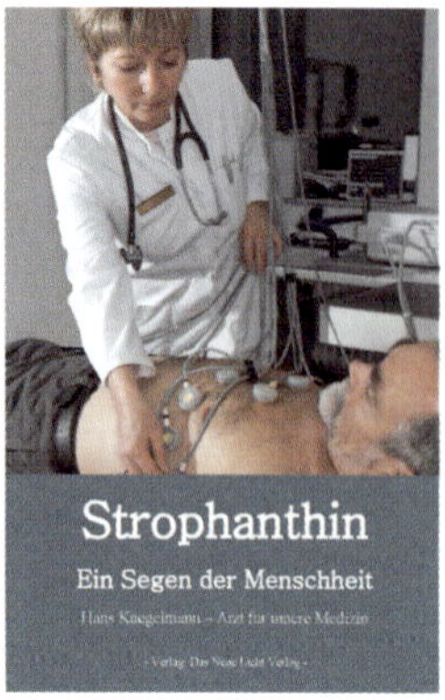

STROPHANTHIN

Ein Segen der Menschheit

Hans Kaegelmann, Arzt
W. Debusmann, Dr. Med. und Dent.

Erweiterte Auflage durch den Strophanthinexperte Dr. dent. W. Debusmann.

Dass Gespann Kaegelmann und Debusmann gehen mit den Strophanthin-Gegnern hart ins Gericht. Nach ihre Meinung sind mit der präventiven peroralen Medikation von Strophanthin fast alle sogenannten Herzinfarkte und Angina-Pectoris-Beschwerden und Herzreinfarkte vermeidbar.

Aus den Samen der afrikanischen Schlingpflanze Strophanthus wird eines der wirksamsten Herzmittel aller Zeiten hergestellt, das Strophanthin.

Doch leider wurde, wie viele andere natürliche Heilmittel, auch dieses hochwirksame natürliche Medikament durch wirtschaftliche Interessen der Pharmaindustrie stillschweigend vom Markt verdrängt. Das Ergebnis ist, dass seitdem weltweit viele Menschen in einer Größenordnung unvorstellbaren Ausmaßes qualvoll und unnötig an Herzkrankheiten leiden und am Herzinfarkt sterben. Auch heute noch können viele Ärzte und tausende Patienten die segensreiche Wirkung von Strophanthin bestätigen.

Die durch die Weltgesundheitsorganisation (WHO) statistisch belegte Pandemie der Herzinfarkte und übrigen Herzkrankheiten, wird somit künstlich in Stande gehalten und könnte, laut Aussage des Arztes und Wissenschaftlers Hans Kaegelmann, bei der richtigen Anwendung von Strophanthin, in kurzer Zeit beendet sein.

In diesem Buch über strophanthin informieren Hans Kaegelmann und Dr. dent. W. Debusmann auf eine für jeden Betroffenen leichtverständliche Art und Weise, was er tun kann um sein unnötiges Leiden zu beenden.

ISBN 9789088790157 * Hardcover * 122 Seiten

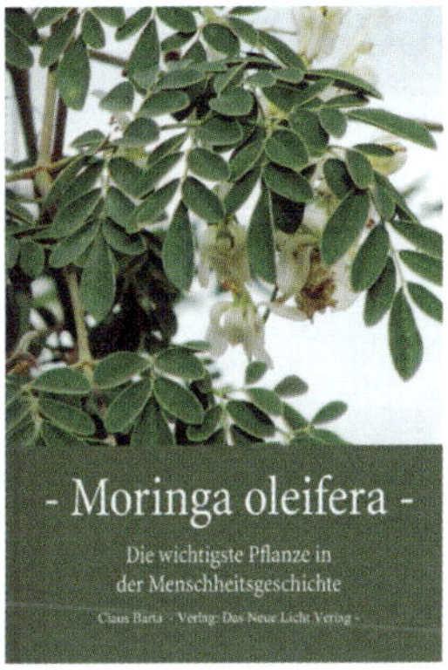

MORINGA OLEIFERA

Die wichtigste Pflanze in der Menschheitsgeschichte

Claus Barta

Der Autor Claus Barta hat nach jahrelangen und akri-bischen Recherchen über Moringa oleifera ein großartiges Sammelwerk über diesen wahren „Wunderbaum" zusammen gesellt. Dieses Buch hat als Sach-, Fach-, und Lehrbuch bei Ärzten, Heilpraktikern und Nahrungswissenschaftlern große Begeisterung und Faszination ausgelöst.

Durch die einfache und sorgfältige Art der Erläuterungen und den vielen schönen Fotoaufnahmen des Moringabaumes ist dieses Buch auch geeignet für Laien und all diejenigen, die sich aus Interesse gerne mit dem Thema Nahrung und Gesundheit befassen möchten.

Gab es im Jahre 2008 im Internet noch keine deutschsprachigen Informationen über Moringa oleifera, so können Sie heute schon vieles über diese Pflanze finden. Immer wieder hören wir die gleiche Frage: „Warum habe ich nicht eher von Moringa gehört?" Vielleicht ist für Sie der Name „Moringa" auch noch ein Fremdwort. Unser Rat: Lesen Sie das Buch „Moringa oleifera - Die wichtigste Pflanze in der Menschheitsgeschichte" und lassen auch Sie sich von der wundervollen Heilkraft der Natur inspirieren.

Dank einiger engagierter Personen, wobei auch der Name von Prof. Dr. Klaus Becker nicht fehlen darf, konnte Moringa oleifera in weniger als zwei Jahren bei einer großen Zahl von gesundheitsbewussten Menschen in Deutschland bekannt werden.

ISBN 9789088790133 * Softcover * 368 Seiten

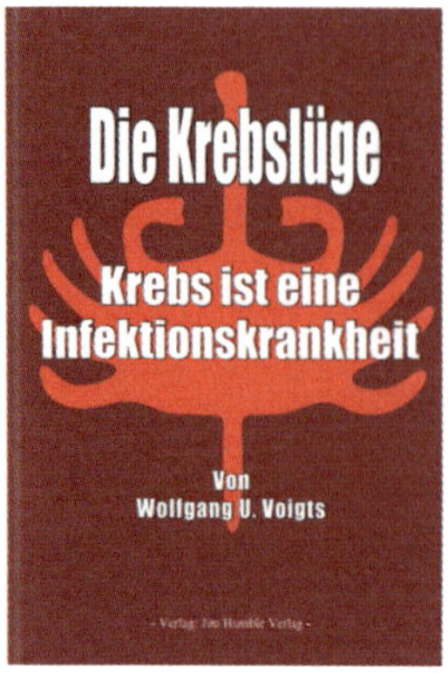

DIE KREBSLÜGE

Krebs ist eine
Infektionskrankheit

Wolfgang U. Voigts

In diesem Buch von Wolfgang U. Voigts lernen Sie die Erkrankung Krebs als ein Perpetuum Mobile kennen, das durch die „Chemie-Pharma“ nach dem Zweiten Weltkrieg entwickelt und bis zum heutigen Tag bewusst aufrechterhalten wurde.

Durch Fehlinformationen und Lügen wurde ein manipuliertes falsches Krankheitsbild erzeugt. Mit Beherrschung der Medien und Ausbildung eines gewaltigen Netzwerkes wurde dieses falsche Krankheitsbild weiter verbreitet.

Schon seit nahezu hundert Jahren sind die Zivilisationskrankheiten der Menschen ein lukratives Geschäft für die Pharma-Industrie. Diejenigen, die in diesem Geschäft die Fäden ziehen, sehen ihr Einkommen nicht gerne geschmälert. Krebs ist dabei eine der lukrativsten Quellen, die man auch weiterhin „ausbeuten“ will.

Als Wissenschaftler und „Krebskranker“ auf der Suche nach Heilung wurde Wolfgang Voigts schnell mit den Widersprüchen der Medizin bzgl. dieser und anderer Zivilisationskrankheit konfrontiert und fing an, unkonventionelle (Aus)-Wege zu suchen. Er wusste den Krebs zu stoppen und den Körper ohne jegliche pharmazeutische Therapie, nur mit natürlichen Mitteln, zu heilen.

Die Krebslüge ist ein empfehlenswertes Buch für alle, die mit der Krebskrankheit konfrontiert sind, aber auch für all diejenigen, die sich vor solch einer Diagnose schützen wollen.

ISBN 9789088790234 * Softcover * 308 Seiten

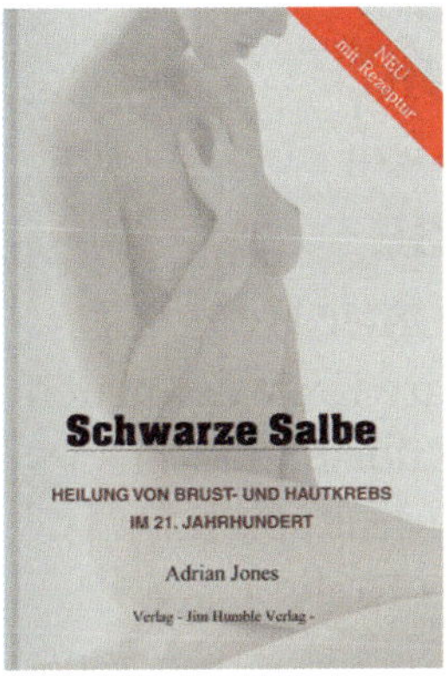

Schwarze Salbe

HEILUNG VON BRUST- UND HAUTKREBS IM 21. JAHRHUNDERT

Adrian Jones

Diagnose und Potenzial
Die "Schwarze Salbe - Heilung von Brust- und Hautkrebs im 21. Jahrhundert" stellt eine interessante Möglichkeit dar, sich mit alternativen Ansätzen zur Krebsdiagnose auseinanderzusetzen. Dieses Buch taucht in die Welt der Schwarzen Salbe ein, einer lange Zeit vergessenen Methode mit historischer Bedeutung.

Durch das Auftragen der "Schwarzen Salbe" auf die vermutete Krebsstelle für 24 Stunden entsteht ein spezieller Prozess. Es ist wichtig zu beachten, dass viele Menschen anfangs keine sofortigen Veränderungen spüren. Die "Schwarze Salbe" ermöglicht eine tiefere Reaktion im Gewebe, die im Laufe von ca. 14 Tagen erkennbar wird. Ein herausfallendes Krebsgeschwür kann Hinweise auf eine bösartige Veränderung geben.

Wie genau wirkt die Schwarze Salbe?
Es ist wichtig zu betonen, dass die "Schwarze Salbe" kein Allheilmittel ist. Fehlt jegliche Reaktion auf die Salbe, deutet dies wahrscheinlich auf eine Nicht-Krebserkrankung hin. Es ist zudem zu beachten, dass diese Methode lediglich bei Hautkrebserkrankungen anwendbar ist, die sich auf oder nahe der Hautoberfläche befinden.

Die Anwendung der "Schwarzen Salbe" erfolgt morgens nach dem Duschen. Sie wird auf die vermutete Krebsstelle aufgetragen und für 24 Stunden einwirken gelassen. Dieser Prozess wird in der Regel nicht wiederholt. Reaktionen können variieren, von Kribbeln über Brennen bis hin zu Schmerzen. Nicht immer verspürt man jedoch eine spürbare Veränderung, was nicht bedeutet, dass nichts passiert. Das Ergebnis zeigt sich oft innerhalb von 14 Tagen, wenn das kranke Gewebe aus der Haut herausfällt.

Die "Schwarze Salbe" ist ein pflanzliches Produkt mit einer Geschichte von über 100 Jahren. Ihre Verwendung hat sich über die Zeit entwickelt und kann als alternative Methode zur ergänzenden Diagnose von Hautkrebserkrankungen in Betracht gezogen werden.

ISBN 9789088790218 * Softcover * 194 Seiten

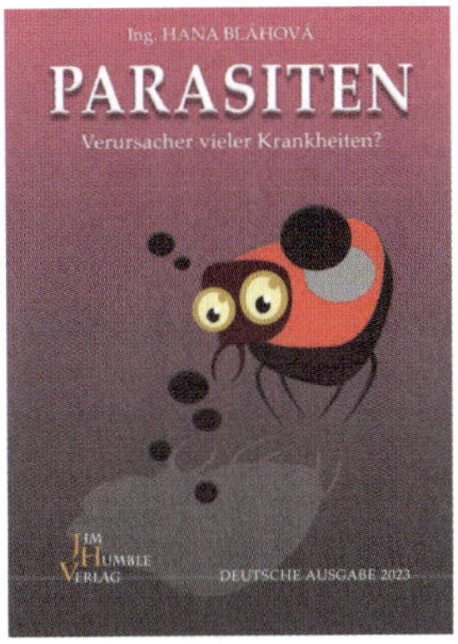

PARASITEN

Verursacher vieler Krankheiten?

Ing. Hanna Blãhovã

Warum Parasiten eine ernsthafte Bedrohung für unsere Gesundheit darstellen

Parasiten stellen eine unterschätzte Gefahr für unsere Gesundheit dar. Sie sind lebende Organismen, die in unserem Körper leben und sich von unseren Ressourcen ernähren. Dies kann zu einer Vielzahl von gesundheitlichen Problemen führen, die von milden Beschwerden bis hin zu schweren Krankheiten reichen. Parasiten können in verschiedenen Formen auftreten, darunter Würmer, Protozoen (Einzeller) und andere Mikroorganismen. Ihre Auswirkungen können vielfältig sein, von Verdauungsproblemen über Müdigkeit bis hin zu Hautausschlägen und neurologischen Störungen.

Die versteckte Gefahr: Warum Parasiten oft übersehen werden

Parasiten können schwer zu erkennen sein, da ihre Symptome oft mit anderen Gesundheitsproblemen verwechselt werden können. Müdigkeit, Verdauungsstörungen, Gewichtsverlust und Hautausschläge sind nur einige der Anzeichen, die auf Parasitenbefall hinweisen können. Dies führt oft dazu, dass parasitäre Infektionen übersehen werden und die eigentliche Ursache der Beschwerden nicht erkannt wird.

Warum herkömmliche Wurmkuren nicht ausreichen

Herkömmliche Wurmkuren können bei der Bekämpfung von Parasiten helfen, sind jedoch oft unzureichend, um das Problem vollständig zu lösen. Ein Grund dafür ist, dass Parasiten sich an verschiedene Lebensbedingungen anpassen können und resistenter gegenüber traditionellen Behandlungen werden. Zudem konzentrieren sich herkömmliche Wurmkuren oft nur auf eine begrenzte Anzahl von Parasitenarten und bekämpfen nicht die gesamte Bandbreite möglicher Infektionen.

Herausforderung der Behandlung: Parasiten in verschiedenen Lebensstadien

Ein weiteres Problem bei der Behandlung von Parasiten ist, dass sie verschiedene Entwicklungsstadien durchlaufen können, die unterschiedliche Therapieansätze erfordern. Einige Wurmkuren wirken möglicherweise auf erwachsene Parasiten, während andere Entwicklungsstadien unberührt bleiben. Dies ermöglicht es den Parasiten, sich zu vermehren und die Infektion aufrechtzuerhalten.

ISBN 9789088791871 * Hardcover * 292 Seiten